# 护理营养学
## （第 2 版）

主编　孙桂菊　李　群

东南大学出版社
SOUTHEAST UNIVERSITY PRESS

·南京·

**图书在版编目(CIP)数据**

护理营养学 / 孙桂菊,李群主编. —2 版. —南京:
东南大学出版社,2020.7(2024.8 重印)

ISBN 978 - 7 - 5641 - 8959 - 4

Ⅰ. ①护… Ⅱ. ①孙… ②李… Ⅲ. ①临床营养—营
养学 Ⅳ. ①R459.3

中国版本图书馆 CIP 数据核字(2020)第 109724 号

**护理营养学(第 2 版)**

| | | |
|---|---|---|
| 主 编 | 孙桂菊 李 群 | |
| 出版发行 | 东南大学出版社 | |
| 社 址 | 南京市四牌楼 2 号(邮编:210096) | |
| 印 刷 | 兴化印刷有限责任公司 | |
| 开 本 | 787 mm×1 092 mm 1/16 | |
| 印 张 | 22.25 | |
| 字 数 | 560 千字 | |
| 版 印 次 | 2020 年 7 月第 2 版 2024 年 8 月第 4 次印刷 | |
| 书 号 | ISBN 978 - 7 - 5641 - 8959 - 4 | |
| 定 价 | 49.00 元 | |
| 经 销 | 全国各地新华书店 | |
| 发行热线 | 025 - 83790519 83791830 | |

(本社图书若有印装质量问题,请直接与营销部联系,电话:025 - 83791830)

# 《护理营养学》编委会

主　编　孙桂菊　李　群

副主编　邵继红　马向华　乜金茹　张　红

编　委　（按姓氏笔画排序）

马东波　王少康　卢　姗　杨立刚

李春玉　宋志秀　宋　悦　张小强

赵　婷　徐冬连　曾　珊

# 前 言

随着医学模式的变化和医学教育的现代化发展,医护人员希望了解更多的临床营养知识,尤其护士在指导病人饮食平衡和健康咨询中发挥越来越重要的作用,可以在病人的康复中起到关键性的作用。许多医学院校(包括本科院校、高等卫生职业院校及中等卫生学校)设有护理专业,把临床营养学作为必修或选修课程。然而,多数《临床营养学》教材是针对临床医学专业的,我们编写组在教学及实践中体会到需要一本专门针对护理专业的营养学教材。为了满足这种需求,我们编写的《护理营养学》教材第一版于2013年2月出版,重点突出基础营养及各种疾病人群的营养护理,为学生走向工作岗位后开展营养咨询和疾病的营养护理奠定基础。

《护理营养学》第一版出版即将八年,近年来营养学发展迅速,营养素新功能不断发展。2013年中国营养学会颁布了新的《中国居民膳食营养素参考摄入量》,2016年又颁布了新版的《中国居民膳食指南》。另外《食品安全国家标准 特殊医学用途配方食品通则》(GB 29922-2013)颁布及《特殊医学用途配方食品注册管理办法》于2016年7月1日正式实施。所以《护理营养学》教材中许多内容需要更新,为此我们组织编写出版第二版《护理营养学》。

本书共20章。第1章至第3章为营养学基础部分,包括能量、蛋白质、脂类、碳水化合物、维生素、矿物质和水的相关知识,也包括近些年被广泛关注和研究的植物性非营养生物活性物质和近年来研究很热的肠道菌群相关内容。第4章为各类食物营养价值,第5章为不同生理阶段的营养问题。第6章为营养教育在护理中的应用,这一章体现营养教育在临床护理中的重要性。第7章至第10章为住院病人的营养与膳食,内容包括住院病人的营养调查及营养评价、病人的各种膳食和营养支持(如肠内、肠外营养)以及食物与药物的相互作用。第11章至第20章为营养与各种疾病的内容,主要介绍膳食、营养与常见临床疾病的发生、发展、预防、治疗和康复的关系,在介绍每一种疾病的营养治疗的同时,从营养和饮食角度介绍每一种疾病的护理原则,突出营养护理在疾病康复中的作用,增加特殊医学用途配方食品的相关内容。

本次修订为了增加护理专业学生学习本门课程的实践性,同时编写出版配套的实习教材《护理营养学实习与学习指导》,供大家选用。

由于我们学识和经验有限,在编写过程中难免有不当之处,恳请各位读者和同行批评指正。

编者
2020 年 6 月

# 目　录

# 绪　论

## 一、护理营养学的概念

营养学是研究机体营养规律以及改善措施的科学,研究食物中对人体有益的成分及人体摄取和利用这些成分以维持、促进健康的规律和机制,并在此基础上采取具体的、宏观的、社会性的措施改善人类健康、提高生命质量。随着医学模式的改变,人们对健康的需求不断提高,无论是医务人员还是普通百姓都已深切地认识到疾病的形成、发展、治疗和康复是与环境、营养、心理和药物手术治疗等密切相关的。

临床营养学是研究将营养学应用到临床理论研究与实践的科学。而护理营养学尚无确切定义,是在临床营养学的基础上发展起来的,它是临床营养学的一个分支,是随着护理专业的发展,从营养学的角度出发,结合护理相关理论和技能,将营养学应用于疾病护理中,研究营养在疾病的发生、发展及康复中的作用,是护理学和营养学交叉形成的一门学科。

## 二、营养学及护理营养学的发展历史

### 1. 营养学的发展历史

我国对食物营养及其对人体健康影响的认识历史悠久,源远流长。早在 3000 多年前我国西周时期,官方医政制度就把医学分为四大类:食医、疾医、疡医、兽医,其中的食医排在"四医"之首。食医是专门从事饮食营养的医生。在中医经典著作《黄帝内经·素问》中,有"五谷为养,五果为助,五畜为益,五菜为充,气味合而服之,以补精益气"的原则,可以认为这是最早的膳食指南。东晋葛洪撰写的《肘后备急方》记载了用豆豉、大豆、小豆、胡麻、牛乳、鲫鱼等食物治疗和预防脚气病。唐代医学家孙思邈强调顺应自然,特别要避免"太过"和"不足"的危害,还提出了"食疗"的概念和药食同源的观点,认为就食物功能而言,"用之充饥则谓之食,以其疗病则谓之药"。明代李时珍所著《本草纲目》中有关抗衰老的保健药物及药膳就达 253 种。

中国人在长达几千年探索饮食与健康关系的历史进程中,逐渐形成了祖国传统医学中关于食物保健的独特理论体系,如"药食同源学说""药膳学说""食物功能的性味学说""食物的升、降、浮、沉学说""食物的补泻学说""食物的归经学说""辨证施食学说"等。

国外,《圣经》中就曾描述将肝汁挤到眼睛中治疗一种眼病。古希腊名医希波克拉底在公元前 400 多年提出"食物即药"的观点,还尝试用海藻治疗甲状腺肿、动物肝脏治疗夜盲症和用含铁的水治疗贫血,这些饮食疗法有些至今仍被沿用。

随着 1785 年法国"化学革命"的发生,一些主要化学元素被鉴定并建立了一些化学分析方法,开始了现代意义的营养学研究(标志着现代营养学的开端),营养学的快速发展不仅得益于化学、物理学突飞猛进的发展,还依赖于生物化学、微生物学、生理学、医学等学科所取得的突破性成果。现代营养学从开始至现在通常分为三个时期:营养学的萌芽与形成期(1785—1945 年)、营养学的全面发展与成熟期(1945—1985 年)、营养学发展新的突破与孕育期(1985 年—),从认识食物和人体基本化学元素、各种营养素的发现到营养学学科的形成,逐渐细分为疾病营养、临床营养、公共营养、人群营养、分子营养,营养学得到了长足发展。

我国现代营养学的发展约始于 20 世纪初。当时的生化学家做了一些食物成分分析和膳食调查方面的工作。1927 年,刊载营养学论文的《中国生理杂志》创刊。1928 年、1937 年分别发表了《中国食物的营养价值》和《中国民众最低营养需要》。1939 年,中华医学会参照国联建议提出了我国历史上第一个营养素供给量建议。1941 年,中央卫生实验院召开了全国第一次营养学会议。1945 年,中国营养学会在重庆正式成立,并创办《中国营养学杂志》。新中国成立后,我国营养学和人民营养事业有了长足发展,先后进行了"粮食适宜碾磨度""军粮标准化""5410 豆制代乳粉""提高粗粮消化率"等研究工作。1952 年,我国出版第一版《食物成分表》;1956 年,《营养学报》创刊;1959 年,开展了我国历史上第一次全国性营养调查;1963 年,提出我国新中国成立后第一个营养素供给量建议。

1978 年改革开放以来我国的营养学事业蒸蒸日上,营养学基础研究有了突破性进展,同时根据社会发展和居民膳食结构的改变,我国于 1989 年首次发布了《中国居民膳食指南》,在 1997 年和 2007 年进行了修订,在指导、教育人民群众采用平衡膳食、增强健康素质方面发挥了积极作用。2016 年 5 月 13 日我国又发布了现行的《中国居民膳食指南(2016)》。2000 年,中国营养学会发布了我国第一部《中国居民膳食营养素参考摄入量》,于 2013 年进行了修订和发布。

随着营养学的发展,营养支持在疾病康复和治疗中的作用越来越得到重视,临床营养学应运而生。肠内营养(enteral nutrition,EN)和肠外营养(parenteral nutrition,PN)得到迅速发展,特殊医学配方食品的应用越来越普遍,在一些国家颁发了相应标准,有了法律依据。

2. 临床营养学和护理营养学的发展

护理营养学的发展基础是临床营养学,在医学院校中《临床营养学》主要在护理专业和临床专业开设,事实上,护理专业开设得更加普遍。营养、膳食对疾病全过程的或正或反的重要作用已得到共识,在西方,无菌术、输液和输血技术的相继成功,使临床营养向前跨进一大步。此后的百余年间,静脉输注葡萄糖或(和)电解质溶液以及输血(包括以后的输注白蛋白等血制品)等成为对危重病人进行营养治疗的最主要措施。

现代临床营养学的快速发展大致分为以下三个阶段:

20 世纪中期,以 Moore 教授为代表的外科专家们阐明了外科病人在应激状态下的一系列代谢变化,这些研究结果为营养治疗奠定了全面的理论基础。法国医生 Aubaniac 成功完成中心静脉置管技术,为静脉营养解决了输入的途径。从制药工业角度,又生产出了可供静脉输注的水解蛋白溶液(1939 年)、结晶氨基酸(1940 年)。Wretlind 发明的大豆油脂肪乳剂 Intralipid(1961 年)成为极好的静脉用能量物质。1968 年 Dudrick 等首先报道了应用全肠外营养(total parenteral nutrition,TPN)的试验及临床研究结果,证明该方法的营养治疗效果非常显著。次年,Randall 受宇航员饮食的启发,将要素膳用于病人,发展了近代的肠内营养。

20 世纪后期,EN 和 PN 得到了迅速发展:① 20 世纪 70 年代是验证阶段,同时也是制剂的发展阶段。在这一阶段内,大量的临床资料充分证实了 EN 和 PN 的应用价值。对于重症病人,特别是短肠综合征、烧伤、消化道瘘和严重感染的病人,EN 或 PN 都能有效地改善病人的营养状况,使救治的成功率显著提高。与此同时,随着临床的需要,各种新的营养制剂陆续研制成功并上市,使临床应用更为安全和有效。② 20 世纪 80 年代到 90 年代,临床营养进入了第二次革命。这一阶段内,EN 或 PN 的临床应用日趋广泛。起初主要是在普外科内应用,后来则应用于内科、妇产科和神经科等几乎所有临床学科的重症病人,都取得了良好疗效。同时研究者们对 PN 营养补充方法有了重要的、新的认识。

过去认为上述营养补充方法使胃中没有食物,没有消化作用,胃肠道可得到休息而加快康复。后来发现,肠道是人体中最大的免疫器官,也是人体的第三种屏障。如果肠道内没有食物和营养素供应,肠道就会营养不良,使肠道的免疫功能减弱而发生细菌相互移位。因此,目前认为能用普通膳的尽量用普通膳,能用匀浆膳的不用要素膳,除非在万不得已的情况下,才用要素膳或全静脉营养。临床营养学又进入了一个新的阶段。

我国在临床营养支持治疗方面做了众多研究,一些大医院在几十年前就配有营养师并设有营养食堂,现在各大医院更是普遍配有营养师和营养食堂。随着医疗卫生事业的发展,医院服务范围扩大,病人对医院的服务质量和水平提出了更高的要求,护士在医院病人的治疗和康复中发挥越来越重要的作用,护士除执行临床医生和营养医生的医嘱参与营养治疗外,对病人的饮食指导也至关重要,护理学与营养学的结合成为必然,护理营养学成了营养学的新分支学科,区别于临床营养学,护理营养学更强调营养在疾病的护理中发挥的作用。

### 三、营养、营养素相关概念

食物是人类赖以生存的物质基础,供给人体必需的各类营养素,不同的食物有各自的营养特点,因此膳食需要不同食物构成,构成是否合理,即提供营养素的数量与质量是否适宜,其比例是否合适,对于维持机体的生理功能、生长发育、促进健康及预防疾病至关重要。

1. 营养

从字义上讲"营"是经营、谋求,"养"是养生,营养就是谋求养生。营养是指机体从外界摄取食物,经过体内的消化、吸收和/或代谢后,或参与构建组织器官,或满足生理功能和体力活动必需的生物学过程。特别强调营养是指的一个过程。

2. 营养素

为维持机体繁殖、生长发育和生存等一切生命活动和过程,需要从外界环境中摄取的物质叫营养素。营养素必须从食物中摄取,来自食物的营养素种类繁多,根据其化学性质和生理作用可将营养素分为六大类,即蛋白质(protein)、脂类(lipids)、碳水化合物(carbohydrate)、矿物质(mineral)、维生素(vitamin)和水(water)。根据人体对各种营养素的需要量或体内含量多少,可将营养素分为宏量营养素(macronutrients)和微量营养素(micronutrients)。

(1) 宏量营养素:人体对宏量营养素的需要量较大,包括碳水化合物、脂类和蛋白质,这三种营养素经体内氧化后均可以释放能量,故又称为产能营养素(calorigenic nutrients)。

(2) 微量营养素:相对宏量营养素而言,人体对微量营养素需要量较少,包括矿物质和维生素。根据在体内的含量不同,矿物质又可分为常量元素(macroelements)和微量元素(microelements)。常量元素是指在体内的含量大于 0.01% 的矿物元素,微量元素则是指在体内含量小于 0.01% 的矿物元素。维生素则可根据其溶解性,分为脂溶性维生素(lipid-soluble vitamins)和水溶性维生素(water-soluble vitamins)。

3. 营养素的生理功能

(1) 供给能量:食物中的三大营养素,即蛋白质、脂类和碳水化合物可以提供能量,以维持体温并满足各种生理活动及体力活动对能量的需要。

(2) 构成机体组织,促进生长、发育:蛋白质、脂类、碳水化合物与某些矿物质经代谢、同化作用可构成机体组织,以满足生长发育与新陈代谢之需要。

(3) 调节机体生理活动:营养素在机体各种生理活动与生物化学变化中起调节作用,发挥重要生理功能。

4. 人群的营养需要

(1) 合理营养(rational nutrition):是指人体每天从食物中摄入的能量和各种营养素的量及其相互间的比例能满足在不同生理阶段、不同劳动环境及不同劳动强度下的需要,并使机体处于良好的健康状态。因为各种不同的营养素在机体代谢过程中均有其独特的功能,一般不能互相替代,因此在数量上要满足机体对各种营养素及能量的需要;另一方面各种营养素彼此间有着密切的联系,起着相辅相成的作用,各种营养素之间要有一个适宜的比例。

(2) 营养失衡造成的危害:营养失去平衡可产生营养不良(malnutrition),营养不良是指由于一种或一种以上营养素的缺乏或过剩所造成的机体健康异常或疾病状态。营养不良包括两种表现,即营养缺乏(nutrition deficiency)和营养过剩(nutrition excess)。

各种营养素的缺乏都可产生相应的缺乏病,如蛋白质-能量营养不良、缺铁性贫血、缺碘性疾病、维生素 A 缺乏病等。营养素摄入过多,可产生营养过剩性疾病,特别是动物性脂肪摄入过多,可以引起营养过剩性疾病,如肥胖症、高脂血症、冠心病、糖尿病等;此外,维生素 A、维生素 D 摄入过多,可造成维生素 A、维生素 D 中毒,一些营养素摄入不合理还与一些肿瘤的发病有关,如脂肪摄入过多与乳腺癌、结肠癌的发病有关。近年的膳食营养状况研究显示,中国居民存在着一些微量营养素(如铁、钙、维生素 $B_2$、维生素 A)缺乏和一些营养素过剩导致慢性病患病率居高不下的双重挑战。

(3) 膳食营养素参考摄入量:膳食营养素参考摄入量(dietary reference intakes,DRIs)是在推荐的每日膳食营养摄入量(recommended dietary allowance,RDA)基础上发展起来的一组每日平均膳食营养素摄入量的参考值。RDA 是以预防营养缺乏病为目标而提出的人体所需要一日膳食中能量和营养素的种类和数量。然而,随着经济发展和膳食模式改变,营养相关性慢性病患病率呈逐年上升趋势,成为威胁人类健康的主要问题之一,营养素和膳食成分影响着一些慢性病的发生、发展,这对营养素的摄入标准提出了新的要求,与传统的RDA 相比,DRIs 不仅考虑到防止营养不足的需要,同时考虑到降低慢性疾病风险的需要。2013 版中国营养学会修订的 DRIs 在 2000 年四个概念的基础上又增加了三个参考摄入量,所以 DRIs 内容包括如下概念:

① 平均需要量(estimated average requirement,EAR):系指某一特定性别、年龄及生理状况群体中个体对某营养素需要量的平均值。营养素摄入量达到 EAR 的水平时可以满足人群中 50% 个体对该营养素的需要。EAR 是制订推荐摄入量(recommended nutrient intake,RNI)的基础,也可用于评价或计划群体的膳食摄入量,或判断个体某营养素摄入量不足的可能性。由于某些营养素的研究尚缺乏足够的资料,因此并非所有的营养素都已制定

出其 EAR。

EAR 不是计划个体膳食的目标和推荐量,当用 EAR 评价个体摄入量时,如某个体的摄入量远高于平均需要量,则此个体的摄入量有可能是充足的;如某个体的摄入量远低于平均需要量,则此个体的摄入量很可能是不足的。

② 推荐摄入量(RNI):是指可以满足某一特定性别、年龄及生理状况群体中绝大多数个体(97%~98%)需要量的某种营养素摄入水平。长期摄入 RNI 水平,可以满足机体对该营养素的需要,维持组织中有适当的营养素储备和机体健康。RNI 相当于传统意义上的 RDA。

如果已知某种营养素 EAR 的标准差,则其 RNI 值为 EAR 加两个标准差,即 RNI=EAR+2SD;如果资料不充分,不能计算某营养素 EAR 的标准差时,一般设定 EAR 的变异系数为 10%,RNI 定为 EAR 加 20%,即 RNI=EAR×1.2。

RNI 的主要用途是作为个体每日摄入该营养素的推荐值,是健康个体膳食摄入营养素的目标,但不作为群体膳食计划的依据。RNI 在评价个体营养素摄入量方面的作用有限,当某个体的日常摄入量达到或超过 RNI 水平,则可认为该个体没有摄入不足的危险,但当某个体的营养素摄入量低于 RNI 时,并不一定表明该个体未达到适宜营养状态。

③ 适宜摄入量(adequate intake,AI):是通过观察或实验获得的健康人群某种营养素的摄入量。例如纯母乳喂养的足月产健康婴儿,从出生到 4~6 个月,他们的营养素全部来自母乳,故母乳中的营养素含量就是婴儿所需各种营养素的 AI。当某种营养素的个体需要量研究资料不足而不能计算出 EAR,进而无法推算 RNI 时,可通过设定 AI 来代替 RNI。

AI 和 RNI 的相似之处是两者都可以作为目标人群中个体营养素摄入量的目标,可以满足该人群中几乎所有个体的需要。但值得注意的是,AI 的准确性远不如 RNI,可能高于 RNI,因此,使用 AI 作为推荐标准时要比使用 RNI 更加注意。

AI 主要用作个体的营养素摄入目标,也可用于评价群体的平均摄入量水平。当某群体的营养素平均摄入量达到或超过 AI 水平,则该群体中摄入不足者的比例很低;当某个体的日常摄入量达到或超过 AI 水平,则可以认为该个体摄入不足的概率很小。AI 也可作为限制营养素摄入过多的参考。

④ 可耐受最高摄入量(tolerable upper intake level,UL):平均每日摄入营养素的最高限量。"可耐受"指这一摄入水平在生物学上一般是可以耐受的,但并不表示可能是有益的。对一般人群来说,摄入量达到 UL 水平对几乎所有个体均不致损害健康,但并不表示达到此摄入水平对健康是有益的。对大多数营养素而言,健康个体的摄入量超过 RNI 或 AI 水平并不会产生益处,因此 UL 并不是一个建议的摄入水平。在制定个体和群体膳食时,应使营养素摄入量低于 UL,以避免营养素摄入过量可能造成的危害。但 UL 不能用来评估人群中营养素摄入过多而产生毒副作用的危险性,因为 UL 对健康人群中最易感的个体也不应造成危害。对许多营养素来说,目前尚缺乏足够的资料来制定它们的 UL,但没有 UL 值并不意味着过多摄入这些营养素没有潜在的危害。

⑤ 宏量营养素可接受范围(acceptable macronutrient distribution ranges,AMDR):AMDR 指脂肪、蛋白质和碳水化合物理想的摄入量范围,该范围可以提供人体这些必需营养素的需要,并且有利于降低慢性病的发病风险,常用占能量摄入量百分比表示,有上限和下限。如果一个个体的摄入量高于或低于推荐的范围,可能引起罹患慢性病的风险增加,或

导致必需营养素缺乏的可能性增加。

⑥ 预防非传染性慢性病的建议摄入量（proposed intakes for preventing non-communicable chronic disease，PI-NCD）：是以非传染性慢性病（NCD）的一级预防为目标提出的必需营养素的每日摄入量。当 NCD 易感人群某些营养素的摄入量接近或达到 PI 时，可以降低他们发生 NCD 的风险。有的营养素 PI 可能高于 RNI 或 AI（如钾和维生素 C），但也有的营养素可能低于 AI（如钠）。

⑦ 特定建议值（specific proposed levels，SPL）：近几十年的研究证明了营养素以外的某些膳食成分，其中多数属于植物化合物，具有改善人体生理功能、预防慢性疾病的生物学作用。SPL 是指某些疾病易感人群膳食中某些生物活性成分的摄入量达到或接近这个建议水平时，有利于维护人体健康，专用于营养素以外的其他食物成分建议的有利于人体健康的每日摄入量。

综上所述，人体每天都需要从膳食中获得一定量的各种必需营养素。如果人体长期摄入某种营养素不足就有发生该营养素缺乏症的危险。当日常摄入量为 0 时，摄入不足的概率为 1.0。当摄入量达到 EAR 水平时，发生营养素缺乏的概率为 0.5，即有 50% 的机会缺乏该营养素。摄入量达到 RNI 水平时，摄入不足的概率变得很小，也就是绝大多数的个体都没有发生缺乏症的危险。摄入量达到 UL 水平后，若再继续增加就可能出现毒副作用。RNI 和 UL 之间是一个"安全摄入范围"。

（孙桂菊）

# 第1章　宏量营养素和能量

蛋白质、脂肪和碳水化合物是膳食成分的主要部分,机体对其需求量大,除向人体提供能量外,还发挥重要的生理功能。

## 第1节　蛋白质

蛋白质是一切生命的物质基础,没有蛋白质就没有生命。正常成人体内,蛋白质含量为16%~20%,一个 70 kg 健康成年男性体内大约含有 11.2~14.0 kg 蛋白质。人体内的蛋白质处于不断分解又不断合成的动态平衡之中,借此达到组织蛋白不断更新和修复的目的。

### 一、蛋白质的组成和氨基酸

#### 1. 蛋白质的组成

蛋白质主要含碳、氢、氧、氮四种元素,是人体唯一的氮源。有的蛋白质还含有硫、磷、碘、硒、铁、锌、铜、锰等元素。蛋白质的基本构成单位为氨基酸,是由许多氨基酸以肽键(酰胺键)联结在一起,并形成一定空间结构的大分子。蛋白质被分解时的次级结构称肽,含 10 个以上氨基酸的肽称多肽,含 10 个以下氨基酸的肽称寡肽,含 3 个或 2 个氨基酸的肽分别称 3 肽和 2 肽。蛋白质由于其分子中氨基酸的种类、数量、排列次序和空间结构的千差万别,就构成了无数种功能各异的蛋白质,也形成了丰富多彩和奥妙无穷的生物世界。

#### 2. 氨基酸

氨基酸是构成蛋白质的基本单位,具有共同的基本结构,是羧酸分子的 α-碳原子上的一个氢被氨基取代的化合物,也称 α-氨基酸。

(1) 必需氨基酸与非必需氨基酸:构成人体蛋白质的氨基酸有 20 种,其中人体不能合成或合成速度不能满足机体需要,必须从食物中直接获得的氨基酸,称为必需氨基酸(essential amino acid, EAA)。必需氨基酸有 9 种,它们是异亮氨酸、亮氨酸、赖氨酸、蛋氨酸、苯丙氨酸、苏氨酸、色氨酸、缬氨酸和组氨酸。组氨酸是婴儿的必需氨基酸,但世界粮农组织(FAO)、世界卫生组织(WHO)在 1985 年首次列出了成人组氨酸的需要量为 8~12 mg/(kg・d),由于人体肌肉和血红蛋白中储存量较大,而人体对组氨酸的需求量较小,难以证实人体内是否具有合成组氨酸的能力,所以难以确定组氨酸是否为成人的必需氨基酸。

半胱氨酸和酪氨酸在体内分别由蛋氨酸和苯丙氨酸转变而来,如果膳食中能直接提供这两种氨基酸,则人体对蛋氨酸和苯丙氨酸的需要可分别减少 30% 和 50%。因此将半胱氨酸和酪氨酸称为条件必需氨基酸或半必需氨基酸。在计算食物必需氨基酸组成时,往往将半胱氨酸和蛋氨酸、苯丙氨酸和酪氨酸合并计算。其余 9 种氨基酸,也为人体所需要,只是在人体内可以利用其他氮源合成,而不一定必须由膳食提供,称非必需氨基酸(nonessential amino acid)。有的非必需氨基酸在疾病或特殊状况下合成量不足,须额外补充的被称为条件必需氨基酸,如精氨酸在创伤等情况合成不足,须额外补充以增强免疫功能。

婴幼儿合成氨基酸的能力有限,一些氨基酸的供给变得比成人重要,相对必需,例如牛磺酸、精氨酸等。

根据食物蛋白质中必需氨基酸的含量和构成可将蛋白质分成下列几种:

① 完全蛋白质也叫优质蛋白,所含的必需氨基酸种类齐全,数量充足,且各种必需氨基酸的比例与人体蛋白质必需氨基酸比例接近,容易吸收利用,不仅能保证成人的健康,也能促进儿童正常生长发育。如乳类中的酪蛋白、乳清蛋白、蛋类中的卵白蛋白、鱼类及肉类中的肌蛋白、大豆中的大豆球蛋白等都属于完全蛋白质。

② 半完全蛋白质所含必需氨基酸种类齐全,但比例不适宜,能维持生命,不能促进生长发育。如谷蛋白、玉米蛋白等。

③ 不完全蛋白质也称非优质蛋白,所含的必需氨基酸种类不全,既不能维持生命也不能促进生长发育。如肉皮中的胶原蛋白、豌豆中的豆球蛋白等。该类蛋白不能长期食用。

(2) 氨基酸模式和限制氨基酸:不同食物来源的蛋白质及人体蛋白质在必需氨基酸的种类和含量上存在着差异,营养学上用氨基酸模式(amino acid pattern)来反映这种差异。氨基酸模式是指蛋白质中各种必需氨基酸的构成比例。其计算方法是将该种蛋白质中的色氨酸含量定为1,分别计算出其他必需氨基酸的相应比值(以色氨酸含量为分母),这一系列的比值就是该种蛋白质氨基酸模式(表1-1)。当食物蛋白质氨基酸模式与人体蛋白质氨基酸模式越接近时,必需氨基酸被机体利用的程度就越高,食物蛋白质的营养价值也相对越高,如动物性蛋白质中蛋、奶、肉、鱼等以及大豆蛋白,因此被称为优质蛋白质。鸡蛋蛋白质与人体蛋白质氨基酸模式最接近,在实验中常以它作为参考蛋白(reference protein)用来测定其他蛋白质质量的标准蛋白。

表1-1 几种中国食物和人体蛋白质氨基酸模式

| 氨基酸 | 人体 | 全鸡蛋 | 牛奶 | 牛肉 | 大豆 | 面粉 | 大米 |
|---|---|---|---|---|---|---|---|
| 异亮氨酸 | 4.0 | 2.5 | 3.0 | 3.2 | 3.0 | 2.3 | 2.5 |
| 亮氨酸 | 7.0 | 4.0 | 6.4 | 5.6 | 5.1 | 4.4 | 5.1 |
| 赖氨酸 | 5.5 | 3.1 | 5.4 | 5.8 | 4.4 | 1.5 | 2.3 |
| 蛋氨酸＋半胱氨酸 | 3.5 | 2.3 | 2.4 | 2.8 | 1.7 | 2.7 | 2.4 |
| 苯丙氨酸＋酪氨酸 | 6.0 | 3.6 | 6.1 | 4.9 | 6.4 | 5.1 | 5.8 |
| 苏氨酸 | 4.0 | 2.1 | 2.7 | 3.0 | 2.7 | 1.8 | 2.3 |
| 缬氨酸 | 5.0 | 2.5 | 3.5 | 3.2 | 3.5 | 2.7 | 3.4 |
| 色氨酸 | 1.0 | 1.0 | 1.0 | 1.0 | 1.0 | 1.0 | 1.0 |

引自:孙长颢.营养与食品卫生学.8版.北京:人民卫生出版社,2017.

在食物蛋白质中一种或几种必需氨基酸相对含量较低,导致其他的必需氨基酸在体内不能被充分利用而浪费,造成其蛋白质营养价值降低,这些含量相对较低的必需氨基酸称限制氨基酸。其中含量最低的称第一限制氨基酸,余者类推。如谷类蛋白质的第一限制氨基酸为赖氨酸,豆类蛋白质为蛋氨酸。植物性蛋白质往往相对缺少赖氨酸、蛋氨酸、苏氨酸和色氨酸,所以其营养价值相对较低。为了提高植物性蛋白质的营养价值,往往将两种或两种以上的食物混合食用,而达到以多补少的目的,改变混合膳食蛋白质的氨基酸模式,从而提高混合膳食蛋白质的营养价值,这种现象称之为蛋白质互补作用(complementary action)。如大豆蛋白可弥补米面蛋白质中赖氨酸的不足。

## 二、蛋白质的生理功能

1. 人体组织细胞的重要构成成分

人体的任何组织和器官,包括毛发、皮肤、肌肉、血液到内脏器官和大脑、骨髓,都以蛋白质作为重要的组成成分。人体在生长过程中,包含了蛋白质的不断增加。成人体内每天约有 3% 的蛋白质被更新,肠道和骨髓内的蛋白质更新速度较快。食物蛋白质被消化吸收后,成人主要用于组织蛋白质的更新,而儿童、青少年、孕妇、乳母和组织损伤的患者,除维持组织更新外,主要用于合成新的组织,因此蛋白质的供给尤其重要。

2. 机体各种重要生理活性物质的构成成分,调节生理功能

体内大多数生理活性物质属于蛋白质或蛋白质是其主要结构成分,具体可体现在下面几个方面。

(1) 催化与调节作用:催化体内生物代谢反应的酶属于蛋白质,调节各种生理过程并维持内环境稳定的激素(如促甲状腺激素、胰岛素、肾上腺素和生长激素等)也属于蛋白质。

(2) 免疫保护作用:参与免疫反应的抗体和补体是蛋白质,可以抵御外来微生物及其他有害物质的入侵,参与免疫反应的免疫组织细胞的主要成分为蛋白质。

(3) 运输与运动功能:细胞膜和血液中的蛋白质担负着各类物质的运输和交换,如血浆蛋白、血红蛋白、运铁蛋白、视黄醇结合蛋白、脂蛋白等;肌肉中的肌动球蛋白收缩完成人体的运动功能,构成机体支架的胶原蛋白在运动中起协调支撑作用。

(4) 酸碱平衡和渗透压的维持:体液内那些可溶性且可离解为阴、阳离子的蛋白质,使体液的渗透压和酸碱度得以稳定。

(5) 其他:血液的凝固、视觉的形成等等,无一不与蛋白质有关。

3. 供给能量

由于蛋白质中含碳、氢、氧元素,当机体需要时,可以被代谢分解,释放出能量。1 g 食物蛋白质在体内约产生 16.7 kJ(4.0 kcal)的热量,但供给能量不是蛋白质的主要功能。

4. 肽、氨基酸特有的生理功能

近年来,作为蛋白质的次级水解产物小分子肽及一些氨基酸的特殊生理功能越来越受到重视,主要包括:参与机体的免疫调节、促进矿物质吸收、清除自由基、调节血压等生理功能等。如酪蛋白磷酸肽(casein phosphopeptide, CPP)是以乳中的酪蛋白为原料,利用酶技术分离而取得的特定肽片段,可从很多酪蛋白水解物中得到,具有促进钙、铁吸收的作用。

氨基酸在营养保健和临床应用中所表现出的各种特有的生理功能,同样日益受到广泛关注。如赖氨酸促进钙吸收、提高胃液分泌、利尿、加速疱疹感染康复;色氨酸改善睡眠;组氨酸促进铁吸收、降低胃液酸度、减少妊娠期呕吐等;牛磺酸促进生长,改善视力、心、脑功能;精氨酸能调节免疫功能、抑制肿瘤生长转移等。

### 三、蛋白质的消化、吸收和代谢

1. 蛋白质的消化和吸收

因人类唾液中不存在水解蛋白的酶类,膳食中的蛋白质消化从胃开始。蛋白质在胃中胃酸的作用下变性,其空间结构发生改变以利于酶的消化。同时,胃酸可激活胃蛋白酶分解蛋白质,胃蛋白酶主要水解芳香族氨基酸、蛋氨酸或亮氨酸等残基组成的肽键。胃蛋白酶可使乳中的酪蛋白凝结,使乳液在胃中停留的时间延长,有利于充分消化。由于食物在胃中的时间较短,蛋白质在胃中的消化有限,蛋白质消化吸收的主要场所在小肠。由胰腺分泌的胰蛋白酶和糜蛋白酶,使蛋白质在小肠中被分解为氨基酸和部分二肽和三肽,再被小肠黏膜细胞吸收。在小肠黏膜的刷状缘中的肽酶作用下,进入黏膜细胞中的二肽、三肽进一步分解为氨基酸单体。

被吸收的这些氨基酸通过黏膜细胞进入肝门静脉而被运送到肝脏和其他组织或器官被利用。也有报道称,少数蛋白质大分子和多肽可被直接吸收。氨基酸通过小肠黏膜细胞是由三种主动运输系统来进行的,它们分别转运中性、酸性和碱性氨基酸。具有相似结构的氨基酸在共同使用同一种转运系统时,相互间具有竞争机制,这种竞争的结果,使含量高的氨基酸相应地被吸收多一些,从而保证肠道能按食物中氨基酸的含量比例进行吸收。

影响蛋白质消化和吸收的因素很多,研究发现,单一饮食中蛋白质的消化吸收速度与食物中的蛋白质类型有关,并影响到餐后蛋白质的合成、分解和沉积。根据对餐后蛋白质代谢快慢的不同,将其分为快膳食蛋白和慢膳食蛋白。如乳清蛋白的消化速度快于酪蛋白,因此乳清蛋白为快膳食蛋白,酪蛋白为慢膳食蛋白。

肠道中被消化吸收的蛋白质,不仅仅来自食物,也有来自肠道黏膜细胞的脱落和消化液等,每天约有 70 g,其中大部分可被消化和重吸收,未被吸收的由粪便排出体外,这种蛋白质称内源性氮,或粪代谢氮。

存在于人体各组织、器官和体液中的游离氨基酸统称为氨基酸池(amino acid pool)。氨基酸池中的游离氨基酸除了来自食物外,大部分来自体内蛋白质的分解产物。这些氨基酸少数用于合成体内含氮化合物,主要被用来重新合成人体蛋白质,以达到机体蛋白质的不断更新和修复。未被利用的氨基酸,则经代谢转变成尿素、氨、尿酸和肌酐等,由尿排出体外,或转化为糖原和脂肪。所以,由尿排出的氮,也包括食物氮和内源性氮。

2. 蛋白质的代谢及氮平衡

(1) 蛋白质的代谢:体内的蛋白质始终处于不断分解和不断合成的动态平衡中。氨基酸池中的氨基酸主要用于合成人体蛋白质,人体的各种组织细胞均可合成蛋白质,但肝脏的合成速度最快。机体每天由于皮肤、毛发和黏膜的脱落,妇女月经期的失血等,以及肠道菌体死亡排出,损失约 20 g 以上的蛋白质,这种氮排出是机体不可避免的氮消耗,称为必要的氮损失(obligatory nitrogen losses)。未被利用的氨基酸经代谢转化为含氮化合物,如尿素、氨、尿酸和肌酐等,由尿和其他途径排出体外,也可转化为糖原和脂肪,有的必需氨基酸可用于合成非必需氨基酸,也有的氨基酸被分解供能。尿中的氮包括来源于食物的氮和体内蛋白质分解产生的内源性氮。膳食中蛋白质的摄入量增多,尿中的氮排出也增多,反之亦然。进食普通膳食的正常人每日尿中排出的氮约 12 g(图 1-1)。当膳食中的碳水化合物和脂肪不能满足机体能量需要时,或蛋白质摄入过多时,蛋白质才分别被用来作为能源或转化为碳水化合物和脂肪。

（2）氮平衡：营养学把反映机体摄入氮和排出氮的代谢关系称氮平衡（nitrogen balance）。其关系式如下：

$$B=I-(U+F+S)$$

式中，B：氮平衡；I：摄入氮；U：尿氮；F：粪氮；S：皮肤等氮损失。

当摄入氮和排出氮相等时，B＝0，为零氮平衡（zero nitrogen balance），健康的成人应维持在零平衡并富裕5％。如摄入氮多于排出氮，B＞0，则为正氮平衡（positive nitrogen balance），处于生长发育阶段的儿童、孕妇、乳母、疾病恢复时，以及运动和劳动需要增加肌肉时等，应保证适当的正氮平衡，满足机体对蛋白质额外的需要。而摄入氮少于排出氮时，B＜0，为负氮平衡（negative nitrogen balance），蛋白质摄入不足、饥饿、疾病及老年人等情况下会出现负氮平衡。长期负氮平衡将导致人体营养不良。

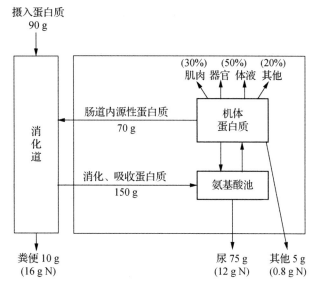

图 1－1 蛋白质代谢及氮平衡

## 四、食物蛋白质营养学评价

不同食物蛋白质的含量、氨基酸模式等均有差异，人体对其消化、吸收和利用程度也存在差异，食物蛋白质的营养价值评价主要从食物蛋白质的含量、被消化吸收的程度和被人体利用程度三方面进行。

1. 蛋白质的含量

蛋白质含量是食物蛋白质营养价值的基础。食物中蛋白质含量测定一般使用微量凯氏定氮法，测定食物中的氮含量，再乘以由氮折算成蛋白质的折算系数，就可得到食物蛋白质的含量。一般来说，食物中含氮量占蛋白质的16％，由氮计算蛋白质的折算系数即是6.25。不同的蛋白质含氮量有差别，折算系数也有所不同。

2. 蛋白质消化率

蛋白质消化率（digestibility），反映的是蛋白质在消化道内被分解的程度，也反映了消化后的氨基酸和肽被吸收的程度。测定蛋白质的消化率时，以人或动物为实验对象，测定实验期内摄入的食物氮、粪氮和粪代谢氮。粪代谢氮是指肠道内源性氮，成人24小时的粪代谢氮为 0.9～1.2 g。蛋白质消化率用下面公式进行计算：

$$蛋白质真消化率(\%)=\frac{食物氮-(粪氮-粪代谢氮)}{食物氮}\times100\%$$

上式计算结果，是食物蛋白质的真消化率(true digestibility)。在实际应用中，往往忽略粪代谢氮，这样不仅实验方法简便，而且因所测得的结果比真消化率要低，具有一定安全性。这种消化率，称为表观消化率(apparent digestibility)，即

$$蛋白质表观消化率(\%)=\frac{食物氮-粪氮}{食物氮}\times100\%$$

食物中蛋白质消化率的高低取决于蛋白质在食物中的形式和结构以及食物中含有不利于蛋白质吸收的其他因素等，如动物性食品中的蛋白质一般高于植物性食品(表1-2)。大豆整粒食用时，消化率仅为60%，而加工成豆腐后，消化率提高到90%以上。这主要是因为加工后的制品中，去除了大豆中的纤维素和其他不利于蛋白质消化吸收的影响因素。

表 1-2　几种食物蛋白质的消化率(%)

| 食物 | 真消化率 | 食物 | 真消化率 | 食物 | 真消化率 |
| --- | --- | --- | --- | --- | --- |
| 鸡蛋 | 97 | 大米 | 87 | 大豆粉 | 86 |
| 牛奶 | 95 | 面粉(精制) | 96 | 菜豆 | 78 |
| 肉、鱼 | 94 | 燕麦 | 86 | 花生酱 | 95 |
| 玉米 | 85 | 小米 | 79 | 花生 | 94 |
| 豆子 | 78 | 黑小麦 | 90 | 中国混合膳食 | 96 |

引自：WHO. Protein and acid requirements in human nutrition.

3. 蛋白质利用率

衡量蛋白质利用率的指标有很多，各指标分别从不同角度反映蛋白质被利用的程度。

（1）蛋白质生物价(biological value，BV)：是反映食物蛋白质消化吸收后，被机体利用程度的指标。生物价越高，表明其被机体利用程度越高，最大值为100。计算公式如下：

$$生物价=\frac{储留氮}{吸收氮}\times100\%$$

$$吸收氮=食物氮-(粪氮-粪代谢氮)$$

$$储留氮=吸收氮-(尿氮-尿内源性氮)$$

尿氮和尿内源性氮的检测原理和方法与粪氮、粪代谢氮一样。

蛋白质生物价的高低取决于蛋白质的氨基酸模式，生物价高，表明食物蛋白质中氨基酸主要用来合成人体蛋白，极少有过多的氨基酸经肝、肾代谢而释放能量或由尿排出多余的氮，从而大大减少了肝、肾的负担，因而蛋白质生物价对指导肝、肾患者的膳食具有指导意义。

（2）蛋白质净利用率(net protein utilization，NPU)：是反映食物中蛋白质被利用的程度，即机体利用的蛋白质占食物中蛋白质的百分比。它包含了食物蛋白质的消化和利用两个方面，因此更为全面。

$$蛋白质净利用率=消化率\times生物价=\frac{储留氮}{食物氮}\times100\%$$

（3）蛋白质功效比值(protein efficiency ratio，PER)：是用处于生长阶段中的幼年动物

（一般用刚断奶的雄性大白鼠），在实验期内，其体重增加和摄入蛋白质的量的比值来反映蛋白质的营养价值的指标。实验时，饲料中被测蛋白质是唯一蛋白质来源，占饲料的 10％，实验期为 28 天。

$$蛋白质功效比值＝\frac{动物体重增加（g）}{摄入食物蛋白质（g）}$$

同一种食物，在不同的实验条件下，所测得的功效比值往往有明显差异。为了使实验结果具有一致性和可比性，实验时，用标化酪蛋白为参考蛋白设对照组，无论酪蛋白组的功效比值为多少，均应换算为 2.5。所以被测蛋白质的功效比值按下式计算。

$$被测蛋白质功效比值＝\frac{实验组功效比值}{对照组功效比值}×2.5$$

PER 被广泛用来作为婴幼儿食品中蛋白质的评价。

4. 氨基酸评分和经消化率修正的氨基酸评分

氨基酸评分（amino acid score，AAS）也叫蛋白质化学评分（chemical score），是目前被广为采用的一种评价方法。该方法是用被测食物蛋白质的必需氨基酸组成模式和推荐理想的模式或参考蛋白的模式进行比较，因此反映蛋白质构成和利用的关系。不同的食物对不同年龄的人群其氨基酸评分模式也不相同。表 1-3 是几种食物和不同人群需要的氨基酸评分。氨基酸评分分值为食物蛋白质中的必需氨基酸和参考蛋白或理想模式中相应的必需氨基酸的比值。

$$氨基酸评分＝\frac{被测蛋白质每克氮（或蛋白质）中氨基酸量（mg）}{理想模式或参考蛋白质中每克氮（或蛋白质）中氨基酸量（mg）}$$

表 1-3　几种食物和不同人群需要的氨基酸评分模式

| 氨基酸 | 人群（mg/g 蛋白质） | | | | 食物（mg/g 蛋白质） | | | |
|---|---|---|---|---|---|---|---|---|
| | 1 岁以下 | 2～5 岁 | 10～12 岁 | 成人 | 鸡蛋 | 牛奶 | 牛肉 |
| 组氨酸 | 26 | 19 | 19 | 16 | 22 | 27 | 34 |
| 异亮氨酸 | 46 | 28 | 28 | 13 | 54 | 47 | 48 |
| 亮氨酸 | 93 | 66 | 44 | 19 | 86 | 95 | 81 |
| 赖氨酸 | 66 | 58 | 44 | 16 | 70 | 78 | 89 |
| 蛋氨酸＋半胱氨酸 | 42 | 25 | 22 | 17 | 57 | 33 | 40 |
| 苯丙氨酸＋酪氨酸 | 72 | 63 | 22 | 19 | 93 | 102 | 80 |
| 苏氨酸 | 43 | 34 | 28 | 9 | 47 | 44 | 46 |
| 缬氨酸 | 55 | 35 | 25 | 13 | 66 | 64 | 50 |
| 色氨酸 | 17 | 11 | 9 | 5 | 17 | 14 | 12 |
| 总计 | 460 | 339 | 241 | 127 | 512 | 504 | 479 |

引自：WTO. Technical Report Series 724，1985：121。

确定某一食物蛋白质氨基酸评分，分两步。第一步，计算被测蛋白质每种必需氨基酸的评分值；第二步，是在上述计算结果中找出最低的必需氨基酸（第一限制氨基酸）评分值，即为该蛋白质的氨基酸评分（表 1-4）。

表 1-4　常见几种食物蛋白质质量

| 食物 | BV | NPU(%) | PER | AAS |
|---|---|---|---|---|
| 全鸡蛋 | 94 | 84 | 3.92 | 1.06 |
| 全牛奶 | 87 | 82 | 3.09 | 0.98 |
| 鱼 | 83 | 81 | 4.55 | 1.00 |
| 牛肉 | 74 | 73 | 2.30 | 1.00 |
| 大豆 | 73 | 66 | 2.32 | 0.63 |
| 精制面粉 | 52 | 51 | 0.60 | 0.34 |
| 大米 | 63 | 63 | 2.16 | 0.59 |
| 土豆 | 67 | 60 | — | 0.48 |

引自:孙长颢.营养与食品卫生学.8版.北京:人民卫生出版社,2017.

氨基酸评分的方法比较简单,缺点是没有考虑食物蛋白质的消化率,如果有的食物的氨基酸构成接近人体蛋白质氨基酸模式,但很难消化吸收,对这类食物蛋白质营养价值的估计就会偏高,为此,FAO/WHO 有关专家委员会正式公布及推荐经消化率校正的氨基酸评分(protein digestibility corrected amino acid score,PDCAAS)。其计算公式为:

$$PDCAAS = 氨基酸评分 \times 真消化率$$

这种方法可弥补蛋白质功效比值 PER 的缺陷,对除孕妇和 1 岁以下婴儿以外的所有人群的食物蛋白质进行评价,结果见表 1-5。

表 1-5　几种食物蛋白质的 PDCAAS

| 食物蛋白 | PDCAAS | 食物蛋白 | PDCAAS |
|---|---|---|---|
| 酪蛋白 | 1.00 | 斑豆 | 0.63 |
| 鸡蛋 | 1.00 | 燕麦粉 | 0.57 |
| 大豆分离蛋白 | 0.99 | 花生粉 | 0.52 |
| 牛肉 | 0.92 | 小扁豆 | 0.52 |
| 豌豆粉 | 0.69 | 全麦 | 0.40 |
| 菜豆 | 0.68 | | |

引自:孙长颢.营养与食品卫生学.8版.北京:人民卫生出版社,2017.

除上述方法和指标外,还有一些蛋白质营养评价方法和指标,如相对蛋白质值(relative protein value,RPV)、净蛋白质比值(net protein ratio,NPR)、氮平衡指数(nitrogen balance index,NBI)等,一般使用较少。

## 五、人体蛋白质营养状况评价和蛋白质营养不良

人体蛋白质营养状况评价可以从蛋白质摄入量、体格测量、体征检查及实验室检查几个方面进行。蛋白质缺乏在成人和儿童中都有发生,但处于生长阶段的儿童更为敏感,可与能量缺乏同时存在。据世界卫生组织估计,目前世界上大约有 500 万儿童患蛋白质热能营养

不良(protein-energy malnutrition,PEM),其中大多数是因贫穷和饥饿引起的。

根据临床表现 PEM 分为两种类型,即消瘦型(Marasmus)和水肿型(Kwashiorker)。前者指蛋白质和热能摄入均严重不足的儿童营养性疾病,患儿生长发育缓慢或停止,消瘦无力,肌肉萎缩、皮肤干燥、毛发发黄无光泽,抵抗力低下,易感染其他疾病而死亡。后者指蛋白质严重缺乏而能量供应勉强能维持最低营养需要,主要表现为腹部、腿部水肿,虚弱,表情淡漠,生长迟缓,头发变色、变脆和易脱落,易感染其他疾病等。也有人认为此两种营养不良症是 PEM 的两种不同阶段。对成人来说,蛋白质摄入不足,同样可引起体力下降、水肿、抗病力减弱等。

蛋白质摄入过多,尤其是动物性蛋白摄入过多,同样对人体健康产生危害。首先过多的动物蛋白质的摄入,常伴随摄入较多的动物脂肪和胆固醇。其次蛋白质过多本身也会产生有害影响。正常情况下,人体不储存蛋白质,所以必须将过多的氨基酸脱氨分解,由尿排出体外。这一过程需要大量水分,从而加重了肾脏的负荷,若肾功能不全,则危害就更大。过多的动物蛋白摄入,也造成含硫氨基酸摄入过多,这样可加速骨骼中钙质的丢失,易产生骨质疏松。

## 六、蛋白质的参考摄入量及食物来源

理论上,成人每天摄入约 30 g 蛋白质就可满足零氮平衡。但从安全性和消化吸收等其他因素考虑,推荐我国成人蛋白质的 RNI 为 1.16 g/(kg·d),EAR 为 0.9 g/(kg·d)。蛋白质摄入占膳食总能量的 10%～12%,儿童青少年为 12%～14%。《中国居民膳食营养素参考摄入量(2013)》建议:我国成年男性蛋白质摄入量为 65 g/d,女性为 55 g/d。各类人群蛋白质膳食参考摄入量见表 1-6。

表 1-6　中国居民膳食蛋白质参考摄入量(2013 版)(g/d)

| 人群 | 男性 | | 女性 | |
|---|---|---|---|---|
| | EAR | RNI | EAR | RNI |
| 0 岁～ | — | 9(AI) | — | 9(AI) |
| 0.5 岁～ | 15 | 20 | 15 | 20 |
| 1 岁～ | 20 | 25 | 20 | 25 |
| 2 岁～ | 20 | 25 | 20 | 25 |
| 3 岁～ | 25 | 30 | 25 | 30 |
| 4 岁～ | 25 | 30 | 25 | 30 |
| 5 岁～ | 25 | 30 | 25 | 30 |
| 6 岁～ | 25 | 35 | 25 | 35 |
| 7 岁～ | 30 | 40 | 30 | 40 |
| 8 岁～ | 30 | 40 | 30 | 40 |
| 9 岁～ | 40 | 45 | 40 | 45 |
| 10 岁～ | 40 | 50 | 40 | 50 |
| 11 岁～ | 50 | 60 | 45 | 55 |

| 人群 | 男性 | | 女性 | |
|---|---|---|---|---|
| | EAR | RNI | EAR | RNI |
| 14 岁～ | 60 | 75 | 50 | 60 |
| 18 岁～ | 60 | 65 | 50 | 55 |
| 孕妇(中) | — | — | ＋10 | ＋15 |
| 孕妇(晚) | — | — | ＋25 | ＋30 |
| 乳母 | — | — | ＋20 | ＋25 |

蛋白质广泛存在于动植物性食物之中。动物性蛋白质质量好、利用率高,但同时富含饱和脂肪酸和胆固醇,而植物性蛋白利用率较低,在膳食安排中应注意合理搭配发挥蛋白质的互补作用。大豆可提供丰富的优质蛋白质,牛奶是富含多种营养素的优质蛋白质食物来源,应大力提倡增加牛奶和大豆及其制品的消费。常见食物蛋白质含量见表 1-7。

表 1-7　常见食物中蛋白质的含量(g/100 g 可食部)

| 食物 | 蛋白质(g) | 食物 | 蛋白质(g) |
|---|---|---|---|
| 黄豆 | 35 | 羊肉(肥瘦) | 19 |
| 奶酪(干酪) | 25.7 | 鹅 | 17.9 |
| 绿豆 | 21.6 | 河蟹 | 17.5 |
| 猪肉(瘦) | 20.3 | 草鱼 | 16.6 |
| 牛肉(肥瘦) | 19.9 | 海参 | 16.5 |
| 鸡(平均) | 19.3 | 河虾 | 16.4 |
| 鸭(平均) | 15.5 | 豆腐(平均) | 8.1 |
| 鸡蛋(平均) | 13.3 | 粳米(标一) | 7.7 |
| 猪肉(肥瘦) | 19.9 | 籼米(标一) | 7.7 |
| 核桃(鲜) | 12.8 | 玉米(鲜) | 4 |
| 鸭蛋 | 12.6 | 牛奶(平均) | 3 |
| 鹅蛋 | 11.1 | 酸奶(平均) | 2.5 |
| 小麦粉(富强粉,特一粉) | 10.3 | 香菇 | 2.2 |
| 小米 | 9 | 梨(平均) | 0.4 |
| 面包(平均) | 8.3 | 苹果(平均) | 0.2 |

引自:中国食物成分表.

（邵继红）

# 第2节　碳水化合物

碳水化合物也称糖类,是由碳、氢、氧三种元素组成的一类宏量营养素,分子式中氢和氧的比例恰好与水相同(2∶1),如同碳和水的化合物,因而得名。碳水化合物广泛存在于动植物中,是人类膳食能量的主要来源。

## 一、碳水化合物的分类

碳水化合物根据其化学结构及营养作用分为三类:糖(1~2个单糖)、寡糖(3~9个单糖)和多糖(≥10个单糖)。膳食纤维是碳水化合物的重要组成部分。

表1-8　主要的膳食碳水化合物分类[a]

| 分类(DP[b]) | 亚组 | 组成 |
|---|---|---|
| 糖(1~2) | 单糖 | 葡萄糖,半乳糖,果糖 |
| | 双糖 | 蔗糖,乳糖,麦芽糖,海藻糖 |
| | 糖醇 | 山梨醇,甘露糖醇 |
| 寡糖(3~9) | 异麦芽低聚寡糖 | 麦芽糊精 |
| | 其他寡糖 | 棉籽糖,水苏糖,低聚果糖 |
| 多糖(≥10) | 淀粉 | 直链淀粉,支链淀粉,变性淀粉 |
| | 非淀粉多糖 | 纤维素,半纤维素,果胶,亲水胶质 |

注:a. FAO/WHO;b. 聚合度(degree of polymerization, DP)

### 1. 糖

糖,是指聚合度(DP)为1~2的碳水化合物,包括单糖、双糖和糖醇。

(1) 单糖(monosaccharide):是不能被水解的最简单的碳水化合物,是碳水化合物的基本单位。通常情况下,单糖不以游离形式存在于自然界,而是作为双糖和多糖的基本组分。单糖有3~7个碳原子,依次命名为乙糖、丙糖、丁糖、戊糖、己糖及庚糖。分子中碳原子数≥3的单糖因含有不对称碳原子,有D型和L型两种构型,但自然界中的单糖多为D型。自然界中存在最多的是六碳糖(己糖),如葡萄糖、果糖和半乳糖是自然界构成双糖、寡糖和多糖的基本元件,其中葡萄糖和果糖最为常见。根据官能团的不同分为醛糖和酮糖,如葡萄糖和半乳糖为醛糖,而果糖为酮糖。

① 葡萄糖是一类具有右旋性和还原性的醛糖,在工业上常称为右旋糖,是碳水化合物中最常见的形式,如淀粉是由葡萄糖组成的,而蔗糖是由葡萄糖和果糖组成的,存在于血中的葡萄糖又称为血糖。除了在食品加工中经常使用的各种糖浆,在天然食品中葡萄糖较少以单体形式存在。空腹血糖总是保持在一定的恒定范围,空腹血糖浓度范围为3.9~6.1 mmol/L。很多碳水化合物在机体内需经过消化分解成葡萄糖后被机体吸收。

② 果糖与葡萄糖分子式相同,但是结构不同。果糖几乎总是与葡萄糖同时存在于植物中。糖类中果糖最甜,其甜度是蔗糖的1.2~1.8倍,在机体内被吸收后可转变成葡萄糖。果糖主要存在于水果和蜂蜜中。

③ 半乳糖是乳糖的重要组成成分,乳糖是由葡萄糖和半乳糖组成的。半乳糖一般是从乳汁中的乳糖分解而来,半乳糖在食品中很少以单体形式存在。

(2) 双糖:是由两个单糖分子组成,常见的有蔗糖、麦芽糖和乳糖,是由一个单糖的活性醛或酮的碳原子与另一个单糖的特定羟基之间通过糖苷键连接而成。

① 蔗糖是由一分子葡萄糖和一分子果糖以 α 键连接的,在甘蔗、甜菜和蜂蜜中含量较多,无还原性,最具有商业意义。人们日常生活中食用的白砂糖就是蔗糖,一般是从甘蔗或甜菜中提取。

② 麦芽糖是由两分子的葡萄糖以 α 键连接的,为淀粉的水解产物,俗称饴糖,无还原性。

③ 乳糖是由一分子葡萄糖和一分子半乳糖以 β 键连接的。乳糖主要存在于人和哺乳动物的乳汁中。

(3) 糖醇:是由单糖分子的醛基或酮基被还原后形成的多元醇。糖醇广泛存在于植物中,常见的有山梨醇、甘露醇、木糖醇和麦芽糖醇等。因为糖醇的代谢不需要胰岛素参与,常用于糖尿病病人膳食。在临床上 20% 或 25% 的山梨醇水溶液常用作脱水剂,使周围组织及脑组织脱水,降低颅内压,消除水肿。在食品工业上,糖醇是重要的甜味剂和湿润剂。木糖醇作为口香糖的原料,可预防龋齿。

2. 寡糖

寡糖(oligosaccharide)又称低聚糖,是由 3~9 个单糖通过糖苷键构成的一类小分子多糖,重要的寡糖有低聚果糖、异麦芽低聚糖、低聚甘露糖、大豆低聚糖、棉籽糖、水苏糖等。多数寡糖不能或只能部分被吸收,却可被肠道益生菌所利用,促进菌群生长和繁殖,其发酵产物如短链脂肪酸对肠道的结构与功能有重要的保护和促进作用。这些不能被消化但能选择性促进结肠内寄生的有益细菌(益生菌)的生长或活性,并对宿主有益的食物原料现被称为益生元(prebiotics)。各种益生元(包括菊粉、低聚半乳糖和低聚果糖)都能促进肠道细菌的生长,尤其利于双歧杆菌的生长。果聚糖(合成的或提取的)具有益生元的属性,属于功能性纤维,通常被添加到流质营养补充剂和管饲的肠内营养配方中,也用于食品加工业,添加在益生菌类食品如酸奶中。豆类食品中存在棉籽糖和水苏糖,其中棉籽糖是由葡萄糖、果糖和半乳糖组成的三糖,而水苏糖是棉籽糖再加上一分子半乳糖组成的四糖。这两种寡糖在人体消化道内不能被消化酶所分解,在大肠内被肠道细菌代谢产生气体和其他代谢产物,会造成胀气。

3. 多糖

由 10 个以上单糖组成的大分子糖为多糖(polysaccharide)。多糖在性质上与单糖和低聚糖不同:多糖一般不溶于水,无还原性,没有甜味,不形成结晶。多糖可在酸或酶的作用下分解,最后成为单糖。1998 年 FAO/WHO 对糖类的分类中,把多糖分为淀粉多糖和非淀粉多糖,非淀粉多糖是膳食纤维的主要成分。

(1) 糖原:也被称为动物淀粉,主要在动物肝脏和肌肉中合成并储存,是一种含有许多葡萄糖分子和支链的动物多糖。当机体需要时可分解成葡萄糖,参与能量代谢。肝糖原可用于维持正常的血糖浓度,肌肉中的糖原可提供机体运动所需要的能量,尤其是高强度和持久运动时的能量需要。肌肉内储存的糖原大约为 150 g,经过运动锻炼,糖原的储备量可增加 5 倍,但不能被直接用于维持血糖。

(2) 淀粉:是由葡萄糖聚合而成,由于聚合方式不同可分为直链淀粉和支链淀粉,淀粉的次级水解产物含葡萄糖数目较少,称为糊精。直链淀粉是一种较小的线性分子,是 D-葡萄糖残基以 α-(1,4)-糖苷键连接而成线性结构,并卷曲成螺旋形,直链淀粉遇碘产生蓝色反应,富含直链淀粉的食物易老化,即经过烹煮仍然完整,在冷却后再次结晶,能抵抗酶的分解,并且只能产生有限的葡萄糖被吸收,这种难以消化的淀粉称之为抗性淀粉。抗性淀粉在人体小肠中不易吸收,是膳食纤维的一种,在结肠可被益生菌发酵,产物是短链脂肪酸和气体。支链淀粉有多个支链,呈树杈状结构,支链淀粉的分子较大,在食物中的含量较为丰富,尤其在谷类和富含淀粉的根茎类植物中。支链淀粉遇碘产生棕色反应,易糊化,消化率较高。支链淀粉升血糖的幅度大于直链淀粉。淀粉是人类最丰富的能量营养素。

(3)膳食纤维:通常是指不能被人体消化酶所消化吸收的非淀粉多糖以及非多糖类的木质素。膳食中各种纤维成分与预防某些疾病的关系目前受到很大重视。膳食纤维主要来源于植物性食物,如谷物纤维、果蔬纤维、豆类、薯蓣类纤维和其他天然存在的食物纤维。

① 膳食纤维的分类:从溶解性方面,膳食纤维分为可溶性膳食纤维和不溶性膳食纤维。前者包括果胶、树胶等亲水胶体物质,后者包括纤维素、不溶性半纤维素及木质素等。可溶性纤维对小肠内的葡萄糖和脂质吸收有影响,而不可溶性纤维则在大肠中发酵而影响大肠的功能。从化学结构和聚合度的角度,膳食纤维包括:非淀粉多糖,如纤维素、半纤维素、植物多糖(果胶)、微生物多糖等;抗性低聚糖,如低聚果糖、低聚半乳糖等;抗性淀粉;其他,如木质素类等。

常见的膳食纤维代表性成分如下:纤维素与半纤维素,是植物细胞壁的主要成分,存在于水果、蔬菜以及谷物及豆类中。纤维素由数千个葡萄糖分子通过 β-1,4-葡糖苷键紧密结合形成长纤维状的直链多糖。纤维素不能被人体消化酶分解,因具有吸水性且不溶于水的特性,可增加食物体积。人类大肠中只有少量细菌能发酵纤维素,草食动物肠道具有纤维素酶,可分解纤维素。半纤维素相对分子质量比纤维素小得多,是由 50～200 个五碳糖和六碳糖连接起来的支链淀粉,即多聚糖,它是由木糖、阿拉伯糖、半乳糖、葡萄糖醛酸和半乳糖醛酸所组成。在谷类中可溶性的半纤维素称之为"戊聚糖",可形成黏稠的水溶液并具有降低胆固醇的作用,往往与纤维素共存于粮食的皮层中,组成复杂,在结肠中能被细菌部分分解。β-葡聚糖,主要存在于燕麦和大麦的细胞壁中,是由(1,3)和(1,4)-β-D-葡糖苷键连接的葡聚糖。其物理特性是可溶性纤维,黏性高,能在结肠中被细菌部分分解,已证明它可以降低血清中胆固醇的水平,对人体健康有益。果胶和树胶类物质,是可溶性纤维,存在于植物的软组织细胞之间。果胶是由 D-半乳糖醛酸聚合成的复合多糖,有形成凝胶的性能,存在于水果和蔬菜中,柑橘、苹果中含量丰富,柑橘皮中含量 30%,苹果中含 15%。果胶是膳食纤维的重要成分,因其含有半乳糖醛酸而具有离子交换的特性,也可以增强胶质的黏稠性,在食品加工中常用果胶作为增稠剂生产果冻、色拉、冰激凌和果酱等。树胶的结构因来源不同而有差别,存在于植物渗出液和种子中。这种胶浆具有凝胶性、稳定性和乳化等性能,因此常在食品加工中作为增稠剂,增加食品黏性。抗性低聚糖,天然存在于蔬菜、水谷和谷物中,一般溶于水,具有高发酵特性,有些具有益生元作用。如低聚果糖是一种由短链和中长链的 β-D-果聚糖与果糖基单位通过 β-2,1-糖苷键连接而成聚合度为 2～9 的混合物。低聚果糖的甜度为蔗糖的 30%～60%,水溶液中黏性大。低聚半乳糖是以乳糖为原料,利用 β-半乳糖苷酶催化而生成的,是含有半乳糖的低聚糖,是目前能工业化生产的最接近母乳低聚糖的益生元。抗性淀粉(resistant starch, RS)和抗性糊精也是膳食纤维的组成部分,具有不溶于水,不可消化的特性。如 RS1 是淀粉的颗粒被食物的一些成分包裹,影响消化酶直接接触而延迟了消化,如全谷粒、部分碾碎的谷粒、豆子等;RS2,即生淀粉粒,如马铃薯、青香蕉所含的淀粉不被 α-淀粉酶消化,但糊化后可被消化;RS3,RS4 是回生直链淀粉和化学改性淀粉。目前,抗性淀粉引起人们的兴趣,是因为可以通过加工的方法将淀粉加工成富含抗性淀粉的食物,此类食物和非淀粉多糖一样不被 α-淀粉酶所消化,因而起到有益于健康的作用。木质素是酚核结构物质的高分子聚合物,不是多糖类物质,因存在于植物细胞壁中难以与纤维素分离,故膳食纤维的组分中也包括木质素,人及动物均不能消化。

② 膳食纤维的功用特点

细菌发酵作用:膳食纤维在肠道容易被细菌酵解,其中可溶性纤维可完全被细菌酵解,而不溶性膳食纤维则不易被酵解。酵解后产生的短链脂肪酸如乙酸、丙酸和丁酸均可作为肠道细菌的能量来源。结肠细胞所需能量的 70% 以上主要来自淀粉水解后的短链脂肪酸。丙酸被吸收并被肝脏清除进入脂肪和葡萄糖代谢。

持水性和增稠性:膳食纤维的持水性和增稠性可增加食糜在胃肠道体积,引起饱腹感,增加人体肠道食物残渣的体积,加速排便,缩短直肠内有害化学物存留时间。

溶解性和黏性:可溶性膳食纤维均有良好的黏性和凝胶性,不溶性膳食纤维遇水也膨胀。在胃肠道中,这些膳食纤维可降低胃排空率,延缓和降低葡萄糖、胆汁酸和胆固醇等物质的吸收。

吸附和交换作用:膳食纤维分子表面带有很多活性基团如羟基、羧基等侧链基团,可产生离子交换作用,吸附矿物质如钠、钾、铁等影响其吸收。纤维素发酵后,离子结合能即消失,因此也常被解释为纤维对矿物质平衡,影响吸附螯合及肠道内有毒物质的机制。其中研究最多的是膳食纤维与胆汁酸的吸附作用,它被认为是膳食纤维降血脂功能的机理之一。

其他:一些低聚糖对口腔细菌有抑制作用,有利于预防龋齿。

## 二、碳水化合物的功能

碳水化合物的功能与其种类及在机体内的存在形式有关。碳水化合物在机体内的存在形式有葡萄糖、糖原和含糖复合物。

1. 储存和提供能量

膳食碳水化合物是人类获取能量最经济和最主要的来源。每克葡萄糖在体内氧化可以产生 16.7 kJ(4 kcal)的能量,维持人体健康所需要的能量中,50% 以上的膳食能量由碳水化合物提供。不消化的碳水化合物提供的能量为 0~3 kcal/g,平均为 2 kcal/g。

葡萄糖在体内释放能量较快,是神经系统和心肌的主要能源,也是肌肉活动时的主要原料,对维持神经系统、肌肉及心脏的正常生理功能、提高耐力和提高工作效率都非常重要。糖原是肌肉和肝脏碳水化合物的储存形式,体内约 1/3 的糖原储存在肝脏,当机体需要时,肝中糖原可分解为葡萄糖进入血液,为主要器官组织提供能量。

2. 构成机体的成分及生理活性物质

碳水化合物是构成机体的成分之一,主要以糖脂、糖蛋白和蛋白多糖存在。如在细胞中以糖脂、糖蛋白等形式广泛分布于细胞膜、细胞器膜、细胞质和细胞间质中。在脑和神经组织中含有大量的糖脂。糖与蛋白质结合生成的糖蛋白如黏蛋白和类黏蛋白,是构成软骨、骨骼和眼角膜、玻璃体的组成成分,此外一些酶如核酸酶等都属于糖蛋白。另外一些具有重要生理功能的物质,如抗体、酶和激素的组成成分,也需碳水化合物参与。

3. 节约蛋白质和抗生酮作用

当膳食中碳水化合物摄入不足时,机体为了满足对葡萄糖的需求,就需要通过糖异生作用产生葡萄糖,主要动用体内蛋白质。而当碳水化合物供给充足时,机体不需要动用蛋白质来供给能量,从而可防止体内和膳食中的蛋白质作为能源,即碳水化合物具有节约蛋白质的作用。

脂肪在体内的分解代谢,需要葡萄糖的协同作用。当膳食中碳水化合物供应不足时,草酰乙酸相应减少,脂肪酸分解所产生的乙酰基无法与草酰乙酸结合而进入三羧酸循环,脂肪酸不能彻底氧化而产生过多的酮体,酮体不能及时被氧化而在体内蓄积,可产生酮血症和酮尿症。膳食中充足的碳水化合物可以防止上述现象的发生,因此称为碳水化合物的抗生酮作用。

4. 血糖调节作用

食物对于血糖的调节作用主要受到食物消化吸收速率和利用率的影响。碳水化合物的含量、类型和摄入总量是影响血糖调节的主要因素。不同类型的碳水化合物,即便摄入的总量相同,也会产生不同的血糖反应。

5. 膳食纤维的特殊生理功能

近年来,人们对糖尿病等慢性病的认识不断深入,碳水化合物中不消化部分经过结肠细菌发酵,产生短链脂肪酸或益生元,然后机体再吸收并提供其他生理功能,属于膳食纤维的特殊生理功能。

(1)促进肠道蠕动:膳食纤维能增强肠道功能、有利于粪便排出。大多数纤维具有吸水膨胀和促进肠道蠕动的特性,一方面可使肠道肌肉保持张力和健康,另一方面粪便因含水较多而变软并且体积增加,有利于粪便的排出。不同膳食纤维吸收水分的作用差异较大,谷类纤维比水果、蔬菜类纤维更能有效地增加粪便体积和防治便秘。

(2)降低血糖和血胆固醇:膳食纤维可减少小肠对糖的吸收,控制血糖的升高速度,因此也可减少体内胰岛素的释放。膳食纤维还能够吸附脂肪、胆固醇和胆汁酸,降低吸收率,从而达到降血脂的作用。膳食纤维可与胆汁酸结合,妨碍其吸收,并可部分阻断胆汁酸的肝肠循环,降低胆汁与血清中胆固醇的浓度,从而降低心血管疾病及胆结石发生的危险性。富含可溶性膳食纤维的食物如燕麦、大麦、菜豆类和蔬菜,其中的果胶和燕麦麸能使胆酸库中的脱氧胆酸增加,从而减少来源于食物中的胆固醇的吸收。

(3)调节肠道菌群,增强肠道免疫功能:膳食纤维不能被人体消化酶所吸收,但可以被肠道菌群选择性的分解和发酵,产生短链脂肪酸,这些短链脂肪酸可以作为碳源,被双歧杆菌和乳酸菌等有益微生物利用,刺激其生长和活力,促进有益菌的繁殖;短链脂肪酸还可以降低肠道 pH,抑制大肠杆菌等条件致病菌的生长,清除肠道毒素(氨和酚等),以保证肠道的正常生理功能,缓解慢性炎症;短链脂肪酸还是胃肠道上皮细胞的重要能量物质,使肠道上皮细胞有更好的营养状态,减少有毒物质及炎性物质通过肠黏膜进入循环,增强肠道的固有免疫能力。

(4)增加饱腹感:膳食纤维进入消化道内,在胃中吸水膨胀,增加胃内容物的容积,同时可溶性膳食纤维黏度高,使得胃排空速率减缓,延缓胃中内容物进入小肠的速度,让人产生饱腹感,从而有利于糖尿病和肥胖患者减少进食量。

(5)增强肠内渗透压,预防肠癌的发生:实验发现膳食纤维有预防大肠黏膜细胞癌变的作用。膳食纤维与肠癌相关流行病学研究证实,蔬菜和水果的摄入量与肠癌的发病危险因素呈负相关,与水果、蔬菜中富含膳食纤维有关。膳食纤维预防肠癌的可能机制:① 增加粪便量,缩短粪便在大肠内存留的时间,稀释了致癌物;② 吸附包裹胆酸或其他致癌物同粪便一起排出;③ 肠道细菌使膳食纤维分解产生短链脂肪酸,降低粪便的 pH 值,并抑制致癌物的产生;④ 改变大肠中的细菌整体的特征和类别;⑤ 增加肠腔内的抗氧化剂。

### 三、碳水化合物的消化吸收

碳水化合物的消化吸收以小肠消化和结肠发酵为主,主要在小肠内完成,不能消化的部分到结肠经细菌发酵后再吸收。

1. 碳水化合物的消化和吸收

膳食中碳水化合物的消化过程首先从口腔开始,食物经过咀嚼,与唾液混合,唾液中的 α-淀粉酶能水解 α-1,4-糖苷键,可部分分解碳水化合物。胃液中不含水解碳水化合物的酶,胃酸可水解少量的碳水化合物。小肠是碳水化合物消化的主要场所,少数非淀粉多糖在结肠内通过发酵消化。肠腔中的主要水解酶是胰液的 α-淀粉酶,该酶可通过水解 α-1,4-糖苷键分解淀粉为麦芽糖、麦芽三糖、异麦芽糖、α-临界糊精及少量葡萄糖等。小肠黏膜上含有 α-糊精酶、麦芽糖酶、蔗糖酶、乳糖酶等,这些酶把可消化淀粉中的多糖和寡糖完全分解为葡萄糖、果糖及半乳糖。这些单糖进入肠黏膜上皮细胞,再进入小肠壁的门静脉毛细血管,汇合于门静脉而进入肝脏进行相应的代谢,或运送到其他器官直接被利用。葡萄糖的吸收机制有主动吸收、被动吸收和通过细胞间隙直接吸收三个途径,其中主动吸收是主要的吸收途径。

2. 结肠中的发酵

对于碳水化合物来说,"发酵"是结肠的一种"消化"方式。膳食纤维和抗性淀粉等在小肠不消化的碳水化合物到达结肠后,被结肠菌群分解,产生氢气、甲烷、二氧化碳和短链脂肪酸的一系列过程。这些成分经循环被转运到结肠和直肠中,发酵而产生的物质如短链脂肪酸很快被肠壁吸收并被机体代谢,有的酵解产物对肠道有良好的健康作用,如促进肠道特定菌群的生长繁殖,因此被称为"益生元"。

3. 乳糖不耐受症

有一部分人有不同程度的乳糖不耐受,他们不能或只能部分地分解乳糖,而大量乳糖进入大肠被细菌分解产酸、产气,引起胃肠不适,出现胀气、痉挛和腹泻等。造成乳糖不耐受的原因有:① 先天性缺少或不能分泌乳糖酶;② 某些药物(抗癌药)或肠道感染使乳糖酶分泌减少;③ 年龄增加,乳糖酶水平不断地下降。为了克服乳糖不耐症,可选用经过发酵的乳制品,如酸奶。

4. 血糖生成指数和血糖负荷

食物对血糖的影响主要在于食物消化吸收速率和利用率。淀粉、糖等成分在小肠内很快吸收并升高血糖;而抗性淀粉在进入结肠时被细菌发酵后才能被吸收,因此血糖升高缓慢。

食物血糖生成指数(glycemic index,GI)是反映食物引起人体血糖升高程度的指标,是人体进食后机体血糖生成的应答情况。GI=某食物在食后 2 小时血糖曲线下面积/相等含量葡萄糖在食后 2 小时血糖曲线下面积×100,以百分比表示。GI 可用于衡量食物或膳食组成对血糖浓度的影响,GI 值高的食物或膳食进入胃肠后消化快、吸收完全,葡萄糖迅速进入血液;GI 值低的食物在胃肠内停留时间长,释放缓慢,葡萄糖进入血液后峰值低,下降速度慢。一般来说,GI>70,为高生糖指数食物,GI 在 70～55,为中生糖指数食物,GI≤55 为低生糖指数食物。GI 可作为居民尤其是糖尿病患者选择食物的参考依据之一。一般粗粮的 GI 低于细粮,混合膳食的 GI 低于纯糖类。

理论上,影响 GI 的因素非常多:① 食物中碳水化合物的类型:单糖 GI 值高于多糖,支链淀粉比直链淀粉 GI 值高。② 食物中其他成分含量的影响:食物中的其他成分如脂肪和蛋白质含量能延缓食物的吸收速率,从而降低 GI。增加食物中膳食纤维的含量则不仅有利于降低 GI,还有改善肠道菌群等作用。③ 食物的形状和特征:较大颗粒的食物需经咀嚼和胃的机械磨碎过程,延长了消化和吸收的时间,血糖反应是缓慢、温和的形式。④ 食物的加工烹饪方法:不同的加工烹饪流程、方法会影响食物的消化率。一般来说,加工越细的食物,越容易被吸收,升糖作用也越大。另外,烹调的方法也很重要,同样的原料烹调时间越长,食物的 GI 也越高。

血糖负荷(glycemic load,GL)可用来评价某食物摄入量对人体血糖影响的幅度。GL=摄入食物中碳水化合物的重量×食物的 GI 值/100。GL 和 GI 值结合使用,可反映一定摄入量的某食物中所含有的可利用的碳水化合物的数量和质量。一般认为,GL≥20 时为高 GL,提示食用相应重量的食物对血糖的影响明显。

## 四、碳水化合物的参考摄入量和食物来源

碳水化合物是机体能量最经济的来源,尤其是淀粉。碳水化合物参考摄入量一般用其提供能量占膳食总能量的百分比表示,并考虑蛋白质和脂类的摄入量,中国营养学会在 DRIs 2013 中推荐,1 岁以上人群碳水化合物提供能量应占膳食总能量的 50%～65%,EAR 为 120 g/d,并且应含有多种不同种类的碳水化合物。11～17 岁青少年碳水化合物 EAR 150 g/d,18 岁及以上成年人 EAR 120 g/d。膳食中碳水化合物提供能量比例过高或过低均不利于健康。另外,应限制纯热能食物如精制糖的摄入。

基于膳食纤维可降低肥胖、2 型糖尿病、心血管疾病的可能风险,WHO 建议每日膳食中至少摄入 25 g 的膳食纤维。美国专家委员会推荐摄入膳食纤维的构成以 70%～75%不溶性膳食纤维和 25%～35%可溶性膳食纤维为宜。2005 年制定总膳食纤维的 AI 为 3.49 mg/MJ,相当于 19～50 岁的女性 25 g/d,男性 38 g/d。中国营养学会建议我国成人膳食纤维的 AI 为 25 g/d,并鼓励每日至少谷物的 1/3 为全谷物食物,蔬菜水果摄入至少达到 500 g 以上。

膳食纤维的摄入量与居民饮食习惯及食物结构有密切关系。中国居民营养健康状况监测(2010—2012)表明,我国每标准人膳食纤维的摄入量为 10.9 g/d,距我国营养学会建议的成人每天 25 g 还有差距。从膳食的能量密度和营养需求考虑,儿童膳食纤维摄入量应适当减少,14 岁以下儿童可按照 10 g/1 000 kcal(2.4 mg/MJ)能量计算。

碳水化合物主要来自谷类、薯类、水果蔬菜类食物和纯碳水化合物(包括淀粉和糖等)。粮谷类一般含碳水化合物为 60%～80%,薯类为 15%～29%,豆类为 40%～60%。单糖和双糖主要来源于白糖、糖果、甜食、蜂蜜和含糖饮料等。食物中的膳食纤维来自植物性食物,如水果、蔬菜、豆类、坚果和各种谷类。全谷粒和麦麸等富含膳食纤维,而精加工的谷类食品则含量较少。在日常生活中,适量选用粗杂粮,经常生食一些水果、蔬菜,少吃精制米面,"粗细"搭配,合理烹调,不难满足机体膳食纤维的需要。

(邵继红)

# 第3节 脂类

脂类(lipids)包括脂肪(fats)和类脂(lipoids),其中脂肪又称甘油三酯,类脂主要包括磷脂和固醇类,一般难溶于水而溶于有机溶剂。脂类在人体内广泛存在,人体脂类总量约占体重的 10%～20%。

## 一、脂肪及其功能

食物中脂类主要由甘油三酯构成,甘油三酯是由三分子脂肪酸(fatty acid,FA)与一分子的甘油酯化而成,是人体内重要的储能和供能物质,约占体内脂类总量的 95%。

1. 体内脂肪的生理功能

人体内的脂肪主要分布于腹腔、皮下和肌肉纤维之间,具有重要的生理功能。

(1) 储存和提供能量:脂肪是人体内重要的储能和供能物质。人体内摄入过多的能量,可转变为脂肪储存起来,而当机体需要时,脂肪细胞中的脂肪可被分解为甘油和脂肪酸进入血液循环,和食物中被吸收的脂肪一起被分解释放出能量,以满足机体需要。体内 1 g 脂肪可产生 39.7 kJ(9.46 kcal)的能量,高于同样质量的蛋白质或碳水化合物。研究发现,安静状态下空腹的成年人的能量大约 25% 来自游离脂肪酸,15% 来自葡萄糖代谢,其余由内源性脂肪提供。

人体如摄入过多脂肪,会在体内积累,导致体重增加,引起肥胖。体内脂肪细胞的贮存和供应能量有两个特点:一是脂肪细胞能不断地贮存脂肪,至今未发现其吸收脂肪的上限,所以人体可因不断摄入过多的能量而不断累积脂肪,导致身体越来越胖;二是机体不能利用脂肪酸分解的含 2 个碳的化合物合成葡萄糖,所以脂肪不能直接给脑和神经细胞及血细胞提供能量,节食就有可能导致机体分解蛋白质来满足机体的能量需要,通过糖异生保证血糖水平。

(2) 保温、保护作用及润滑作用:人体皮下脂肪组织能起到隔热保温作用,维持体温正常和恒定。分布在腹腔、皮下和肌纤维间的脂肪组织,在人体内还能对器官起支撑和衬垫作用,保护内部器官免受外力伤害,可起到保护和减震作用;存在于器官组织间的脂肪组织,使器官与器官间减少摩擦,保护机体免受损伤;腹腔大网膜中大量脂肪在胃肠蠕动中起润滑作用,甚至皮脂腺分泌脂肪对皮肤也起到润滑作用。

(3) 节约蛋白质作用:脂肪在体内的分解产物可促进碳水化合物的能量代谢;脂肪充足的情况下体内蛋白质不被作为能量来源,使蛋白质能够有效发挥其生理功能,这种作用被称为节约蛋白质作用。

(4) 脂肪组织内分泌功能:脂肪组织的内分泌功能是人们进一步认识脂肪组织作用的新起点。迄今已经发现的由脂肪组织所分泌的因子包括:瘦素、肿瘤坏死因子 α、白细胞介素、雌激素、胰岛素样生长因子、脂联素等,这些因子参与机体的代谢、免疫、生长发育等生理过程,近年来还发现它们与一些营养慢性病的发生有关。

(5) 机体构成成分:细胞膜中含有大量脂类,是细胞维持正常的结构和功能的重要成分。

### 2. 食物中脂肪的作用

食物中的脂肪除了为人体提供能量和作为脂肪的合成材料以外,还有一些特殊的生理功能。

(1) 增加饱腹感:食物脂肪由胃进入十二指肠时,可刺激十二指肠产生肠抑胃素,使胃蠕动受到抑制,造成食物由胃进入十二指肠的速度相对缓慢。因此食物中含脂肪愈多,胃排空的速度愈慢,所需时间愈长。

(2) 改善食物感官性状:脂肪作为食品烹调加工的重要原料,可以改善食物的色、香、味、形,达到美观和促进食欲的作用。

(3) 提供机体必需脂肪酸(essential fatty acid,EFA):多数脂肪酸在人体内均能合成,而必需脂肪酸是指机体不能合成,但是对人体来说又不可缺少的,因此必须从食物中获取的脂肪酸。EFA 对机体非常重要,当 EFA 供给不足时会出现相应的缺乏症状。n-6 系列多不饱和脂肪酸中的亚油酸和 n-3 系列多不饱和脂肪酸中的 α-亚麻酸是必需脂肪酸。

(4) 提供脂溶性维生素:脂肪不仅含有丰富的脂溶性维生素,还可促进脂溶性维生素的吸收,如维生素 A、维生素 D、维生素 E、维生素 K 等。

## 二、脂肪酸

脂肪酸(fatty acid,FA)是构成脂肪、磷脂和糖脂的基本物质。脂肪酸是具有甲基端(—CH$_3$)和羧基端(—COOH)的碳氢链,已知目前存在于自然界的脂肪酸有 40 多种,脂肪酸主要为无分支的含偶数碳原子的碳氢链,并根据碳原子数、双键数以及双键在主链上的位置而命名。脂肪酸基本分子式为 CH$_3$[CH$_2$]$_n$COOH,式中 $n$ 的数目大部分为 2~24 个。

人体脂类中的脂肪酸大部分是 14~22 个偶数碳原子构成的长链脂肪酸。脂肪酸的命名和表达方式可以用碳的数目和不饱和双键的数目来表示。例如棕榈酸是 16 个碳的饱和脂肪酸,没有不饱和双键,用 C$_{16:0}$ 表示。从脂肪酸的羧基端开始计算碳原子的排列顺序,如 1,2,3,…则为△编码体系;如从甲基端开始计算碳原子的排列顺序,则为 ω 编码体系。此外,国际上也可用 n 来代替 ω 的表示方法,如 ω-9 可以写成 n-9。常见的脂肪酸见表 1-9。

表 1-9　常见的脂肪酸

| 中文名称 | 英文名称 | 表达式 |
|---|---|---|
| 丁酸 | butyric acid | C$_{4:0}$ |
| 己酸 | caproic acid | C$_{6:0}$ |
| 辛酸 | caprylic acid | C$_{8:0}$ |
| 葵酸 | capric acid | C$_{10:0}$ |
| 月桂酸 | lauric acid | C$_{12:0}$ |
| 肉豆蔻酸 | myristic acid | C$_{14:0}$ |
| 棕榈酸 | palmitic acid | C$_{16:0}$ |
| 棕榈油酸 | palmitoleic acid | C$_{16:1}$, n-7 cis |
| 硬脂酸 | stearic acid | C$_{18:0}$ |
| 油酸 | oleic | C$_{18:1}$, n-9 cis |

| 中文名称 | 英文名称 | 表达式 |
|---|---|---|
| 反油酸 | elaidic acid | $C_{18:1}$，n-9 trans |
| 亚油酸 | linoleic acid | $C_{18:2}$，n-6, 9 all cis |
| α-亚麻酸 | α-linolenic acid | $C_{18:3}$，n-3,6,9 all cis |
| γ-亚麻酸 | γ-linolenic acid | $C_{18:3}$，n-6,9,12 all cis |
| 二十烷酸 | arachidic acid | $C_{20:0}$ |
| 花生四烯酸 | arachidonicacid | $C_{20:4}$，n-6,9,12,15 all cis |
| 二十碳五烯酸 | eicosapentaenoic acid，EPA | $C_{20:5}$，n-3,6,9,12,15 all cis |
| 芥子酸 | erucic acid | $C_{22:1}$，n-9 cis |
| 二十二碳五烯酸(鳕鱼酸) | docosapentaenoic acid，DPA | $C_{22:5}$，n-3,6,9,12,15 all cis |
| 二十二碳六烯酸 | docosahexaenoic，DHA | $C_{22:6}$，n-3,6,9,12,15,18 all cis |
| 二十四碳单烯酸(神经酸) | nervonic acid | $C_{24:1}$，n-9 cis |

引自:孙长颢.营养与食品卫生学.8版.北京:人民卫生出版社,2017.

1. 脂肪酸的分类

(1) 按碳链的长短分类:含 14～24 碳的脂肪酸为长链脂肪酸(long-chain fatty acid, LCFA);含 8～12 碳的脂肪酸为中链脂肪酸(medium-chain fatty acid,MCFA);含 6 碳以下的脂肪酸为短链脂肪酸(short-chain fatty acid,SCFA);还有一些极长链脂肪酸主要分布在大脑和一些特殊的组织中,如视网膜和精子。食物中主要以 18 碳脂肪酸为主。

(2) 按饱和程度分类:脂肪酸按含有不饱和双键的数目可分为饱和脂肪酸(saturated fatty acid,SFA)、单不饱和脂肪酸(monounsaturated fatty acid,MUFA)和多不饱和脂肪酸(polyunsaturated fatty acid,PUFA)。碳链中没有不饱和双键的脂肪酸为饱和脂肪酸,如棕榈酸;仅含有一个不饱和双键的脂肪酸为单不饱和脂肪酸,如油酸;含有两个或两个以上不饱和双键的脂肪酸为多不饱和脂肪酸,如亚油酸、α-亚麻酸。脂肪酸链的长度和饱和程度决定了脂肪的熔点温度。在一般情况下,较短的脂肪酸或含较多个双键的脂肪酸在室温下为液态。饱和脂肪酸,尤其是长链饱和脂肪酸,在室温下呈固态。如动物油脂中含有饱和脂肪酸较多,且碳链长、熔点高,多为固态。可可籽油、椰子油和棕榈油中虽含有较多的饱和脂肪酸,但由于其含有的脂肪酸碳链较短(10～12 碳),因此其熔点仍低于多数动物脂肪,在室温下呈半液态。

(3) 按空间结构分类:脂肪酸按空间构型不同,可分为顺式脂肪酸(cis-fatty acid)和反式脂肪酸(trans-fatty acid,TFA)两种,两者互为异构体。顺式脂肪酸中碳双键上连接的氢原子在碳双键的同侧,反式脂肪酸中碳双键上连接的氢原子却在碳双键的不同侧。在自然状态下,大多数的不饱和脂肪酸为顺式脂肪酸,只有少数的反式脂肪酸存在。黄油和动物脂肪中也可能含有从牛和羊的瘤胃细菌发酵而来的反式脂肪酸。油脂的氢化过程中,部分未被饱和的不饱和脂肪酸空间结构会发生变化,由顺式脂肪酸转化为反式脂肪酸。

(4) 按双键位置分类:脂肪酸中不饱和键的位置一般从甲基端($CH_3$—,为 ω 碳)起计算,如油酸为 $C_{18:1}$，n-9 cis,表示油酸碳链是由 18 个碳组成,其中有一个不饱和键,该不饱和键位置在碳链从甲基端数起,第 9 个碳和第 10 个碳之间。

**2. 必需脂肪酸**

多数脂肪酸能在人体内合成。EFA 是指人体不可缺少且自身不能合成,必须由食物供给的脂肪酸。必需脂肪酸的功能如下:

(1) 构成磷脂的组成成分:必需脂肪酸是构成磷脂的组成成分,而磷脂是细胞膜的主要结构成分,它是膜磷脂具有流动特性的物质基础,对膜的生物功能具有重要意义。

(2) 合成体内活性物质的原料:必需脂肪酸是合成前列腺素、血栓素以及白三烯等体内活性物质的原料。前列腺素具有使血管扩张和收缩、神经刺激的传导、影响肾脏水的排泄等生理功能。前列腺素、血栓素和白三烯等类二十烷酸是很多生化过程重要的调节剂,参与调节血压、血脂、血栓的形成、免疫反应等多种过程,在协调细胞间生理作用中发挥重要作用。

(3) 参与胆固醇代谢:体内胆固醇可与脂肪酸酯化成酯。在低密度脂蛋白(low-density lipoprotein, LDL)和高密度脂蛋白(high-density lipoprotein, HDL)中,胆固醇与亚油酸形成亚油酸胆固醇酯,然后被转运往肝脏而被代谢分解。

EFA 缺乏可致生长迟缓、生殖障碍、皮肤损伤(皮疹)以及肾脏、肝脏、神经和视觉疾病。EFA 由于对心血管疾病、炎症和肿瘤等多方面的影响而广受关注,但是 EFA 摄入过量,也可使体内有害的氧化物、过氧化物以及能量等增加,会对机体产生多种慢性危害。

**3. 单不饱和脂肪酸**

单不饱和脂肪酸的代表是油酸($C_{18:1}$, n-9 cis)。茶油和橄榄油中油酸含量达 80% 以上,棕榈油中含量也较高,约 40%。Keys 等在 7 国心血管的流行病学调查中发现,在地中海地区的一些国家,其每日摄入的脂肪量很高,供能比达 40%,但其冠心病发病率和血胆固醇水平皆远低于欧美国家,究其原因,发现该地区居民的食用油脂主要为富含油酸的橄榄油。

据多数研究报道,单不饱和脂肪酸降低血胆固醇、甘油三酯和低密度脂蛋白胆固醇(LDL-C)的作用与多不饱和脂肪酸相近,但大量摄入亚油酸在降低低密度脂蛋白胆固醇的同时,高密度脂蛋白胆固醇(HDL-C)也降低,而大量摄入油酸则无此情况。同时单不饱和脂肪酸不具有多不饱和脂肪酸潜在的不良作用,如促进机体脂质过氧化、促进化学致癌作用和抑制机体的免疫功能等。所以,为了降低膳食饱和脂肪酸,以单不饱和脂肪酸取代部分饱和脂肪酸有重要意义。

**4. 长链多不饱和脂肪酸**

长链多不饱和脂肪酸包括花生四烯酸($C_{20:4}$, n-6, 9, 12, 15 all cis)、二十碳五烯酸(EPA, $C_{20:5}$, n-3, 6, 9, 12, 15 all cis)和二十二碳六烯酸(DHA, $C_{22:6}$, n-3, 6, 9, 12, 15, 18 all cis)。这些脂肪酸在体内可以由必需脂肪酸转化而来。机体可以利用母体脂肪酸合成更长链的脂肪酸,这种碳链延长作用只能在同系列脂肪酸内部完成,但 n-3 系列和 n-6 系列的脂肪酸不能相互转换。机体在利用两种必需脂肪酸合成同系列的其他多不饱和脂肪酸时,使用同一系列的酶,由于竞争抑制作用,这一过程较为缓慢,因此,从食物中直接获得长链多不饱和脂肪酸是最为有效的途径。

(1) n-6 系列长链多不饱和脂肪酸:n-6 系列多不饱和脂肪酸中重要的脂肪酸包括亚油酸和花生四烯酸。这类脂肪酸主要来源于植物油。n-6 系列多不饱和脂肪酸可调节血脂和参与磷脂组成。花生四烯酸是形成类二十烷酸的重要前体物质,花生四烯酸缺乏时皮肤易感染、伤口愈合减慢与此有关。n-6 系列多不饱和脂肪酸具有促进生长、发育和妊娠作用,这与类二十烷酸调节下丘脑和脑垂体激素释放有关。

(2) n-3 系列长链多不饱和脂肪酸:α-亚麻酸是 n-3 系列长链多不饱和脂肪酸的母体,它的碳链被延长为更长链的多不饱和脂肪酸,如 EPA 和 DHA。这类脂肪酸主要来源于植物油(含有 α-亚麻酸)和鱼油(主要包含 EPA 和 DHA)。n-3 系列多不饱和脂肪酸在冠心病、高血压、关节炎、其他炎症和自身免疫性疾病及肿瘤防治中具有一定生物作用。DHA 是维持视紫红质正常功能所必需的,还具有促进胎儿大脑发育的作用。EPA 具有降低胆固醇和甘油三酯的作用,预防动脉粥样硬化等心血管疾病。

不饱和脂肪酸对人体健康虽然有很多益处,但易产生脂质过氧化反应,产生自由基和活性氧等物质,对细胞和组织会造成一定的损伤。因此考虑脂肪需要量时,必须注意饱和脂肪酸、单不饱和脂肪酸、多不饱和脂肪酸,以及 n-3 和 n-6 脂肪酸、必需脂肪酸的合适比例。

5. 中、短链脂肪酸

中链脂肪酸(medium-chain fatty acid,MCFA)碳原子数在 8~12 之间。一些食用油脂等食物中含有一定量的中链脂肪酸,如椰子油中含 13.9%,棕榈油 71%,牛乳及制品含4.0%~4.7%,人乳含有 1.5%~2.9%。MCFA 比 LCFA 水解能力强 6 倍,MCFA 不仅自身乳化能力强,它还可以促进 LCFA 的乳化。MCFA 水解对胆盐和胰酶的依赖性较低,即使没有胰酶参与,MCFA 也可达到正常吸收水平的 50% 左右。MCFA 不经过淋巴系统而直接由肝门静脉入肝,无须肉碱脂酰转移酶的转运直接进入肝细胞线粒体内进行 β 氧化,氧化迅速完全,不会因抑制脂肪吸收的肠道因子而受影响。中链甘油三酯不在脂肪组织储存而是被氧化成乙酸,因此中链脂肪酸近年来受到了广泛关注。研究表明,在形成甘油三酯的脂肪酸中如有 MCFA 替代 1~2 个 LCFA(包括亚油酸或一个 n-3 脂肪酸)酯化而成的中长链脂肪酸油酯,比单独的长链甘油三酯吸收得更快。临床上,MCFA 油脂可用于肠内和肠外营养配方,例如增强免疫功能或提高运动员的竞技能力,但 MCFA 不可过量使用,否则会影响必需脂肪酸的摄入,此外还会引起恶心、面部潮红、血栓性静脉炎、脑电图的改变等。

SCFA 是碳原子数在 6 个以下的脂肪酸,SCFA 主要包括乙酸、丙酸、丁酸等。人体内短链脂肪酸主要来源于食物中的膳食纤维、抗性淀粉、低聚糖和糖醇等在结肠被肠道微生物发酵的产物。短链脂肪酸除了为机体提供能量外,还促进细胞膜脂类物质合成,而对内源性胆固醇的合成有抑制作用;短链脂肪酸还具有预防和治疗溃疡性结肠炎、预防结肠肿瘤的生理功能。目前,短链脂肪酸在临床上已有一定的应用。

6. 反式脂肪酸

近年来研究发现反式脂肪酸可升高低密度脂蛋白胆固醇,降低高密度脂蛋白胆固醇水平,从而增加冠心病的风险。反式脂肪酸摄入量过多与心血管疾病、肿瘤、2 型糖尿病、过敏的风险增加相关,可能与反式脂肪酸影响细胞膜的流动性有关。

人造奶油、蛋糕、饼干、油炸食品、乳酪产品以及花生酱等食品,因在加工过程中使用氢化油脂,是反式脂肪酸的主要来源。WHO 和 FAO 在《膳食营养与慢性疾病》(2003 年版)中建议"为了增进心血管健康,应该尽量控制膳食中的反式脂肪酸,最大摄取量不超过总能量的 1%"。近年来各国政府都采取行动控制食物中的反式脂肪酸。美国、加拿大和韩国要求食品标签上必须标注反式脂肪酸的含量,加拿大还同时出台了食品中反式脂肪酸的限量。2013 年,美国食品和药品监督管理局宣布,初步决定禁用对人体健康不利的人造反式脂肪酸。日本和欧洲大多数国家提醒消费者要减少反式脂肪酸的摄入量。《中国居民膳食营养素参考摄入量》(2013 版)将我国 2 岁以上儿童及成人膳食中来源于食品工业加工产生的反式脂肪酸的 UL 定为小于总能量的 1%,大致相当于 2g。

### 三、类脂

类脂(lipoids)包括磷脂和固醇类,约占全身脂类总量的 5%。磷脂主要包括磷酸甘油酯和神经鞘脂,在脑、神经组织和肝脏中含量丰富。固醇类主要包括胆固醇和植物固醇,胆固醇主要在动物内脏和蛋黄等食物中,植物固醇主要在植物油、种子和坚果等食物中。

1. 磷脂

磷脂(phospholipid)是磷脂酸的衍生物。磷脂酸被一个含氮的分子酯化,而根据其含氮的碱基(通常为胆碱、丝氨酸、肌醇或乙醇胺)命名(如磷脂酰胆碱、磷脂酰丝氨酸)。磷脂具有亲水性和亲脂性的特性。磷脂主要包括磷酸甘油酯和神经鞘磷脂,其中磷酸甘油酯是甘油三酯中的 1 个和 2 个脂肪酸被含磷酸或含磷酸的其他基团所取代的一类脂类物质,包括卵磷脂、脑磷脂和肌醇磷脂等,其中最重要的磷脂是卵磷脂,卵磷脂是由一个磷酸胆碱基团取代甘油三酯中一个脂肪酸而形成的。磷脂中另一类是神经鞘磷脂,其分子结构中含有脂肪酰基、磷酸胆碱和神经鞘氨醇,但是不含有甘油,神经鞘磷脂是膜结构的重要成分。磷脂的功能主要有以下几点:

(1) 提供能量:磷脂可以提供热能。

(2) 细胞膜的构成成分:由于磷脂具有亲水性和亲脂性的双重特性,可使脂溶性物质如脂溶性维生素、激素等顺利通过细胞膜,促进细胞内外物质交换。磷脂是与细胞膜流动性有关的成分。磷脂缺乏会造成细胞膜结构受损,出现毛细血管脆性增加和通透性增加,皮肤细胞对水的通透性增高而引起水代谢紊乱、产生皮疹等。

(3) 对脂质代谢的作用:磷脂能对脂肪起乳化作用,从而有利于脂肪的吸收、转运和代谢。磷脂由于能改善脂肪的吸收和利用,防止胆固醇在血管内沉积,降低血液黏度,促进血液循环,从而具有一定预防心血管疾病作用。

(4) 其他作用:食物中磷脂被机体消化吸收后释放出胆碱,合成神经递质乙酰胆碱,可促进和改善大脑组织和神经系统的功能。

2. 固醇类

固醇类(sterols)是一类含有多个环状结构的脂类化合物,固醇类在动植物中广泛存在。

(1) 胆固醇:是最重要的一种固醇。胆固醇是细胞膜的重要成分,在膜功能中也起重要作用。人体 90% 的胆固醇存在于细胞内,胆固醇是人体内许多重要活性物质的合成材料,如胆汁、性激素、肾上腺素和维生素 D 等都是以胆固醇为原料来合成。体内胆固醇可来源于膳食及自身合成。人体胆固醇合成代谢受能量及胆固醇摄入量、脂肪种类、胰岛素水平等影响。当体内胆固醇增加时,可负反馈抑制肝脏等组织中胆固醇合成限速酶的活性,使胆固醇合成降低。但这种反馈调节并不完善,故膳食胆固醇摄入过多时仍可使血中胆固醇含量升高。胆固醇在动物性食物中广泛存在,如肉、蛋等,动物内脏及蛋黄中胆固醇含量较高。胆固醇也是血浆脂蛋白的组成成分之一。胆固醇是合成胆汁酸的原料,而胆汁酸具有乳化脂类的功能,有助于脂类的消化和吸收。以往,受美国提出的"脂质假说"影响,胆固醇被认为与高脂血症、动脉粥样硬化、冠心病等有关,因而胆固醇受到了广泛关注。但是近年来,研究及 Meta 分析结果均未发现胆固醇摄入量与冠心病发病和死亡有关。因此,目前对健康人群胆固醇的摄入不再严格限制,但是对膳食胆固醇敏感的人群和代谢障碍的人群(糖尿病、高血脂、动脉粥样硬化、冠心病等),必须强调严格控制膳食胆固醇的摄入。

(2)植物固醇:是存在于植物性食品中分子结构与胆固醇相似的化合物,属于植物甾醇类,植物固醇在侧链上还有额外的甲基或乙基基团。常见的植物固醇有β-谷固醇、菜固醇和豆固醇。由于植物固醇的结构类似于胆固醇,在消化道内吸收时与胆固醇相竞争,可以干扰肠道对膳食中胆固醇和胆汁中胆固醇的吸收,因此,具有降低人和动物血清胆固醇的作用。植物固醇主要来源是植物油、种子和坚果等食品。

## 四、脂类的消化和吸收

机体每天大约从胃肠道吸收 50～100 g 甘油三酯,4～8 g 的磷脂,300～450 mg 的胆固醇。成人唾液腺分泌的脂肪酶可水解食物脂肪,但消化能力较弱,而婴儿口腔中的脂肪酶能有效地分解奶中的中短链脂肪酸。脂肪在胃里的消化也很有限,主要消化场所是小肠。当食糜从胃进入十二指肠可刺激胃肠道而引起胆囊收缩素等激素的释放,进而刺激胰液和胆汁的合成和分泌。胆汁可提高肠内容物的 pH,同时胆汁中的胆盐还是很好的乳化剂,能使脂肪乳化,脂肪被胆盐乳化后,分散为细小的脂肪微粒,从而有利于脂肪酶的作用。胆汁可激活胰液中的脂肪酶,脂肪酶作用于甘油脂肪酸酯键,甘油三酯被水解成游离脂肪酸和甘油一酯。脂肪水解后的甘油、中短链脂肪酸很容易被小肠细胞吸收直接进入血液。甘油一酯和长链脂肪酸被吸收后,在小肠细胞中重新合成甘油三酯,并和磷脂、胆固醇、蛋白质形成乳糜微粒,由淋巴系统进入血循环。血中乳糜微粒是一种颗粒最大、密度最低的脂蛋白,是食物脂肪的主要运输形式,可满足机体对脂肪和能量的需要,最后被肝脏吸收。

血中运送甘油三酯和胆固醇的载体是脂蛋白。肝脏把来自食物中的脂肪和内源性脂肪及蛋白质等合成极低密度脂蛋白(very-low density lipoprotein,VLDL),并随血流供应机体其他组织,满足机体对甘油三酯的需要。当 VLDL 将自己的大部分脂肪给予体细胞后,同时聚集血中的胆固醇,与胆固醇形成甘油三酯少、胆固醇多的 LDL。血流中的 LDL,一方面满足机体对各种脂类的需要,另一方面也可被细胞中的 LDL 受体结合进入细胞,借此可适当调节血中胆固醇的浓度。但是 LDL 如过多,可引起动脉粥样硬化等疾病。体内还可合成 HDL,HDL 可将胆固醇、磷脂从肝外组织运输到肝脏代谢,有一定的保护作用。

磷脂的消化吸收和甘油三酯相似,在小肠中形成游离脂肪酸和溶血磷脂,然后掺入肠道内微胶粒中,通过与甘油三酯水解产物相同的过程被吸收。胆固醇可被直接吸收,食物中结合型的胆固醇,则先被酶水解成游离的胆固醇,再被吸收。胆固醇是合成胆汁酸的主要成分,胆汁酸在乳化脂肪后一部分被小肠吸收,由血液到肝脏和胆囊,通过肠肝循环被重新利用;另一部分和食物中未被吸收的胆固醇一起,被膳食纤维(主要为可溶性纤维素)吸附通过粪便排出体外。

## 五、膳食脂肪的营养学评价

膳食脂肪的营养价值可从脂肪消化率、必需脂肪酸含量、各种脂肪酸比例以及脂溶性维生素含量等方面进行评价。食物脂肪熔点高于 50℃,较难消化,多见于动物脂肪;反之,脂肪熔点低于体温其消化率可达 97%～98%,多见于植物脂肪。一般植物脂肪消化率高于动物脂肪。通常植物油中必需脂肪酸含量高于动物脂肪,其营养价值优于动物脂肪。但是椰子油中亚油酸含量很低,其不饱和脂肪酸含量也少。脂肪中饱和脂肪酸、单不饱和脂肪酸、多不饱和脂肪酸的数量和比例要适宜,有研究推荐饱和脂肪酸、单不饱和脂肪酸、多不饱和脂肪酸的合适比例为 1∶1∶1;而日本学者认为 3∶4∶3 比例更适宜,仍需要进一步研究。另外,脂溶性维生素含量高的脂类其营养价值也高。

### 六、参考摄入量及食物来源

脂肪摄入过多,可导致肥胖、心血管疾病、高血压和某些癌症发病率升高,因此限制和降低脂肪的摄入已成为预防此类疾病发生的重要措施。中国营养学会推荐成人总脂肪可接受范围(AMDR)(％E)为 20～30。值得注意的是,饱和脂肪酸虽可使血中 LDL-C 水平升高,但因其不易被氧化,且一定量的饱和脂肪酸有助于 HDL 的形成,因此人体不应完全限制饱和脂肪酸的摄入。《中国居民膳食营养素参考摄入量》(2013 年版)提出成人亚油酸适宜摄入量(％E)为 4.0,α-亚麻酸的适宜摄入量(％E)为 0.6。必需脂肪酸的摄入量一般认为应不小于总能量的 3％。大多数学者建议 n-3 对 n-6 的摄入比为 1∶(4～6)。一般来说只要注意摄入一定量的植物油,不会造成必需脂肪酸的缺乏。过量摄入 PUFA 也有风险,当暴露于空气或温度增高时,双键的活性高,并易于与氧结合,形成过氧化物。受到常规煎炸或烹调时,PUFAs 会产生有毒的促进心血管疾病与癌症发生的醛类物质。中国营养学会推荐成人饱和脂肪酸的 AMDR(％E)为＜10,n-6 PUFA AMDR(％E)为 2.5～9.0,n-3 PUFA AMDR(％E)为 0.5～2.0,EPA+DHA AMDR(g/d)为 0.25～2.0。

人类膳食脂类主要来源于动物脂肪组织、肉类和植物的种子,动物脂肪中饱和脂肪酸和单不饱和脂肪酸含量较多,植物油中多不饱和脂肪酸含量较多。海鱼中含不饱和脂肪酸也较丰富,深海鱼和贝类食物中含 EPA 和 DHA 相对较多,而可可黄油、椰子油和棕榈油中则富含饱和脂肪酸。磷脂在蛋黄、肝脏、大豆等食物中含量较多。胆固醇在动物肝、肾、脑等内脏和蛋类中含量丰富,肉类和奶类也含有一定量的胆固醇。亚油酸普遍存在于植物油中,而亚麻酸在豆油和紫苏籽油、亚麻籽油、豆油中含量较多。

(杨立刚)

# 第 4 节　能　量

人体在进行物质代谢的同时,也在进行能量的转换,为维持机体正常的生理活动,人体必须从食物中获取能量。一般来说,人体所需能量主要由碳水化合物、脂肪和蛋白质提供,它们被称为产能营养素。机体把一部分能量用于维持体温,一部分能量用于维持各种生命活动。

### 一、能量单位和能量营养素的能量系数

1. 能量单位

能量的国际单位是焦耳(J)和千焦(kJ),营养学上常使用卡(cal)和千卡(kcal)。焦耳和卡两者之间的换算关系:1 kcal=4.184 kJ,1 kJ=0.239 kcal。

2. 产能营养素的能量系数

每克产能营养素体内氧化产生的能量值称为能量系数。按如下关系计算产能营养素产生

的能量:碳水化合物:16.81 kJ/g(4 kcal/g);脂肪:37.56 kJ/g(9 kcal/g);蛋白质:16.74 kJ/g(4 kcal/g);乙醇:29.3 kJ(7 kcal)。

## 二、人体的能量消耗

通常情况下,人体的能量消耗主要包括基础代谢、身体活动、食物的热效应和特殊生理阶段增加的能量消耗。人体每天摄入的能量应能满足人体对能量的需要。

1. 基础代谢

基础代谢又称基础能量消耗(basic energy expenditure, BEE)是指用以维持机体最基本的生命活动的能量消耗,是人体能量消耗的主要部分,约占人体总能量消耗的60%～70%。基础代谢的定义为经过10～12小时空腹和良好的睡眠,清醒仰卧,恒温条件下(一般22～26℃),无任何身体活动和紧张的思维活动,全身肌肉放松时所需的能量消耗,此时机体处于维持最基本的生命活动状态,能量消耗仅用于体温、心跳、呼吸、各器官组织和细胞功能等最基本的生命活动。基础代谢的水平用基础代谢率来表示,基础代谢率(basal metabolic rate, BMR)是指人体处于基础代谢状态下,每小时每平方米体表面积(或每千克体重)的能量消耗,其单位为 $kJ/(kg \cdot h)$ 或 $kcal/(kg \cdot h)$、$kJ/(m^2 \cdot h)$ 或 $kcal/(m^2 \cdot h)$。

(1) 每天基础能量消耗:计算根据 FAO/WHO/UNU 联合专家委员会、欧盟等组织和国家(如澳大利亚、日本、荷兰等)修订能量推荐摄入量时采用 BEE 与身体活动水平(physical activity level, PAL)的乘积来估算成年人的基础能量消耗,推算出成人的能量需要量(estimated energy requirement, EER)。

目前较公认的推算 BEE 的公式是 Schofield 公式(表1-10)。按照表中公式计算中国人的基础代谢偏高,且我国尚缺乏人群基础代谢的研究数据,所以中国营养学会建议将18～59 岁人群按此公式计算的结果减去5%,作为该人群的基础代谢消耗参考值。

**表1-10 按体重计算基础能量消耗的公式**

| 年龄(岁) | 男 | | 女 | |
|---|---|---|---|---|
| | kcal/d | MJ/d | kcal/d | MJ/d |
| 18～30 | 15.057W+692.2 | 0.0629W+2.89 | 14.818W+486.6 | 0.0619W+2.03 |
| 30～60 | 11.472W+873.1 | 0.0479W+3.65 | 8.126W+845.6 | 0.0340W+3.53 |
| >60 | 11.711W+587.7 | 0.0490W+2.457 | 9.082W+658.5 | 0.0379W+2.753 |

注:W=体重(kg);1 kcal=4.18 kJ;1 000 kcal=4.18 MJ。

引自:孙长颢.营养与食品卫生学.8版.北京:人民卫生出版社,2017.

(2) 人体基础代谢的影响因素:人体的基础代谢在个体之间存在差异,而且个人的基础代谢也有变化。影响人体基础代谢的因素有年龄、性别、体表面积和体型、环境条件以及内分泌等。

① 体型与体质:体表面积大者,散发热能也多,基础代谢率也越高,因此同等体重者,瘦高的人基础代谢高于矮胖的人。人体瘦体组织代谢活动较为活跃,其消耗的能量占基础代谢的70%～80%,这些组织(和器官)包括肌肉、心、脑、肝、肾等,所以瘦体组织质量大,肌肉发达的人基础代谢水平高。这也是女性基础代谢率低于男性的原因。遗传因素是导致个体之间基础代谢水平差异的重要原因。

② 生理、病理状况:婴幼儿及青少年因为处于身体生长发育阶段,其 BMR 较高,成年后,随着年龄的增长,BMR 会逐渐下降。30 岁以后,每 10 年降低约 2%,60 岁以后下降更多。女性体成分中瘦体组织较少、脂肪较多,其 BMR 较男性略低。孕妇和乳母的基础代谢相对较高。甲状腺等有关激素水平异常时,基础代谢的能量消耗也会受到影响。创伤、感染的病人基础代谢水平也会增高。

③ 环境条件:环境温度会影响 BMR,在适宜温度(20~25 ℃)下基础代谢水平较低,而炎热或寒冷可升高代谢水平。另外,摄食过多、精神紧张都可增加基础代谢水平。在禁食、饥饿或少食时,基础代谢能量消耗也相应降低。

**2. 身体活动**

身体活动是指任何由骨骼肌收缩引起能量消耗的身体运动。除基础代谢外,身体活动消耗的能量是影响人体总能量消耗的最重要部分,约为总能量消耗的 15%~30%。人的身体活动一般可分为职业活动、交通活动、家务活动和休闲活动等,不同的身体活动消耗能量不同。一般来说,肌肉发达者活动时消耗能量较多。体重越重者,做相同的运动所消耗的能量也越多。另外活动时间越长、强度越大,能量消耗也越多。工作越不熟练者,消耗能量就越多。身体活动的能量消耗是我们人体可以控制的,因此人体可通过身体活动控制能量的平衡,以维持适宜的健康体重。常见身体活动和能量消耗见表 1-11。

表 1-11 常见身体活动强度(MET)和能量消耗

| | 活动项目 | 代谢当量(MET) | 千步当量数 | 能量消耗[kcal/(标准体重·10 min)] | |
|---|---|---|---|---|---|
| | | | | 男(66 kg) | 女(56 kg) |
| 家务活动 | 收拾餐桌(走动),做饭 | 2.5 | 4.5 | 27.5 | 23.3 |
| | 手洗衣服 | 3.3 | 6.9 | 36.3 | 30.8 |
| | 扫地,拖地板,吸尘 | 3.5 | 7.5 | 38.5 | 32.7 |
| 步行 | 慢速(3 km/h) | 2.5 | 4.5 | 27.5 | 23.3 |
| | 中速(5 km/h) | 3.5 | 7.5 | 38.5 | 32.7 |
| | 快速(5.5~6 km/h) | 4.0 | 9.0 | 44.0 | 37.3 |
| 跑步 | 走跑结合(慢跑少于 10 min) | 6.0 | 15.0 | 66.0 | 56.0 |
| | 慢跑(一般) | 7.0 | 18.0 | 77.0 | 65.3 |
| 球类 | 乒乓球 | 4.0 | 9.0 | 44.0 | 37.3 |
| | 篮球(一般) | 6.0 | 15.0 | 66.0 | 56.0 |
| | 排球(一般) | 3.0 | 6.0 | 33.0 | 28.0 |
| | 羽毛球(一般) | 4.5 | 10.5 | 49.5 | 42.0 |
| | 网球(一般) | 5.0 | 12.0 | 55.0 | 46.7 |
| | 保龄球 | 3.0 | 6.0 | 33.0 | 28.0 |
| 游泳 | 爬泳(慢),自由泳,仰泳 | 8.0 | 21.0 | 88.0 | 74.7 |
| | 蛙泳(一般速度) | 10.0 | 27.0 | 110.0 | 93.3 |

续表

| | 活动项目 | 代谢当量（MET） | 千步当量数 | 能量消耗[kcal/(标准体重·10 min)] | |
|---|---|---|---|---|---|
| | | | | 男(66 kg) | 女(56 kg) |
| 其他 | 俯卧撑、舞蹈(中速) | 4.5 | 10.5 | 49.5 | 42.0 |
| | 健身操(轻度或中等强度) | 5.0 | 12.0 | 55.0 | 46.7 |
| | 太极拳 | 3.5 | 7.5 | 38.5 | 32.7 |
| | 跳绳中速(一般) | 10.0 | 27.0 | 110.0 | 93.3 |

引自：中国营养学会.中国居民膳食指南(2016).北京：人民卫生出版社,2016:332-333.

中国营养学会专家委员会 2013 年在制定 DRIs 时,将中国成人身体活动强度分为三级,即轻度、中度和重度体力活动水平,见表 1-12。

表 1-12　中国营养学会建议的中国成年人身体活动水平分级

| 活动水平 | PAL | 生活方式 | 从事的职业或人群 |
|---|---|---|---|
| 轻度 | 1.5 | 静态生活方式/坐位工作,很少或没有重体力的休闲活动；静态生活方式/坐位工作,有时需走动或站立,但很少有重体力的休闲活动 | 办公室职员或精密仪器机械师；实验室助理、司机、学生、装配线工人 |
| 中度 | 1.75 | 主要是站着或走着工作 | 家庭主妇、销售人员、服务员、机械师、交易员 |
| 重度 | 2.0(+0.3) | 重体力职业工作或重体力休闲活动方式；体育运动量较大或重体力休闲活动次数多且持续时间较长 | 建筑工人、农民、林业工人、矿工；运动员 |

注：有明显体育运动量或重体力休闲活动者(每周 4~5 次,每次 30~60 分钟),PAL 增加 0.3。

引自：中国营养学会. 中国居民膳食营养素参考摄入量(2013 版).

3. 食物热效应

食物热效应(thermic effect of food,TEF)是指人体在摄食过程中所产生的额外能量消耗,人体进食后机体对食物中的营养素进行消化、吸收、代谢等过程需要消耗能量,这种由于摄食而产生的额外能量消耗又被称为食物特殊动力作用(specific dynamic action,SDA)。

食物热效应的大小受食物组成、进食量和进食速度等的影响。碳水化合物、脂肪和蛋白质三大产能营养素的食物热效应不同,脂肪的食物热效应约占自身产生能量的 0%~5%,碳水化合物为 5%~10%,蛋白质的食物热效应最高,可达 20%~30%。各产能营养素的食物热效应的差异,一方面是因为各产能营养素 ATP 最高转化率不一样,蛋白质为 32%~34%,而脂肪和碳水化合物为 38%~40%,高于蛋白质；另一方面是因为各产能营养素在体内代谢形式不同。由食物脂肪经消化吸收后,变成人体脂肪所消耗的能量较少,由碳水化合物消化吸收的葡萄糖转变成机体内的糖原或脂肪所消耗的能量较多,由食物蛋白质中的氨基酸合成人体蛋白质或代谢转化为脂肪所消耗的能量更多。成人摄入的混合膳食,每日由于食物热效应而额外增加的能量消耗,相当于基础代谢的 10%。进食量越大,能量消耗也越多。进食速度快者食物热效应高于进食速度慢者,这是因为进食快时,其中枢神经系统更活跃,激素和酶的分泌速度更快、量更多,能量消耗相对更多。

4. 特殊生理阶段的能量消耗

婴幼儿及青少年需摄入充足的能量以满足身体生长发育的需要。胎儿的生长发育和孕妇的子宫、乳房以及胎盘的发育都需要能量,乳母合成和分泌乳汁等都会增加能量的消耗。

## 三、人体一日能量需要的确定

人体要保持能量摄入量和需要量的能量平衡,因此要确定人体维持正常生理活动所需要的能量即能量需要量。各类人群或个体的能量需要量要根据其能量消耗量来确定。能量需要量的确定有计算法和测量法。

1. 计算法

(1) 由能量消耗确定能量需要:见上文"每天基础代谢的能量消耗计算"。

(2) 膳食调查:健康个体在食物供应充足且体重没有明显变化的情况下,可根据其能量摄入量推测出其能量需要量。膳食调查可通过对某一人群或某个人的一段时间内(一般至少进行 5～7 天)各种食物摄入量的调查,结合食物成分表,通过膳食调查计算出每人每天能量的摄入量,从而可估算出个人每日的能量需要量。

2. 测量法

(1) 直接测热法:该法是通过特殊的测热装置,收集并测量人体在一定时间内散发出的能量,从而求出能量消耗量,并推算出能量需要量。该法因为测定装置昂贵,应用很少。

(2) 间接测热法:该法原理是产能营养素生物氧化释放能量过程需要消耗氧气和二氧化碳,通过测定一定时间内人体氧气的消耗量和二氧化碳的产生量即可算出人体的能量消耗。

(3) 生活观察法:对个体 24 小时内的各种活动及其持续时间进行记录,然后查日常活动能量消耗表,再根据该个体体表面积的大小,计算该个体 24 小时的能量消耗量。

## 四、能量的需要量及食物来源

对于一般成人来说,保持能量摄入量和能量消耗量的平衡对于保持机体健康十分重要,长期能量摄入过多或过少均对健康不利。能量长期摄入过剩会导致肥胖,而肥胖是高血压、糖尿病等很多慢性疾病的危险因素。长期能量摄入不足也会导致机体对外界不利的环境抵抗力下降。《中国居民膳食营养素参考摄入量(2013 版)》中对各年龄、不同性别以及不同劳动强度人群的能量摄入都有具体的推荐量,其中轻体力劳动者成年男性为 2 250 kcal/d,女性为 1 800 kcal/d。我国成年人三大产能营养素提供的总能量的 AMDR(%E)分别为蛋白质 10%～15%,脂肪 20%～30%,碳水化合物 50%～65%。

能量主要来源于碳水化合物、脂肪和蛋白质,普遍存在于各种食物中。谷薯类含有丰富的碳水化合物,是最经济的能量来源,脂肪主要存在于油脂类中,而蛋白质则主要来源于动物性食物,蔬菜水果类能量相对较低。

(孙桂菊)

# 第2章　微量营养素和水

## 第1节　维生素

维生素是一类人体不能合成却是机体正常生理代谢所必需、且功能各异的微量低分子有机化合物,是保持人体健康的重要活性物质。维生素有三种命名方式,按照其发现顺序以英文字母命名,如维生素 A、维生素 B、维生素 C、维生素 D、维生素 E 等;按照其化学结构命名,如硫胺素、核黄素等;按照其生理功能命名,如抗坏血酸等。维生素在体内的含量很少,但不可或缺。

各种维生素的化学结构以及性质虽然不同,但它们却有着以下共同特点:① 以本体或前体化合物的形式存在于天然食物中,是食物的天然成分,通常含量很少;② 在机体内不能提供能量,不参与构成机体组织和细胞的组成成分,但在调节物质代谢的过程中起重要作用;③ 机体不能合成或合成量不足,不能满足机体的需要,必须由食物供给;即使有些维生素(如维生素 K、维生素 $B_6$)能由肠道细菌合成一部分,但也不能替代从食物中获得这些维生素;④ 机体缺乏维生素时,物质代谢将发生障碍,引发相应的特殊缺乏疾病;⑤ 维生素常以辅酶或辅基的形式参与酶的功能;⑥ 不少维生素是具有几种结构相近、生物活性相同的化合物。

根据溶解性质维生素可分为脂溶性和水溶性两大类。所谓脂溶性维生素,即指可溶于脂肪及脂溶剂而不溶于水,这类维生素有维生素 A、维生素 D、维生素 E 和维生素 K。在食物中脂溶性维生素常与脂类共存,其吸收与肠道中的脂类密切相关;脂溶性维生素需要脂肪才能被有效吸收,并且通过肠肝循环随粪便排出体外;易储存于体内(主要在肝脏),而不易排出体外(除维生素 K 外);当膳食摄入过多,易在体内蓄积而导致毒性作用,如长期摄入大剂量维生素 A 和维生素 D(超出人体需要量 3 倍),易出现中毒症状;若摄入过少,可缓慢地出现缺乏症状。水溶性维生素指该类维生素可溶于水,包括 B 族维生素和维生素 C。水溶性维生素在体内储存较少,没有非功能性的单纯贮存形式,膳食摄入较多机体饱和后,多余的水溶性维生素可随尿排出(维生素 $B_{12}$ 例外,它甚至比维生素 K 更易于储存于体内);若组织中的水溶性维生素耗竭,则摄入的水溶性维生素大量被组织摄取利用,尿中排出量减少,因此可利用尿负荷试验对水溶性维生素的营养水平进行鉴定;水溶性维生素一般无毒性(除非极大量),若摄入量不足时,可较快地出现缺乏症状;但过量摄入时也可能出现毒性,如维生素 $B_6$ 或烟酸摄入量达到正常人体需要量的 15～100 倍时,可出现毒性作用。

维生素不足与缺乏的原因很多,常见的有:① 膳食供给不足。膳食维生素含量取决于食物中原有含量以及加工、烹调与储藏时丢失或破坏的程度。② 人体吸收利用维生素能力降低。机体消化系统吸收功能障碍,高纤维膳食引起食物快速排出均影响维生素的吸收。③ 需求相对增加。维生素的需求存在着个体差异,特殊生理条件、生活环境、劳动条件及某些疾病都可以使需要量相对增加。维生素缺乏是一个渐进过程,初始阶段维生素贮备量降低,随后出现机体生化指标异常以及生理功能和组织病理学改变,直至出现临床症状。

维生素缺乏按缺乏原因可分为原发性和继发性维生素缺乏两种,按缺乏程度可分为临床和亚临床维生素缺乏两种,当维生素缺乏出现临床症状时,称为维生素的临床缺乏。维生素的轻度缺乏常不出现临床症状,但一般可降低劳动效率及对疾病的抵抗力,称之为亚临床维生素缺乏或不足,也称维生素边缘缺乏。近年来研究表明,维生素亚临床缺乏对某些慢性病的发生和发展可能有重要影响,尤其和"亚健康"状态关系密切。

## 一、维生素 A

维生素 A 是发现最早的极重要的一种维生素,属脂溶性维生素。

### 1. 理化性质

维生素 A 是指具有视黄醇结构并具有生物活性的一类物质,包括来源于动物性食物中已形成的维生素 A 和来源于植物性食物的维生素 A 原如 β-胡萝卜素及其他类胡萝卜素。

视黄醇是黄色粉末或结晶,相对分子质量 286.46,对热、酸、碱稳定,一般加工烹调方法不会引起破坏,但易被氧化,脂肪酸败可引起其严重破坏,高温与紫外线可促进这种氧化破坏,与磷脂、维生素 E 和维生素 C 及其他抗氧化剂并存则较为稳定。应避光密闭保存。视黄醇只存在动物食品中。机体内的维生素 A 活性形式有三种,包括视黄醇、视黄醛、视黄酸。

维生素 A 原广泛存在于植物中,为构成大多数水果和蔬菜黄色素和橙色素的成分,它们是类胡萝卜素,具有特殊结构,包括 α、β、γ-胡萝卜素等,其中最重要的是 β-胡萝卜素。许多类胡萝卜素不能分解形成维生素 A,如叶黄素、辣椒红素、番茄红素、玉米黄素等。

### 2. 吸收与代谢

食物中的视黄醇一般与脂肪酸结合以视黄基酯的形式存在,视黄基酯和维生素 A 原与蛋白质结合成复合物,在胃、胰液和肠液中蛋白酶的作用下从食物中释出,然后在小肠中胆汁、胰脂酶和肠脂酶的作用下释放出脂肪酸、视黄醇和类胡萝卜素。释放出的游离视黄醇和类胡萝卜素与食物中的其他脂溶性成分形成胶团,在小肠内通过肠绒毛吸收进入肠黏膜细胞。膳食中视黄醇的吸收率约 70%～90%,类胡萝卜素为 20%～50%,类胡萝卜素的吸收率随其摄入量的增加而降低,最低可为 5%。进入肠黏膜细胞的 β-胡萝卜素在 β-胡萝卜素-15,15′二加氧酶的作用下形成视黄醛,视黄醛与细胞类视黄醇结合蛋白 Ⅱ 结合,在视黄醛还原酶的作用下转变为视黄醇。理论上 1 分子 β-胡萝卜素可形成 2 分子视黄醛,但在实际上由于 β-胡萝卜素-15,15′二加氧酶活性相当低,大部分 β-胡萝卜素并没有被氧化,转化率很低,研究提示大约 12mg 的 β-胡萝卜素可产生 1mg 视黄醇的活性,而 24mg 的其他维生素 A 原类胡萝卜素(如 α-胡萝卜素、γ-胡萝卜素)才能产生 1 mg 视黄醇的活性。

没有转化成视黄醇的类胡萝卜素可被吸收并转运至血液和组织。血液循环中视黄醇主要以全视黄醇结合蛋白形式存在,经靶细胞膜上的特异性受体识别视黄醇结合蛋白(RBP),视黄醇进入细胞内,在细胞内被氧化成视黄醛并进一步转变为视黄酸,视黄醇和视黄醛具有相同的生物活性。在小肠黏膜细胞内视黄醛和视黄醇可以互相转化,但视黄醛转化为视黄酸的反应是不可逆的。肝脏是维生素 A 的主要储存器官。维生素 A 从淋巴管经胸导管进入肝脏,酯化后再与极低密度脂蛋白结合并在肝脏储存,视黄醇由肝实质细胞合成和分泌的视黄醇结合蛋白从肝脏中运送至靶器官。维生素 A 和类胡萝卜素主要通过胆汁排泄。肝脏储存类胡萝卜素的能力有限,过多的类胡萝卜素由血浆脂蛋白运输至脂肪组织储存。

3. 生理功能

(1)维持正常视觉:维生素 A 与正常视觉的维持密切相关。在阳光充足的地方,人视觉细胞内感光物质视紫红质消失,从亮处转移到暗处,人必须待视紫红质再生到相应水平才能看清楚物体,这一过程称为暗适应。若维生素 A 缺乏,视紫红质的合成和再生受到影响,引起暗适应能力降低,甚至发生夜盲症。因此,机体维生素 A 的营养状况对于维持暗适应功能起重要作用。

(2)维持细胞的正常生长与分化:细胞内视黄酸及其代谢产物作为视黄酸受体/类维生素 A X 受体(RAR/RXR)的配体与 RAR/RXR 特异性结合,影响 DNA 转录,调节多种组织中细胞生长与分化,涉及神经系统、心血管系统、骨骼和上皮组织。当维生素 A 缺乏时,导致儿童生长受阻和发育迟缓。

(3)维护上皮组织细胞的健康:维生素 A 参与上皮细胞与黏膜细胞中糖蛋白的生物合成,维持上皮细胞的正常结构和功能,形成机体的天然屏障对抗外来物质的侵袭。缺乏维生素 A,可以引起上皮细胞过度角化,皮肤出现丘疹、粗糙,发生毛囊角化。

(4)抗肿瘤作用:维生素 A 可促进上皮细胞的正常分化并控制其恶变,增强机体对某些化学致癌物质的抵抗力,具有一定的抗肿瘤作用。研究表明视黄酸可以抑制肿瘤细胞增殖,诱导肿瘤细胞分化,促进凋亡。类胡萝卜素的抗癌作用可能主要与其抗氧化特性有关。

(5)调节免疫功能:维生素 A 与免疫球蛋白的合成有关,其有助于维持免疫系统功能正常,增强机体抗感染的能力。维生素 A 缺乏则会降低机体的细胞免疫、体液免疫功能,从而使机体抵抗力下降。

(6)抗氧化作用:维生素 A 有一定的抗氧化作用,对自由基具有一定的清除能力。

4. 缺乏与过量

维生素 A 缺乏的发生率相当高,仍是许多发展中国家的公共卫生问题。目前全世界约有 300 万~1 000 万的儿童患有严重的维生素 A 缺乏症。

(1)暗适应能力下降,夜盲及干眼病:维生素 A 缺乏可引起眼部症状,轻度缺乏表现为暗适应能力下降(维生素 A 缺乏最早的症状),严重者则可导致夜盲症。维生素 A 缺乏还可引起干眼病,即角膜干燥和退化的疾病,病情严重可导致失明。

(2)黏膜及皮肤上皮细胞生长异常:维生素 A 缺乏还可引起上皮组织分化不良,造成机体不同程度的上皮组织损害,对感染的敏感性增高。维生素 A 缺乏症使皮肤结构发生特殊改变,如滤泡性角化过度症(蟾皮病),表现有全身皮肤干燥,手臂小腿部有毛夹角化丘疹等;发生在口腔、消化道、呼吸道、泌尿生殖道的上皮角化变性,黏膜完整性受损,柔软性丧失并使细菌容易入侵而发生感染。

(3)其他:血红蛋白合成代谢障碍,免疫功能低下,儿童生长发育迟缓。

维生素 A 进入机体后排泄效率不高,过量摄入维生素 A 可引起急性中毒(成人大于 RNI 约 100 倍,儿童大于 RNI 约 20 倍),长期过量摄入可在体内蓄积,引起慢性中毒及致畸毒性。急性中毒主要表现为恶心、呕吐、头痛、眩晕、视觉模糊等,严重者出现嗜睡、厌食、反复呕吐等症状。

维生素 A 慢性中毒发生于长期摄入维生素 A 超过成人推荐摄入量的 10 倍以上,主要症状表现为头痛、脱发、皮肤干燥瘙痒、肌肉僵硬及疼痛、肝肿大、长骨末端外周部分疼痛、厌食、呕吐、复视等。摄入普通食物一般不会引起维生素 A 中毒,多数是由于过量摄入维生素 A 浓缩制剂引起。过量维生素 A 还可引起胚胎吸收、流产、出生缺陷。妊娠早期孕妇摄入过量维生素 A,娩出畸形儿的危险度明显增高。

类胡萝卜素在体内转变为视黄醇的速率较慢,且在类胡萝卜素摄入量增加的情况下,其吸收水平也会降低,所以大量摄入类胡萝卜素一般不会引起中毒。但大量摄入类胡萝卜素可引起高胡萝卜素血症,停止食用后症状逐渐消失,未发现其他毒性。但有研究表明,对于重度吸烟患者而言,β-胡萝卜素补充剂的摄入可能增加肺癌的发生风险。

5. 营养状况鉴定

机体维生素 A 营养状况应根据生化指标、临床表现,结合生理情况、膳食摄入情况进行综合判定,常用的检查方法如下:

(1) 血清维生素 A 水平:成人血清维生素 A 的正常含量范围为 $1.5\sim3.0\ \mu mol/L(430\sim860\ \mu g/L)$。用血清维生素 A 含量评价维生素 A 营养状况并非绝对可靠。因为肝脏具有较强的维生素 A 储存能力,膳食缺乏维生素 A 时,肝脏可以动员贮存的维生素 A 以维持血清维生素 A 的相对稳定,个体肝贮存水平差别很大,故血清维生素 A 含量低,可以确定为维生素 A 缺乏,但血清维生素 A 含量在正常范围内,并不能肯定维生素 A 营养状况一定良好。根据WHO建议标准,成人血清视黄醇水平 $<0.35\ \mu mol/L(100\ \mu g/L)$ 可判断为维生素 A 缺乏;$0.35\ \mu mol/L\leqslant$ 血清视黄醇水平 $<0.7\ \mu mol/L(200\ \mu g/L)$,可判断为维生素 A 边缘性缺乏。

(2) 血浆视黄醇结合蛋白:血浆视黄醇结合蛋白含量与血浆维生素 A 水平呈正相关,可较好反映维生素 A 营养状况。

(3) 相对剂量反应试验(RDR):让受试者口服视黄基酯($450\sim1\ 000\ \mu g$),测定口服前和口服 5 小时后血浆视黄醇浓度,按下列公式计算 RDR。

$$RDR(\%)=[(5\ h\ 视黄醇浓度-基础视黄醇浓度)/5\ h\ 视黄醇浓度]\times100\%$$

根据 WHO 的建议标准,在人群营养调查监测中 RDR% 20%~30% 为维生素 A 中度缺乏,高于 30% 为维生素 A 重度缺乏。

(4) 暗适应功能测定:采用暗适应计进行现场人群调查。维生素 A 缺乏者,暗适应时间增长。暗适应能力测定不能单独使用评定维生素 A 营养状况,因为有眼部疾患、血糖过低、肝硬化和睡眠不足者暗适应能力也下降。

(5) 眼部症状检查:WHO 将维生素 A 缺乏的眼部症状进行分类,其中角膜干燥、溃疡、角化定为诊断维生素 A 缺乏的有效特征。目前,发生角膜阶段病变的眼干燥病例较少,在了解既往病史的前提下,结膜检查和出现毕脱斑是最重要的判断症状和体征。其中,毕脱斑常用于儿童维生素 A 缺乏诊断。维生素 A 缺乏或不足的早期阶段通常出现暗适应能力降低,当结合血清检查发现视黄醇浓度处于极低水平时,则提示维生素 A 缺乏已到达中到重度水平。

另外,也可以采用同位素标记和眼结膜印迹细胞学检测,评价维生素 A 的营养状况。

6. 参考摄入量及食物来源

近年来采用视黄醇活性当量(retinol activity equivalents,RAE)来代替传统的视黄醇当量(retinol equivalents,RE)评估膳食维生素 A 活性,见表 2-1。

表 2-1　视黄醇当量与视黄醇活性当量(RAE)的比较

| 视黄醇当量(RE) | 视黄醇活性当量(RAE) |
| --- | --- |
| 1 μg 视黄醇当量(RE) | 1 μg 视黄醇活性当量( RAE) |
| =1 μg 全反式视黄醇 | =1 μg 全反式视黄醇 |

| 视黄醇当量（RE） | 视黄醇活性当量（RAE） |
| --- | --- |
| ＝2 μg 溶于油剂的纯品全反式 β-胡萝卜素 | ＝2 μg 溶于油剂的纯品全反式 β-胡萝卜素 |
| ＝6 μg 膳食全反式 β-胡萝卜素 | ＝12 μg 膳食全反式 β-胡萝卜素 |
| ＝12 μg 其他膳食维生素 A 原类胡萝卜素 | ＝24 μg 其他膳食维生素 A 原类胡萝卜素 |

引自：中国营养学会. 中国居民膳食营养素参考摄入量（2013 版）

视黄醇活性当量（RAE，μg）＝膳食或补充剂来源全反式视黄醇（μg）＋1/2 补充剂纯品全反式 β-胡萝卜素（μg）＋1/12 膳食全反式 β-胡萝卜素（μg）＋1/24 其他膳食维生素 A 原类胡萝卜素（μg）。

我国成人每日膳食维生素 A 推荐摄入量（RNI），男性为 800 μgRAE，女性为 700 μgRAE，UL 成人、孕妇、乳母均为 3 000 μgRAE。

动物的肝脏、鱼肝油、奶类、蛋类及鱼卵是维生素 A 的最好来源。维生素 A 原类胡萝卜素广泛分布于植物中，其中最重要的是 β-胡萝卜素。红色、橙色、深绿色植物性食物中含有丰富的 β-胡萝卜素，如胡萝卜、红心甜薯、菠菜、苋菜、杏、芒果等。β-胡萝卜素是我国人民膳食中维生素 A 的重要来源。

## 二、维生素 D

维生素 D 被誉为"阳光维生素"，维生素 $D_3$ 是在身体的皮肤中产生，要运往靶器官才能发挥生理作用，起到一种类固醇激素的作用。

### 1. 理化性质

维生素 D 是所有含环戊氢烯菲环结构并具有胆钙化醇生物活性的类固醇统称。其中维生素 $D_2$（麦角钙化醇）与维生素 $D_3$（胆钙化醇）是最重要的维生素 D。维生素 $D_2$ 与维生素 $D_3$ 结构相似、功能相同，维生素 $D_2$ 由存在于酵母等食物中的麦角固醇，经日光或紫外线照射转化而成且能被人体直接吸收。维生素 $D_3$ 由人体皮肤下存在的 7-脱氢胆固醇，在紫外线照射下转化而成。

维生素 $D_2$ 与维生素 $D_3$ 均为白色结晶，溶于脂肪与脂溶剂，不溶于水，化学性质稳定，耐受酸、碱及氧的作用，对热也较稳定，但在酸性环境中加热则逐渐分解。通常的烹调加工不会引起维生素 D 的损失，但脂肪酸败可引起维生素 D 破坏。

### 2. 吸收与代谢

皮肤受到日光或紫外线照射产生的维生素 $D_3$，可扩散进入血液，约 60％的维生素 $D_3$ 与维生素 D 结合蛋白（DBP）结合，从皮肤输送到肝脏（约占 60％～80％）。

膳食中的维生素 D 在小肠中胆汁的作用下与其他脂溶性物质一起形成胶团，通过被动扩散而吸收。在小肠细胞内，维生素 D 掺入乳糜微粒，进入淋巴系统，随后进入血浆。吸收后的维生素 D 经淋巴入血与 DBP 结合转运至肝脏。

进入肝脏的维生素 D 在肝细胞内质网内通过 $D_3$-25-羟化酶的催化作用形成 25-(OH)-$D_3$，25-(OH)-$D_3$ 在血液内被 DBP 转运到肾。在肾脏细胞线粒体内，在 25-(OH)-$D_3$-1α 羟化酶的作用下，25-(OH)-$D_3$ 氧化成为 1,25-(OH)$_2$-$D_3$ 和 24,25-(OH)$_2$-$D_3$ 释放入血并与 DBP 结合转运至各靶器官，具有增加钙吸收、骨钙动员及磷吸收等生物学作用。而 25-(OH)-$D_3$-1α

羟化酶的影响因素较多,主要包括甲状旁腺素(PTH)、1,25-$(OH)_2$-$D_3$浓度、血钙浓度、食物磷含量。

### 3. 生理功能

维生素$D_3$在体内代谢转变为1,25-$(OH)_2$-$D_3$以发挥其生理功能,有类似类固醇激素的功能。活性维生素D与维生素D受体(vitamin D receptor,VDR)结合,改变了VDR构型,从而改变VDR与位于特异性靶基因启动子区域的维生素D反应元件(vitamin D receptor elements,VDRE)的亲和性。VDR属于核激素超家族受体的一员,在体内分布广泛,包括肠、肾、骨、心脏、胰、垂体、乳房、造血组织、皮肤中,各种来源癌组织也有VDR分布。VDR-1,25-$(OH)_2$-$D_3$复合体与VDRE的结合可以影响数百个靶基因的转录,进而影响细胞的代谢或分化。

(1) 维持体内钙磷的动态平衡:维生素D维持体内钙磷动态平衡有三个主要途径。首先,通过基因表达,转运至小肠的1,25-$(OH)_2$-$D_3$进入肠黏膜上皮细胞诱导钙结合蛋白合成,以增强钙跨过肠道的主动转运,促进钙吸收。同时提高酸性磷酸酶活性,将磷酸盐从磷酸酯中游离出来,以增加磷酸盐的吸收。其次,对骨细胞呈现多种作用。当血液中钙离子浓度降低时,1,25-$(OH)_2$-$D_3$通过核受体增强破骨细胞的活性和/或通过细胞分化使破骨细胞数增加,将骨骼中的钙和磷移出以维持正常的血钙、磷水平。当细胞外钙、磷浓度超饱和时,1,25-$(OH)_2$-$D_3$可作用于成骨细胞促进骨化作用,1,25-$(OH)_2$-$D_3$可增加成骨细胞碱性磷酸酶的活性及骨钙化基因的表达。但当细胞外液钙磷正常时,这种调节作用并不重要。最后,促进肾小管对钙、磷的重吸收,减少钙、磷丢失。上述作用相互协调以维持血钙浓度在正常范围内。

(2) 通过维生素D内分泌系统调节血钙平衡:当血钙降低时,甲状旁腺素升高,1,25-$(OH)_2$-$D_3$增多,通过对小肠、肾、骨等器官的作用以升高血钙水平;当血钙过高时,甲状旁腺素降低,降钙素分泌增加,尿中钙和磷排出增加。

(3) 其他:维生素D具有激素的功能,通过VDR调节生长发育、细胞分化、免疫、炎性反应等,近年来维生素D对健康的其他促进作用受到广泛关注,如与心血管疾病、某些肿瘤、糖尿病、自身免疫性疾病等相关,当然其具体作用和机理有待于进一步研究。

### 4. 缺乏与过量

维生素D与机体内钙、磷代谢关系密切,当维生素D缺乏时,儿童发生佝偻病,成人出现骨软化症和骨质疏松症,同时有资料表明维生素D缺乏也会增加常见癌症、自身免疫性疾病、高血压和感染性疾病的风险。佝偻病常在婴幼儿中发生,临床上可见到方颅、肋骨串珠、鸡胸等症状,由于骨质软化,承受较大压力的骨骼部分发生弯曲变形,如脊柱弯曲、下肢弯曲,还可发生囟门闭合迟缓、胸腹之间形成肋膈沟。若成人缺乏维生素D,可使成熟的骨骼脱钙而发生骨质软化症和骨质疏松症,妊娠与哺乳期妇女最易发生,好发部位为骨盆与下肢,再逐渐波及脊柱和其他部位。

维生素D可以在体内蓄积,维生素D的中毒剂量目前尚未确定,但过多摄入可以引起维生素D过多症,主要表现为头痛、厌食、恶心、口渴、多尿、低热、嗜睡、血清钙、磷增加,软组织钙化等维生素D中毒症状,严重者可出现肾衰竭、高血压等症状。停止服用维生素D,一般数周后可恢复正常。

**5. 营养状况鉴定**

目前多用高效液相色谱法测定血浆中的 25-(OH)-D$_3$,作为鉴定维生素 D$_3$ 营养状况的指标,结果准确可靠,其正常值为 75～250 nmol/L,<25 nmol/L 为严重缺乏,<50 nmol/L 为缺乏,51～74 nmol/L 为不足,>375 nmol/L 可发生中毒。血清钙、磷乘积、血清碱性磷酸酶活性也被用于判定佝偻病,但并不特异,仅供参考。

**6. 参考摄入量及食物来源**

当膳食中钙、磷量合适时,成年人、孕妇、乳母、儿童与青少年每日摄入 10 μg(RNI),65 岁以上老年人每日摄入 15 μg 即可满足需要。在某些产品标签上仍用国际单位(IU),1IU 维生素 D 相当于 0.025 μg 维生素 D。皮肤维生素 D 形成量取决于阳光照射强度与时间及身体暴露面积。维生素 D 含量最丰富的食物为海水鱼、动物肝脏和蛋黄等动物性食物,市场上鱼肝油制剂的含量较高,牛奶与其他食物中维生素 D 的含量较少,以牛奶为主食的婴儿,应适当补充鱼肝油并经常接受日光照射有利于生长发育。食用维生素 A、维生素 D 强化牛奶是预防维生素 D 缺乏的重要手段。

## 三、维生素 E

维生素 E 是脂溶性维生素中毒性较小的一种,其基本作用是保护机体免受活性氧的损害。

**1. 理化性质**

维生素 E 类是指含苯并二氢吡喃结构且具有 α-生育酚生物活性的一类物质。维生素 E 包括两类物质:生育酚和生物活性较低的生育三烯酚。每类又分为 α、β、γ、δ 四种异构体,α-生育酚是自然界中分布最广泛、含量最丰富、活性最高的维生素 E 形式。

α-生育酚是黄色油状液体,溶于酒精、脂肪和脂溶剂,在热、酸性环境稳定,在光照、碱性环境及一些微量元素如铁、铜存在条件下不稳定,对氧非常敏感,油脂酸败加速维生素 E 的破坏。食物中维生素 E 在一般烹调时损失不大,油炸时其活性明显降低。

**2. 吸收与代谢**

维生素 E 在胆酸、胰液和脂肪中存在时,在脂酶的作用下以混合微粒的形式在小肠经被动扩散方式被肠上皮细胞吸收。补充剂中酯化形式的维生素 E 更稳定,在十二指肠黏膜被酯酶水解后才能被吸收。各种形式的维生素 E 被吸收后大多由乳糜微粒携带,经淋巴系统到达肝脏。维生素 E 以非酯化的形式大部分储存在脂肪细胞中,少量储存在肝脏、肺、心脏、肌肉、肾上腺和大脑。α-生育酚经氧化产生的主要产物是 α-生育醌,脱去含氢的醛基生成葡萄糖醛酸,并通过胆汁排泄,或在肾脏中被降解为 α-生育酸,从尿酸中排泄。

**3. 生理功能**

(1)抗氧化作用:维生素 E 是细胞内最重要的非酶脂溶性抗氧化剂,可防止细胞膜的不饱和脂肪酸被氧化破坏,对细胞具有保护作用,防止氧化损伤引起有关疾病。维生素 E 作为供氢体具有将自由基转变为无害代谢产物的能力,即自由基清除作用,自己本身被氧化成生育酚羟自由基,即氧化型维生素 E。

(2)延缓衰老作用:脂褐质俗称老年斑,是细胞内某些成分被氧化分解后产生的沉积物。随年龄增长体内脂褐质不断增加,补充维生素 E 可减少脂褐质形成。维生素 E 还可提供免疫力,减轻性腺萎缩,具有延缓衰老的作用。

（3）与动物的生殖功能和精子生成有关：动物试验提示，维生素 E 缺乏时可引起生殖系统的损害，出现精子形成终止、睾丸萎缩退化、胚胎死亡等现象。

（4）其他：维生素 E 还具有调节血小板黏附和聚集，促进毛细血管增生，改善微循环，预防冠心病的作用。维生素 E 可抑制胆固醇合成限速酶即 3-羟基-3-甲基戊二辅酶 A 还原酶的活性，降低血浆胆固醇水平。此外，维生素 E 还具有抗肿瘤作用。

**4. 缺乏与过量**

由于维生素 E 广泛存在于食物中并可在体内储留较长时间，因此人类较少发生维生素 E 缺乏，但在低体重早产儿、脂蛋白缺乏症、脂肪吸收障碍患者可出现维生素 E 缺乏。由于维生素 E 通过胎盘的数量很少，因此，新生儿组织的维生素 E 含量较少，早产儿发生维生素 E 缺乏的风险较大，与新生儿溶血症有关。维生素 E 缺乏可引起视网膜退行性病变、溶血性贫血、肌无力、神经退行性病变、小脑共济失调等。

维生素 E 毒性相对较小，但在摄入大剂量的维生素 E 后，会减少机体利用其他脂溶性维生素的能力。当摄入量过大时（800 mg～3.2 g）有可能出现中毒症状，如肌无力、视力模糊、复视、恶心等症状。

**5. 营养状况评价**

（1）血清维生素 E 水平：血清 α-生育酚可直接反映人体维生素 E 的储存水平。健康成人若其血脂正常，则血浆 α-生育酚的范围为 $11.5 \sim 46\ \mu mol/L$（$50 \sim 200\ mg/L$）。

（2）红细胞过氧化氢体外溶血试验：当维生素 E 缺乏时，红细胞膜上的脂质因遭受氧化损伤，对过氧化氢的溶血作用耐受能力下降，易出现溶血。红细胞与 $2\% \sim 2.4\% H_2O_2$ 溶液孵育后测得血红蛋白量（$Hb_1$）占红细胞与蒸馏水孵育后测得血红蛋白量（$Hb_2$）的百分比可反映维生素 E 的营养状况。比值为 $10\% \sim 20\%$ 为维生素 E 水平偏低，大于 $20\%$ 为维生素 E 缺乏。

**6. 参考摄入量及食物来源**

α-生育酚当量（α-TE）是维生素 E 的表示单位。维生素 E 在食物中有多种存在形式，如 α-生育酚、β-生育酚、γ-生育酚、δ-生育酚和三烯生育酚。其中 α-生育酚活性最高，膳食中维生素 E 的活性可用 α-生育酚当量（α-TE）来表示，其公式为：α-TE (mg) ＝1×α-生育酚(mg) ＋0.5×β-生育酚(mg)＋0.1×γ-生育酚(mg)＋0.02×δ-生育酚(mg)＋0.3×α-三烯生育酚(mg)。我国成人维生素 E 适宜的参考摄入量为每日 14 mg α-TE。

生育酚和三烯生育酚仅由植物合成，植物油是最好的来源，α-生育酚和 γ-生育酚是食物中最常见的两种形式。维生素 E 含量丰富的食物包括植物油、坚果、麦胚、豆类和绿色蔬菜等。

## 四、维生素 K

维生素 K 是一组具有抗出血作用的维生素。

**1. 理化性质**

天然存在的维生素 K 有两种：植物来源的维生素 K 为维生素 $K_1$（又称叶绿醌）；由细菌在肠道合成的维生素 $K_2$（又称甲萘醌），易溶于有机溶剂和植物油。人工合成的维生素 $K_3$（又称甲萘醌）的生物活性为天然的维生素 $K_1$ 和维生素 $K_2$ 活性的近 2 倍。

维生素 K 是黄色晶体或油状液体，化学性质稳定，耐热，一般烹调几乎不损失，在碱性环境也可分解。

2. 吸收与代谢

与其他脂溶性维生素一样,它们的吸收依赖膳食中有小量的脂肪以及胆盐和胰液的分泌,在正常情况下的吸收率为 40%～70%。被吸收的维生素 K 掺入乳糜微粒,在淋巴中被运输至肝脏,继而被 LDL 运输至周围组织。维生素 K 的代谢产物为维生素 K 短链及氧化代谢物形成 γ-内酯,还可与葡萄糖苷酸结合,参与肠肝循环或从尿排出。

3. 生理功能

蛋白质中的谷氨酸的 γ 位置的羧化作用需要维生素 K 参与,这些羧基谷氨酸残基(Gla)与钙离子结合,具有 Gla 残基且对蛋白质活性必需的蛋白质统称 Gla-蛋白质。

(1)促进血液凝固:目前已鉴定出四种使血浆凝固的 Gla-蛋白质,包括凝血酶原(凝血因子Ⅱ)、凝血因子Ⅶ、Ⅸ、Ⅹ,因此维生素 K 在凝血过程中发挥作用。

(2)参与骨骼代谢:骨中有两种蛋白质与维生素 K 有关:一种为骨钙素,一种为维生素 K 依赖的 γ-羧基谷氨酸蛋白质,两者在调节骨骼钙、磷代谢中发挥重要作用。

(3)其他:在钙化的动脉粥样硬化组织中发现了一种 Gla-蛋白质,可能与动脉粥样硬化有关。另外,维生素 K 参与调节大脑中与鞘脂代谢有关的酶,还可能在心血管疾病和炎症的调节中起一定作用。

4. 缺乏与过量

维生素 K 在食物中分布广泛,且人类肠道细菌可合成维生素 K,所以一般不会发生维生素 K 缺乏。但若人体发生消化道疾病如腹泻、脂肪吸收不良,可发生维生素 K 缺乏。维生素 K 不易从母体经由胎盘进入胎儿体内,母乳提供的维生素 K 不足,而且合成维生素 K 的细菌未进入胎儿肠道,因此新生儿出生时可能会缺乏维生素 K,引起新生儿出血症。

维生素 K 毒性较低。但维生素 $K_1$ 静脉注射过快可出现面部潮红、出汗、胸闷等症状。维生素 $K_3$ 可诱发新生儿高胆红素血症和黄疸。

5. 营养状况评价

(1)凝血酶原时间:将新鲜血加到一定量的促凝血酶原激酶溶液中,观察其凝固时间,约为 25～40 秒,说明机体维生素 K 水平正常。

(2)血液凝固时间:新鲜血凝固时间及形成凝块的时间。正常人血凝固时间约 10 分钟。

(3)骨钙素的测定:血浆和尿液骨钙素测定是评价维生素 K 营养状况的灵敏指标。

6. 参考摄入量及食物来源

我国成人维生素 K 的 AI 为 80 μg /d。人类可通过肠道细菌合成维生素 $K_2$,在小肠内被吸收利用,占 50%～60%。有些抗生素抑制消化道细菌生长,可影响维生素 K 的合成量。另一方面是通过食物摄取的维生素 $K_1$,占 40%～50%,绿叶蔬菜含量高,在肝脏、鱼肝油、海藻、苜蓿、菠菜、莴苣、豌豆、大豆油中均含量丰富。

## 五、维生素 $B_1$

维生素 $B_1$ 又称硫胺素或抗脚气病因子,是发现较早的水溶性维生素。

1. 理化性质

维生素 $B_1$ 的分子构成为嘧啶环和噻唑环,通过亚甲基桥连接形成。硫胺素为白色结晶,有酵母味,易溶解于水,在体内可游离存在,也可与脂肪酸成酯。对氧稳定,在酸性环境中非常稳定,加热到 120 ℃仍不分解,但在中性和碱性环境中遇热容易被破坏,紫外线照射容易破坏。

2. 吸收与代谢

硫胺素在小肠吸收,摄入量小时通过主动转运吸收,而摄入量较大时(>5 mg/d)则以被动扩散方式吸收。饮酒可以干扰硫胺素的主动转运吸收过程,因此酗酒者容易造成硫胺素的缺乏。硫胺素吸收后主要在小肠黏膜和肝内进行磷酸化后变成焦磷酸硫胺素(TPP),发挥辅酶作用。成人体内以心脏、肝脏、肾脏和脑的硫胺素含量较高,在肌肉中亦有一定量的硫胺素分布,吸收后可分布于机体各组织,也可进入组织,在肝脏内代谢,经肾脏排泄。

3. 生理功能

(1) 辅酶功能:TPP 为硫胺素体内的活性形式,主要以辅酶的形式参与 α-酮酸的氧化脱羧反应和磷酸戊糖途径的转酮醇反应。碳水化合物代谢过程中,TPP 参与糖代谢中丙酮酸和 α-酮戊二酸的氧化脱羧过程,形成乙酰 CoA 和琥珀酰 CoA,进入三羧酸循环,氧化产生 ATP。乙酰 CoA 和琥珀酰 CoA 是三大营养物质分解代谢和产生能量的关键环节。硫胺素缺乏,糖代谢障碍,造成组织中丙酮酸和乳酸堆积,影响氨基酸和脂肪酸的代谢,影响机体的正常机能。TPP 也可作为转酮醇酶的辅酶参与转酮醇作用,这是磷酸戊糖通路中的重要反应。转酮醇作用是核酸合成中戊糖以及脂肪酸合成中还原型辅酶Ⅱ的重要来源。

(2) 非辅酶功能:维生素 $B_1$ 通过参与神经组织的糖代谢过程,提供神经系统所需要的能量,维持神经系统的正常运转。缺乏维生素 $B_1$ 会对某些神经递质如乙酰胆碱的合成与代谢造成影响。乙酰胆碱有促进胃肠蠕动和腺体分泌作用,胆碱酯酶可将乙酰胆碱水解成乙酸和胆碱而失去活性,维生素 $B_1$ 是胆碱酯酶的抑制剂,具有维持正常食欲和胃肠蠕动的作用,临床上常将维生素 $B_1$ 作为辅助消化药使用。

4. 缺乏与过量

硫胺素长期摄入不足,神经组织中的碳水化合物代谢首先受到阻碍,致使丙酮酸堆积在神经组织中,损害神经—血管系统,引起脚气病,主要病变为多发性周围神经炎、水肿、心肌变性等,多发生于以精白米面为主食的地区。根据年龄不同,临床上有成人脚气病和婴儿脚气病两种类型。

(1) 成人脚气病:依据症状特点,分为三型:① 干性脚气病:主要病变为多发性周围神经炎,出现指(趾)端麻木、肌肉压痛,腓肠肌最为显著。② 湿性脚气病:主要症状为水肿和心肌病变。③ 混合型脚气病:神经炎、心脏病变和水肿同时出现。

(2) 婴儿脚气病:当母乳中维生素 $B_1$ 不足时,月龄为 2～5 个月的婴儿易发。初期症状为食欲减退、呕吐、兴奋和心跳加快;晚期出现发绀、心脏扩大、心力衰竭和痉挛,症状出现后 1～2 天可迅速导致死亡。

硫胺素不在体内贮存,摄入多余的量可排出体外,一般不出现过量毒性作用。

5. 营养状况评价

(1) 尿负荷试验:被测者于清晨口服硫胺素 5 mg,然后收集 4 小时以内尿液,测定尿中硫胺素含量:<100 μg 为营养缺乏,100～199 μg 为不足,≥200 μg 为正常,≥400 μg 为充裕。

(2) 空腹一次尿液中硫胺素和肌酐含量测定:人体每日由尿中排出肌酐量比较恒定,测定空腹一次尿液中硫胺素和肌酐含量比值能较好地反映机体硫胺素的营养水平。硫胺素和肌酐比值<27 为不足,27～65 为低下,66～129 为适宜,≥130 为过高。

(3) 红细胞转羟乙醛酶活力测定:硫胺素作为红细胞转羟乙醛酶的辅酶,其水平降低时将明显影响该酶活力。红细胞转羟乙醛酶活力是测定硫胺素营养状况的特异指标,根据该酶活力可在早期灵敏地评价硫胺素的营养状况。人为加入 TPP,引起红细胞转羟乙醛酶活性增加,即为 TPP 效应。硫胺素缺乏,红细胞转羟乙醛酶活性增加,TPP 效应增高,一般认为,正常人 TPP 效应<15%,>15% 为不足,>25% 为缺乏。

(4) 24 小时尿中排出量:尿中硫胺素排出量与摄入量成正比,24 小时成人尿中硫胺素排出量 40～150 $\mu g$ 为不足,<40 $\mu g$ 为缺乏。

6. 参考摄入量及食物来源

人体对硫胺素的需要量与能量代谢密切相关,硫胺素供给量定为 0.5 mg/1 000 kcal。《中国居民膳食营养素参考摄入量》(2013 版)中维生素 $B_1$ 成人每日膳食硫胺素 RNI 男性为 1.4 mg,女性为 1.2 mg。

含硫胺素丰富的食物有粮谷类、豆类、酵母、干果、硬果、动物内脏、蛋类、瘦猪肉、乳类、蔬菜、水果等(表 2-2)。在谷物类食物中,全粒谷物含硫胺素较丰富,杂粮的硫胺素含量也较多,尤其在粮谷类的表皮部分含量更高,但是碾磨精度不宜过度,同时注意加工烹调方法,否则损失太多。

表 2-2 常见食物维生素 $B_1$ 含量(mg/100 g)

| 食物 | 含量 | 食物 | 含量 | 食物 | 含量 |
|---|---|---|---|---|---|
| 葵花子仁 | 1.89 | 玉米 | 0.27 | 茄子 | 0.03 |
| 花生仁 | 0.72 | 稻米(粳,标二) | 0.22 | 牛乳 | 0.03 |
| 瘦猪肉 | 0.54 | 猪肝 | 0.21 | 鲤鱼 | 0.03 |
| 大豆 | 0.41 | 鸡蛋 | 0.09 | 大白菜 | 0.02 |
| 蚕豆 | 0.37 | 甘薯 | 0.07 | 苹果 | 0.02 |
| 小米 | 0.33 | 鸡肉 | 0.05 | 带鱼 | 0.02 |
| 麸皮 | 0.30 | 梨 | 0.05 | 冬瓜 | 0.01 |
| 小麦粉(标准) | 0.28 | 萝卜 | 0.04 | 河虾 | 0.01 |

引自:葛可佑.中国营养科学全书.北京:人民卫生出版社,2004.

## 六、维生素 $B_2$

维生素 $B_2$ 又称核黄素,对碳水化合物、氨基酸和脂类的代谢非常重要。

1. 理化性质

维生素 $B_2$ 为橙黄色针状结晶,味苦,微溶于小,在水溶液中呈现绿色荧光,在 280℃ 时始被分解。核黄素在碱性溶液中或暴露于可见光及紫外光极不稳定,在酸性及中性环境中相对热稳定。

2. 吸收与代谢

核黄素的生物活性形式是黄素单核苷酸(FMN)和黄素腺嘌呤二核苷酸(FAD)两种黄

素辅酶。食物中核黄素与蛋白质形成的化合物,进入消化道后,在胃酸、蛋白酶的作用下水解释放出黄素蛋白,然后经小肠上端磷酸酶和焦磷酸化酶作用,水解为游离核黄素。核黄素在小肠上端以主动转运方式吸收,吸收后的核黄素中绝大部分又很快在肠黏膜细胞内被黄素激酶磷酸化为 FMN,这一过程需要 ATP 参与。正常成年人从膳食中摄入的核黄素有大约 $60\%\sim70\%$ 通过尿液排出体外,摄入过量的核黄素一般不会在体内储存,也可通过汗液、乳汁等途径排出。

3. 生理功能

(1) 构成辅酶,参与体内生物氧化与能量代谢:核黄素构成的辅酶 FMN、FAD 在生物氧化中起递氢体的作用,通过呼吸链参与体内氧化还原反应与能量代谢,重要的含黄素蛋白的酶有氨基酸氧化酶、细胞色素 C 还原酶、丙酮酸脱氢酶、脂肪酰辅酶 A 脱氢酶、谷胱甘肽还原酶、黄嘌呤氧化酶和单胺氧化酶等。

(2) 参与烟酸和维生素 $B_6$ 的代谢:FAD 和 FMN 分别作为辅酶,参与色氨酸转变为烟酸和维生素 $B_6$ 转变为磷酸吡哆醛的反应。

(3) 其他:核黄素还对细胞的正常生长产生作用,皮肤黏膜损伤后细胞的再生需要核黄素参与,核黄素缺乏导致皮肤损伤不易愈合。核黄素还与骨髓红细胞生成、肾上腺皮质激素的产生以及铁的吸收有关。

4. 缺乏与过量

(1) 口腔生殖综合征:由于核黄素在代谢过程中的基本作用,其缺乏的症状首先表现在皮肤和上皮等细胞快速更新的组织,出现口角溃疡、唇炎、舌炎(典型者全舌呈紫红色或红紫相间,出现中央红斑,边缘界线清楚如地图样变化,即所谓"地图舌")。最常见的是口腔和阴囊的病变,即所谓"口腔生殖综合征",表现为外生殖器、舌、唇、口角的炎症。

(2) 眼部症状:机体缺乏核黄素早期出现的眼部症状为畏光、流泪、视物模糊、结膜充血,严重者出现角膜血管形成、充血,影响视物。

(3) 皮肤症状:脂溢性皮炎,常见于皮脂分泌旺盛部位,如鼻唇沟、下颌、眼外及耳后、乳房下、腋下、腹股沟等处。患处皮肤皮脂增多,轻度红斑,有脂状黄色鳞片。

(4) 影响其他营养素的代谢:维生素 $B_2$ 缺乏常伴有其他营养素缺乏,如影响烟酸和维生素 $B_6$ 的代谢,干扰体内铁的吸收、贮存及动员,严重时可造成缺铁性贫血。

维生素 $B_2$ 一般不会引起过量中毒。

5. 营养状况评价

(1) 尿负荷试验:被测者于清晨口服 5 mg 核黄素,然后收集 4 小时以内尿液,测定尿中核黄素含量。4 小时尿液中排出核黄素量:$<400\ \mu g$ 为缺乏,$400\sim799\ \mu g$ 为不足,$800\sim1\ 300\ \mu g$ 为正常,$>1\ 300\ \mu g$ 为充裕。

(2) 任意一次尿中核黄素/肌酐($\mu g/g$)比值:$<27$ 为缺乏,$27\sim79$ 为不足,$80\sim269$ 为正常,$>270$ 为充裕。

(3) 红细胞谷胱甘肽还原酶活性系数:FAD 作为谷胱甘肽还原酶的辅酶催化红细胞内的氧化型谷胱甘肽(GSSG)还原成还原型谷胱甘肽(GSH)。测定红细胞谷胱甘肽还原酶活性是评价核黄素营养状况的一个灵敏指标。该酶的活性系数为加入 FAD 前后谷胱甘肽还原酶活性的比值:$<1.2$ 为正常,$1.2\sim1.3$ 为不足,$>1.4$ 为缺乏。

6. 参考摄入量及食物来源

人体对核黄素的需要量与机体能量代谢和蛋白质摄入量密切相关。《中国居民膳食营养素参考摄入量》(2013 版)中我国成人每日膳食核黄素 RNI 男性为 1.4 mg,女性为 1.2 mg。核黄素含量以动物性食物较高,如动物肝肾、蛋黄、鳝鱼、奶类及其制品,植物性食物中以胡萝卜、香菇、紫菜、芹菜、橘子、柑、橙等蔬菜和水果的含量较高。常见食物中的核黄素含量见表 2-3。

表 2-3　常见食物中维生素 $B_2$ 含量(mg/100 g)

| 食物 | 含量 | 食物 | 含量 | 食物 | 含量 |
|---|---|---|---|---|---|
| 猪肝 | 2.08 | 黄豆 | 0.22 | 芥菜 | 0.11 |
| 冬菇(干) | 1.40 | 金针菜 | 0.21 | 小米 | 0.10 |
| 牛肝 | 1.30 | 青稞 | 0.21 | 鸡肉 | 0.09 |
| 鸡肝 | 1.10 | 芹菜 | 0.19 | 标准粉 | 0.08 |
| 黄鳝 | 0.98 | 肥瘦猪肉 | 0.16 | 粳米 | 0.08 |
| 牛肾 | 0.85 | 荞麦 | 0.16 | 白菜 | 0.07 |
| 小麦胚粉 | 0.79 | 苋菜 | 0.15 | 萝卜 | 0.06 |
| 扁豆 | 0.45 | 牛乳 | 0.14 | 梨 | 0.04 |
| 黑木耳 | 0.44 | 豌豆 | 0.14 | 茄子 | 0.03 |
| 鸡蛋 | 0.31 | 瘦牛肉 | 0.13 | 黄瓜 | 0.03 |
| 麸皮 | 0.30 | 血糯米 | 0.12 | 苹果 | 0.02 |
| 蚕豆 | 0.23 | 菠菜 | 0.11 | | |

引自:葛可佑. 中国营养科学全书. 北京:人民卫生出版社,2004.

## 七、尼克酸

尼克酸又称为烟酸、维生素 PP、抗癞皮病因子等,是吡啶-3-羧酸及其衍生物的总称。烟酸在研究糙皮病的病因时首次被发现。

1. 理化性质

烟酸的衍生物是烟酰胺(即尼克酰胺),在生物组织中,烟酰胺是主要的存在形式,它是具有生物活性的衍生物。烟酸对热、光、氧、酸及碱均较稳定,在普通烹调温度中不易破坏,是 B 族维生素中最稳定的化合物。烟酸和烟酰胺均为较稳定的白色结晶,能溶于水及酒精,不溶于乙醚。

2. 吸收与代谢

烟酸和烟酰胺都是在小肠部位吸收,在体内烟酸可转变成烟酰胺,烟酰胺是构成辅酶Ⅰ(NAD+)和辅酶Ⅱ(NADP+)的成分,它们都是脱氢酶的辅酶。未被利用的烟酸可被甲基化,形成 N-甲基烟酰胺和 2-吡啶酮由尿中排出。成年人体内的烟酸可由色氨酸转化而来,但色氨酸转化为烟酸需要维生素 $B_1$、维生素 $B_2$ 和维生素 $B_6$ 的参与。

3. 生理功能

(1) 参与机体物质和能量代谢过程:体内的烟酸以烟酰胺形式构成辅酶Ⅰ和辅酶Ⅱ,两种酶是细胞内呼吸所必需的,参与碳水化合物、脂肪和蛋白质的能量代谢,在产生能量的氧化还原反应中起递氢体的作用。

(2) 参与合成核酸:辅酶Ⅰ和辅酶Ⅱ同时也参与蛋白质、脂肪酸及脱氧核糖核酸的合成。

(3) 构成葡萄糖耐量因子:尼克酸是葡萄糖耐量因子(glucose tolerance factor,GTF)的组成成分,具有增强胰岛素效能的作用。

(4) 降血脂作用:烟酸还可降低血中胆固醇,抑制极低密度脂蛋白(VLDL)的合成和加速分解,预防动脉粥样硬化症,促进消化系统功能,预防胃肠道疾病。

4. 缺乏与过量

由于玉米中的烟酸是结合型的,不易被人体吸收利用,以玉米为主食地区的居民易发生烟酸缺乏,但加碱能使结合型烟酸变成游离型烟酸。长期大量服用异烟肼的结核病病人,体内色氨酸转变为烟酸的过程受到影响,从而引起烟酸缺乏。当烟酸缺乏时,体内辅酶Ⅰ和辅酶Ⅱ合成受阻,某些生理氧化过程障碍,即出现烟酸缺乏症——癞皮病,癞皮病的典型症状是皮炎(dermatitis)、腹泻(diarrhea)及痴呆(dementia),即所谓的"三D"症状。烟酸轻度缺乏可出现消化不良、食欲不振、淡漠、困倦、眩晕等症状,一般不易发生烟酸缺乏,因为不仅可以由食物直接供给烟酸和烟酰胺,在体内一部分烟酸还可通过色氨酸转化获得,大约60 mg色氨酸转化为1 mg烟酸。

一般情况下,烟酸不会引起中毒,过量服用烟酸时可出现不良反应,主要表现为因血管扩张导致的颜面潮红和皮肤瘙痒。另外,过量服用烟酸还可引起肝损害以及消化性溃疡。

5. 营养状况评价

(1) 尿负荷试验:口服烟酸50 mg,4 h尿中N'-甲基尼克酰胺排出<2.5 mg为缺乏,2.5~3.0 mg为不足,3.0~3.9 mg为正常。

(2) 尿中烟酸代谢产物2-吡啶酮与N'-甲基尼克酰胺比值:一般认为尿中烟酸代谢产物2-吡啶酮与N'-甲基尼克酰胺比值<1.3为缺乏,1.3~4.0为正常。

(3) N-甲基烟酰胺与肌酐比值:尿中N-甲基烟酰胺与肌酐比值<0.5表示缺乏,0.5~1.59提示不足,1.6~4.2表示正常。

(4) 红细胞中NAD含量:可以检测烟酸缺乏。红细胞NAD/NADP<1.0提示烟酸缺乏。

6. 参考摄入量及食物来源

除了食物中提供的烟酸外,体内色氨酸可以转化成烟酸,平均约60 mg色氨酸可转化1 mg烟酸。膳食中烟酸的参考摄入量采用烟酸当量(NE)表示。

$$烟酸当量(mg\ NE)＝烟酸(mg)＋1/60\ 色氨酸(mg)$$

我国成人每日膳食烟酸推荐摄入量(RNI)为男性15 mg,女性12 mg。烟酸广泛存在于动植物食品中,在许多食物中发现含有大量烟酸,如瘦肉、家禽、鱼、花生和酵母都是特别丰富的来源。

## 八、维生素 $B_6$

维生素 $B_6$ 在自然界广泛分布,其磷酸化形式是氨基酸代谢过程的辅酶,如转氨酶的辅酶。

**1. 理化性质**

维生素 $B_6$ 的基本结构是 2-甲基-3-羟基甲基吡啶,包括三种天然存在的性质相近、且均具有维生素 $B_6$ 活性的化合物:吡哆醇(pyridoxine，PN)、吡哆醛(pyridoxal，PL)和吡哆胺(pyridoxamine，PM)。

维生素 $B_6$ 为无色晶体,易溶于水,微溶于乙醇和丙酮,在酸性条件下稳定,在碱性条件下易分解。在有氧条件紫外光照射下,三种形式的维生素 $B_6$ 可转化为无生物活性的产物 4-吡哆酸。吡哆醇对热比较稳定,在食品加工和储存中较稳定,吡哆醛和吡哆胺较不耐热,食物经加工或烹调破坏较多。

在肝脏、红细胞及其他组织中吡哆醇、吡哆醛、吡哆胺的活性辅基形式为:5'-磷酸吡哆醇(PNP)、5'-磷酸吡哆醛(PLP)、5'-磷酸吡哆胺(PMP),其中 PLP 是维生素 $B_6$ 在体内的主要活性形式。

**2. 吸收与代谢**

维生素 $B_6$ 在小肠上部被吸收并迅速地通过门静脉进入身体大部分组织,肝内含量最高。大肠中的正常菌群可以合成维生素 $B_6$ 并吸收进入体内,进入机体后转变为辅酶,以磷酸吡哆醛及磷酸吡哆胺的形式发挥生理作用,主要参与蛋白质代谢,其磷酸酯参与氨基酸的氨基转移和脱羧。过多的维生素 $B_6$ 被氧化为 4-吡哆酸从尿中排泄。尿中也直接排出维生素 $B_6$,乳汁也可分泌维生素 $B_6$。

**3. 生理功能**

维生素 $B_6$ 在体内被磷酸化后,以辅酶形式参与多种生物学反应,PLP 是体内超过 100种酶催化反应的辅因子,其中包括许多涉及神经递质的合成和分解代谢反应。① 参与氨基酸代谢,如转氨、脱氨、脱羟、转硫和色氨酸转化等作用。② 参与脂肪代谢,如与维生素 C 协同作用,参与不饱和脂肪酸的代谢。③ 参与体内色氨酸转化为烟酸的过程。④ 参与造血,磷酸吡哆醛参与琥珀酰辅酶 A 和甘氨酸合成血红素的过程。⑤ 增加免疫功能,维生素 $B_6$ 促进体内抗体的合成,机体抵抗力增强。⑥ 维生素 $B_6$ 可促进维生素 $B_{12}$、铁和锌的吸收。⑦ 参与神经递质的合成,包括 5-羟色胺、多巴胺、去甲肾上腺素等。

**4. 缺乏与过量**

维生素 $B_6$ 一般不易发生缺乏。某些药物如异烟肼、环丝胺酸与 PLP 形成复合物导致维生素 $B_6$ 缺乏。人体维生素 $B_6$ 缺乏时表现为眼、鼻与口腔周围皮肤皮炎、精神状态异常、周围神经功能失调和免疫力下降等。此外,维生素 $B_6$ 缺乏时会造成人或动物低色素小细胞性贫血。婴儿维生素 $B_6$ 缺乏则会出现惊厥、呕吐和体重下降等症状。

维生素 $B_6$ 一般无毒,但大剂量服用维生素 $B_6$,可致神经毒性和光敏感性反应等炎症不良反应。

**5. 营养状况评价**

(1) 色氨酸负荷试验:维生素 $B_6$ 缺乏时,尿中色氨酸代谢产物黄尿酸排出增加,故尿中黄尿酸能可靠反映维生素 $B_6$ 的营养状况。按照 0.1g/kg 体重口服色氨酸后,测定 24 小时内尿中黄尿酸排出量,计算黄尿酸指数。黄尿酸指数=24 小时内尿中黄尿酸排出量(mg)/色氨酸摄入量(mg)。黄尿酸指数正常值为 0～1.5,>12 则维生素 $B_6$ 不足。

(2) 血浆磷酸吡哆醛含量:血浆磷酸吡哆醛正常水平在 14.6～72.9 nmol/L,维生素 $B_6$ 缺乏,血浆磷酸吡哆醛含量下降。

（3）尿中 4-吡哆酸含量：4-吡哆酸是维生素 $B_6$ 代谢的最终产物，用于评价近期维生素 $B_6$ 的摄入量。

6. 参考摄入量及食物来源

《中国居民膳食营养素参考摄入量》（2013 版）中成人维生素 $B_6$ RNI 为 1.4mg。维生素 $B_6$ 存在于各种动植物食品中，在肉、奶、蛋黄以及鱼中含量较多。谷物类和种子中也含有一定量的维生素 $B_6$，肠道细菌亦可合成少量维生素 $B_6$。

## 九、维生素 C

维生素 C 又名抗坏血酸，是植物或大多数动物由葡萄糖和半乳糖合成而来，水果和蔬菜中含量丰富。

1. 理化性质

抗坏血酸是含有内酯结构的多元醇类，是一种含有 6 个碳原子的酸性多羟基化合物，其特点是具有可解离出 $H^+$ 的烯醇式羟基，因而其水溶液有较强的酸性。自然界存在 L-型和 D-型两种。自然界存在的有生理活性的是 L-型抗坏血酸。L-型抗坏血酸是一种高度溶解性的化合物，并有强还原性。

维生素 C 在酸性水溶液中较为稳定，在中性及碱性溶液中易被破坏。当微量金属离子（如 $Cu^{2+}$、$Fe^{3+}$ 等）或荧光物质（如核黄素）存在时能促进其氧化分解，加热或光照也可促使维生素 C 分解。此外，植物组织中尚含有抗坏血酸氧化酶，能催化抗坏血酸氧化分解，失去活性，所以蔬菜和水果储存过久，其中维生素 C 可遭到破坏而使其营养价值降低。

2. 吸收与代谢

维生素 C 可通过扩散或主动转运形式迅速经肠道吸收。血液中的维生素 C 存在于血浆及血细胞内，以血小板和白细胞的含量较高。维生素 C 有还原型和脱氢型两种形式，机体内的维生素 C 主要以还原型存在。

人、其他灵长类和豚鼠等少数动物，由于体内缺少合成维生素 C 的酶而不能合成维生素 C，故需要外源性维生素 C。但维生素 C 在体内有一定存量，在一定时间内摄入无维生素 C 的膳食不会出现维生素 C 缺乏症状。正常成人体内最高可储存维生素 C 3.0 g。维生素 C 经过代谢分解为 $CO_2$ 和草酸由尿排出，部分以抗坏血酸-硫酸酯的形式排出体外，也可以还原型及脱氢型抗坏血酸的形式直接由尿排出。机体维生素 C 达到饱和状态，血浆维生素 C 水平达到维生素 C 肾阈值时，外源性维生素 C 由尿排出。

3. 生理功能

（1）抗氧化作用：维生素 C 参与体内氧化还原过程。维生素 C 具有抗氧化作用，可以减少自由基对身体的损害。维生素 C 可以还原活性氧化剂如超氧化物、羟基和次氯酸等，维持组织细胞 DNA、蛋白质或膜结构的完整性。

（2）作为羟化过程底物和酶的辅助因子：维生素 C 参与脯氨酸和赖氨酸的羟基化过程，羟脯氨酸和羟赖氨酸是细胞间质胶原蛋白的重要组成成分，因此维生素 C 可促进体内胶原合成，具有增加血管壁弹性、维持健康齿龈、促进伤口愈合和防治坏血病的作用。

（3）改善铁和钙的吸收利用：维生素 C 可将血浆运铁蛋白中三价铁还原为二价铁，促进铁的吸收，有助于预防和治疗缺血性贫血。维生素 C 可促进钙的吸收，在胃中形成一种酸性介质，防止不溶性钙络合物的生成及发生沉淀。

(4) 促进四氢叶酸的合成:维生素 C 可将叶酸还原成有生物活性的四氢叶酸,防止发生巨幼红细胞贫血。

(5) 促进类固醇的代谢:维生素 C 参与类固醇的羟基化反应,如由胆固醇转变成胆酸、皮质激素及性激素,降低血清胆固醇,预防动脉粥样硬化的发生。

(6) 参与合成神经递质:维生素 C 充足时大脑中可产生两种神经递质——去甲肾上腺素和 5-羟色胺。如果维生素 C 缺乏,则神经递质的形成受阻。

(7) 清除自由基:维生素 C 是一种重要的自由基清除剂,可以清除 $O_2$ 和 OH 等自由基,具有延缓衰老的重要作用,而维生素 C 本身变成三脱氢抗坏血酸和脱氢抗坏血酸。

(8) 其他:维生素 C 能促进抗体形成,增加人体抵抗力,对于进入人体内的有毒物质如汞、铅、砷、苯以及某些药物和细菌毒素,给予大量的维生素 C 可缓解其毒性。另外维生素 C 可阻断亚硝胺在体内形成,具有辅助抑制肿瘤的作用。

4. 缺乏与过量

人体内维生素 C 含量少于 300 mg,可引起一系列缺乏症状,以坏血病为主。主要表现如下:① 前期症状:维生素 C 缺乏起病缓慢,通常为 4～7 月。患者疲劳、倦怠、容易感冒,毛细血管脆性增加,牙龈肿胀。维生素 C 缺乏导致婴幼儿生长迟缓、消化不良和烦躁。② 出血:皮肤出现瘀血点与瘀斑,关节出血可形成血肿,鼻衄,便血,月经过多。③ 齿龈炎:牙龈出血,特别是牙龈受到物理刺激时出血更为明显。④ 影响骨骼正常钙化:骨骼中有机质形成障碍导致骨质疏松。

摄入过多的维生素 C 对机体也有一定危害。当长时间大量应用维生素 C,血浆浓度特别高时,有可能在泌尿系统出现草酸盐结石,诱发尿路结石。

5. 营养状况评价

(1) 尿负荷试验:口服 500 mg 维生素 C 后,4 小时尿液中排出量 5～13 mg 为正常,<5 mg 为缺乏不足。

(2) 血浆中维生素 C 的含量:近期维生素 C 水平与血浆中维生素含量密切相关,不能依靠此单一指标反映机体内维生素 C 储存水平。血浆维生素 C 浓度<2 mg/L 为缺乏,出现坏血病;2.0～3.9 mg/L 为不足;高于 4.0 mg/L 为正常。

(3) 白细胞中维生素 C 的含量:测定白细胞中维生素 C 的含量,>20 $\mu$g/$10^8$ 个白细胞为维生素 C 营养充足的指标。

6. 参考摄入量及食物来源

《中国居民膳食营养素参考摄入量》(2013 版)中成人维生素 C RNI 为 100 mg/d,PINCD 为 200 mg/d,UL 为 2 000 mg/d。维生素 C 主要来源于新鲜蔬菜和水果,水果中以酸枣、山楂、柑橘、草莓、野蔷薇果、猕猴桃等含量高,蔬菜中以辣椒含量最多,其他蔬菜也含有较多的维生素 C。干豆类及植物种子不含维生素 C,但当其发芽后则可产生维生素 C。一般情况下人体每日需要适当摄入一些富含维生素 C 的新鲜水果和蔬菜,以满足机体每天对维生素 C 的需要。

# 十、叶酸

广泛分布的一种 B 族维生素,是从菠菜叶子中分离提取出来的,因故得名,也被称为维生素 $B_9$、维生素 Be 和维生素 M。

1. 理化性质

叶酸由蝶啶环通过亚甲基连接对氨基苯甲酸再与谷氨酸结合构成。叶酸为一种黄色或橙黄色结晶粉末,无臭无味,微溶于水,易溶于稀乙醇溶液,其钠盐易溶于水,对光敏感,紫外线可使其溶液失去活性,在水中易被光破坏,在酸性溶液中不稳定,pH<4 可破坏,在酸性溶液中温度超过 100 ℃即分解,在中性及碱性溶液中对热稳定,天然存在的叶酸很少,大多是以叶酸盐的形式存在。

2. 吸收与代谢

食物中的叶酸以蝶酰多聚谷氨酸的形式存在,结合的叶酸化合物在肠道中被小肠上皮细胞分泌的 γ-谷氨基羧肽酶和胆汁分解成谷氨酸和单谷氨酸叶酸才能被小肠吸收。小肠中叶酸转运主要依靠主动转运,在 pH 为 5.0～6.0 时最适宜。

随着膳食叶酸中谷氨酸含量的不同,叶酸的生物利用率相差较大,还原型叶酸吸收率高,叶酸结构中谷氨酸分子越少吸收率越高。正常成人体内叶酸贮存量为 5～10 mg,大多在肝脏中贮存。膳食中的抗坏血酸和葡萄糖可促进叶酸的吸收。被小肠黏膜细胞摄取的叶酸被还原为四氢叶酸,在血液中以 $N^5$-甲基四氢叶酸的形式和白蛋白疏松结合运输,通过与叶酸受体结合进入细胞,在蛋氨酸合成酶作用下形成其活性形式四氢叶酸而发挥作用,也可转为多谷氨酸盐储存在细胞内。

成人叶酸的丢失量平均为 60 $\mu$g/d,叶酸可经胆汁、粪便和尿液排泄,少量可随汗与唾液排出,排泄量与血浆浓度呈正比。

3. 生理功能

四氢叶酸是叶酸的生理活性形式。叶酸的主要生理功能是构成一碳单位的辅基,是一碳单位转移所必需的物质。

(1) 促进细胞分裂和增殖:作为一碳单位的载体,叶酸参与嘌呤和胸腺嘧啶的合成,进一步合成 DNA、RNA。

(2) 参与氨基酸代谢:在同型半胱氨酸转化为蛋氨酸的过程中作为一碳单位的供体,使苯丙氨酸形成酪氨酸,组氨酸形成谷氨酸,使半胱氨酸形成蛋氨酸。而在甘氨酸和丝氨酸的可逆互变中既可作为供体也可作为受体,使甘氨酸和丝氨酸能够相互转化。

(3) 其他:参与血红蛋白及重要的甲基化合物合成,如肾上腺素、胆碱、肌酸等。

4. 缺乏与过量

叶酸缺乏通常是由于摄入不足、肠道吸收障碍综合征、肝肠循环障碍、酒精中毒、需要增高、丢失过多或长期应用叶酸拮抗剂等原因所引起。叶酸缺乏表现为:① 巨幼红细胞贫血:叶酸缺乏时 DNA 合成受阻,红细胞阻滞于 S 期,同时血红蛋白合成下降,骨髓巨红细胞成熟障碍,发生巨幼红细胞贫血,同时伴有白细胞和血小板减少、舌炎和腹泻等。② 高同型半胱氨酸血症:缺乏叶酸会使同型半胱氨酸向胱氨酸转化受阻,血中同型半胱氨酸水平升高,形成高同型半胱氨酸血症。目前认为,高浓度同型半胱氨酸是动脉硬化和心血管疾病发病的一个独立危险因素。③ 对孕妇和胎儿的影响:叶酸缺乏的孕妇先兆子痫和胎盘早剥的发生率增高,胎盘发育不良导致自发性流产,叶酸缺乏尤其是患有巨幼红细胞贫血的孕妇,易出现胎儿宫内发育迟缓、早产和新生儿低出生体重。叶酸缺乏是婴儿神经管畸形发生的主要原因,主要表现为脊柱裂和无脑畸形等中枢神经系统发育异常。④ 其他:人类患结肠癌、前列腺癌及宫颈癌与膳食中叶酸的摄入不足有关。叶酸缺乏会引起尿嘧啶错误地嵌入人类

DNA中导致染色体断裂,这可能是使致癌危险性及智障性疾病增加的原因。

口服叶酸对人基本无毒,但使用大剂量时会有不良反应,可引起厌食、腹胀等胃肠道症状,偶见变态反应,出现发热、支气管痉挛、关节肿痛、皮肤瘙痒等。

5. 营养状况评价

(1)血清叶酸含量:机体叶酸营养不良时,血清叶酸水平下降,可反映近期膳食叶酸摄入情况。血清叶酸含量<3 ng/ml为缺乏,3~6 ng/ml为不足,>6 ng/ml为正常。

(2)红细胞叶酸含量:红细胞叶酸含量与肝脏叶酸水平相关,所以可用红细胞叶酸水平评价叶酸营养状况,<140 ng/ml为缺乏,140~160 ng/ml为不足,>160 ng/ml为正常。

(3)血浆同型半胱氨酸含量:血浆中同型半胱氨酸含量>16 $\mu$mol/L为叶酸缺乏。

6. 参考摄入量及食物来源

叶酸的摄入量应以膳食叶酸当量(dietary folic acid equivalent,DFE)表示,食物叶酸的生物利用率为50%,而叶酸补充剂与膳食混合时的生物利用率为85%,比单纯来源于食物的叶酸的生物利用率高1.7倍,所以膳食叶酸当量的计算公式为:

$$DFE(\mu g)=天然食物来源膳食叶酸(\mu g)+1.7\times叶酸补充剂(\mu g)$$

《中国居民膳食营养素参考摄入量》(2013版)中成人叶酸RNI为400 $\mu$g DFE/d。叶酸类的许多种化合物广泛分布于多种生物中。动物食物如肝、肾、乳制品等均含有丰富的叶酸,叶酸含量最为丰富的食品是动物肝脏。植物的绿叶含叶酸丰富,各种绿叶蔬菜如菠菜、青菜、花椰菜、莴苣、扁豆、蘑菇等。一般食物中虽然叶酸含量很丰富,但如果烹饪方法不当,如将食物烹煮过久会将大量叶酸破坏,在储存、烹调或高温加工过程中丢失50%~90%。

## 十一、维生素 B₁₂

维生素 $B_{12}$ 是重要的B族维生素之一,因其含有钴金属元素,又称钴胺素,主要来源于动物性食品。

1. 理化性质

维生素 $B_{12}$ 化学结构复杂,钴分别和氰基(—CN)、羟基(—OH)、甲基(—CH3)、5-脱氧腺苷酸基团结合,形成氰钴胺素、羟钴胺素、甲基钴胺素、5-脱氧腺苷酸钴胺素。后两者不仅是人和动物的血液中维生素 $B_{12}$ 的主要存在形式,还是维生素 $B_{12}$ 的活性型。

维生素 $B_{12}$ 为一种红色结晶体,熔点较高,无臭无味,能溶于水和乙醇,中性环境下性质稳定,强酸溶液、强碱溶液、日光、还原剂和氧化剂均可以破坏维生素 $B_{12}$。

2. 代谢与吸收

从食物蛋白质复合物释放的维生素 $B_{12}$ 与胃黏膜细胞分泌的糖蛋白内因子结合形成复合物。当该复合物进入肠道后,在肠道酶的作用下,维生素 $B_{12}$ 释放,然后由肠道细胞吸收。

吸收的维生素 $B_{12}$ 入血,与转运蛋白结合运输到具有钴胺传递蛋白Ⅱ-维生素 $B_{12}$ 特异性受体的细胞表面,如肝细胞、肾细胞和骨髓细胞等。人对维生素 $B_{12}$ 的吸收能力受年龄、维生素 $B_6$ 水平、体内铁含量、甲状腺功能和药物等多种因素影响。

肝脏是机体主要储存维生素 $B_{12}$ 的器官。维生素 $B_{12}$ 在肝肠循环中可被重复利用,由胆汁排出的维生素 $B_{12}$ 可被肝脏重新吸收,对体内维生素 $B_{12}$ 水平的稳定有重要意义。

3. 生理功能

人体内,维生素 $B_{12}$ 主要以甲基钴胺素和腺苷基钴胺素两种辅酶形式参与体内各种生化反应。

（1）转移甲基：维生素 $B_{12}$ 与 5-甲基四氢叶酸中的甲基结合形成甲基钴胺素,后者可以将甲基转移给同型半胱氨酸,在蛋氨酸合成酶的作用下合成蛋氨酸。维生素 $B_{12}$ 缺乏时,蛋氨酸合成受阻,同型半胱氨酸蓄积,出现高同型半胱氨酸血症。

（2）预防恶性贫血：5-甲基四氢叶酸在维生素 $B_{12}$ 不足的情况下,不能使四氢叶酸游离,导致血液中该物质减少,影响嘌呤和嘧啶的合成,核酸合成减少,细胞分裂受影响,最终产生巨幼红细胞型恶性贫血。

（3）脂肪酸正常合成：维生素 $B_{12}$ 以甲基丙二酰辅酶 A 异构酶的辅酶形式参与甲基丙二酸-琥珀酸的异构化反应。甲基丙二酰辅酶 A 的结构和脂肪酸合成的中间产物丙二酰辅酶 A 相似,当维生素 $B_{12}$ 不足时,甲基丙二酰辅酶 A 蓄积,影响脂肪酸合成。

4. 缺乏与过量

维生素 $B_{12}$ 缺乏通常由吸收不良引起,老年人和胃切除患者常见。素食者由于膳食因素会导致维生素 $B_{12}$ 缺乏。维生素 $B_{12}$ 缺乏主要表现为：① 巨幼红细胞贫血。核酸代谢是造血的必需过程。维生素 $B_{12}$ 缺乏时,红细胞核酸不足,DNA 合成障碍,导致巨幼红细胞性贫血。② 损害神经系统。维生素 $B_{12}$ 的甲基化反应在神经系统中起重要作用。维生素 $B_{12}$ 缺乏时,首先导致末梢神经病变,逐渐向脊髓和大脑蔓延,形成亚急性复合变性,引起肢体震颤、记忆力下降等神经症状。③ 高同型半胱氨酸血症。维生素 $B_{12}$ 缺乏引起高同型半胱氨酸血症,影响心血管功能并可对脑细胞产生毒性损害作用。

维生素 $B_{12}$ 毒性相对较低,由于其过量摄入导致的明显不良反应目前未见报道。

5. 机体营养状况评价

（1）血清维生素 $B_{12}$ 浓度：该指标反映维生素 $B_{12}$ 体内储存水平的指标,低于 1.1 pmol/L 表示维生素 $B_{12}$ 缺乏。

（2）血清全结合咕啉浓度：血清全结合咕啉与维生素 $B_{12}$ 肝脏储存水平相互平衡,其值低于 110 pmol/L 表示维生素 $B_{12}$ 在肝脏中储存量不足。

（3）血清全钴胺传递蛋白Ⅱ：该指标低于 29.6 pmol/L 表示维生素 $B_{12}$ 缺乏,通常作为维生素 $B_{12}$ 缺乏的早期指标。

（4）血清同型半胱氨酸及甲基丙二酸：两者含量上升提示机体维生素 $B_{12}$ 缺乏。

6. 参考摄入量及食物来源

《中国居民膳食营养素参考摄入量》（2013 版）中维生素 $B_{12}$ 成人 RNI 为 2.4μg/d。膳食中维生素 $B_{12}$ 在动物性食物中含量丰富,如肉类、动物内脏、鱼、禽及蛋类。乳及乳制品含量较少。植物性食物中维生素 $B_{12}$ 的含量极低。

（张小强）

# 第 2 节　矿物质

矿物质又称无机盐,是人体内无机物的总称。人体体重的 96% 是碳、氢、氧和氮构成的有机物和水,其余的元素同样不断更新,必须从食物补给。机体内除碳、氢、氧和氮外,不论其存在形式如何,统称为矿物质。矿物质和维生素一样,是人体必需的营养素。矿物质占人体体重约 4%～5%。

## 一、概述

人体组织中含有自然界的各种元素,与当地土壤表层的元素组成基本一致,目前在地壳中发现的 92 种天然元素在人体内几乎都能检测到。凡体内含量大于体重 0.01% 的矿物质称为常量元素或宏量元素,包括钙、磷、钠、钾、氯、镁、硫;凡体内含量小于体重 0.01% 的称微量元素。目前确认维持正常生命活动不可缺少的必需微量元素共有 8 种,即铁、铜、锌、硒、铬、碘、钴、钼;镍、硅、锰、硼和钒为可能必需微量元素;氟、铅、镉、汞、砷、铝、锡和锂为具有潜在毒性微量元素,但低剂量可能具有功能作用的微量元素。由于任何一种物质都有潜在的毒性,关键在于人体接触的剂量,不能简单把元素分为必需或者有毒。

1. 矿物质在人体内的主要生理功能

矿物质与机体的健康及疾病有着密切关系。矿物质在人体的主要生理功能有:① 构成机体组织的重要组成成分,如钙、磷、镁是骨骼与牙齿的重要组分,硫、磷是某些蛋白质的构成成分;② 具有调节作用,矿物质组成细胞内外液成分,如钠、钾、氯与蛋白质共同调节细胞内外液适宜渗透压,控制水分,维持酸碱平衡(酸性元素 Cl、S、P,碱性元素 Na、K、Mg),参与维持神经、肌肉的正常兴奋性与细胞膜通透性;③ 参与构成体内功能性活性物质,如甲状腺中的碘、血红蛋白中的铁、谷胱甘肽过氧化物酶中的硒、超氧化物酶中的锌等。

2. 人体矿物质缺乏或过量的原因

矿物质在人体内不能合成,在人体新陈代谢过程中,各种矿物质每日都有一定量随各种途径排出体外,如粪、尿、汗、头发、指甲、皮肤及黏膜细胞脱落,因此必须通过膳食和饮水途径补充。矿物质在体内分布极不均匀,如钙和磷主要分布在骨骼和牙齿,铁分布在红细胞,碘集中在甲状腺等。由于某些无机元素的生理作用剂量带与毒害剂量带距离很小,稍过量摄入即可造成机体中毒,日常生活中还应避免过量补充矿物质。另外,矿物质之间存在协同或拮抗作用,一种矿物质元素可影响另一种的吸收或改变其在体内的分布,如摄入过量铁或铜可以抑制锌的吸收和利用,而摄入过量的锌也可以抑制铁的吸收,但是铁却可以促进氟的吸收。

综合矿物质在食物中的分布及其吸收、人体需要等特点,我国居民膳食中比较容易缺乏的元素有钙、铁、锌。某些地区由于特殊地理环境特点可能有碘、硒及其他元素缺乏。

## 二、常量元素

如前所述,常量元素包括钙、磷、钠、钾、氯、镁和硫共 7 种,宏量矿物质在身体和食品中主要以离子状态存在。宏量元素中钠、钾、镁和钙形成阳离子,而其他矿物质以阴离子形式存在,包括氯化物、硫酸盐、磷酸盐等形式。

1. 钙

钙是人体含量最多的矿物元素,成人体内钙含量约为 1 000～1 200 g,约占体重的 1.5%～2.0%,并占人体矿物质的 39%。其中 99% 的钙主要以羟磷灰石[$Ca_{10}(PO_4)_6(OH)_2$]形式存在于骨骼和牙齿中,其余 1% 的钙,一部分与柠檬酸螯合或蛋白质结合,另一部分则以离子状态存在于体液、软组织、细胞外液和血液中,组成人体的混溶钙池。这部分钙与骨骼钙维持着动态平衡,为维持体内所有细胞的正常生理状态所必需。

（1）生理功能

① 构成骨骼和牙齿的成分：骨骼和牙齿是人体中含钙最多的组织。成骨细胞与黏多糖等构成骨基质成分，羟磷灰石和磷酸钙沉积于骨基质形成骨骼与牙齿。

在正常情况下，一方面骨骼中钙在破骨细胞作用下不断释放进入混溶钙池，另一方面混溶钙池中的钙又不断沉积于骨基质中，这样骨骼便不断被更新。骨钙的更新速率随着年龄的增长而减慢。幼儿骨骼约每 1～2 年更新 1 次，成人每日更新约 700 mg 钙，每年更新 2%～4%，完全更新一次需要 10～12 年。40 岁以后骨的溶出大于生成，骨骼中矿物质含量逐渐减少，其转换速率约为每年 0.7%。与骨骼中的钙不同，牙齿中的钙不能被动员返回血液。在青春期前期和青春期需要充足的膳食钙，使骨骼得到最佳的增长。尤其对于女性，研究表明，早期的骨钙积累可为绝经后一段时间预防骨质疏松症提供保护作用。

② 维持神经和肌肉活动：神经与肌肉的兴奋、神经冲动传导、心脏正常搏动等生理活动都与钙离子有密切关系。当血清钙离子浓度降低时，神经肌肉兴奋性增高，可引起手足抽搐；而钙离子浓度过高时，会损害肌肉的收缩功能，引起心脏和呼吸衰竭。在红细胞、心肌、肝和神经等细胞膜上，有钙的结合部分，当钙离子从这些部位释放时，细胞膜的结构与功能就会发生变化，如对钾、钠等离子的通透性改变。有研究认为，某些高血压可能与钙缺乏有关。

③ 参与凝血过程：已知有 4 种依赖维生素 K 的钙结合蛋白参与血凝过程，钙离子有激活凝血酶原使之成为凝血酶的作用。

④ 其他生理功能：钙在体内还参与酶反应的激活，如 ATP 酶、脂肪酶、淀粉酶、蛋白分解酶等。除此之外，钙对激素分泌、细胞吞噬、维持体液酸碱平衡以及细胞内胶质稳定性也起着重要作用。另外近年来研究表明，膳食钙摄入量高与超重和肥胖患病率下降相关，机理有待进一步研究。

（2）吸收与代谢：钙主要在小肠近端特别是在十二指肠内被吸收，且主要通过主动转运吸收，钙浓度高时也可通过被动扩散吸收。当机体对钙的需求量较高，或摄入量较低时，肠道对钙的主动吸收最活跃，这是逆浓度梯度的转运过程，消耗能量，也需要 $1,25(OH)_2\text{-}D_3$ 作为促进剂。

钙的吸收与年龄有关，婴儿的钙吸收率超过 50%，儿童约为 40%，成年人只有 20% 左右，老年人更低。青春期、妊娠和哺乳期钙需要量最大，吸收率增高；当钙需要量小时，吸收率也随之降低。

膳食中有些因素会影响钙吸收，如谷物中的植酸、某些蔬菜（菠菜、苋菜、竹笋）中的草酸，可以与钙结合形成不溶性植酸钙或草酸钙影响钙吸收；膳食纤维中的糖醛酸残基、脂肪酸等都会同钙结合而影响其吸收；一些抗酸药、四环素、肝素也会干扰钙的吸收。

对钙吸收有利的因素主要为 $1,25(OH)_2\text{-}D_3$。$1,25(OH)_2\text{-}D_3$ 通过刺激产生钙结合蛋白和其他机制，增加小肠黏膜细胞刷状缘对钙的吸收。适量乳糖经肠道菌发酵产酸，降低肠内 pH，与钙形成乳酸钙复合物可增强钙的吸收；某些氨基酸（赖氨酸、精氨酸、色氨酸）可以与钙结合形成可溶性络合物，有利于钙吸收；适当的钙、磷比例也可以促进钙吸收。一些抗生素如青霉素、氯霉素、新霉素有促进钙吸收的作用。

体内的钙大部分通过黏膜细胞脱落、消化液的分泌进入肠道，其中部分被重吸收，其余由粪便排出，肾脏也是钙排出的重要途径，人体每日摄入钙的 10%～20% 从肾脏排出，

80%～90%经肠道排出,后者包括食物中未被吸收的钙、肠道上皮细胞脱落释放出及消化液中未被吸收的钙。少量钙也可通过汗液、皮肤、头发和指甲排出体外。正常情况下,机体钙维持动态平衡状况,甲状旁腺激素、肾上腺皮质激素和维生素 D 互相调节,保持体内钙的内环境稳定。如果蛋白质摄入过多而超过需要,可使尿钙排出增多而出现负钙平衡。

(3) 缺乏症:钙摄入量过少可致钙缺乏症,主要表现为对骨骼的影响,即儿童的佝偻病与成人的骨质疏松症。钙缺乏症在我国人群中比较普遍,2012 年全国城乡居民平均钙摄入量仅为每标准人每日 366.1 mg,还不到适宜摄入量的一半。儿童长期缺乏钙和维生素 D 可导致骨软化、骨骼变形、严重缺乏会导致佝偻病,表现为"O"形腿或"X"形腿、肋骨串珠、肋骨外翻、鸡胸和方颅等,钙缺乏也会影响牙齿,缺钙者易患龋齿。孕妇与乳母需要负担胎儿及婴儿的钙供应,对钙的需要量增加,如果未及时补钙,会由于母体自身骨钙流失而导致骨质疏松症。中老年人随年龄增加,骨钙逐渐脱钙,尤其是绝经期妇女,钙丢失加快,易引起骨质疏松症,然而骨质疏松是一种复杂的退行性疾病,除了与钙的摄入有关,还受到其他因素影响,目前关于绝经期妇女的大样本人群补充实验及 Meta 分析表明,单纯增加钙的摄入对于预防和控制中老年骨质疏松和骨折的发生作用较小。

我国流行病学研究证明,缺钙会引起动脉血压升高,人群平均每日钙的摄入量与血压水平呈显著负相关。

(4) 过量危害:钙的过量摄入会增加肾结石发病危险,容易发生以高血钙、碱中毒和肾功能障碍为典型症候群的奶碱综合征。也有研究表明绝经期妇女在大量补钙后,导致细胞外钙水平升高,由于雌激素水平降低,对心血管的保护性下降,从而增加了心血管疾病的发病风险。

(5) 营养状况评价:人体内钙的代谢受严格控制的体内平衡机制调节,目前还没有评价人体钙营养水平的理想方法。目前人体钙营养状况的评价方法包括总体骨矿物质含量测定、每日膳食钙摄入量计算、人体钙平衡和血清中离子钙含量以及其他与钙代谢有关激素的水平。

生化指标:① 血清总钙浓度正常值 2.25～2.75 mmol/L(90～110 mg/L),低于下限为不足;② 血清离子钙浓度 1.10～1.37 mmol/L(45～55 mg/L),低于下限为不足;③ 血清[Ca]×[P]正常值>30,低于 30 为不足;④ 血清碱性磷酸酶正常值为 40～150U/L;⑤ 24 小时尿羟脯氨酶/肌酐比值正常值为 10～33,尿羟脯氨酸既能反映骨吸收,又能反映骨形成,尿羟脯氨酸排出量能基本反映骨代谢的变化。

目前没有任何数据表明,膳食钙的变异能显著影响健康人群血浆钙浓度,所以血清(浆)钙浓度不是反映机体的钙营养状态的理想指标,可通过钙平衡试验和骨矿物质含量(BMC)及骨密度(BMD)测定评定钙的营养状况。

(6) 膳食参考摄入量:2013 年中国营养学会推荐成人钙的 RNI 为 800 mg/d,UL 为 2 000 mg/d。孕妇、乳母、青少年和老年人以及高温作业人员应适当增加钙的供给量。

(7) 食物来源:奶和奶制品是钙最理想的食物来源,含钙量丰富且吸收率较高。小虾皮、紫菜、海带、发菜、芝麻酱含钙量也很高,豆类、坚果类、绿色蔬菜如甘蓝菜、花椰菜因含钙丰富也是钙的较好来源,但应注意植物性食物由于含草酸和植酸较高会影响钙的吸收。常见食物的钙含量见表 2-4。

表2-4　常见钙含量丰富的食物（mg/100 g）

| 食物名称 | 含钙量 | 食物名称 | 含钙量 | 食物名称 | 含钙量 | 食物名称 | 含钙量 |
|---|---|---|---|---|---|---|---|
| 牛奶 | 104 | 黑豆 | 224 | 虾皮 | 991 | 口蘑 | 169 |
| 全脂奶粉 | 676 | 青豆 | 200 | 河虾 | 325 | 干木耳 | 247 |
| 干奶酪 | 799 | 炒花生仁 | 284 | 海虾 | 146 | 红苋菜 | 178 |
| 酸奶 | 118 | 炒榛子 | 815 | 海参 | 285 | 荠菜 | 294 |
| 黄豆 | 191 | 炒杏仁 | 141 | 河蚌 | 248 | 苜蓿 | 713 |
| 豆腐 | 164 | 黑芝麻 | 991 | 海蜇皮 | 150 | 油菜薹 | 156 |
| 豆腐干 | 308 | 芝麻酱 | 1170 | 干紫菜 | 264 | 雪里蕻 | 230 |

引自：杨月欣，王光亚，潘兴昌.中国食物成分表.2版.北京大学医学出版社,2009.

采用钙补充剂来增加钙摄入量已经很普遍,最常见的补钙形式为碳酸钙,但它相对难溶。虽然相同重量的柠檬酸钙的钙含量不如碳酸钙高,但后者更容易溶解,对于胃酸缺乏或无胃酸的病人将更合适。另外,市场也有葡萄糖酸钙、骨钙等补钙形式。

2. 磷

成年人磷的含量约占体重的 $1\%$,约为 $600\sim900$ g,占体内无机盐总量的 $1/4$,是人体组织位居第二的无机元素,其中约 $85\%$ 的磷以磷酸钙[$Ca_3(PO_4)_2$]或羟磷灰石[$Ca_3(PO_4)_6(OH)_2$]的形式存在于骨骼和牙齿中,其余 $15\%$ 分布在软组织和体液中。软组织和体液中的磷多为有机形式,骨中磷多为无机磷酸盐。

（1）生理功能

① 构成骨骼和牙齿的重要成分:磷与钙一样都是构成骨骼和牙齿的重要成分,维持骨骼特定的硬度、强度和机械性能。骨骼中钙磷比值约为 $2:1$,主要成分为羟磷灰石[$Ca_{10}(PO_4)_6(OH)_2$]。

② 构成细胞和酶的重要成分:组织细胞中许多重要成分均含有磷元素,如核酸、磷脂、体内多种酶(焦磷酸硫胺素、磷酸吡哆醛、辅酶Ⅰ、辅酶Ⅱ等辅酶或辅基)。

③ 参与能量代谢:磷参与调节机体能量释放,机体代谢中能量多以磷酸盐(ATP、ADP)和磷酸肌酸形式储存,需要时释放。

④ 组成细胞内第二信使:磷是环腺苷酸(cAMP)、环鸟苷酸(cGMP)和肌醇三磷酸等的成分。

⑤ 调节细胞因子活性:磷参与细胞的磷酸化和去磷酸化过程,发挥信号转导作用,可以激活蛋白激酶,调控细胞膜离子通道,活化核内转录因子,调节基因表达等作用。

⑥ 调节酸碱平衡:磷是体内磷酸盐缓冲体系的重要成分,以磷酸氢二钠和磷酸二氢钠为缓冲对,调节体液的酸碱平衡。

（2）吸收与代谢:食物中的磷主要以有机磷酸酯和磷脂形式存在,经酶促水解反应,形成酸性无机磷酸盐后被机体吸收。磷主要在小肠吸收,其中以十二指肠和空肠吸收最快,普通膳食磷的吸收率约为 $70\%$,显著高于钙的吸收率,无机磷吸收率高于有机磷。乳类制品由于含有丰富的酸性无机磷酸盐,故容易被吸收,牛乳喂养婴儿磷的吸收率为 $65\%\sim75\%$,母乳喂养的婴儿磷吸收率高于 $85\%$。肠道中维生素 D 有益于磷吸收。肠道酸度增加可以促进磷吸收,植物性食物中的植酸抑制磷吸收,肠道中的一些金属阳离子如钙、镁、铁和铝等可以与磷酸根形成不溶性的磷酸盐影响磷吸收。此外,年龄越小,磷的吸收率越高。

磷主要自肾脏随尿液排出体外,少量从呼吸道及汗腺中排出,当肾功能正常时,约有 2/3 的膳食摄入磷通过尿液排出体外。尿磷排泄受甲状旁腺素和维生素 D 调控。

(3) 缺乏症:磷的缺乏只有在一些特殊情况下才会出现。仅用母乳喂养的早产儿、禁食、服用大量抗酸药、长期全肠道外营养、利尿剂的长期应用,会发生磷缺乏,表现出佝偻病体征如颅骨软化、串珠肋、病理性骨折等,明显体征一般在疾病后期产生,早期只呈现特征性生化改变如低磷血症、低尿磷和高尿钙、高血钙等。

(4) 过量危害:过量的磷可引起人体内钙磷比例失调,出现骨质疏松、高磷血症等。过量的磷会对骨产生不良影响,还会引起非骨组织的钙化。过量的磷酸盐也可引起低血钙症,导致神经兴奋性增强,手足抽搐和惊厥。膳食磷摄入量过高还可增加慢性肾病患者患心血管疾病的危险,也可能增加正常人患心血管疾病的危险。

(5) 营养状况评价:磷摄入量直接影响血清中无机磷水平,所以血清中无机磷浓度是评价磷营养状况的合理指标。血清无机磷参考值成人为 $0.87 \sim 1.45$ mmol/L。

(6) 膳食参考摄入量:我国推荐居民膳食磷的 RNI 成年人为 720 mg/d,UL 为 3 500 mg/d。

(7) 食物来源:磷在食物中分布广泛,一般不会缺乏。一般情况下,蛋白质的良好来源也是磷的良好食物来源。瘦肉、鱼、蛋、干酪、动物肝肾中磷的含量都很高,海带、芝麻酱、花生、大豆、黑木耳、坚果等食物中含量也很高。但植物性食物中的磷多为植酸磷,吸收利用率比较低。

3. 镁

正常人体内的镁含量约为 $20 \sim 38$ g,约占体重的 0.05%,有 60%~65% 存在于骨骼与牙齿中,其余 27% 存在于软组织和体液中。镁主要存在于组织细胞内,细胞外液的镁不超过 1%,与血清钙一样,血清中镁含量相对恒定,不能用于评价营养状况。即使机体缺镁,血清镁浓度也不会下降。

(1) 生理功能

① 激活多种酶的活性:作为多种酶的激活剂,镁参与 300 余种酶促反应,糖酵解、脂肪酸氧化、蛋白质合成以及核酸代谢过程都需要镁离子的参与。钠和钾在细胞内外的不同分布是由细胞膜上 $Na^+$-$K^+$-ATP 酶的作用维持的,$Na^+$-$K^+$-ATP 酶是一种镁依赖性酶,细胞内游离镁浓度低可降低 $Na^+$-$K^+$-ATP 酶的活性,导致心肌细胞内的钾向细胞外迁移,造成细胞内钾浓度降低,使心肌兴奋性增高。因此,心肌兴奋性和自律性与镁维持细胞内钾的作用有关。镁对环磷腺苷(cAMP)的形成也非常重要。

② 抑制钾、钙通道:镁可以封闭钾通道、阻止钾外流,也可抑制钙通过膜通道内流。镁缺乏时,这种作用受到阻滞,导致钙经钙通道进入细胞增多。

③ 促进骨骼生长和维持神经肌肉的兴奋性:在机体内,镁与钙离子、钾离子、钠离子一起协同作用维护骨骼生长和维持神经肌肉兴奋性。由于镁引起的中枢神经和肌肉节点处的传导阻滞可以被钙拮抗,所以镁与钙之间又有拮抗作用。

④ 维护胃肠道功能:低浓度硫酸镁溶液在十二指肠可使 Oddi's 括约肌松弛,促使胆囊排空,具有利胆作用。碱性镁盐可以中和胃酸。镁离子在肠道缓慢吸收,促使水分滞留,具有导泻作用。此外,低浓度镁可以减少肠壁张力和蠕动,有解痉挛及对抗毒扁豆碱功效。

⑤ 其他：流行病学资料表明，镁的摄入量和高血压呈明显负相关。镁具有降低血清胆固醇浓度、TG 浓度，使 HDL 升高，降低 LDL，扩张血管，抑制血小板聚集，预防动脉硬化的作用。

（2）吸收与代谢：膳食中摄入的镁，有 30％左右可以被人体吸收。整个肠道均可吸收镁，但主要集中在空肠末端和回肠。膳食中氨基酸、乳糖、增加饮水均会促进镁吸收。氨基酸可增加镁盐的溶解度。镁与钙、磷吸收途径相似，高钙高磷饮食会抑制镁吸收，谷类中的植酸、草酸和过多的膳食纤维等可抑制镁的吸收。约 95％的镁会在肾脏被重吸收，以维持血镁水平恒定。镁主要经尿液和汗液排出体外，高温环境、高盐摄入、PTH、渗透性利尿等均会促进镁的排泄。

（3）缺乏症：正常情况下很少发生镁缺乏，镁缺乏多为慢性吸收不良、长期腹泻、肾脏疾病致排泄增多所致，镁缺乏可引起神经肌肉兴奋性亢进、易怒和精神错乱。冠心病患者常伴有缺镁，低镁血症易引起室上性和室性心动过速，半数有血压升高。另外，镁缺乏还会引起骨质疏松和胰岛素抵抗。

（4）过量危害：一般情况下不易发生镁中毒，但在肾功能不全、接受镁剂治疗、糖尿病酮症早期脱水等发生血镁升高时可见镁中毒。镁过量会引起腹泻，因此腹泻是评价镁中毒的敏感指标。过量镁的摄入常伴有恶心、胃肠痉挛等胃肠道反应，重者可出现嗜睡、肌无力、膝腱反应弱、肌麻痹症状。输入钙可对抗镁的毒性。

## 三、微量元素

微量元素在人体组织中含量甚微，但它们对良好的生长发育和健康是必要的。

### 1. 铁

铁是人体重要的必需微量元素之一。人体内铁总量约为 3～5 g，可分为功能性铁和储存铁。其中 65％～70％的铁分布在血红蛋白中，3％在肌红蛋白，1％为含铁酶类（如细胞色素、细胞色素氧化酶、过氧化物酶等），这些铁参与氧的转运和利用，称为功能性铁。其余25％～30％以铁蛋白和含铁血黄素的形式存在于肝、脾和骨髓中，作为体内的储存铁。正常男性的储存铁约为 1 000 mg，女性只有 300～400 mg。铁在体内可以被反复利用，每天大约有 90％被回收和再利用，其余的被排泄，主要是在胆汁中排出。如果膳食中铁不能满足这10％的丢失，就会导致缺铁。

（1）生理功能

① 参与体内氧的运送和组织呼吸过程：铁构成血红蛋白、肌红蛋白、细胞色素酶以及某些呼吸酶的主要成分，参与体内氧以及二氧化碳的转运、交换和组织呼吸过程。

② 维持正常的造血功能：铁在骨骼造血组织中进入幼红细胞内与卟啉结合形成高铁血红素，后者再与珠蛋白合成血红蛋白。缺铁会导致新生红细胞中的血红蛋白含量不足，甚至会影响 DNA 的合成及幼红细胞的分裂增殖，还可使红细胞寿命缩短、自身溶血增加。

③ 参与其他重要功能：铁可以催化促进 β-胡萝卜素转化为维生素 A，并参与嘌呤与胶原的合成、抗体产生，脂类在血液中转运以及药物在肝脏的解毒等均需要铁参与。铁与免疫关系密切，可提高机体免疫力，增加中性白细胞和巨噬细胞的吞噬功能。但应注意感染时过量铁往往会促进细菌生长，对抵御感染不利。

（2）吸收与代谢：铁吸收主要在十二指肠和空肠。机体对铁的吸收与膳食中铁的形式有关。膳食铁分为血红素铁和非血红素铁。血红素铁主要存在于动物性食物中,为二价铁,可以与血红蛋白和肌红蛋白中的原卟啉结合,不受植酸盐与草酸盐等的影响,有效吸收率接近40%。

非血红素铁明显受膳食因素影响。主要存在于植物性食物中,是三价铁,在吸收前必须与结合的有机物分离,转化为亚铁方能被机体吸收,其有效吸收率仅为5%~10%。蔬菜中植酸盐、草酸盐以及茶叶和咖啡中的多酚类物质均可影响非血红素铁的吸收。胃酸缺乏以及过多服用抗酸药物不利于铁吸收。

维生素C是铁吸收的有效促进因子,维生素A、叶酸、维生素B₁₂、维生素B₂等营养素对铁的吸收起到重要协助作用。另外,铅、铬、锰、锌等矿物质过多摄入会阻碍机体对铁的吸收,柠檬酸、乳酸、丙酮酸、琥珀酸以及酒石酸等可促进铁的吸收。胱氨酸、赖氨酸、组氨酸等氨基酸及乳糖等可以促进铁吸收。肉、禽、鱼类食物中铁的吸收率高与含有肉鱼禽因子有关。

机体铁营养状况、生理与病理改变,都可以影响铁的吸收,如贫血、孕期、生长发育可使铁的需要增加,月经过多、钩虫感染、痢疾、血吸虫病等因铁丢失增加,促进机体增加铁的吸收。胃肠道pH值可影响铁的吸收,萎缩性胃炎、胃酸缺乏或过多服用抗酸药物时,会影响铁离子释放,降低铁的吸收率。

在铁代谢中,机体对铁可以储存和再利用。正常人每日铁丢失量很少,每天约排出0.90~1.05 mg,约90%的摄入铁从粪便排出,尿中排出量很少。除此之外,月经和出血等也是铁的排出途径。

(3)缺乏症:铁缺乏是一种常见的营养缺乏病,多见于婴幼儿、孕妇和乳母。缺铁性贫血被世界卫生组织(WHO)和联合国儿童基金会(UNICEF)确定为世界性营养缺乏病之一。机体缺铁可分三个阶段:第一阶段为铁减少期(ID),该阶段体内储存铁减少,血清铁蛋白浓度下降,无临床症状;第二阶段为红细胞生成缺铁期(IDE),此时除血清铁蛋白下降外,血清铁降低,铁结合力上升,游离原卟啉浓度上升;第三阶段为缺铁性贫血期(IDA),血红蛋白和红细胞容积比下降。2012年中国6岁及以上居民贫血率为9.7%,比2002年下降10.4%。孕妇患病率约为17.0%,乳母患病率为9.3%。儿童青少年铁缺乏表现为易烦躁、对周围不感兴趣、学习能力下降等现象;成人则表现为冷漠呆板、容易疲劳、工作效率降低等。婴幼儿与孕妇贫血需要特别注意。流行病学研究显示早产、低出生体重儿及胎儿死亡与母亲孕早期贫血有关。缺铁也可能会导致神经末梢障碍,至少25%的多动综合征患儿的血清铁浓度降低,补铁后症状消失。铁缺乏对儿童认知能力的损害,即使在补铁纠正后也难以恢复。缺铁性贫血还会引起儿童心理及行为异常。

(4)过量危害:铁过量会导致中毒,急性中毒主要症状表现为消化道出血,死亡率高。常见于儿童误服过量铁剂。病理过程和通过各种途径进入人体的过量的铁都会导致慢性铁中毒,铁过量与肝脏疾病、心血管病、肾损伤、高血压等有关。铁是自由基反应的催化剂,过量铁可引起过氧化作用或细胞膜脂质和细胞内化合物的交联反应,致细胞老化或死亡。大量的流行病学资料显示,体内铁的储存过多与肝、结肠、直肠、肺、食管、膀胱等多种器官的肿瘤发生可能有关。

(5)营养状况评价:在评价人体铁营养状况时,只检测血红蛋白及血细胞比容不能早期发现铁缺乏,还应该参考血清铁蛋白、运铁蛋白饱和度、血清铁、红细胞游离原卟啉等指标。

人体铁营养状况评价见表2-5。

表2-5 人体铁营养状况评价

| 检测指标 | 正常 | ID | IDE | IDA |
|---|---|---|---|---|
| 血清铁蛋白($\mu g/L$) | 60 | <12 | <12 | <12 |
| 运铁蛋白饱和度 | 0.35 | 0.30 | <0.15 | <0.10 |
| 血清铁($\mu mol/L$) | 20 | 20 | <10 | <7 |
| 红细胞游离原卟啉($\mu mol/LRBC$) | 0.54 | 0.54 | 1.8 | 3.6 |
| 成年女性血红蛋白($\mu g/L$) | ≥120 | ≥120 | ≥120 | <120 |
| 成年男性血红蛋白($\mu g/L$) | ≥130 | ≥130 | ≥130 | <130 |
| 孕妇血红蛋白($\mu g/L$) | ≥110 | ≥110 | ≥110 | <110 |

引自:厉曙光.营养与食品卫生学.上海:复旦大学出版社,2012.

(6)膳食参考摄入量:中国营养学会建议铁的RNI成年男性为12 mg/d,女性为20 mg/d,UL为42 mg/d。

(7)食物来源:动物性食物中含有丰富的铁,吸收率高。如动物肝脏、动物全血、畜禽肉类、鸡蛋、鱼类等都是膳食铁的良好来源。植物性食物铁含量不高且吸收率低。蛋类的吸收率并不高,仅为3%,但因为铁含量高,仍然是膳食铁的良好来源。牛奶含铁量低,吸收率也不高。虽然人乳的铁含量非常低,但存在能增强铁吸收的乳铁蛋白,其生物利用率非常高,与牛奶或婴儿配方奶粉相比,婴儿从母乳中保留的铁更多,因为母乳中存在乳铁蛋白。含铁高的食物见表2-6。

表2-6 含铁较高的食物(mg/100 g)

| 食物 | 含量 | 食物 | 含量 | 食物 | 含量 |
|---|---|---|---|---|---|
| 荞麦(带皮) | 10.1 | 黑木耳 | 97.4 | 紫菜(干) | 54.9 |
| 蛏子 | 33.6 | 鸭血(白鸭) | 30.5 | 猪肝 | 22.6 |
| 河蚌 | 26.6 | 豆腐皮 | 13.9 | 芝麻酱 | 50.3 |
| 海参 | 13.2 | 虾米 | 11.0 | 蘑菇(干) | 51.3 |
| 鸭肝 | 23.1 | 羊血 | 18.3 | 扁豆 | 19.2 |

引自:杨月欣,王光亚,潘兴昌.中国食物成分表.2版.北京:北京大学医学出版社,2009.

**2. 锌**

成年人体内含锌量约为2.0~2.5 g,以肝、肾、肌肉、视网膜、前列腺中含量为最高,是仅次于铁的一种微量元素。血液中的锌75%~85%分布在红细胞中,3%~5%在白细胞中,其余在血浆中。锌对生长发育、物质代谢、免疫功能和生殖功能等均有重要作用。

(1)生理功能

① 组成金属酶的成分或酶的激活剂:体内有200多种酶依赖锌的催化,如超氧化物歧化酶、苹果酸脱氢酶、碱性磷酸酶、乳酸脱氢酶等,这些酶在参与组织呼吸、能量代谢以及抗氧化过程中起重要作用。而RNA多聚酶、DNA多聚酶及逆转录酶等呈现活性也需锌的

参与。

②促进生长发育和组织再生：锌参与蛋白质的合成，参与细胞生长、分裂及分化等过程。锌缺乏可以引起 DNA、RNA 以及蛋白质的合成障碍，细胞分裂减少，导致生长停止。锌还参与促黄体激素、促卵泡激素、促性腺激素等内分泌激素的代谢过程，对胎儿生长发育有重要调节作用。锌对于促进性器官和性功能的正常发育也是必需的。

③参与免疫功能：锌可以促进淋巴细胞的有丝分裂，增加 T 细胞的数量和活力。锌通过控制周围血单核细胞合成干扰素 γ、白细胞介素-1 和白细胞介素-6、肿瘤坏死因子 α 以及白细胞介素-2 受体等免疫调节因子的分泌和产生，对机体的免疫功能起调节作用。锌缺乏可导致胸腺萎缩、胸腺激素减少、T 细胞功能受损及细胞介导免疫功能的改变。

④促进食欲：锌可以参加构成一种含锌的唾液蛋白，对味觉及食欲起促进作用。缺锌可以导致味觉迟钝，影响味觉和食欲，甚至发生异食癖。

⑤维持细胞膜结构：微量元素锌是细胞膜的结构成分。许多种细胞膜中的锌含量显著高于整个组织。在细胞膜中，锌主要与含硫、氮的配基结合，少数结合在含氧的配基上，形成牢固的复合物，增强膜的稳定性，使细胞膜免受由重金属、$CCl_4$ 和高氧诱导的脂质过氧化损伤。缺锌时，与外环境直接接触的细胞膜首先丢失锌，使细胞膜的结构和功能发生改变，最终导致缺锌症状的出现。

此外，锌对激素的调节和影响有重要生物学意义。现已证实胰岛素中含有相当数量的锌元素，锌在胰岛素释放中起调节作用；锌对皮肤和视力有保护作用，缺锌会导致皮肤粗糙和上皮角化。

（2）吸收与代谢：锌在小肠主要以主动转运形式被吸收，以锌离子形式与肠腔内的氨基酸或短肽结合，在刷状缘释放并通过载体机制被吸收，吸收率为 20%～30%，肠道吸收的锌和血浆中白蛋白或运铁蛋白结合，随血流入门脉循环，然后分配到其他组织器官。

机体对锌的吸收率与肠道中锌的浓度有关，体内缺锌时吸收增高。动物肉尤其是红肉和家禽肉中的锌利用率最高，维生素 D 可促进锌吸收。而植物性食物中含有的植酸、鞣酸和纤维素等均不利于锌的吸收。铁也可以抑制锌的吸收。与铁一样，母乳中的锌较牛奶中的锌易于被吸收。

（3）缺乏症：机体锌缺乏会影响细胞核酸蛋白合成，黏膜增生、角化不全、味蕾细胞更新以及唾液中磷酸酶减少，导致锌缺乏体征出现。儿童更容易出现锌缺乏，主要表现为生长发育迟缓、食欲减退及异食癖、第二性征发育障碍、皮肤伤口愈合不良以及免疫力下降等症状。成人长期缺锌还会导致性功能减退、精子数减少、皮肤粗糙和上皮角化等。孕期严重缺锌可导致胎儿畸形。胚胎及婴幼儿期严重缺锌会导致侏儒症。

（4）过量危害：成人摄入 2 g 以上的锌会发生锌中毒，主要表现为胃肠道症状，如上腹疼痛、腹泻、恶心、呕吐等。锌中毒一般发生在盲目过量补充锌制剂或食用因镀锌罐头锌污染的食物和饮料等情况。体内过量锌会干扰铜、铁及其他微量元素吸收，引起缺铁性贫血或铜的继发性缺乏，影响中性粒细胞和巨噬细胞活力，损害免疫功能。

（5）营养状况评价：目前评价锌营养状况还没有可靠而敏感的方法。血清碱性磷酸酶是最常用的评价指标。临床上常通过检测血清锌、白细胞锌、红细胞锌、发锌和唾液锌等作为锌营养状况评价的参考指标。血清（血浆）锌浓度相对稳定，即使机体缺锌，血浆锌水平亦不降低。而血浆锌低时，机体并不一定缺锌。

（6）膳食参考摄入量：锌元素 RNI 为成年男性 12.5mg，女性 7.5 mg。成年人锌的 UL 为 40 mg/d。

（7）食物来源：锌的来源广泛，但各种食物中锌含量差异较大，吸收利用率也有明显差异。贝壳类海产品、红色肉类、动物内脏都是含锌食物的良好来源。蛋类、豆类、谷类胚芽、燕麦、花生也含锌较多，但植物性食物精加工过程会导致大量的锌丢失。蔬菜水果含锌较少。含锌高的食物见表 2-7。

表 2-7　含锌较高的食物(mg/100 g)

| 食物 | 含量 | 食物 | 含量 | 食物 | 含量 |
|---|---|---|---|---|---|
| 小麦胚粉 | 23.40 | 山羊肉 | 10.42 | 鲜扇贝 | 11.69 |
| 山核桃 | 12.59 | 蕨菜(脱水) | 18.11 | 螺蛳 | 10.27 |
| 松子 | 9.02 | 生蚝 | 71.20 | 海蛎 | 47.05 |
| 口蘑 | 9.04 | 蛏干 | 13.63 | 蚌肉 | 8.50 |
| 火鸡腿 | 9.26 | 墨鱼(干) | 10.02 | 鱿鱼(干) | 11.24 |

引自：杨月欣，王光亚，潘兴昌.中国食物成分表.2 版.北京：北京大学医学出版社，2009.

3. 碘

碘在体内主要参与甲状腺激素的合成，成人体内含碘 20～50 mg，约 70%～80% 集中在甲状腺组织，其余分布在骨骼肌、肺、肾、肝、淋巴结、卵巢、睾丸和脑组织中。健康成年人甲状腺组织碘含量为 8～15 mg，其中甲状腺素（$T_4$）16.2%，三碘甲状腺原氨酸（$T_3$）7.6%，一碘酪氨酸（MIT）32.7%，二碘酪氨酸（DIT）33.4%，其他碘化物 16.1%。

（1）生理功能：碘的生理功能主要体现在甲状腺素的生理功能。甲状腺素调节和促进代谢，与生长发育关系密切。甲状腺素的生理功能主要有：

① 参与能量代谢：在蛋白质、脂肪与碳水化合物代谢中，甲状腺素参与磷酸化过程，促进分解代谢、能量转换，增加氧耗量，参与维持和调节体温。

② 促进代谢和机体生长发育：甲状腺素维持细胞的分化和生长。儿童身高、体重、肌肉与骨骼的生长以及性发育都必须有甲状腺素的参与。儿童长期碘缺乏可导致生长发育受阻，缺碘是侏儒症最主要的病因。甲状腺素在体内可以促进 DNA 与蛋白质的合成，促进维生素的吸收利用，甲状腺素还可以激活体内 100 多种酶的活性，如细胞色素酶系、琥珀酸氧化酶系等。

③ 促进神经系统发育：甲状腺激素参与脑发育过程，胚胎及婴幼儿期碘缺乏会导致脑蛋白合成障碍，直接影响智力发育。在严重碘缺乏地区，可以发生以神经肌肉功能障碍为主要表现的克汀病。缺碘对大脑神经造成的损害不可以逆转。

④ 调节组织中的水盐代谢：甲状腺素缺乏，组织内会发生水钠潴留，在组织间隙中出现含有大量黏液的组织液，皮肤会产生黏液性水肿症状。

（2）吸收与排泄：人体所吸收的碘主要来源于食物和饮水。碘离子极易被机体吸收，碘进入肠道后 1 小时大部分被吸收，约 3 小时几乎完全被吸收，并迅速转运至血浆输送到全身各组织中，只有在甲状腺被利用合成甲状腺素。体内的碘 90% 通过肾脏从尿液排出，其余 10% 由粪便排出，汗液中仅有极少量碘。

（3）缺乏症：碘缺乏会导致成人的单纯性甲状腺肿大。胚胎及婴幼儿时期缺碘可引起生长发育迟缓、智力低下，严重会发生克汀病，症状为呆、小、聋、哑、瘫。碘缺乏病是全球性公共卫生问题，我国从 1995 年开始实施全民食盐加碘（USI）计划，经调查评估，基本上达到消除碘缺乏病，目前无新发地方性克汀病。

（4）过量危害：较长时间的高碘摄入也会导致高碘性甲状腺肿大，还可诱发甲状腺功能亢进。1980 年我国发现了部分高水碘地区有高碘性甲状腺肿流行。目前，我国食盐加碘量为 20～30 mg/kg，绝大多数地区居民的碘营养状况处于适宜和安全水平，沿海地区也不例外。

（5）营养状况评价

① 尿碘：肾脏是碘排出的主要脏器，尿碘值是评价某地区碘营养状况最好的指标。目前 WHO 推荐，当儿童尿碘中位数＜100 $\mu$g/L，孕妇尿碘中位数＜150 $\mu$g/L，表示该人群碘摄入量不足。

② 甲状腺体积：甲状腺体积的大小与碘摄入量之间呈负相关关系。甲肿率的调查主要针对学龄儿童、青少年及成年人，新生儿及 6 岁以下儿童的甲状腺太小不易检查，当儿童的甲状腺肿大率≥5％，即确定该地区存在碘缺乏。

③ 甲状腺功能指标：三碘甲状腺原氨素（$T_3$）和甲状腺素（$T_4$）或 $FT_4$（游离四碘甲状腺原氨酸）下降、全血或血清促甲状腺激素（TSH）水平升高提示碘缺乏。TSH 水平能比较准确地反映脑发育关键期（即胎儿及新生儿期）的碘营养水平和甲状腺功能状态。

④ 智商：胚胎期和婴幼儿碘缺乏对脑发育的影响，还可以通过智商及其他神经系统功能指标进行评定。目前多推荐使用尿碘、甲状腺肿大率及 TSH 指标作为碘营养状况流行病学调查监测的优先使用指标。其他指标如膳食碘摄入量、智商等，可作为参考指标或辅助评价指标使用。

（6）膳食参考摄入量：人体对碘的需要量与年龄、性别、体重和发育及营养状况等因素有关，中国营养学会推荐碘的摄入量成年人 RNI 为 120 $\mu$g/d，碘的 UL 为 600 $\mu$g/d。

（7）食物来源：海产品的碘含量丰富，是碘的良好来源，如海带、紫菜、海鱼、淡菜、海参等。内陆地区食物碘含量相对较低，陆地食物中以动物性食物中的蛋、奶含碘量相对较高，其次为肉类，淡水鱼虾类含碘量低于肉类。

4. 硒

1957 年，我国学者首先提出克山病与缺硒有关的报告，补硒能有效地预防克山病。1973 年世界卫生组织确认，硒是人体必需微量元素。硒在人体内总量为 14～20 mg，广泛分布于所有的组织和器官中，其中肝、胰、肾、心、脾、牙釉质和指甲中含量较高，肌肉、骨骼与血液浓度稍低，脂肪组织浓度最低。

（1）生理功能

① 抗氧化作用：进入人体的硒可以构成含硒酶，如谷胱甘肽过氧化物酶（glutathione peroxidase，GSH-Px），GSH-Px 具有抗氧化功能，可清除体内脂质过氧化物，阻断活性氧和自由基对机体的损伤作用，可阻止不饱和脂肪酸的氧化，避免产生有毒的代谢物，维护人体正常代谢，保护细胞和细胞膜免遭氧化损伤。

② 增强机体免疫功能：适宜水平的硒可以促进淋巴细胞产生抗体，通过调节细胞中巯基化合物的存在形式调节免疫细胞的增殖、分化。硒还可以激活淋巴细胞的一些酶体系，影

响机体免疫功能。硒对体液免疫有一定的激活作用,它可以提高机体合成 IgG、IgM 等抗体的能力。缺硒时,许多动物的抗体水平降低。

③ 降低心脏病和癌症的发病危险:克山病同缺硒有密切的关系,克山病的主要症状为心脏扩大、心功能失代偿、心力衰竭等。调查发现,硒缺乏可以使机体脂质过氧化反应增强,损伤心肌小动脉和毛细血管,导致心肌纤维坏死。研究表明,高硒地区人群的心血管疾病发病率较低。补硒可以使肝癌、肺癌、前列腺癌和结肠癌、直肠癌的发病率及总癌发病率和死亡率明显降低。

④ 有毒重金属的解毒功能:硒同金属有很强的亲和力,硒在体内可以与汞、镉及铅等重金属结合形成金属-硒-蛋白复合物而起解毒作用,并将其排出体外。

⑤ 其他:研究表明硒还是促进生长的必需微量元素;补硒可减少视网膜上氧化损伤,并能提高视力;硒能维持胰岛 β 细胞内质网膜稳定性,促进胰岛素的合成与分泌。

(2)吸收与排泄:硒主要在小肠吸收,硒的吸收率与化学结构和溶解度有关,有机形式的硒蛋氨酸容易被人体吸收,溶解度大的硒化物容易被吸收。人体对食物硒的吸收率高,可达 50%～100%。硒代谢后主要经肾脏以尿液形式排出,少量由粪便排出。粪便排出硒主要为未被机体吸收的硒。微量硒通过气体呼出或汗液、毛发排出。

(3)缺乏症:硒缺乏已被证实与克山病有关。克山病是一种多发性灶状坏死为主的心肌病,主要症状为心脏扩大、心功能失代偿、心力衰竭等,死亡率高达 85%。克山病的病因未能完全解释清楚,但调查发现克山病地区人群均处于低硒状态,用亚硒酸钠进行干预能有效预防克山病。另外,硒缺乏还被证实与大骨节病有关,该病主要是发生在青少年期,主要表现为地方性、多发性、变形性骨关节病,补硒可以缓解一些症状。癌症病人的血硒水平一般较低,低硒摄入量可能增加患某些癌症的风险。

(4)过量危害:持续摄入高硒食物、水等可导致硒中毒。我国湖北恩施地区和陕西紫阳县水土中富含硒元素。地方居民从饮食中平均每天摄入硒 4.99 mg 而导致硒中毒,地方性硒中毒主要表现为皮肤损害、指甲脱落、毛发脱落及神经系统异常,肢端麻木、抽搐等,严重可致死。

(5)营养状况评价

① 硒含量测定:人体硒含量水平可用血液、头发和尿液中硒的含量来衡量。适宜的血硒、发硒标准值分别为 0.2～0.25 $\mu g/ml$、0.2～1.0 $\mu g/g$,尿硒的正常值为 0.005 $\mu g/ml$。

② GSH-Px 活性测定:红细胞中 GSH-Px 活性可直接反映硒营养状况。但血硒含量增加到 1.27 $\mu mol/L$ 时,GSH-Px 活性不再升高,所以此指标仅适用于低于正常硒水平的人群。

(6)膳食参考摄入量:防止克山病发生是制定膳食硒最低摄入量的重要指标。测算结果为大约每天 20 $\mu g$ 为最低需要量。成年人 RNI 为 60 $\mu g/d$,UL 为 400 $\mu g/d$。

(7)食物来源:硒的良好来源是海产品与动物的肝、肾及肉类,如鱼子酱、海参、牡蛎、蛤蜊和猪肾等。植物性食物中硒含量与当地土壤中硒元素水平有关,随地域不同会有明显差异,如低硒地区大米为 0.02 mg/kg,而富硒地区大米可高达 20 mg/kg。蔬菜、水果硒含量很少。含硒较高的食物如表 2-8。

表 2-8 含硒较高的食物（μg/100 g）

| 食物 | 含量 | 食物 | 含量 | 食物 | 含量 |
|------|------|------|------|------|------|
| 魔芋精粉 | 350.15 | 猪肾 | 156.77 | 瘦牛肉 | 10.55 |
| 普中红蘑 | 91.7 | 珍珠（白蘑） | 78.52 | 小麦胚粉 | 65.20 |
| 牡蛎 | 86.64 | 鸭肝 | 57.27 | 基围虾 | 39.70 |
| 小黄花鱼 | 55.20 | 蘑菇（干） | 39.18 | 带鱼 | 36.57 |
| 腰果 | 34.00 | 南瓜子 | 27.03 | 鸡蛋黄 | 27.01 |
| 鲜赤贝 | 57.35 | 猪肝 | 19.21 | 西瓜子 | 23.44 |
| 猪肉（肥瘦） | 11.97 | 羊肉（肥瘦） | 32.20 | 扁豆 | 32.00 |

引自:杨月欣,王光亚,潘兴昌.中国食物成分表.2版.北京:北京大学医学出版社,2009.

5. 铜

铜是人体必需的微量元素。人体含铜量约为 50～120 mg,广泛分布在各组织,其中 50%～70%分布在肌肉、骨骼,20%在肝脏,5%～10%分布在血液,少量存在于铜酶中。正常人体血清中铜含量为 10～24.6 μmol/L。

(1) 生理功能

① 参与维持造血功能:铜蓝蛋白(CP)在肝脏合成,参与铁的运输和代谢,铜可促进三价铁变为二价铁,促进铁储存于骨髓。铜蓝蛋白还能促进血红蛋白和卟啉合成,铜缺乏可引起缺铁性贫血。

② 维护中枢神经系统的完整性:铜参与 30 多种酶的组成和活化,其中含铜的细胞色素氧化酶、多巴胺 β 羟化酶、酪氨酸酶参与神经鞘的形成和神经递质儿茶酚胺的生物合成,维持中枢神经系统的正常功能。铜缺乏会引起神经元缺少和脑萎缩等症状,导致神经功能障碍。

③ 促进骨骼、血管与皮肤健康:铜参与构成赖氨酰氧化酶,促进胶原组织的形成,维持骨骼、心血管、皮肤中胶原蛋白和弹性蛋白的交联。铜缺乏时,赖氨酰氧化酶活性降低,可引起骨骼脆性增加,心脏和动脉结缔组织强度降低,甚至引起破裂。

④ 抗氧化作用:铜通过超氧化物歧化酶(SOD)催化反应清除自由基。铜是该酶的活性中心结构,SOD 能催化超氧阴离子转化为过氧化物,过氧化物又通过过氧化氢酶或 GSH-Px 作用进一步转化为水,保护机体免受过氧化损伤。

(2) 吸收与排泄:铜主要在小肠被吸收,少量由胃吸收,吸收率约为 40%～60%。膳食中铜被吸收后,通过门脉血送到肝脏,用以合成铜蓝蛋白和含铜酶,然后释放到血液,传递到全身组织。体内的铜约 80%经胆汁,16%经肠壁排入肠道由粪便排出,铜在血液中与蛋白质结合,不能通过肾小球滤过,因而只有 4%随尿排出,皮肤、头发和指甲也有微量排出。

(3) 缺乏症:正常膳食情况下,人体一般不会发生铜缺乏症。铜缺乏主要见于某些情况下,如中长期肠外营养、长期腹泻、早产儿、铜代谢障碍等,主要表现为贫血、白细胞减少、血浆铜蓝蛋白和红细胞 Cu-SOD 下降、心律不齐、骨质疏松、皮肤毛发脱色、厌食、肝脾肿大等症状。

(4) 过量危害:铜对大多数哺乳动物是相对无毒的,过量铜摄入会导致急、慢性中毒,多数为误服大量铜盐或食用与铜容器或铜管长时间接触的食物或饮料。表现为口中有金属味、恶心呕吐、上腹疼痛等症状,严重时可出现肝、肾衰竭,昏迷甚至死亡。

（5）营养状况评价：临床铜营养状况的评价方法，包括血浆或血清铜浓度、血浆铜蓝蛋白、超氧化物歧化酶、细胞色素 C 氧化酶等。目前，血清铜和铜蓝蛋白浓度用于评价体内的铜水平，但只在严重铜缺乏症时才明显降低；超氧化物歧化酶（SOD）活性降低与铜缺乏程度呈正比。有些研究发现，测定白细胞或血小板内细胞色素 C 是体内铜水平更为敏感的指标。

（6）膳食参考摄入量：成年人铜的 RNI 为 0.8 mg/d，UL 为 8.0 mg/d。

（7）食物来源：铜广泛存在于各种食物中，其中牡蛎、贝类海产品以及坚果类含铜丰富，是铜的良好食物来源，动物肝脏、肾脏，以及谷类胚芽部分、豆类等含铜也比较多。植物性食物铜含量与当地土壤环境铜水平有关。蔬菜与奶铜含量一般很少。

**6. 氟**

正常成人体内含氟总量约 2～3 g，约有 96% 存在于骨骼与牙齿中，少量存在于内脏、软组织与体液中。人体氟含量与当地土壤与水源中氟含量有关。

（1）生理功能

① 维持骨骼和牙齿结构稳定性：适量氟在骨骼和牙齿形成中具有重要作用，它可部分取代骨骼中的羟磷灰石晶体中的羟离子，形成更为稳定的氟磷灰石，成为骨盐的组成成分。骨盐中含适量的氟，有利于钙、磷利用及在骨骼中沉积，加速骨骼生长，使骨质更加坚硬。

② 防治龋齿：适量氟还可以取代牙釉质中的羟磷灰石，在牙齿表面形成一层抗酸耐磨、坚硬的氟磷灰石晶体保护层，抑制糖酵解，减少酸性物质生成，起到防治龋齿的作用。

（2）吸收与排泄：人体可以通过饮水、食物和空气等多种途径摄入氟。膳食摄入氟约 75%～90% 在肠胃吸收并迅速进入血液，参与血液循环，进入组织、唾液、肾脏。氟在体内主要以离子型的氟化物存在，大部分骨骼中的氟离子迅速与骨羟基磷灰石晶体表面上的羟基交换，形成氟磷灰石沉积在骨骼与牙齿钙化组织。每天摄入的氟约 50%～80% 经肾排出体外，仅有约 10% 的氟留存在体内，少量氟可以从粪便、毛发、汗液排出。

（3）缺乏症：在高等动物及人类中，尚未发现有确切或特异的氟缺乏症。低氟对人体的危害一般不易被人们注意，危害较明显的表现就是龋齿的发生。研究报道，以 0.2% 的 NaF 每隔两周刷牙或涂于牙齿上，龋齿发病率可明显降低。缺氟也在一定程度上会影响骨骼，据流行病学研究报道，低氟地区的居民患骨质疏松症者较多。

（4）过量危害：一般情况下，人体每日摄入氟含量超过 4 mg 就能产生毒副作用。过量氟可以引起机体急性或慢性中毒，急性中毒主要见于特殊职业环境，慢性中毒主要发生在高氟地区，因长期摄入过量氟而引起，长期摄入低剂量的氟（1～2 mg/L）可导致牙齿造釉细胞受损，形成氟斑牙，长期摄入高剂量的氟，则可合并全身氟骨症，导致骨骼畸形、关节病变、脊柱畸形、骨质疏松等。

（5）膳食参考摄入量：氟 AI 成人为 1.5 mg/d，UL 成人为 3.5 mg/d。

（6）食物来源：饮水中的氟是人体中氟的主要来源，水氟含量与氟中毒病情关系密切。食物中以茶叶、海鱼、海带、紫菜等氟含量较多。茶叶中的氟相当可观，取决于酿造的强度，一杯茶含氟可高达 1 mg。

**7. 钴**

钴是人体必需的微量元素，可通过消化道或呼吸道进入机体，吸收率可达到 63%～93%。人体钴含量约为 1.1～1.5 mg。在血浆中附着在白蛋白上，其中 14% 分布在骨骼，43% 分布在肌肉，其余分布在其他软组织内。膳食中的钴只有呈现活性型维生素 $B_{12}$ 形式才可被人体吸收。

(1) 生理功能:钴是某些酶的组分或催化活性的辅助因子,是维生素 $B_{12}$(钴胺酸)的成分,对巨幼红细胞性贫血有一定疗效,作用机理可能是刺激肾脏释放促红细胞生成素,或促进红细胞形成过程中铁的利用。此外甲状腺的合成可能需要钴。钴可调节铁、铜、硒等其他微量元素的代谢。钴在小肠吸收,主要经肾脏排出,粪便与汗液也有少量排出。

(2) 缺乏症与过量危害:尚未发现人体单纯钴不足造成的钴缺乏症,动物实验发现钴缺乏会影响红细胞成熟,引起巨幼细胞性贫血及影响甲状腺对碘的吸收。经常注射钴或者暴露于过量钴的环境中会造成机体中毒,动物实验结果出现严重的食欲减退、体重下降、贫血甚至死亡。儿童对钴的毒性尤其敏感,使用剂量应小于 1 mg/kg。

(3) 膳食参考摄入量及食物来源:我国尚未制定钴的膳食参考摄入量。活动型钴主要存在于肝、肾、海产品等动物性食物中。蘑菇中钴含量可达 61 $\mu g$/100 g,食物中钴含量较高者(20 $\mu g$/100 g)有甜菜、卷心菜、菠菜、洋葱、西红柿、无花果、荞麦和全谷类等。

**8. 铬**

正常人体铬含量为 5～10 mg,在人体内分布广泛,主要以三价铬形式存在,主要分布在骨、大脑、皮肤、肌肉和肾上腺组织中。各组织器官中铬浓度均随年龄增高而下降,故老年人常有缺铬现象。

(1) 生理功能

① 增强胰岛素作用:铬是体内葡萄糖耐量因子的重要组成成分,铬作为辅助因子,在糖代谢中具有增强胰岛素作用。

② 促进葡萄糖的利用及使葡萄糖转化为脂肪:铬与脂肪代谢关系密切,铬可以提高高密度脂蛋白(HDL)和载脂蛋白 A 水平,增加胆固醇的分解和排泄,具有预防动脉粥样硬化的作用。缺铬可使脂肪代谢紊乱,容易诱发动脉硬化和冠心病;铬与机体血中焦磷酸盐、核蛋白、蛋氨酸、丝氨酸等结合,对蛋白质代谢起着重要作用。

③ 增加免疫功能:铬可增加血清免疫球蛋白,增加机体特异性免疫功能。

④ 减肥作用:动物试验研究发现,铬可明显降低大鼠肥胖基因表达产物瘦素的水平。

(2) 吸收与排泄:无机铬的生物活性很低,且难以吸收,铬可与有机物结合成具有生物活性的复合物而提高吸收率,啤酒酵母中以葡萄糖耐量因子形式存在的铬,吸收率可达到 $10\%\sim15\%$。组氨酸与维生素 C 可以促进铬吸收,草酸盐与植酸盐干扰铬吸收,锌、铁因竞争抑制铬与运铁蛋白而影响铬吸收。摄入体内的铬主要通过尿液排出,占总量 $95\%$,少量由胆汁排入肠道由粪便排出,毛发和皮肤也有微量排出。

(3) 缺乏症与过量危害:铬缺乏多见于糖尿病患者、老年人、蛋白质热能营养不良的婴儿以及长期肠外营养病人。主要危害是导致生长迟缓、葡萄糖耐量受损、血脂增高并伴有高血糖、高尿糖等症状。由于三价铬毒性低,一般食物铬含量少且吸收率低,尚未见报道膳食铬摄入过量引起中毒事件,铬中毒多发生在职业性接触,如过敏性鼻炎、肺癌发病率增高等。

(4) 膳食参考摄入量及食物来源:成年人铬的 AI 为 30 $\mu g$/d,铬元素的 UL 由于目前研究资料尚不足,故暂不制定。肉类、海产品及全谷类、豆类是铬良好的食物来源,乳类、水果和蔬菜铬含量低。

**9. 钼**

(1) 体内分布、生理功能与代谢:钼是人体必需的微量元素,成年人体内钼含量约为

9 mg,主要分布在肝、肾组织。膳食中的钼主要在胃及小肠吸收,吸收率可达 88%～93%,经肾和胆汁排泄。

(2) 生理功能:钼是黄嘌呤氧化酶、亚硫酸盐氧化酶和醛氧化酶的组成成分。黄嘌呤氧化酶可以催化次黄嘌呤转化成黄嘌呤,再转化成尿酸。亚硫酸盐氧化酶催化亚硫酸盐转化为硫酸盐,解除体内亚硫化物产生的毒性。另外,钼还可增强氟的功能。

(3) 缺乏症与过量危害:正常膳食情况下人体不会发生钼缺乏。长期全胃肠外营养的病人有可能出现钼缺乏,病人可发生硫酸氧化酶不足,表现为昏迷、心动过速、呼吸急促等症状。通过对四川盐亭、河南林县、山西太行山及国外一些地方人群流行病学调查研究发现,缺钼的人群中食管癌发病率增高。研究表明钼作为亚硫酸盐氧化酶成分在体内可以促进亚硝酸还原成氨,从而抑制癌的发生。钼中毒的报道极少,在亚美尼亚一个高钼区,居民痛风发病率较高,机体黄嘌呤氧化酶活性明显增高。

(4) 膳食参考摄入量及食物来源:成人钼的 RNI 是 100 $\mu g/d$,UL 900 $\mu g/d$。钼广泛存在于各种食物中。动物肝、肾含钼丰富。谷类、奶及奶制品、豆类也含有较多的钼。蔬菜、水果和鱼中含钼较少。

(乜金茹)

# 第 3 节　水

水是机体不可缺少也是含量最多的物质,对于机体代谢具有重要意义,是维持生命重要的营养素。

## 一、水的体内分布

### 1. 水的分布

体内水和溶于其中的电解质、非电解质等水溶液称为体液,即人体的内环境。体液分布于全身各处,以细胞膜为界,把体液分为两大部分,即存在于细胞内的细胞内液与存在于细胞外的细胞外液,其中细胞外液又以血管壁为界分为血浆和细胞间液(包括淋巴液、脑脊液、关节液、胸腔液、肠液等腔隙液)。

(1) 细胞内液:存在于细胞内,占体液总量的 2/3,大约 30 L,其化学组成与含量直接影响细胞代谢与生理功能。这些液体被压缩在每一个细胞内,与细胞膜结合,共同完成重要的生理功能。许多细胞的生理化学反应也需要在细胞内液中完成,细胞内液同时还用于营养和代谢废物的传递和运送。

(2) 细胞外液:包括两部分,细胞间液和血液。细胞和细胞之间、血管以外环绕在组织细胞外的液体,称为细胞间液。细胞外液可被吸收入细胞或血液中,以维持体液的恒定。血液总量约 3.0～4.5 L,占体液总量的 7.5%。另外,细胞外液还包括脊髓和脑的外围液体(脑脊液)、润滑眼睛和关节的液体,呼吸道、胃肠道和生殖泌尿道等组织表面的液体,大约有1L,这些液体只占总体液的小部分,通常不参与体内液体交换。

### 2. 体液含量在个体之间存在差异

人体体重有大部分是来自水的重量,但体液含量并非固定不变,可依年龄、性别、体内脂肪含量、生理情况的改变而有较大的变化。

（1）性别：女性即使不肥胖，其体内脂肪含量也比男性多，而男性肌肉含量比较高。一般成年男性的体液总量约占体重的60%，成年女性的体液总量约占体重的50%。

（2）年龄：年龄越小，体液占体重的百分比越大。新生儿体内含水量最多，约占体重的80%，出生后1个月降至75%，学龄儿童与成人接近，而后体液随着年龄增加而减少。小儿新陈代谢旺盛，需水较多，体表面积相对比成人大，水分易丧失，加上调节系统不够完善，容易引起脱水，后果也较严重，在临床上见到儿童急性脱水时更应注意及时纠正。

（3）机体组织：机体不同组织部分含水量不尽相同，肌肉组织含70%水分，脂肪组织含20%～35%水分，而骨骼及软骨部分仅含10%水分。因此若按体重百分比来计算，肥胖者体液总量较瘦人少，对脱水的耐受性也差。

## 二、水的生理功能

### 1. 构成细胞和体液的重要组成成分

人体内的水有两种存在形式，一部分可以流动的称为自由水；一部分与蛋白质和糖类结合存在的称为固态水，又称为结合水，它们都是组织细胞的构成成分，对于维持器官形态、硬度、弹性等都起着重要作用。

成人体内水分含量约占体重的60%，血液中水的含量占80%以上，水广泛分布在组织细胞内外，构成人体的内环境。机体细胞生活在体液之中，细胞通过体液与外界进行物质交换，吸收营养物质，排出代谢废物。

### 2. 参与新陈代谢

水可使单糖、氨基酸、脂蛋白等营养素及激素被输送到机体各组织细胞并发挥其生理功能，还可促进体内代谢产物的排泄。水是物质进行化学反应的良好媒介，水还普遍参与体内水解、氧化、还原及水合等多种生化反应过程，如参与蔗糖分解成葡萄糖和果糖。

### 3. 调节体温

调节体温是水的最重要的功能之一。水具有比热大、蒸发热大及流动性大的特点，可使体温不因机体内外环境的温度改变而有明显变化，并使物质代谢产生的热能在体内得以迅速均匀的分布。

### 4. 润滑作用

机体一些腔隙内的液体（如口腔的唾液、眼球的泪液、关节液、脑脊液、腹膜腔液体）都含有大量水分。这些水对眼球、呼吸道、消化道及关节囊等具有良好的润滑作用，可以减少器官之间的摩擦，有利于机体活动。

### 5. 调节酸碱平衡

水作为酸碱平衡缓冲物质如碳酸氢盐缓冲系统、磷酸盐缓冲系统等的良好溶剂在体内的酸碱平衡调节中发挥重要作用。另外，机体通过肾脏、肺脏和皮肤等对水排出的调节，也是保证体内酸碱平衡的重要措施。

### 6. 缓冲和保护作用

细胞内液介于血管内和细胞间液之间，就像有一个储存或缓冲区。细胞外液还可以透过细胞半透膜自由交换，使细胞内外的电解质浓度保持平衡。脊髓和脑的外围液体（脑脊液），润滑眼睛和关节的液体，呼吸道、肠胃道和生殖泌尿道等组织表面的液体起到保护、润滑和滋养作用。

### 三、水的种类

正常成年人在一般情况下,每天摄取水的总量约 2 000～2 500 mL,其种类有:

1. 饮水

包括茶、汤、流质,每天进入量约 1 200 mL。一些饮料如啤酒、葡萄酒、柠檬水含水可达 90%～95%,甚至更多。

2. 食物水

水是食品中含有的重要组成成分。每日随食物的进水量约 1 000 mL,因食物数量和种类而异。被用作食品的动植物新鲜组织含有大量的水:肉中含水 60%～80%(依脂肪的含量而异),蔬菜类及水果类含水 80%～90%,奶类含水 87%～89%。保存良好的植物种子含水 10%～15%。谷类食品经过加工后,水分大量增加,如面包含水约达 40%～50%。摄取普通膳食时,一昼夜随同食物进入体内的水约为 1L。

3. 代谢水

食物中有机物质如糖、脂肪及蛋白质的氢在体内被氧化后形成代谢水,亦称内生水。每 100 g 脂肪、糖或蛋白质在体内氧化分解,产水量分别为 107 mL、55 mL 和 41 mL。大致在体内每 100 kcal 热量的产生伴有 10 mL 水的生成。一般情况下,代谢水量比较恒定,如果每天产生 3 000 kcal 热量,大约每天代谢水量 300 mL。

### 四、水的需要量

体内液体的进出交换远大于任何营养素。婴儿每天平均有 15% 的水进行交换,而成年人平均每天有 6% 的水进行交换。由于水参与所有的生理反应,必须维持适当的水平衡。

1. 水平衡调节

体内水的正常平衡受口渴中枢、垂体分泌的抗利尿激素及肾脏调节。正常人每日水的来源和排出量维持在 2 500 mL 左右,处于动态平衡状态。机体水的来源包括饮水、摄入的食物及机体的代谢;水的排出方式主要有呼吸蒸发、皮肤蒸发、粪便排出、尿排出等(表 2-9)。

**表 2-9　正常人每日水的出入量**(mL)

| 摄入量 | | 排出量 | |
|---|---|---|---|
| 饮水 | 1 200 | 呼吸蒸发 | 350 |
| 食物水 | 1 000 | 皮肤蒸发 | 500 |
| 代谢水 | 300 | 粪便排出 | 150 |
| — | — | 尿排出 | 1 500 |
| 总量 | 2 500 | 总量 | 2 500 |

引自:刘粤梅.生物化学.北京:人民卫生出版社,2007.

2. 水缺乏和过多

(1)水缺乏:人体内水分供给的自我调节,其可接受的变动范围并不大。水摄入不足或水丢失过多引起体内水分流失量达到体重的 1% 称为脱水。当体内水分流失为体重的 10%,即为严重脱水,可导致生命危险。水缺乏的类型根据水与电解质丢失比例的不同,分为 3 种类型。

① 高渗性脱水:其特点是以水的丢失为主,电解质丢失相对较少。当失水量占体重的 2%~4%时为轻度脱水,表现为口渴、尿少、尿比重增高及工作效率降低等。失水量占体重的 4%~8%时,为中度脱水,除上述症状外,可见皮肤干燥、口舌干裂、声音嘶哑及全身软弱等表现。如果失水量超过体重的 8%,为重度脱水,可见皮肤黏膜干燥、高热、烦躁、精神恍惚等。若失水达 10%以上,可危及生命。

② 低渗性脱水:以电解质丢失为主,水的丢失较少。此种脱水的特点是循环血量下降,血浆蛋白质浓度增高,细胞外液低渗,可引起脑细胞水肿、肌肉细胞内水过多并导致肌肉痉挛。早期多尿,晚期尿少甚至尿闭,尿比重低,尿 $Na^+$、$Cl^-$ 降低或缺乏。

③ 等渗性脱水:此类脱水是水和电解质按比例丢失,体液渗透压不变,临床上较为常见。其特点是细胞外液减少,细胞内液一般不减少,血浆 $Na^+$ 浓度正常,兼有上述两型脱水的特点,有口渴和尿少表现。

(2)水过多(水中毒):若水分积留过多,超过体重的 10%,即为水肿。人体如摄入过多的水分而又未能及时排出,可引起水分在体内的潴留,细胞吸收过多水分、肿大而稀释细胞内物质浓度,导致细胞外液渗透压降低及细胞肿胀。可对中枢神经系统造成严重损伤,如因为脑细胞肿胀、脑组织水肿、颅内压增高而引起头痛、恶心、呕吐、记忆力减退、行为异常、神志混乱、嗜睡、惊厥和昏迷等症状,严重病例可发生脑疝。因此在高温下工作或热天剧烈运动,补充水分同时要适当配合盐分的补充,才不致造成水中毒的情况。

(3)水的需要量:水分的质与量和人体健康的关系密切。成人每日需水量为体重的 4%左右,婴儿则为 10%~15%。水的需要量受年龄、生理状况、生活习惯、工作性质、气候等的影响而不同,影响水需要量的主要因素有:① 年龄和生理状况:每单位体重水的需要量依年龄和生理状况而异,婴儿较成年人需要更多水分,2013 版《中国居民膳食营养素参考摄入量》中不同人群水的适宜摄入量见表 2-10。② 体型大小:体型大的人,其暴露在空气中的身体表面积较大,水分的蒸发也相对较多,因此所需摄取的水分也相对较多。③ 运动:激烈运动,会增加体内热量的生成。因此增加排汗量,可降低体内温度,需水量也相应增加。④ 气候:人所处环境的温度越高,需要摄取的水分就越多,当温度由 22 ℃升到 38 ℃时,一个成年人所需的水分则加倍。在热环境中进行体力劳动时,每日需水量应按不同劳动强度的排汗量与气温的函数关系计算,才能保持水平衡,见表 2-11。

表 2-10 中国居民膳食水适宜摄入量(AI)

| 人群 | 饮水量[a]/(L/d) | | 总摄入量[b]/(L/d) | |
|---|---|---|---|---|
| | 男 | 女 | 男 | 女 |
| 0 岁~ | —[c] | | 0.7[d] | |
| 0.5 岁~ | — | | 0.9 | |
| 1 岁~ | — | | 1.3 | |
| 4 岁~ | 0.8 | | 1.6 | |
| 7 岁~ | 1.0 | | 1.8 | |
| 11 岁~ | 1.3 | 1.1 | 2.3 | 2.0 |

| 人群 | 饮水量[a]/(L/d) | | 总摄入量[b]/(L/d) | |
|---|---|---|---|---|
| | 男 | 女 | 男 | 女 |
| 14岁~ | 1.4 | 1.2 | 2.5 | 2.2 |
| 18岁~ | 1.7 | 1.5 | 3.0 | 2.7 |
| 50岁~ | 1.7 | 1.5 | 3.0 | 2.7 |
| 65岁~ | 1.7 | 1.5 | 3.0 | 2.7 |
| 80岁~ | 1.7 | 1.5 | 3.0 | 2.7 |
| 孕妇(早) | — | +0.2[e] | — | +0.3 |
| 孕妇(中) | — | +0.2 | — | +0.3 |
| 孕妇(晚) | — | +0.2 | — | +0.3 |
| 乳母 | — | +0.6 | — | +1.1 |

引自:中国营养学会.中国居民膳食营养素参考摄入量速查手册(2013版).北京:中国标准出版社,2014.

注:a. 温和气候条件下,轻体力活动水平。如果在高温或进行中等以上身体活动时,应当增加水摄入量。b. 总摄入量包括食物中的水以及饮水中的水。c. 未制定参考值者用"—"表示。d. 来自乳母。e. 表示在同龄人群参考值基础上额外增加量

表2-11 成年人在不同气温与劳动强度下的需水量

| 气温(℃) | 需水量(L/d) | | | |
|---|---|---|---|---|
| | 轻劳动 | 中等劳动 | 重劳动 | 极重劳动 |
| 41~45 | 3.6 | 10.5~11.4 | 11.4~12.5 | 13.3~13.6 |
| 36~40 | 3.5 | 9.2~10.1 | 9.8~10.9 | 10.5~11.9 |
| 31~35 | 3.4 | 7.9~8.8 | 8.2~9.4 | 8.8~10.1 |
| 25~30 | 3.3 | 6.3~7.5 | 6.3~7.8 | 6.7~8.3 |

引自:孙秀发.临床营养学.2版.北京:科学出版社,2009.

(李春玉)

# 第3章　食物中的生物活性成分、肠道菌群

食物中除了含有前面章节讲到的各种营养素之外，还含有许多生物活性成分，植物性食物中的生物活性物质称为植物化学物，动物性食物中也含有一些特殊成分。近年来，大量研究发现肠道菌群与人体健康息息相关，和食物中的生物活性成分以及各种营养素一样，对维持人体健康至关重要。

## 第1节　植物化学物

植物性食物中除富含蛋白质、脂肪、碳水化合物、维生素和矿物质等人体必需的各种营养素之外，还含有酚类化合物、有机硫化物、萜类化合物、皂苷类化合物、植物甾醇、类胡萝卜素、植酸等多种植物化学物，对人体健康起着重要的作用。

### 一、概述

大量人群流行病学研究和实验室研究表明，长期足量摄入谷类、蔬菜和水果等植物性食物，有助于维护人体健康、调节生理功能和预防某些慢性病，这一现象并不能完全归功于植物性食物富含多不饱和脂肪酸、B族维生素和维生素C、微量元素等已知的人体必需营养素，其含有的已知必需营养素以外的许多化学成分也起着至关重要的作用。这些存在于植物性食物中的化学物质含量甚微，是植物进化过程中为适应环境而生成的各种生物活性成分，除个别是维生素的前体物（如β-胡萝卜素）外，其余均非传统营养素成分，故称之为植物化学物。植物化学物是植物能量代谢过程中产生的多种中间或末端低分子量次级代谢产物，对植物本身可维系植物与其生长环境之间的相互作用，作为植物生长调节剂或形成植物色素，保护植物不受微生物、昆虫及杂草侵害等功能。

植物化学物种类繁多，据推测有6万～10万，而现在所研究的植物化学物仅仅是其中很小的一部分。根据化学结构或者功能特点，目前已知植物化学物的种类、食物来源及生物活性见表3-1。

表3-1　植物化学物的分类、常见食物来源及生物学功能

| 名称 | 代表化合物 | 食物来源 | 生物活性 |
|---|---|---|---|
| 酚类化合物 | 原儿茶酸、绿原酸、白藜芦醇、黄酮类 | 各类植物性食物，尤其是深色水果、蔬菜和谷物 | 抗氧化、抗炎、抑制肿瘤、调节毛细血管功能 |
| 有机硫化物 | 异硫氰酸盐、烯丙基硫化物 | 十字花科和葱蒜类蔬菜 | 杀菌、抗炎、抑制肿瘤细胞生长 |
| 萜类化合物 | 单萜、倍半萜、二萜、三萜、四萜 | 柑橘类水果 | 杀菌、防腐、镇静、抑制肿瘤作用 |

| 名称 | 代表化合物 | 食物来源 | 生物活性 |
|---|---|---|---|
| 皂苷类化合物 | 甾体皂苷、三萜皂苷 | 酸枣、枇杷、豆类 | 抗菌及抗病毒作用、增强免疫功能 |
| 植物甾醇 | β谷固醇、豆固醇 | 豆类、坚果、植物油 | 抗炎和退热作用、抑制胆固醇吸收 |
| 类胡萝卜素 | 胡萝卜素、番茄红素、玉米黄素 | 玉米、绿叶菜、黄色蔬菜及水果 | 抗氧化、增强免疫功能、预防眼病 |
| 植酸 | 肌醇六磷酸 | 各种可食植物种子 | 抗氧化作用、抑制淀粉及脂肪的消化吸收 |

引自：孙长颢.营养与食品卫生学.8版.北京：人民卫生出版社，2017.

随着研究的不断深入，部分植物化学物与慢性病关系的证据进一步加强，中国营养学会依据循证营养学的原理和方法，在《中国居民膳食营养素参考摄入量（2013 版）》中建议了部分植物化学物的特定建议值（SPL）和可耐受最高摄入量（UL），见表 3-2。

表 3-2　中国成人部分植物化学物 SPL 和 UL 值

| 植物化学物 | SPL 值 | UL 值 |
|---|---|---|
| 植物甾醇（g/d） | 0.9 | 2.4 |
| 植物甾醇酯（g/d） | 1.5 | 3.9 |
| 番茄红素（mg/d） | 18 | 70 |
| 叶黄素（mg/d） | 10 | 40 |
| 原花青素（mg/d） | — | 800 |
| 大豆异黄酮（绝经后妇女）（mg/d） | 55 | 120 |
| 花色苷（mg/d） | 50 | — |
| 氨基葡萄糖（mg/d） | 1 000 | — |
| 硫酸或盐酸氨基葡萄糖（mg/d） | 1 500 | — |
| 姜黄素（mg/d） | — | 720 |

引自：中国营养学会.中国居民膳食营养素参考摄入量（2013 版）.

本节将对上述几类植物化学物的理化性质、生物学功能和食物来源等分别进行简述。

## 二、酚类化合物

酚类化合物是植物中的一类次生代谢产物，是指芳香烃中苯环上的氢原子被羟基取代所生成的一类化合物，包括了许多有益于健康的化合物。酚类化合物广泛存在于蔬菜、水果、豆类、谷类、茶等植物性食物中，参与植物的生长繁殖过程，赋予植物酸甜苦涩的味道，为植物带来五彩缤纷的颜色，包括蓝、紫、蓝、洋红、红和橙色等，协助植物防御天敌、病原等的侵害。

### 1. 酚类化合物的分类

酚类化合物依其结构可分为酚酸、类黄酮、二苯乙烯、香豆素以及单宁等，其中尤以类黄酮的种类最为多见。

（1）酚酸类：主要由羟基苯甲酸类(包括羟基苯甲酸、香草酸、原儿茶酸、丁香酸和没食子酸、香草酸)和羟基苯丙烯酸类(包括咖啡酸、芥子酸、香豆酸和阿魏酸)两类组成。

（2）类黄酮：包括黄酮、黄酮醇、黄烷酮、黄烷醇、花色苷和异黄酮等。天然状态下的类黄酮多与不同糖基结合形成糖苷衍生物。

（3）二苯乙烯类化合物：此类化合物在植物中的分布并不十分广泛，其代表性物质是白藜芦醇。

（4）单宁：由酚类单体聚合的低聚或多聚物，为相对分子质量为300～3 000的多酚类化合物，包括水解单宁和缩合单宁。

2. 酚类化合物的生物学作用

酚类化合物的多个邻位酚羟基可以和金属离子发生络合反应，并且酚羟基中的邻位酚羟基极易被氧化，多酚本身也能通过疏水键和多位点氢键与蛋白质发生结合，与其他生物大分子如生物碱、多糖等发生分子复合反应，从而发挥各种重要的生物学作用。

（1）抗氧化作用：膳食中酚类化合物最显著的功能就是抗氧化作用。有研究表明，葡萄酒中的白藜芦醇对短暂心肌缺血导致的过氧化损伤具有很确切的预防效果；绿茶茶多酚可抑制小鼠肝脏微粒体中由2,2-偶氮二异丁基脒二盐酸盐引起的过氧化反应。多个人体干预实验证明，摄入儿茶素可降低DNA氧化损伤，提高机体总抗氧化能力。现有人群干预试验研究结果表明，每人每日摄入儿茶素250 mg即可观察到对人体的抗氧化作用。

酚类化合物抗氧化作用的机理包括：① 直接清除自由基酚类化合物，可作为断链型抗氧化剂，捕捉自由基反应链中的过氧自由基，将自由基转变成稳定的产物，阻止或延缓自由基链反应的进行。② 抑制氧化酶系酚类化合物，可以通过抑制一些产生自由基的氧化酶类从而达到清除自由基的作用，如黄嘌呤氧化酶、一氧化氮合成酶等。③ 激活抗氧化酶系酚类化合物，可以激活体内的抗氧化酶系，包括葡萄糖氧化酶、超氧化物歧化酶等，这些抗氧化酶类发挥作用的途径有除去溶解的氧、消除来自食物体系的高氧化物、吸收紫外线、猝灭单线态氧等几个方面。④ 螯合诱导氧化的过渡金属酚类化合物结构，使其具有较强的络合金属离子的能力，可以络合 $Ca^{2+}$、$Cu^{2+}$ 等金属离子，降低过渡金属离子催化的反应速率，阻断 Fenton's 反应和 Haber-Weiss 反应生成中自由基的产生。⑤ 增强其他营养素的抗氧化能力，儿茶素和大豆染料木素与维生素 C、维生素 E 同时存在时具有增强抗氧化能力的协同作用。

（2）抗心脑血管疾病作用：酚类化合物能够抑制血小板的聚集粘连，促进血管内皮细胞一氧化氮的生成，诱导血管舒张，降低血清胆固醇、低密度脂蛋白含量及升高 HDL 含量，抑制新陈代谢中的酶作用，抑制低密度脂蛋白的氧化，降低毛细血管的通透性和脆性，抑制炎症反应等，有助于防止冠心病、动脉粥样硬化和中风等常见心脑血管疾病的发生。芦丁、葛根素、银杏黄酮等黄酮类化合物目前已应用于心血管疾病的治疗。丹参、银杏叶、山楂、葛根等许多含有酚类化合物的中药材也常常被用于治疗心血管疾病。

（3）抑菌及抗病毒作用：膳食中酚类化合物对多种细菌、真菌、酵母菌都有明显的抑制作用，尤其对霍乱弧菌、志贺痢疾杆菌、伤寒沙门菌、溶血性链球菌和金黄色葡萄球菌等常见致病细菌有很强的抑制能力，并且不影响生物体本身的生长发育。石榴皮中酚类化合物对大肠杆菌和枯草芽孢杆菌有较好的抑制作用。茶多酚可以通过优先破坏细胞膜的结构来抑制绿脓假单胞菌的生长繁殖，也可以增加绿脓假单胞菌细胞膜内外的通透性和促使绿脓假单胞菌释放小分子物质瓦解细胞膜的结构。茶多酚还可以抑制链球菌在牙齿表面的吸附和抑制幽门螺杆菌的生长。酚类化合物还具有抗病毒作用。有专家发现天竺葵的多酚类提取物具有抗流感病毒的活性。口服水解单宁能抑制艾滋病，延长潜伏期。茶多酚提取物能够抑制甲、乙型流感病毒，儿茶素能够抑制人体呼吸系统合胞体病毒。茶多酚对于甲肝病毒和肠胃炎病毒等也有较强的抑制作用。

（4）抗癌作用：大量的流行病学研究以及动物试验都证明酚类化合物可以阻止和抑制癌症的发病。大量动物试验表明，儿茶素对化学致癌物诱导的皮肤、口腔、食管、胃、肝、肺等器官肿瘤均有防癌和抗癌作用，但人群干预研究较少，已有的干预实验结果显示，摄入儿茶素相关制品，可降低前列腺癌和口腔癌的发生风险。酚类化合物的防癌、抗癌作用机理主要与其抗氧化、抗突变，抑制致癌物、促癌剂和癌细胞增殖，诱导癌细胞凋亡，抑制致癌基因表达，调控信号传导及影响机体酶活性，调节机体免疫等作用有关。目前国际上在人群抗癌研究方面关注比较多的酚类化合物包括茶多酚和大豆异黄酮等。茶多酚能够抑制亚硝酸盐化合物的生成，对胃癌、肝癌、肺癌及白血病细胞等具有抑制作用。日本国内统计资料显示，绿茶消费较多的地区，居民胃癌发病率较低。大豆异黄酮还可以通过抑制血管瘤的形成、竞争性结合雌激素受体、抑制丝裂原活化蛋白酶和核因子——$\kappa$B 信号传导通路，从而对乳腺癌、前列腺癌、结肠癌、胃癌及肺癌产生抑制。

（5）其他作用：除上述生物学作用外，酚类化合物还具有抗突变、抗炎、抗辐射、调节免疫、改善视力、降血糖、类雌激素样活性及改善绝经后骨质疏松作用等。槲皮素具有清除活性氧的活性，有助于减轻炎症反应，改善前列腺炎症状。花色苷通过减轻氧化应激损伤和抑制炎症反应信号途径减少炎症因子的表达，发挥抗炎作用。姜黄素对急性、亚急性和慢性炎症均具有抗炎作用。大豆异黄酮在内源性雌激素水平较低时，表现为雌激素样作用；在体内雌激素水平较高时，表现为抗雌激素作用，被认为是选择性雌激素受体调节剂。Meta 分析显示，绝经后女性每日补充大豆苷元 3 个月及以上，可明显改善围产期症状，有效减少潮热的发作频率。大豆异黄酮在绝经后妇女表现为弱雌激素作用，抑制骨吸收，加强成骨细胞的活性，明显增加腰椎骨密度，改善骨质疏松。

3. 酚类化合物的特定建议值（SPL）和可耐受最高摄入量（UL）

（1）儿茶素：儿茶素的人体实验研究多以茶的研究为主，大部分干预实验和观察研究都提示增加茶饮用量在抗氧化、心血管疾病等健康效益方面都得到阳性的结果，但也有一些观察性实验出现了负性结果。由于研究样品多以茶为主，准确定性和定量存在困难，潜在的影响因素也较多，尚不足确定儿茶素的健康益处和特定建议值。儿茶素为安全性较高的物质。目前没有国际组织制定其 UL 值。食品添加剂联合专家委员会（JEFCA）认为儿茶素为主体的茶多酚为安全物质。美国 FDA 将儿茶素列为一般安全性物质。我国将茶多酚作为抗氧化剂，属于食品添加剂范畴。

（2）大豆异黄酮：我国女性大豆异黄酮摄入量为 39.9～50.3 mg/d。大豆异黄酮降低女性绝经前和绝经后乳腺癌发病风险的最低水平（LOEL）分别为 21 mg/d 和 55 mg/d，减少乳腺癌的复发风险的 LOEL 约为 50 mg/d；改善围绝经期综合征和绝经后骨质疏松的 LOEL 分别为 60 mg/d 和 76 mg/d，而改善绝经后骨质疏松的有效剂量一般为 80 mg/d。中国营养学会在《中国居民膳食营养素参考摄入量（2013 版）》中建议大豆异黄酮 SPL 值为 55 mg/d，主要针对的是绝经后妇女预防乳腺癌的发生。绝经后女性每日补充大豆异黄酮 120 mg/d，连续 3 年后,未观察到明显的不良反应;每日补充大豆异黄酮 150 mg/d,连续 5 年后,子宫内膜增生率显著增加。据此,《中国居民膳食营养素参考摄入量(2013 版)》确定大豆异黄酮 UL 值为 120 mg/d。

(3) 白藜芦醇:目前关于白藜芦醇的人群干预试验和大型的观察性研究很少,无法确定其 SPL 值。白藜芦醇在人体内的耐受性良好,即使口服 5 g/d,也未发现系统性不良反应,基于相关安全性评价的数据,目前尚无足够的证据给出其 UL 值。

(4) 原花青素:相关研究显示,原花青素 200 mg/d 可降低心血管疾病的风险,原花青素为葡萄籽提取物的主要成分。《中国居民膳食营养素参考摄入量(2013 版)》建议原花青素 UL 值为 800 mg/d。

(5) 槲皮素:大量流行病学观察资料和人群干预实验结果显示,增加槲皮素摄入量可降低肺癌、胃癌、结直肠癌以及心血管疾病等慢性病的发病风险。一些人群干预试验结果显示,给予受试者一定剂量的槲皮素后,槲皮素呈现一定的生物学作用。但也有一些人群干预试验得到了阴性的研究结果。我国未给出槲皮素的 SPL 值。现有人群资料也不足以推导出槲皮素的 UL 值。

(6) 花色苷:目前尚没有其他国际组织或学术团体公布花色苷的适宜摄入量标准。根据我国广州地区的研究,人群花色苷摄入水平为 43.1 mg/d,当摄入量大于 52.5 mg/d 时可明显升高调查对象血浆 HDL-C 水平,产生健康促进作用。《中国居民膳食营养素参考摄入量(2013 版)》建议花色苷的 SPL 值为 50 mg/d。目前尚未发现花色苷对人和动物的不利影响,还不能进行定量的危险评估,无法推导出其 UL 值。

(7) 姜黄素:健康人群姜黄素食用的研究资料很少,已有的研究样本量小,研究期限从 7 天到 6 个月,剂量范围达 10 mg 到 8 g,我国未给出姜黄素的 SPL 值。WHO/FAO 食品添加剂专家委员会推荐姜黄素的无可见有害作用水平(NOAEL)确定为 250～320 mg/kg,中国营养学会据此建议成年人姜黄素的 UL 为 720 mg/d。

## 三、有机硫化物

有机硫化物是广泛存在于自然界中分子结构含有硫元素并具有特殊生理活性的有机化合物。植物性食物含量较高且研究较深入的有两类,一类是来源于十字花科蔬菜(如花椰菜、甘蓝、卷心菜、白菜、芥菜、小萝卜、辣根、水田芥等)的异硫氰酸盐,其前体为几乎没有生物活性的芥子油苷(又名硫代葡萄糖苷,简称硫苷);另一类是来源于百合科葱属(如大蒜、洋葱、葱等)的烯丙基硫化物,其前体为蒜氨酸和 γ-谷氨酰-S-烯丙基-半胱氨酸。

### 1. 异硫氰酸盐

芥子油苷广泛分布于 3 000 多种十字花科蔬菜中,在蔬菜收割、加工或咀嚼时与其中的黑芥子酶或葡萄糖硫苷酶相接触并水解,生成异硫氰酸盐、硫氰酸盐和腈等。异硫氰酸盐(ITCs)有 100 多种,是一类具有共同的"—N=C=S"化学基团的小分子化合物,其人体每日膳食摄入量约为 10～50 mg,素食者最高可达 100 mg 以上。广为研究的 ITCs 有 20 多种,常见的异硫氰酸盐有烯丙基异硫氰酸盐(AITC)、苯甲基异硫氰酸盐(BITC)、苯乙基异硫氰酸盐(PEITC)和莱菔硫烷(SFN)等。中国大白菜中主要含有 AITC,芹菜中主要含有 BITC,水芹中主要含有 PEITC,西兰花、西兰花芽中主要含有 SFN。

动物试验表明,异硫氰酸盐对啮齿类动物食管癌、前胃癌、肝癌、乳腺癌、肺癌有明显的阻断作用。流行病学研究表明,摄入十字花科蔬菜对结肠和直肠癌有保护作用,摄入富含ITCs的膳食可以降低人患癌症的风险。

异硫氰酸盐除有明显的抗癌作用之外,大量动物试验研究还发现,SFN对高血压有治疗作用。SFN通过阻断动脉内的脂质沉积的形成,延迟氧化损害而导致的动脉阻塞,具有明显减少高血压小鼠动脉狭窄的趋势。还有研究结果表明,低浓度的SFN可以保护人类视网膜细胞对抗具有氧化性的物质,对白内障有很好的治疗作用。

异硫氰酸盐还具有抗菌、抗炎、增强机体免疫力、抑制微管蛋白多聚化和组蛋白去乙酰化等多方面生物学作用。还有动物试验表明,AITC具有致突变性,可引起雄性大鼠膀胱移行上皮细胞乳头状瘤,说明异硫氰酸盐也具有细胞毒性的作用。

目前,国外对异硫氰酸盐类的推荐应用很少,美国FDA健康与服务部推荐膳食补充剂二吲哚甲烷的摄入量为男性50~250 mg/d,女性为50~200 mg/d。因缺乏异硫氰酸盐与健康关系研究的确切证据,中国营养学会未提出异硫氰酸盐的SPL值。但有一点是肯定的,多食用十字花科蔬菜有益于人体健康。

### 2. 烯丙基硫化物

百合科葱属植物富含有机硫化物,尤以大蒜的含量最为丰富。大蒜中至少含33种不同种类的有机硫化物,其中主要为γ-谷氨酰基-S-烯丙基-半胱氨酸和蒜氨酸等。γ-谷氨酰基-S-烯丙基-半胱氨酸在γ-谷氨酰转肽酶的催化下可转化为水溶性的烯丙基硫化物,包括S烯丙基半胱氨酸(SAC)、S-烯丙基巯基半胱氨酸(SAMC)等。蒜氨酸在蒜氨酸酶的作用下迅速生成大蒜素,大蒜素性质极不稳定,在室温下易分解成多种不同的脂溶性的烯丙基硫化物,包括二烯丙基一硫化物(DAS)、二烯丙基二硫化物(DADS)、二烯丙基三硫化物(DAT)和阿藿烯等。水溶性烯丙基硫化物没有特殊臭味,是大蒜提取液的主要成分,脂溶性烯丙基硫化物有特殊的刺激性臭味,是大蒜油和大蒜浸油的主要成分。

（1）烯丙基硫化物的生物学功能

① 抗微生物作用:大蒜被广泛用于防治急性胃肠道传染病和白喉、肺结核、流感、脊髓灰质炎等,其机制可能为通过竞争性抑制巯基化合物,或通过对巯基的氧化,使微生物生长繁殖密切相关的巯基酶失活,或非竞争性抑制某些酶的活性,抑制或杀灭多种致病性细菌、真菌甚至原虫。而DAT和DAS主要通过减少细菌的养分摄取,抑制蛋白质、核酸和脂质的合成,降低胞膜中脂质的含量,破坏胞壁结构,减慢细胞生长,而抑制革兰阳性菌、革兰阴性菌和真菌细胞等的生长,并用于治疗相应的感染性疾病。随机病例对照试验研究结果证明,大蒜素具有预防和治疗感冒的作用。

② 抗氧化作用:大蒜及其烯丙基硫化物组分能消除羟自由基、超氧阴离子自由基等活性氧,抑制脂质过氧化,诱导超氧化物歧化酶、谷胱甘肽过氧化物酶和过氧化氢酶等抗氧化酶,提高机体抗氧化能力。

③ 抗癌作用:烯丙基硫化物的抗肿瘤作用除与烯丙基有关外,还与硫原子数量和化合物的对称性有关。硫原子数越多且结构对称,则抗癌作用越好,而符合该结构的多为脂溶性成分,故目前研究较多的是大蒜中抗肿瘤活性较好的脂溶性烯丙基硫化物。

流行病学研究证实,富含大蒜的膳食能够降低多种癌症的患病风险。进食大蒜患结肠癌的危险度比不进食大蒜低0.68;男性摄入大蒜及其他葱属植物蔬菜10 g/d以上,患前列腺癌的危险性比摄入2 g/d者低50%。动物实验研究证实烯丙基硫化物能预防和抑制由多种化学致癌物所诱发的癌症。DAS可以抑制小鼠食管癌、胃癌、结肠癌、乳腺癌和肺癌等。DADS可明显抑制大鼠体内的人胃癌细胞模型癌细胞的增殖，降低恶性程度，促使向成熟方向分化。DATS可以抑制小鼠体内外源性前列腺癌细胞的增殖，并与细胞凋亡因子有关。烯丙基硫化物的抗癌作用主要通过调节致癌物代谢、阻滞细胞周期、诱导细胞凋亡、增强细胞组蛋白乙酰化、抑制细胞增殖、消除自由基和抗氧化、抑制端粒酶活性、诱导细胞分化和抑制肿瘤转移等多方面实现。

④ 调节血脂作用：烯丙基硫化物一方面能够通过抑制肝脏胆固醇的合成和肠道胆固醇的吸收、促进胆固醇转化为胆汁酸、加快胆固醇排泄来降低血浆胆固醇含量，另一方面还可减少血管壁的胆固醇沉积和动脉粥样硬化斑块的形成。动物实验表明，烯丙基硫化物可显著降低低密度脂蛋白及极低密度脂蛋白的含量，增高高密度脂蛋白水平。

⑤ 抗血栓作用：大蒜粉不仅可以通过抑制凝血酶的生成和血小板聚集阻止血栓形成，还可以激活纤溶蛋白酶原和纤溶蛋白促进血栓溶解。阿霍烯是血栓形成的天然抑制剂，它可以抑制由ADP、凝血酶、花生四烯酸和胶原蛋白等多种诱导剂引起的血小板聚集，直接与纤维蛋白原受体相互作用，阻断纤维蛋白原的促血小板黏附作用，通过降低血小板酪蛋白磷酸酶活性，调节血小板浆膜黏滞度，抑制血小板聚集。阿霍烯和大蒜提取液还可抑制环加氧酶的活性，通过抑制血栓素 $A_2$ 的释放，改变花生四烯酸的代谢，进而抑制血小板聚集。

⑥ 其他作用：烯丙基硫化物还具有调节免疫作用、去屑止痒、软化皮肤角质层、保护肝脏、降血糖和降血压等生物学功效。

（2）烯丙基硫化物的特定建议值（SPL）和可耐受最高摄入量（UL）：中国营养学会暂未提出烯丙基硫化物的SPL值。到目前的研究为止，烯丙基硫化物的急性、亚急性、亚慢性、慢性毒性、生殖和发育毒性试验均无阳性结果，也未发现过量食用而出现的中毒现象，因此无法对烯丙基硫化物进行定量的风险评估，从而无法确定其UL值。

## 四、萜类化合物

萜类化合物是以异戊二烯为基本单元，以不同方式首尾相接构成的一大类化合物。萜类化合物种类繁多，根据其异戊二烯单位的多少，可将常见萜类化合物分为单萜、倍半萜、二萜、三萜、四萜和多萜。单萜类化合物是挥发油的组分，由2个异戊二烯单元聚合而成，多数具有较强的香气和生理活性，如辣薄荷酮具有止咳、平喘、抗菌的作用。倍半萜化合物可存在于挥发油中，由3个异戊二烯单元聚合而成，多具有香气和生物活性，如青蒿素具有抗恶性疟疾的作用。二萜类化合物由4个异戊二烯单元聚合而成，绝大多数不具挥发性，如银杏内脂为治疗心血管疾病的有效药物。三萜类化合物由6个异戊二烯单元聚合而成，皂苷类化合物、植物甾醇均属于此类，本节第五部分和第六部分将分别对其详细介绍。四萜类化合物由8个异戊二烯单元聚合而成，番茄红素、叶黄素、玉米黄素等类胡萝卜素即属于此类，本节第七部分将对其详细介绍。

## 五、皂苷类化合物

皂苷类化合物，又叫皂素，是由皂苷元与糖构成的一类糖苷，与水混合振摇时可生成持久性的似肥皂泡沫状。组成皂苷类化合物的糖常见的有葡萄糖、半乳糖、鼠李糖、阿拉伯糖、木糖、葡萄糖醛酸和半乳糖醛酸等。皂苷类化合物主要分布于陆地高等植物中，许多中草药如人参、三七、知母、桔梗、远志、甘草和柴胡等的主要有效成分都含有皂苷类化合物。

皂苷类化合物可以分为两类,苷元为螺旋甾烷类(C27 甾体化合物)的皂苷类化合物称为甾体皂苷,主要存在于薯蓣科、百合科和玄参科等,燕麦皂苷 D 和薯蓣皂苷最为常见;苷元为三萜类的皂苷类化合物称为三萜皂苷,主要存在于双子叶植物如豆科、五加科、伞形花科、桔梗科、毛茛科等,其种类比甾体皂苷多,分布也更为广泛,很多重要的中药如人参、三七、绞股蓝、柴胡、黄芪等所含的皂苷类化合物均为三萜皂苷。

皂苷类化合物的生物学作用有:

(1) 免疫调节作用:皂苷类化合物是很多中药免疫调节作用的活性成分。如人参皂苷能明显增加动物免疫器官重量、碳粒廓清指数、血清溶血素含量,促进小鼠脾淋巴细胞增殖,提高自然杀伤细胞活性。多种皂苷类化合物具有免疫调节活性或免疫佐剂作用,部分还有双向调节作用,有利于免疫性疾病中免疫失衡的纠偏,对于开发成治疗类风湿关节炎等免疫性疾病的药物有重要意义。

(2) 抗骨质疏松作用:常用中药如人参、三七、续断、牛膝等所含有的皂苷类化合物具有显著的抗骨质疏松作用。

(3) 抗肿瘤作用:大豆皂苷、人参皂苷、薯蓣皂苷、三七皂苷等皂苷类化合物均具有良好的抗肿瘤作用,除了直接杀伤和抑制癌细胞的作用外,皂苷类化合物在阻遏癌症的启动、延缓癌症的演进、诱导癌细胞的再分化、抑制肿瘤血管生成、抑制癌细胞的转移、增强机体免疫功能等多个方面具有良好的活性。

(4) 抗氧化作用:人参皂苷能通过提高机体内超氧化物歧化酶、过氧化氢酶、谷胱甘肽过氧化物酶活性,减少过氧化脂质、丙二醛含量,提高机体的抗氧化能力。

(5) 抗病毒作用:大豆皂苷具有广谱的抗毒能力,能明显抑制 $CoxB_3$(柯萨奇病毒 $B_3$)、HSV1(单纯疱疹病毒)病毒的增殖,对 HSV1、ADVⅡ(腺病毒)等 DNA 病毒和 Polio(脊髓灰质炎病毒)、$CoxB_3$ 等 RNA 病毒均有明显作用。甘草酸苷对 SARS 病毒复制具有非常强的选择性抑制作用,在病毒复制早期还能抑制病毒的吸附和穿膜,在病毒的吸附期及吸附期以后都是非常有效的,推测其可能的作用机制是影响细胞的信号传导通路。

(6) 其他生物活性:皂苷类化合物还有抗心律失常、抗高血压、抗动脉粥样硬化以及降血脂、降血糖等其他生物活性。皂苷类化合物能对抗由化学药物或胃酸分泌过多所致的胃溃疡,提高慢性胃损伤的治愈率,还对由红藻氨酸盐诱导的小鼠海马神经元兴奋性中毒以及环磷酰胺诱发的心脏毒性具有显著的保护作用。

## 六、植物甾醇

植物甾醇,又称植物固醇,属于植物性甾体化合物。植物甾醇主要包括 β-谷固醇、菜油固醇、豆固醇和相应的烷醇等,均以环戊烷全氢菲为主架结构,并含有醇基。植物甾醇与胆固醇结构类似,主要来源于各种植物油、种子、坚果、豆类等,也少量存在于蔬菜、水果等植物性食物中。部分食物中植物甾醇的含量见表 3-3。人体每日植物甾醇的摄入量与胆固醇相当,为 150～400 mg。

表 3-3　部分食物中植物甾醇的含量(mg/100 g 可食部)

| 食物名称 | 植物甾醇含量 | 食物名称 | 植物甾醇含量 | 食物名称 | 植物甾醇含量 |
|---|---|---|---|---|---|
| 全麦粉 | 85.49 | 苹果(均值) | 10.89 | 大白菜 | 12.52 |
| 玉米粉 | 60.46 | 桃(均值) | 7.41 | 白萝卜(均值) | 5.08 |
| 大米(均值) | 13.62 | 西瓜(均值) | 1.84 | 冬瓜 | 1.20 |
| 玉米胚芽油 | 1 032.07 | 橙子(均值) | 28.47 | 油麦菜 | 31.15 |
| 菜籽油(均值) | 517.14 | 橘子 | 25.53 | 胡萝卜 | 19.29 |
| 豆油(均值) | 307.34 | 梨(均值) | 13.934 | 豆角 | 14.59 |
| 花生油(均值) | 245.12 | 香蕉 | 13.57 | 芹菜 | 14.11 |

引自:韩军花,等.中国常见植物食物中植物甾醇的含量和居民摄入量初估.

1. 植物甾醇的生物学功能

植物甾醇的降胆固醇作用发现的最早,研究也最为深入。

(1) 降胆固醇作用:植物甾醇可以通过抑制胆固醇的吸收、减少胆固醇的合成、促进胆固醇的排泄等多方面发挥降低胆固醇的作用。能溶解于小肠腔内的胆汁酸微粒团(主要由磷脂、甘油酸酯、脂酸、胆固醇和其他物质组成,属于油性溶剂,具有一定的溶解度)是胆固醇被吸收的必要条件。植物甾醇在结构上与胆固醇类似,且其疏水性高于胆固醇,可与胆固醇发生竞争作用,抑制胆固醇与胆汁结合形成可溶性胆汁酸微粒团,降低微粒团中胆固醇含量,从而减少胆固醇的吸收,并促进胆固醇在肠道内经粪便排除。植物甾醇也通过抑制蛋白的异戊二烯化而部分阻止胆固醇的从头合成。美国 FDA 指出,植物甾醇可以有效降低血清总胆固醇和低密度脂蛋白胆固醇(LDL-C)水平,降低心脏病的风险。我国成人血脂异常防治指南提到,植物甾醇可用于降低血清 LDL-C 水平,从而降低冠心病的危险性。

(2) 抗癌作用:人群研究表明,植物甾醇可以降低肺癌、胃癌、结肠癌、乳腺癌、宫颈癌、皮肤癌等癌症的发病风险。

(3) 其他作用:研究证明植物甾醇可降低体内 C 反应蛋白水平,具有一定的抗炎作用,而且没有可的松类激素药物的副作用。植物甾醇还具有抗氧化的作用。植物甾醇还具有抗病毒作用,在体外可明显拮抗 HIV 诱导的细胞病理改变,阻断人巨细胞病毒感染细胞抗原的表达,在早期阻断与单纯疱疹病毒有关的传代细胞抗原的表达。植物甾醇可以引起实验动物雌激素效应,提示其对生殖系统具有潜在的影响。

2. 植物甾醇的特定建议值(SPL)和可耐受最高摄入量(UL)

美国 FDA 将植物甾醇及其酯类批准为 GRAS(一般认为安全)物质,欧盟食品科学委员会也认为人类食用植物甾醇酯类人造黄油是安全的。我国前卫生部批准了植物甾醇和植物甾醇酯为新资源食品,可在除婴幼儿食品外的各类食品中使用,植物甾醇最高限量为 2.4 g/d,植物甾醇酯最高限量为 3.9 g/d。中国营养学会确定我国居民植物甾醇的 SPL 值为 1.5 g/d,UL 值为 2.4 g/d,植物甾醇酯的 UL 值为 3.9 g/d。

## 七、类胡萝卜素

类胡萝卜素是一类普遍存在于各类植物性食物中表现为黄、橙、红以及紫色的天然色素的总称,天然的类胡萝卜素约有 700 种,对人体营养有意义的有 40～50 种。类胡萝卜素可分为:包含氧原子的类胡萝卜素,如叶黄素、玉米黄素,被称作叶黄素类;不含氧原子的类胡萝卜素,如 α-胡萝卜素、β-胡萝卜素、γ 胡萝卜素与番茄红素,被称作胡萝卜素类。类胡萝卜素均不溶于水,溶于脂肪和脂肪溶剂,亦称脂色素。在胡萝卜素的三种异构体中,β-胡萝卜素含量最高,三者均能转化为维生素 A,而番茄红素、叶黄素、玉米黄素等不具有维生素 A 原的活性,但对慢性病的预防有重要意义。

**1. 番茄红素**

番茄红素在自然界中分布很广泛,主要是存在于成熟的红色水果和蔬菜等植物性食物中,在秋橄榄浆果中的含量较高,番茄、西瓜、番石榴、番微果、木瓜、葡萄、草莓、苦瓜籽、萝卜、胡萝卜、红肉脐橙、甜杏、红色葡萄、柚子等均含有番茄红素。

(1) 番茄红素的生物学功能

① 抗氧化作用:番茄红素能淬灭单线态氧并清除自由基,其清除单线态氧的能力是维生素 E 的 100 倍,是 β-胡萝卜素的 2 倍多。番茄红素能显著增强超氧化物歧化酶的活性,能增强谷胱甘肽还原酶和谷胱甘肽过氧化物酶的活性,从而提高机体抗氧化的能力。番茄红素的抗氧化性可能对防治与氧化损伤有关的心血管疾病、机体衰老、疲劳、皮肤损伤等方面有重要意义。

② 抗癌作用:流行病学研究表明,血液中番茄红素的浓度与前列腺癌、食管癌、胰腺癌、胃肠癌、乳腺癌、皮肤癌、膀胱癌等的发病率呈负相关,尤其在预防前列腺癌方面效果显著。番茄红素抗癌的作用可能与其提高抗氧化酶活力、降低脂类氧化产物、减轻细胞 DNA 损伤有关,还可能与其影响细胞周期调控因子和细胞周期间隙连接通信等作用有关。

③ 降血脂和降低心血管疾病风险作用:番茄红素能促进巨噬细胞 LDL 受体活性,每日摄取 25 mg 以上的番茄红素能有效降低 10% 的 LDL 的含量,抑制胆固醇合成。研究表明,血清番茄红素水平与冠心病、颈动脉内膜下增厚、动脉粥样硬化等心血管疾病发生风险呈负相关,补充番茄红素对预防心血管疾病的发生发展有一定作用。番茄红素通过对 DNA、蛋白质和脂质等生物大分子的抗氧化作用和对炎症相关因子的调节作用,发挥保护心血管功能的作用。

④ 增强机体免疫力:番茄红素能保护吞噬细胞免受自身的氧化损伤,促进 T、B 淋巴细胞增殖,刺激效应 T 细胞功能,提高 NK 细胞杀伤活性,减少免疫细胞的氧化损伤。番茄红素可以促进白介素-2(IL-2)、白介素-4(IL-4)的分泌,增强体液免疫能力。番茄红素可以通过分泌细胞活化因子活化细胞,促进吞噬细胞、淋巴细胞间的相互作用,最终表现为对吞噬能力及淋巴细胞转化的促进,增强细胞免疫功能。

⑤ 其他作用:除此之外,番茄红素还有降低血糖、预防骨质疏松、抗炎症、抗凝血等作用,但是由于存在其他类胡萝卜素水平、番茄红素的构型、受试者年龄等影响因素,番茄红素对于糖尿病等一些疾病的功效目前还无统一的结论。

(2) 番茄红素的特定建议值(SPL)和可耐受最高摄入量(UL):我国已经批准番茄红素作为食品添加剂(着色剂)用于饮料、糖果、固体汤类和半固体复合调味料中,最大使用量为 15～390 mg/kg。保健食品中也有番茄红素作为抗氧化、增强免疫力的功效成分被使用。中国营养学会提出我国成人番茄红素的 SPL 值为 18 mg/d。2009 年 JECFA 对番茄红素的 ADI 值确定为"无特别规定",中国营养学会建议我国的番茄红素 UL 值为 70 mg/d。

### 2. 叶黄素与玉米黄素

叶黄素，又名黄体素，是 α-胡萝卜素的衍生物，广泛存在于蔬菜、水果中，是菠菜、甘蓝、金盏花、万寿菊等植物色素的主要组分。玉米黄素，又名玉米黄质，是 β-胡萝卜素的羟基化衍生物，与叶黄素属同分异构体，主要存在于深绿色蔬菜的叶片、玉米的种子、枸杞和酸浆的果实中。叶黄素与玉米黄素具有色泽鲜艳、着色力强、安全无毒、抗氧化能力强、预防人体衰老、富有营养而无副作用等优点，越来越受到人们的重视。

大量流行病学证据表明，叶黄素与玉米黄素具有较强的抗氧化作用，对视觉有保护作用，降低眼睛黄斑变性的发生，并具有预防白内障、动脉硬化、增强免疫力等功效，特别在预防癌变发生、延缓癌症发展等方面起着重要作用，是目前国际上功能性食品成分研究中一个热点。

叶黄素与玉米黄素还具有抗癌的作用，尤其对乳腺癌、前列腺癌、直肠癌、皮肤癌等多种癌症的发生有抑制作用，已经证明摄入叶黄素与玉米黄素甚至可以预防肿瘤的发生。叶黄素与玉米黄素还可减少心血管疾病发病率，原因在于叶黄素可以预防动脉壁变厚，起到延缓动脉硬化的作用，在治疗心脏病方面有一定的帮助。

叶黄素改善老年性黄斑病变、动脉粥样硬化以及降低心血管疾病发病风险的有效剂量为 10 mg/d，对乳腺癌有保护作用的人群摄入最高百分比位数为＞9 mg/d，据此，中国营养学会提出叶黄素的 SPL 值为 10 mg/d。中国营养学会综合动物试验和人群干预试验的研究结果，确定叶黄素的 UL 值为 40 mg/d。

## 八、植酸

植酸，又称肌醇六磷酸酯，作为磷酸盐和肌醇的主要储存形式，广泛存在于谷类植物中，尤以种子胚层和谷皮中含量最为丰富。由于植酸分子上 6 个磷酸基团带有非常强大的负电荷，能与许多阳离子结合形成螯合物，这种螯合物不易分解，因而植酸分子上的磷和阳离子不易被机体所利用。植酸对机体的作用包括：

（1）抗营养作用：植酸本身不仅所含磷的利用性低，而且是一种较强的抗营养因子。植酸具有很强的螯合作用，能螯合蛋白质分子，以金属阳离子为介质生成植酸金属阳离子蛋白质三元复合物，不仅使蛋白质可溶性明显降低，而且大大降低了蛋白质的生物学效价与消化率，影响蛋白质的功能特性。植酸及其水解产物还能降低消化酶（包括蛋白酶、淀粉酶和脂肪酶）的活性，抑制对蛋白质、碳水化合物的消化吸收。植酸在消化道中能结合二价和三价金属离子如钙、锌、镁、铜、锰、钴、铁等，形成不溶性螯合物，抑制矿物质在消化道的吸收。

（2）抗肿瘤作用：在植酸抑制肿瘤活性方面，大量的动物试验与体外试验已取得了肯定性的结果。植酸对胃癌、结肠癌、白血病、乳腺癌、前列腺癌和肉瘤等，都显示了一定的抗癌活性。但植酸对人体抗肿瘤作用的研究证据尚不充分，有待于进一步研究。

（3）其他作用：植酸能够螯合重金属离子，解除人、畜重金属中毒以及防止人、畜体内重金属含量超标。植酸能够螯合 $Fe^{3+}$、$Cu^{2+}$ 等过渡态金属离子，阻止 Fenton 反应，抑制活性氧的产生，发挥抗氧化作用。植酸能够抑制体内胆固醇的生成，促进脂肪代谢，降低血脂水平。体外试验证明，植酸可明显降低血小板的聚集，具有抗血小板活性，而且存在剂量反应关系，对于降低血栓形成和动脉粥样硬化的产生，预防心血管疾病的发病有一定的意义。

（王少康）

# 第 2 节　动物食物中的生物活性成分

除了植物性食物中含有的植物化学物以外,动物性食物中也含有一些生物活性物质,如硫辛酸、γ-氨基丁酸、辅酶 Q、左旋肉碱及褪黑素等,不仅为食物带来各种颜色和口味,还在人体内发挥着重要的生物学作用。本节以硫辛酸和辅酶 Q 为例,介绍动物食物中生物活性成分的结构、食物来源和生物学功能。

## 一、硫辛酸

硫辛酸(LA),又称 α-硫辛酸,化学名称为 1,2-二硫戊环-3-戊酸,是某些植物和细菌生长所必需的物质。硫辛酸广泛存在于各种动植物性食物中,动物肝脏和肾脏中含量非常丰富,蔬菜水果中含量较少,菠菜和土豆中含量相对较高,其次为西红柿、包菜、西兰花等,我国居民每天通过膳食硫辛酸摄入量可能不足 2 mg。硫辛酸有脂溶性氧化型的 LA 和水溶性还原型的二氢硫辛酸(DHLA)两种形式,两者可以在体内相互转换。

1. 硫辛酸的生物学功能

(1) 抗氧化作用:硫辛酸比生育酚具有更高的水溶性,较抗坏血酸更易溶于脂膜,是一种既可以在水相又可以在脂相溶解的抗氧化剂,其抗氧化作用强于维生素 E 和维生素 C。其抗氧化作用机制包括:① 清除自由基:LA 具有很强的清除活性氧自由基的能力,DHLA 清除自由基等能力更强,两者协同作用,能够清除体内几乎所有的自由基和活性氧,也可以作为氧化还原反应链中的阻断剂,阻断氧化过程,参与抗氧化作用。② 再生其他内源性抗氧化剂:LA 和 DHLA 的相互转化能再生谷胱甘肽、维生素 C、维生素 E 和辅酶 Q 等其他抗氧化剂,激活体内这些抗氧化剂的活性,共同发挥抗氧化作用。LA 还能促进维生素 C 在肠道内的吸收,通过调节 Nrf-2 信号通路促进谷胱甘肽的合成。③ 与金属离子发生螯合:LA 和 DHLA 能够螯合铜、镉、铁等金属离子,捕获自由基,间接抑制自由基的产生,减少组织氧化损伤。

(2) 调节糖代谢作用:硫辛酸作为丙酮酸脱氢酶复合物、α-酮戊二酸脱氢酶复合物两个重要酶系的辅因子,在三羧酸循环能量代谢过程中发挥着重要的作用。硫辛酸能增加胰岛素的敏感性,促进葡萄糖的运输及利用;通过调节胰岛素受体/磷脂酰肌醇-3-激酶/蛋白激酶 B (IR/PI3K/Akt)信号通路,促进葡萄糖转运;通过非 PI3K 途径促进葡萄糖摄取。动物实验及临床研究还显示硫辛酸能保护血管、神经免受氧化损伤,从而减轻糖尿病并发症的作用。

(3) 其他作用:硫辛酸能降低体内 TNF-α、IL-1、IL-6 等炎症标志物,抑制 NF-κB 的活化,抑制黏附蛋白表达及细胞间的黏附,从而降低胶原诱导性关节炎、支气管哮喘、多发性硬化症等动物模型的慢性炎症反应,减轻组织的病理损伤。硫辛酸还可以通过抗炎作用,降低血浆总胆固醇和低密度脂蛋白含量,减少动脉粥样硬化的发病风险。

2. 硫辛酸的特定建议值(SPL)和可耐受最高摄入量(UL)

硫辛酸在欧洲一些国家以成人 200～600 mg/d 作为营养补充剂使用,在德国作为处方药可用于治疗糖尿病神经病变,在美国作为膳食补充剂来应用,按 300～600 mg/d 辅助治疗糖尿病,20～50 mg/d 用于一般人群的抗氧化和保健作用。中国营养学会未给出硫辛酸的

SPL 值。

经动物实验证实,硫辛酸未观察到有害作用剂量为 60 mg/(kg·d),观察到有害作用的最低剂量为 121 mg/(kg·d)。临床研究显示,硫辛酸 600 mg/d 对人体具有较为可靠的安全性。

## 二、辅酶 Q

辅酶 Q,又称泛醌,是一种生物体内广泛存在的脂溶性醌类化合物。辅酶 Q 主要存在于动物内脏(包括心脏、肝脏和肾脏等)、植物叶片和种子、酵母中。辅酶 Q 是体内呼吸链的组分之一,在呼吸链中质子移位及电子传递中起重要作用,它是细胞呼吸和细胞代谢的激活剂,也是重要的抗氧化剂和非特异性免疫增强剂,其生物学功能包括:

(1)抗氧化作用:辅酶 Q 包括氧化型(泛醌)与还原型(泛酚)两种形式,泛酚具有清除自由基的作用,可脱去电子被氧化成无抗氧化活性的泛醌。辅酶 Q 也可在不同氧化应激条件下抑制脂质过氧化,增加抗氧化酶的活性,还能通过与维生素 E 的协同作用清除自由基。

(2)增强机体免疫力:辅酶 Q 通过增加抗体生成、升高白细胞数量、促进淋巴细胞增殖和转化、增强吞噬细胞的杀菌能力,从而发挥增强机体免疫力作用。

(3)提高运动能力:辅酶 Q 通过提高线粒体合成 ATP 能力、改善内皮细胞功能、调节自主神经活性及抗氧化作用,能提高机体最大摄氧量,延长力竭运动时间,降低运动引起的氧化损伤及肌肉损伤,促进运动后磷酸肌酸的恢复,从而提高机体的运动能力。

(4)保护心血管作用:辅酶 Q 已在临床上用于心肌病、缺血性心脏病、高血压及充血性心力衰竭等心血管疾病的防治。其可能的机制包括:辅酶 Q 通过抑制低密度脂蛋白氧化,降低动脉粥样硬化斑块中过氧化脂质含量,减小粥样硬化斑块面积,从而起到抗动脉粥样硬化的作用;辅酶 Q 通过促进缺血心肌的氧化磷酸化,降低线粒体耗氧量,提高细胞内 ATP 的产生效率,从而改善缺血状态下心肌细胞的能量代谢及功能,促进缺血后心肌的恢复,降低缺血再灌注损伤;辅酶 Q 通过降低单核细胞 $\beta_2$-整合素的表达,降低单核细胞对内皮细胞的黏附作用,促进内皮细胞释放一氧化氮,从而调节心血管内皮细胞的功能。

(5)抗炎作用:辅酶 Q 可通过抑制 NF-$\kappa$B 而减少炎症介质(如前列腺素-2、IL-1、MMP1、C 反应蛋白等)的表达,发挥机体抗炎机制。

（王少康）

# 第 3 节　肠道菌群

在人体与外界相通的腔道和体表共寄居着大约 1 000 种、100 万亿细菌构成了人体的微生态系统。肠道微生态系统是人体微生态系统中最主要、最复杂的系统,占人体总微生物量的 78%。肠道菌群是寄居在肠道环境中多种微生物的总称,在人体内肠道微生物数目超过 $10^{14}$/mL,形成了人体内错综复杂而又相对独立的微生态系统,参与并影响着人体物质转化、能量代谢等多种机体功能。

## 一、肠道菌群的分类

1. 根据可培养细菌的数量分类,肠道菌群可以分为优势（主要）菌群和次要菌群。优势

(主要)菌群是指肠道菌群中数量大或种群密集度大的细菌,一般在 $10^7\sim10^8$ cfu/g 以上。优势菌群是对宿主发挥生理功能的菌群,决定了菌群对宿主的生理和病理意义。次要菌群数量小于 $10^7\sim10^8$ cfu/g,主要为需氧菌或兼性厌氧菌,如大肠杆菌和链球菌等,流动性大,具有潜在致病性。

2. 根据肠道菌群与宿主的关系分类,可以分为有益性菌群、有害性菌群和中间性菌群。

(1)有益性菌群:也称益生菌,主要是各种双歧杆菌、乳酸杆菌等,是人体健康不可缺少的要素,可以合成多种维生素,如维生素 $B_6$、维生素 $B_{12}$、维生素 K、泛酸等,参与食物的消化,促进肠道蠕动,抑制致病菌群的生长,分解有害、有毒物质等。

(2)有害性菌群:数量一旦失控大量生长,就会引发多种疾病,产生致癌物等有害物质或者影响免疫系统的功能。

(3)中间性菌群:即具有双重作用的细菌,如大肠杆菌、肠球菌等,在正常情况下对健康有益,一旦增殖失控或从肠道转移到身体其他部位,就可能引发健康问题。

3. 根据菌群的分子进化分类,16SrRNA 测序研究显示,肠道菌群主要由 7 个细菌门构成:厚壁菌门、拟杆菌门、变形菌门、放线菌门、疣微菌门、梭杆菌门和蓝细菌门。

## 二、肠道菌群的功能

肠道菌群与人体的互利共生关系对人体健康有着十分重要的作用,肠道菌群与宿主代谢、营养、免疫调节、认知功能及衰老等方面有着密切的关系。

1. 营养作用

营养作用是肠道微生物对人类的一个重要功能。肠道菌群在与人体的共同进化过程中,形成相互依赖、相互作用的关系。人体肠道菌群代谢产生的短链脂肪酸(short-chain fattyacids,SCFAs)如乙酸盐、丙酸盐和丁酸盐对于宿主的生理有很重要的影响,其中丁酸盐几乎全部被结肠的上皮细胞吸收,并且是结肠上皮细胞主要的能量来源,而丁酸盐和丙酸盐基本上完全被肝脏摄取,同时 SCFAs 在炎症、肿瘤防治等诸多方面展现出极大的前景。此外,正常微生物如双歧杆菌、乳杆菌等能合成多种人体生长发育必需的维生素,如维生素 $B_6$、维生素 $B_{12}$、维生素 K、泛酸等。在无菌动物中,如果不人工补给维生素 K,会出现凝血异常。肠道菌群还能为人体提供蛋白质,合成非必需氨基酸,如天冬氨酸、丙氨酸、缬氨酸和苏氨酸等。通过 $^{15}$N 放射性核素标记显示技术研究发现,双歧杆菌蛋白质成分的 90% 可被人体吸收,其中的 70% 可以在人体血清池中发现,对人类的健康有着重要作用。

2. 代谢作用

肠道微生物参与人体的重要代谢过程,为人类的代谢过程提供各种酶和生化代谢通路。如肠道菌群可以把不溶性蛋白质转化成可溶性物质,将复杂的多糖转化成单糖供人体吸收,参与酪蛋白水解,氨基酸的脱羧基、脱氨基作用,参与胆汁和胆固醇代谢等。肠道微生态不仅是药物的补充代谢通路,而且还能激活哺乳动物肝脏酶系统,因此肠道微生态的组成可显著影响动物和人类对外来化合物如药物的代谢过程。

3. 生物拮抗

肠道微生物对宿主具有保护作用。正常菌群在人体特定部位的黏附、定植和繁殖,形成一层"菌膜屏障",是抵抗外来微生物定植的重要防线,对于机体组织免受外来病原菌的侵袭具有很重要的作用。通过拮抗作用,抑制并排斥过路菌群的"入侵",维护人体与微生物之间的平衡状态,这种抵抗外来病原菌的能力被称为"定植抗力",同时这种定植抗力又为宿主提供了一个稳定的内环境系统,维护宿主的内环境稳定。另外,细菌还通过对营养物质的竞争来抑制病原菌的生长,宿主向共生微生物提供它们所需要的营养物质,而这些共生微生物也会通过某些机制为宿主提供一定能量。这种共生关系可以避免营养物质的过度产生,从而避免某些具有潜在病原性的正常菌群的竞争性生长。肠道的定植抗力与肠道菌群中厌氧菌有关,厌氧菌的增减直接影响定植抗力。生物拮抗是肠道菌群保护宿主免于感染的重要的生理功能,也是维持肠道菌群内部稳态的主要机制。

4. 免疫刺激

肠道菌群能够刺激肠道分泌 sIgA,促进出生后肠道免疫系统和全身免疫系统的发育及成熟,并参与口服免疫耐受的形成,包括对食物和肠道菌群的耐受;同时肠道菌群还能够均衡细胞因子合成和释放,从而调节肠道免疫炎症反应;同时通过抑制肠道黏膜过度生成炎症因子来降低系统性免疫应答。肠道菌群对免疫系统的作用具有一定的年龄性,在生命早期尤为重要。

肠道菌群的免疫刺激主要有两方面,一是可以使宿主产生广泛的免疫屏障。由于肠道细胞直接与肠道共生菌及外来过路菌相接触,因此肠道细胞成为宿主的免疫屏障。如乳杆菌和双歧杆菌,对宿主的免疫功能有增强作用,不仅活菌体有作用,菌体的破碎液和发酵液均有免疫活性。另一方面,肠道正常菌群可以刺激宿主免疫系统的发育和细胞免疫的发生,使宿主固有的免疫系统对机会致病菌和共生菌进行区分。一些有益菌具有激活吞噬细胞和淋巴细胞、增加抗体形成、刺激脾细胞和派尔集合淋巴结的细胞增殖功能。双歧杆菌和乳杆菌可以增强派尔集合淋巴结的淋巴组织,促进 B 细胞的活性。

5. 参与人体的生长、发育和衰老

肠道菌群与宿主的共生对宿主的生长和发育具有重要作用。当缺乏肠道微生物时,哺乳动物微绒毛发育不良,结肠上皮细胞包含的细胞数明显减少,表明哺乳动物的肠道正常发育需要有肠道菌群的共生,肠道菌群参与了宿主的进化过程,促进了肠道上皮细胞的生长和发育。人体肠道菌群的定植种类对其健康发展具有至关重要的影响。婴儿从母体中娩出时就从母体获得一些菌种,并且不同的生产方式如阴道分娩和剖宫产婴儿肠道菌群存在显著差异。阴道分娩的胎儿在经过母体产道时,获得了母体产道和肠道的微生物,其主要为厌氧菌,而这一获菌过程在剖宫产分娩的婴儿中是缺失的。同样是母乳喂养的婴儿,剖宫产降低肠道乳酸杆菌和双歧杆菌的水平。国外大型的人群出生队列研究和回顾性病例对照研究发现,剖宫产分娩的婴儿在其成年后较阴道分娩的婴儿成年后更易出现肥胖,研究者推测剖宫产婴儿肠道菌群早期植入的缺陷可能在这一现象的形成中起了很重要的作用。一般情况下,随着年龄的增长,肠道优势菌群间的比例会改变。到了老年,人体内的双歧杆菌等有益菌的数量显著下降,而产生硫化氢等有害物质的小梭菌等有害菌增加。这些肠道微生态的变化有可能加速衰老的过程。因此,肠道菌群动态地参与了人的生长、发育和衰老的整个生命过程。

6. 肠道菌群在维持脑内稳态中的作用

肠道菌群对中枢神经系统的几种生理过程具有调节作用,可影响神经发生、发展等脑生物过程和焦虑、学习和记忆等行为,有助于维持脑内稳态。目前认为肠道菌群-肠-脑轴在该调节过程中扮演关键角色。肠道菌群对中枢神经系统功能的影响体现在以下 3 个方面:

① 肠道菌群有助于保持血脑屏障的完整性。② 肠道菌群可调节脑源性神经营养因子的表达。脑源性神经营养因子是肠道中产生的最丰富的神经营养因子之一，用于支持正常的大脑发育、神经元存活和中脑多巴胺神经元的分化。③ 肠道菌群可影响中枢神经系统免疫细胞的生长和功能。肠道菌群显著影响中枢神经系统中的几个生理过程，包括维持血脑屏障通透性、神经发育和免疫细胞活动，从而有助于维持脑内稳态。

研究者们发现大脑和肠道之间存在着双向功能交流：大脑通过调节运动、分泌、吸收和血流来调控肠道；反过来，肠道也可以影响大脑的功能和行为，这一通路被称为"肠-脑轴"。随后的研究发现肠道菌群对脑功能具有调节作用，于是将"肠-脑轴"的概念逐渐拓展为"肠道菌群-肠-脑轴"。肠道菌群通过肠道菌群-肠-脑轴在维持脑内稳态中发挥作用，而肠道菌群-肠-脑轴通信的假设机制主要依赖于肠道菌群与肠上皮屏障、肠道免疫系统和肠道神经系统（enteric nervous system，ENS）-迷走神经通路的相互作用。关于肠道菌群与肠上皮屏障的相互作用，动物研究表明，肠道菌群及其代谢产物（如短链脂肪酸）可以促进宿主结肠肠嗜铬细胞合成 5-羟色胺，5-羟色胺可以扩散到血液中，到达大脑并直接影响中枢神经系统功能。反过来，肠上皮细胞调节特定的细菌产物，如短链脂肪酸、维生素或乙酰胆碱、多巴胺、去甲肾上腺素等神经递质转移到血流中，再通过循环系统上行至中枢神经系统并调节其功能。肠道菌群及其产物也可以激活肠道和循环系统中的先天性和适应性免疫细胞，从而影响中枢神经系统稳态。肠道菌群还与 ENS-迷走神经通路相互作用。ENS 由肌间神经丛和黏膜下神经丛构成，能通过迷走神经与中枢神经系统进行双向通信。肠道菌群衍生的神经递质和神经肽可直接激活 ENS 的肌间神经元，通过迷走神经上行纤维，向大脑传递神经输入。肠道菌群-ENS-迷走神经相互作用的机制仍有待明确，未来需进一步研究在健康和病理状态下，肠道菌群-肠-脑轴的分子和细胞机制。

## 三、饮食对肠道菌群的作用

随着科学技术的进步，越来越多的方法可以证实不同饮食成分对肠道菌群的影响，但其具体机制目前并未完全明确。主要饮食成分对肠道菌群的影响总结如下。

### 1. 膳食纤维

膳食纤维对肠道屏障有重要作用，是结肠微生物主要的营养来源，经细菌酵解可形成短链脂肪酸，对维持结肠细胞的营养和功能完整是必需的，而且还具有排气、解毒、抗氧化、抗癌作用。膳食纤维摄入增加时，胃肠运输速度增快，肠腔内细菌数量因营养物质增加而增多，从而使短链脂肪酸的含量明显增加，肠腔内 pH 下降，影响肠腔内特定菌群的生长。有研究表明食用抗性淀粉的小鼠肠道拟杆菌属、双歧杆菌属明显多于对照组，且有剂量反应关系。

许多研究显示健康成人给予膳食纤维（阿糖基木聚糖低聚糖、果糖-低聚糖、葡聚糖、麦芽糊精、菊粉）后，双歧杆菌数量增加，肠腔内菌群组成改变。肠道菌群与炎症性肠病密切相关，炎症性肠病患者肠道中双歧杆菌、乳酸杆菌的数量明显下降，生物多样性降低，应用益生元（特定的膳食纤维）可增加肠道双歧杆菌、乳酸杆菌等益生菌的数量，进而改善患者症状。

### 2. 脂肪

研究表明，脂肪摄入量及饱和脂肪酸摄入比例都会影响肠道菌群的构成和数量。高饱和脂肪酸能够增加小鼠肠道菌群中厚壁菌门/拟杆菌门比值，而肠道菌群多样性减少。高脂饮食还能够降低小鼠肠道双歧杆菌、乳酸杆菌及肠球菌的数量,降低拟杆菌门的数量,增加梭菌属的数量。

3. 蛋白质

食物中蛋白质的消化产物主要是氨基酸及一些小肽,约有 95% 经过胃和小肠被消化吸收,未吸收的氨基酸及未消化的蛋白质在大肠下部受到大肠杆菌的作用,即腐败作用。严格素食者肠道菌群中拟杆菌属、双歧杆菌及大肠杆菌的数量较正常对照者减少,食物中蛋白质含量较多的人,肠道中以大肠杆菌为主的腐败菌数量增加。关于膳食蛋白质对肠道菌群的作用有待于进一步开展研究。

4. 维生素

维生素是人体健康必需的小分子物质,近年的研究发现这些小分子物质对肠道菌群的组成也有一定影响。有资料表明维生素 D 摄入不足或缺乏可引起肠道菌群组成的改变。

5. 抗生素

抗生素在针对感染灶抗感染的同时,会杀死肠道内的某些细菌或抑制某些细菌的生长,改变消化道菌群的组成成分。研究显示,抗生素治疗之后粪便菌群有 9 个菌属数量下降,其中双歧杆菌数量明显下降。环丙沙星、恩诺沙星能够不同程度地改变肠道菌群的数量及种类。另外还有研究表明,使用抗生素后双歧杆菌和乳酸杆菌数量下降,而大肠杆菌数量变化结果不一致。使用抗生素可能引起肠道菌群数量及种类改变,肠道菌群紊乱从而导致感染性肠炎、炎症性肠病(IBD)等疾病的发生。

已有大量研究显示饮食成分可以影响肠道内特定的菌群,提示通过改变饮食习惯,有可能改变肠道菌群的组成,但还需要更多的研究来进一步证实长期饮食策略对肠道菌群组成的影响。

## 四、肠道菌群与疾病

1. 心脑血管疾病

已有研究证明人体肠道微生物代谢胆碱和磷酸酰胆碱产生三甲胺(TMA),进一步代谢产生氧化三甲胺(TMAO)可以导致动脉粥样硬化。肠道微生物同样可以代谢饮食中瘦肉所富含的左旋肉碱和三甲胺,产生 TMAO 并加速老鼠发生动脉粥样硬化。杂食性人类代谢产生的 TMAO 要多于素食者,人类粪便中特定菌群的存在与血浆中 TMAO 浓度和饮食状况有密切的关系。在小鼠膳食中补充左旋肉碱可以改变盲肠微生物组成,合成的 TMA 和 TMAO 明显增强,并增加了发生动脉粥样硬化的概率,但是如果不改变盲肠微生物组成将不会增加动脉粥样硬化发生率。该研究结果表明,肠道微生物有助于改善食用红肉较多者心血管疾病的发病率。

2. 肥胖

目前认为,肥胖及相关代谢性疾病可视为机体的一种炎症状态,肠道菌群参与了此状态的发生和发展。大量研究表明,肠道菌群作为一个"内化了的环境因子",可以关闭燃烧脂肪所需的基因,上调合成脂肪所需的基因,让机体向合成脂肪或脂肪过度堆积的方向发展。同时研究还表明内毒素能引发炎症产生肥胖。内毒素进入血液与结合蛋白结合后,内毒素转运至受体启动了炎症因子肿瘤坏死因子和白细胞介素的释放,阻碍了周边组织胰岛素信号传递产生胰岛素抵抗导致肥胖。内毒素主要来自肠道变形菌门的阴沟肠杆菌科和脱硫弧菌科,其中阴沟肠杆菌 $B_{29}$ 已从一个肥胖患者体内被成功分离并移植给了无菌小鼠,而小鼠经高脂饮食诱导确实产生了肥胖。肠道中的脂肪可以与 TG 合成大量新鲜的乳糜颗粒,乳糜颗粒对内毒素具有高度亲和力,可以提高内毒素转运至靶组织的效率,加速启动炎症反应。肠道菌群还可通过调节内源性大麻素系统使肠上皮的通透性增加而导致肥胖。厚壁菌门对个体产生肥胖有一定影响。肥胖者和非肥胖者肠道菌群存在差异,其中微生物基因种类丰度上差异很大,表明肥胖不仅与肠道菌群的数量和种类相关,与丰度也有一定联系。肥胖的产生与饮食有着重要的联系,而饮食的种类又会直接影响到肠道菌群的组成,因此研究肠道菌群可以间接地说明某种细菌与肥胖的关系。

3. 糖尿病

1 型糖尿病患者肠道细菌组成也发生了显著变化,其中放线菌门和厚壁菌门比值显著降低,拟杆菌门明显上升,双歧杆菌、乳杆菌、拟杆菌/厚壁菌比值与血浆葡萄糖水平呈显著负相关,梭状芽孢杆菌数量与血浆葡萄糖水平呈显著正相关。

肠道菌群失调后产生的代谢产物能产生内毒素血症,引起胰岛素抵抗和糖代谢紊乱,最终产生 2 型糖尿病。宏基因组分析显示 2 型糖尿病患者以中度肠道微生物菌群失调为特征,一些常见的产丁酸盐细菌丰度下降,而各种条件致病菌增加,其他微生物功能如还原硫酸盐和抗氧化应激能力增强。2 型糖尿病与健康人群肠道菌群在门类和属类之间有显著的变化。糖尿病人与非糖尿病人相比,厚壁菌门相对丰度低,而拟杆菌门和变形菌门丰度高。益生菌对改善血糖水平具有一定的作用。

4. 炎症性肠病

炎症性肠病包括溃疡性结肠炎和克罗恩病,炎症性肠病发病率的增加与世界各地社会经济发展和环境因素相关联,发达国家的生活方式可能会损害人体肠道微生物定殖的自然形态。肠道微生物与黏膜免疫之间的相互作用在肠道内对免疫反应的引导和调节中起重要的作用。炎症性肠病患者黏膜发生病变是由于共生微生物过度表达和免疫失调引起的。异常菌群降低了肠道微生物生态系统的复杂性,是克罗恩病和肠道功能溃疡性结肠炎患者的共同特点。脑肠轴的研究为炎症性肠病和肠易激综合征等肠道功能失调病理方面提供了重要的理论。这其中最为重要的是肠道菌群在人体中互动参与了脑肠轴的功能反应,因此肠道微生物对炎症性肠病的发生有重要的作用。

5. 癌症

结肠癌、直肠癌、乳腺癌和肝癌等均被报道与肠道菌群有密切关系,另外肠道菌群对于抗癌药物的药效作用也会有一定的影响。肠癌患者和健康人群粪便细菌的多样性存在差异,脆弱拟杆菌、肠杆菌、大肠杆菌、志贺菌、克雷伯菌、链球菌和消化链球菌在结肠癌患者肠道较丰富,罗氏菌属、产丁酸盐细菌和毛螺旋菌含量较少;而普通拟杆菌和单行拟杆菌在健康志愿者的肠道比较丰富。在结肠癌患者肠道产丁酸菌数目减少,产丁酸菌的减少和致病菌的增多导致了结肠癌患者肠道微生物的组成结构失衡。Zackular 等采用肿瘤诱导法将一组小鼠诱导为大肠癌病鼠,收集这些荷瘤小鼠的粪便及饲养草垫,将其转移到无菌小鼠环境中,使无菌小鼠获得该肠道菌群,结果发现这些无菌小鼠发生结肠肿瘤的频率是拥有健康微生物种群小鼠的 2 倍以上。此结果表明,特定的微生物种群在肿瘤的形成中可能发挥一定作用。

6. 自身免疫性疾病

自身免疫性疾病与肠道微生物有一定联系。在婴儿发育过程中,他们接触的环境里包括大量细菌,正是这些细菌的存在使他们的免疫系统能正常发育并行使功能。与健康婴儿相比,有遗传性过敏性湿疹的婴儿肠道细菌的丰富性较低,双歧杆菌数量明显缺少。出生3周后,婴儿粪便里高浓度的厌氧菌与第1年呼吸困难可能性的增加相关,并推测这与今后的哮喘和其他肺部疾病相关。

由北京协和医院和华大基因合作完成了国际上首次关于类风湿关节炎患者口腔和肠道菌群宏基因组的关联性分析,证实了口腔和肠道菌群是类风湿关节炎病理生理和疾病控制的重要环节,据此构建的分类诊断模型诊断准确率接近100%。同时还有报道,异常增多的肠道特定菌群能促进类风湿性关节炎等自身免疫疾病的发生,加快易感人群疾病进程的发展。肠道内微生态环境紊乱可导致全身免疫系统过度活跃,进而有可能出现自身免疫性疾病。

7. 自闭症、抑郁症及老年痴呆等精神性疾病

科学家发现情绪可以改变肠道菌群的组成,同时肠道菌群的改变也会影响人们的情绪。有研究显示益生菌的补充可明显改善压力引起的肠道功能的变化。肠道微生物向大脑传达信息的能力可以改变人的行为方式,在脑-肠轴发挥功能过程中起着十分重要的作用,影响着心理健康。研究发现罗伊氏乳杆菌的摄入可以改善患有肠易激综合征病人的心情,降低病人的担忧和紧张。人体肠道微生物功能的完整性和种类有可能影响人的情绪(如抑郁)和行为障碍。由于小肠细菌的过度生长,伴随着脂多糖内毒素、D-乳酸和丙酸的产生,它们的产生与心理健康相关联。

肠道菌群失调可引起多种生理和心理疾病,研究发现,恢复正常的肠道菌群则可改善这些疾病。益生菌的益处不仅在于肠道,还可通过"菌群-肠-脑"轴发挥益处。研究表明,补充益生菌可以缓解抑郁症状,甚至能达到与传统抗抑郁药物类似的效果,并改善认知和代谢。目前报道较多的为乳酸菌,如干酪乳杆菌、瑞士乳杆菌、双歧杆菌等。研究发现瑞士乳杆菌对于慢性束缚应激引起的抑郁具有良好的抗抑郁作用。健康饮食,如地中海饮食,可以刺激益生菌增殖,改善行为和认知,这在抑郁症患者的饮食上可能有借鉴和指导意义。粪微生态移植是将健康者的粪便移植到患者的肠道以恢复患者肠道微生物正常菌群的方法,这已经在艰难梭菌感染、炎症性肠病及溃疡性结肠炎的治疗中取得成效,现在,人们正尝试使用粪微生态移植来治疗焦虑、抑郁等神经精神疾病。研究发现自闭症小鼠与正常小鼠的肠道菌群有明显的不同,并通过给自闭症的小鼠喂食脆弱类拟杆菌改变肠道菌群的组成,改善了其交际刻板以及焦虑和感觉运动行为的缺陷,益生菌疗法可以逆转小鼠的自闭症行为。现有研究还报道服用双歧杆菌、乳酸菌调节肠道菌群微生态可以提高人的认知能力并降低老年痴呆症的发病率。

## 五、益生菌

益生菌是一类对宿主有益的活性微生物,是定植于人体肠道、生殖系统内,能产生确切健康功效从而改善宿主微生态平衡、发挥有益作用的活性有益微生物的总称。世界粮农组织(FAO)和世界卫生组织(WHO)对益生菌定义为:当给予足够数量、活的微生物时,对宿主健康产生有益作用的微生物。大致可分为三类:① 乳杆菌类,如嗜酸乳杆菌、鼠李糖乳杆菌

等。② 双歧杆菌属,如动物双歧杆菌、长双歧杆菌等。③ 革兰阳性球菌,如乳酸链球菌等。

益生菌具有很多对人体有益的生理功能,已有科学依据的功能包括促进营养成分吸收、抑制病原微生物生长、改善胃肠道功能、调节机体免疫功能、降低血清胆固醇等。益生菌在人体肠道内生长繁殖,能够帮助宿主消化吸收食物中的营养物质。益生菌能够产生多种消化酶,通过酶解作用使蛋白质、脂肪及糖分解,促进食物降解成人体必需的成分,如氨基酸、短链脂肪酸等。此外,研究表明,乳酸菌能够提高酸奶、酪乳中的叶酸含量,并能提高奶酪中维生素 $B_6$ 和维生素 $B_{12}$ 的含量等。动物实验或人体研究还表明益生菌在儿童生长发育过程中也发挥重要的作用。针对存在菌群紊乱的儿童疾病,针对性合理使用益生菌,不仅发挥短期作用,而且可能对机体的生长发育产生有益的影响。除了上述功能特性外,益生菌在结直肠癌、糖尿病、龋齿、过敏、乳糖不耐受症等预防或治疗方面也能够起到积极作用,如保加利亚乳杆菌等在缓解乳糖不耐受症方面具有显著效果,在防治肥胖与糖尿病中也表现出良好的效果。随着对肠道菌群-肠-脑轴研究的不断深入,发现益生菌可通过迷走神经、神经免疫系统、神经递质、微生物代谢产物等途径调节肠道菌群组成,从而缓解神经性疾病。临床试验已经证实通过益生菌、益生元以及粪菌移植治疗可以调节肠道菌群组成,有效改善啮齿动物的抑郁、自闭症等神经性疾病。

我国市场主要添加益生菌的保健食品与益生菌制剂的普通食品形态,包括奶酪、饮料、酸乳等。益生菌酸奶是在市面上常见的食物,大多数酸奶中含有嗜热链球菌和保加利亚乳杆菌。在食品和保健品方面,在 2010 年 4 月前卫生部办公厅印发了关于《可用于食品的菌种名单》和《可用于婴幼儿食品的菌种名单》的通知,规定了可用于食品的菌种名单和可用于婴幼儿食品的菌种名单,如果不在这些名单中菌种用于食品中则需要按照新资源食品/新食品原料进行安全性评价。截至 2014 年 5 月,我国已批准益生菌类保健食品为 133 个,约占已批准保健食品总数的 0.9%,共涉及硬胶囊、片剂、口服液、饮料、粉、颗粒、酸奶等多种产品剂型与形态。目前审批的益生菌类保健食品功能主要有三种:调节肠道菌群,增强免疫力,通便功能;此外,根据配方配伍不同批准的功能还有促进消化、对黏膜有辅助保护功能。

近年来,益生菌的研发和应用得到很大发展,益生菌作为保健食品原料,除应满足食品的一般要求外,必须含有一定数目的活菌。益生菌经过胃酸、胆汁以后到达肠道,酸性较低的条件对益生菌具有极大的破坏力,使得这些菌群在到达小肠或者结肠发挥作用之前大部分就已死亡。因此,采取有效措施保护益生菌的活力成为益生菌制剂研究的热点,而微胶囊包埋技术可以抵抗胃酸、胆汁及消化液的破坏,保证益生菌足量到达肠道,因此益生菌微胶囊技术得到了极大的发展。目前,乳酸杆菌和双歧杆菌的作用机制研究的比较全面,尚需要开发出更多的复合益生菌制剂。

## 六、肠道菌群的研究方法

过去研究微生物的方法是采用纯培养单一菌种的方式来进行。近年来,随着分子生物学结合生物信息学的发展,人类对肠道微生物多样性的了解实现了"质"的飞跃。研究肠道菌群与人体相互作用时的一般思路包括环境样本收集、DNA 提取、测序文库构建、高通量测序分析、生物信息学分析、致病菌的发现和分离培养、疾病的复制及最后的临床验证。其中高通量测序技术 16S rDNA 杂交和 PCR 技术,尤其是宏基因组学已广泛应用于微生物多样性研究。宏基因组学又叫微生物环境基因组学、元基因组学。它通过直接从环境样品中提取全部微生物的 DNA,构建宏基因组文库,利用基因组学的研究策略研究环境样品所包含的全部微生物的遗传组成及其群落功能。16S rDNA 基因测序是对 16S rDNA 的全序列或某些可变区进行测序分析,主要用于分类研究;而宏基因组方法是对样品总 DNA 直接进行全基因组测序,除了对菌群进行分类研究外,还可以做功能基因分析,研究微生物与环境和宿主的相互关系,为肠道菌群在膳食、疾病中的作用提供了更加有力的研究工具。

（张　红）

# 第4章 各类食物的营养价值

食物是人类赖以生存的物质基础,是各种营养素和生物活性物质的主要来源。不同的食物具有其独特的营养特性,了解各类食物的营养价值,是合理选择食物做到平衡膳食的前提条件。

## 第1节 概述

食物按其来源可分为两大类,即植物性食物(含其制品)和动物性食物(含其制品)。《中国居民膳食指南(2016 版)》中将食物分为五大类。第一类为谷薯类,包括谷类(包括全谷物)和薯类,杂豆通常保持整粒状态食用,与全谷物概念相符,且常为主食的材料,因此也放入此类。谷类包括米、面、杂粮,薯类有马铃薯(土豆)、甘薯(红薯、山芋)、芋头、山药和木薯等,杂豆指除大豆之外的红豆、绿豆、芸豆、花豆等。第二类为蔬菜和水果类。第三类为动物性食物,包括畜、禽、鱼、蛋、奶类。第四类为大豆类和坚果类,包括黄豆、青豆、黑豆等大豆及花生、核桃、杏仁等坚果类。第五类为纯能量食物,包括动植物油、淀粉、食用糖和酒类。不同食物中的营养素及有益膳食成分的种类和含量不同。除供 6 月龄内婴儿的母乳外,没有单独任何一种食物可以满足人体所需的能量及全部营养素。因此,只有多种食物组成的膳食才能满足人体对能量和各种营养素的需要。

## 第2节 食物营养价值的评价及意义

食物的营养价值是指某种食物所含营养素和能量能满足人体营养需要的程度。食物营养价值的高低取决于其所含营养素的种类是否齐全,数量及相互比例是否适宜,是否易被人体消化吸收和利用。食物因所含有的能量和营养素的种类和数量能满足人体生理需要的不同,其营养价值也不同。另外,食物在生产、加工和烹饪过程中其营养素含量也会发生变化,从而改变其营养价值。对食物营养价值进行评价对合理安排膳食具有重要意义。

### 一、食物营养价值评价和常用指标

#### 1. 营养素的种类及含量

食物所含营养素的种类及含量是评定食物营养价值的重要指标。食物所含营养素不全或某些营养素含量很低,或者营养素相互之间的比例不当,或者不易被人体消化吸收,从而影响食物的营养价值,如谷类中蛋白质缺乏赖氨酸,使谷类蛋白质的营养价值与肉类比较相对较低。另外食物品种、部位、产地、成熟程度会影响食物含营养素的种类和含量。

### 2. 营养素质量

食物质量的优劣可体现在所含营养素被人体消化吸收利用的程度,消化吸收率和利用率越高,其营养价值就越高。如同等重量的蛋白质,因其所含必需氨基酸的种类、数量、比值不同,其促进机体生长发育的效果就会有差别。

营养质量指数(index of nutrition quality,INQ)是常用的评价食物营养价值的指标,其含义是指某食物中营养素能满足人体营养需要的程度(营养素密度)与该食物能满足人体能量需要的程度(能量密度)的比值。

INQ=(一定食物中某营养素含量/该营养素推荐摄入量 RNI)/(一定食物提供的能量/能量推荐摄入量)

INQ=1,表示该食物营养素与能量的供给能力相当;INQ>1,表示该食物营养素的供给能力高于能量的供给能力;INQ<1 表示该食物中该营养素的供给能力低于能量的供给能力,长期摄入 INQ<1 食物会发生该营养素不足或能量过剩。一般认为 INQ>1 和 INQ=1 的食物营养价值高,INQ<1 的食物营养价值低。INQ 的优点在于:它可以根据不同人群的需求来分别进行计算,同一食物对不同人的营养价值是不同的。

以成年男子轻体力劳动的营养素与能量的 DRIs 计算出鸡蛋、大米、大豆中蛋白质、视黄醇、硫胺素和核黄素的 INQ 值,见表 4-1。

表 4-1　鸡蛋、大米、大豆中几种营养素的 INQ

| | 能量(kcal) | 蛋白质(g) | 视黄醇(μg) | 硫胺素(mg) | 核黄素(mg) |
|---|---|---|---|---|---|
| 成年男子轻体力劳动参考摄入量 | 2 250 | 65 | 800 | 1.4 | 1.4 |
| 鸡蛋 100 g | 139 | 13.1 | 255 | 0.09 | 0.20 |
| INQ | | 3.26 | 5.16 | 1.04 | 2.31 |
| 粳米 100 g | 347 | 8.0 | — | 0.22 | 0.05 |
| INQ | | 0.80 | | 1.02 | 0.23 |
| 黄豆(大豆)100 g | 390 | 35.0 | 18 | 0.41 | 0.20 |
| INQ | | 3.11 | 0.13 | 1.69 | 0.82 |

根据杨月欣主编《中国食物成分表标准版》数据和《中国居民膳食营养素参考摄入量》(2013 版)计算.

### 3. 营养素在加工烹调过程中的变化

过度加工一般会引起某些营养素损失,但某些食物如大豆通过加工制作可提高蛋白质的利用率,因此,食物加工处理应选用适当的加工技术。

### 4. 食物抗氧化能力

近年来有学者认为,食物的抗氧化能力也是评价食物营养价值的重要内容。食物中抗氧化的成分包括食物中存在的抗氧化营养素和植物化学物,前者如维生素 E、维生素 C、硒等,后者如类胡萝卜素、生物类黄酮、番茄红素、多酚类化合物等,这些物质进入人体后具有防止体内自由基产生过多和清除自由基的能力,有助于增强机体抵抗力和预防营养相关慢性病,所以这类抗氧化物质含量高的食物可以认为其营养价值也较高。

### 5. 食物血糖生成指数(GI)

不同食物来源的碳水化合物进入机体后,因其消化吸收的速率不同,对血糖水平的影响也不同。血糖生成指数是反映食物碳水化合物进入机体后对血糖水平的影响,从而反映食物营养价值的高低。

6. 食物中的抗营养因子

在进行食物营养价值评价的时候,还要考虑有些食物中存在抗营养因子,如植物性食物中所含的植酸、草酸等可影响矿物质的吸收。

## 二、评价食物营养价值的意义

(1)全面掌握各种食物的天然组成成分,如所含营养素种类、生物活性成分、抗营养因子等;发现主要缺陷,并提出改造或开发新食品的方向,解决抗营养因子问题,充分利用食物资源。

(2)掌握食物营养素在食物加工过程中的变化和损失,采取相应措施,最大限度保存食物中的营养素。

(3)指导人们科学选购食物及合理配制平衡膳食。

# 第 3 节 谷薯及杂豆类的营养价值

谷薯、杂豆类食物是碳水化合物、蛋白质、B族维生素和部分矿物质的良好来源。根据2012 年中国居民营养与健康调查数据,我国居民膳食中 50％以上的能量、蛋白质、维生素B$_1$、烟酸、锌和镁,40％的维生素 B$_2$、铁和 30％的钙都是来自谷薯类及杂豆类食物。

谷类食物含有丰富的碳水化合物,也是提供 B族维生素、矿物质、膳食纤维和蛋白质的重要食物来源,在保障儿童青少年生长发育,维持人体健康方面发挥着重要作用。谷类过度精加工导致 B族维生素、矿物质和膳食纤维丢失而引起摄入量不足,这些因素都可能增加慢性非传染性疾病的发生风险。因此,坚持谷类为主,特别是增加全谷物摄入,有利于降低2型糖尿病、心血管疾病、结直肠癌等与膳食相关的慢性病的发病风险,可减少体重增加的风险。

## 一、谷类

### 1. 谷类结构和营养素分布

尽管各种谷类种子形态大小不一,但有相似的结构,谷粒由谷皮、糊粉层、胚乳和胚四个部分构成。最外层为谷壳。各种营养成分在谷粒中的分布不均匀。谷皮约占谷粒重量的6％,主要由纤维素、半纤维素等组成,含较高的矿物质和脂肪;糊粉层占谷粒重量的 6％～7％,含丰富蛋白质、脂肪、矿物质和 B族维生素,但在碾磨加工时,易与谷皮同时混入糠麸中丢失,降低营养价值;胚乳是谷类的主要部分,占谷粒总重的 83％～87％,含大量淀粉和一定量蛋白质,还含有少量的脂肪、矿物质和维生素;胚包括盾片、胚芽、胚轴和胚根四部分,胚芽富含脂肪、蛋白质、矿物质、B族维生素和维生素 E,在加工过程中易与胚乳脱离,与糊粉层一起混入糠麸,所以精加工谷类常因缺失胚芽造成营养价值降低。全谷物是指未精细化加工或虽经碾磨/粉碎/压片等处理仍保留了完整谷粒所具备的胚乳、胚芽、麸皮及其天然营养成分的谷物。全谷物保留了天然谷物的全部成分,与精制谷物相比,全谷物可提供更多的 B族维生素、矿物质、膳食纤维等营养成分及有益健康的植物化学物。

### 2. 谷类的营养成分及特点

谷类食物中的营养素种类和含量因谷物的种类、品种、产地、施肥以及加工方法的不同而有差异。

（1）蛋白质：根据溶解度不同，可将种子蛋白分为四类：即清蛋白（溶于水或稀盐缓冲液）、球蛋白（溶于稀盐溶液）、醇溶蛋白（溶于 70%～80% 的乙醇中）、谷蛋白（溶于稀酸和稀碱溶液），其中醇溶蛋白和谷蛋白是谷类所特有的蛋白质。小麦的谷蛋白和醇溶蛋白具有吸水膨胀性，可形成具有可塑性和延展性的面筋质网状结构，适宜于制作成各种面点。谷类蛋白质含量约在 8%～12%。一般谷类蛋白质赖氨酸为其第一限制氨基酸，有些谷类苏氨酸、色氨酸、苯丙氨酸、蛋氨酸也偏低，故谷类蛋白质的营养价值低于动物性食物。常采用赖氨酸强化，或利用蛋白质互补原理将谷类与豆类等含赖氨酸丰富的食物混合食用，以弥补谷类食物赖氨酸的不足，提高谷类蛋白质的营养价值。

（2）碳水化合物：谷类的碳水化合物主要为淀粉，占 70%～80%，其他为糊精、戊聚糖、葡萄糖和果糖等。谷类淀粉是人类最广泛、最经济的能量来源。依据结构和葡萄糖分子聚合方式的不同，谷类淀粉分为直链淀粉和支链淀粉，两者的比例直接影响谷类食物的风味及营养价值，糯玉米、黏高粱和糯米淀粉几乎全为支链淀粉，而普通玉米淀粉约含 26% 的直链淀粉。全谷类食物是膳食纤维的重要来源，主要在谷皮部位，加工越精细，膳食纤维丢失越多。

（3）脂肪：谷类脂肪含量普遍较低，约为 1%～4%，但燕麦为 7%，主要集中在糊粉层和胚芽，在谷类加工中，易转入糠麸中。谷类胚芽中脂肪含量较高，如玉米胚芽一般在 17% 以上，可用来加工玉米胚芽油。玉米胚芽油中不饱和脂肪酸含量达 80% 以上，主要为亚油酸和油酸，其中亚油酸占油脂总量的 50% 以上。另外米糠油中不饱和脂肪酸含量高达 80% 以上。

（4）矿物质：主要存在于谷皮和糊粉层中，加工容易损失。含量约为 1.5%～3%，主要是磷和钙，多以植酸盐形式存在，消化吸收较差。

（5）维生素：谷类是 B 族维生素摄入重要来源，如维生素 $B_1$、维生素 $B_2$、烟酸、泛酸和维生素 $B_6$ 等，谷类的维生素主要存在于糊粉层和胚芽中，精加工的谷物其维生素大量损失。但玉米中的烟酸为结合型，不易被人体利用，经加碱加工后可转化为游离型烟酸。玉米和小米含少量胡萝卜素，玉米和小麦胚芽中含有较多的维生素 E。

### 3. 谷类食物中的植物化学物

谷类含有多种植物化学物，主要存在于谷皮部位，包括黄酮类化合物、酚酸类物质、植物固醇、类胡萝卜素、植酸、蛋白酶抑制剂等，含量因不同品种有较大差异，在一些杂粮中含量较高。

在谷类食物中，荞麦中黄酮类化合物最高，芦丁约占其总黄酮的 70%。花青苷属于黄酮多酚类化合物，广泛存在于黑米、黑玉米等黑色谷物中，具有抗氧化、抗癌、抗突变、改善近视、保护肝脏、减肥等作用。酚酸类物质约占植物性食物中酚类化合物的 1/3，在谷物麸皮中酚酸的含量由高到低的顺序为玉米、小麦、荞麦、燕麦。玉米黄素以黄玉米含量最高，以天然脂的形式存在于玉米胚乳中，营养价值高。植酸广泛存在于谷类植物中，是种子中磷酸盐和肌醇的主要贮存形式，在麸皮中含量较高。

4. 谷类加工食品的营养价值

谷类通过加工可以生产出各种产品,包括面包、饼干、各类点心等,是加工食品(预包装食品)的重要组成部分,其主要成分是碳水化合物,由于加工过程中选取的原料多数为精加工的面粉或米粉,微量营养素丢失较多。由谷物蛋白经水解形成的生物活性肽具有降血压、降血脂、保护心血管等功能,用于制作功能性食品或肽类药品,是近年来的研究热点。

## 二、薯类

薯类包括马铃薯(土豆)、芋头、山药、甘薯(红薯、山芋)和木薯等。目前,我国居民马铃薯和芋头又常被作为蔬菜食用。薯类中碳水化合物含量 25% 左右,蛋白质、脂肪含量较低,含一定量的维生素和矿物质。马铃薯中钾的含量也非常丰富,薯类中的维生素 C 含量较谷类高,甘薯中的胡萝卜素含量比谷类高。甘薯中还含有丰富的纤维素、半纤维素和果胶等,可促进肠道蠕动,预防便秘。另外,薯类也含有各种植物化学物,如山药块茎主要含山药多糖(包括黏液质及糖蛋白)、胆甾醇、麦角甾醇、油菜甾醇、β-谷甾醇、多酚氧化酶、植酸、皂苷等多种活性成分,这些化学成分是山药营养价值和生物活性作用的物质基础。

## 三、杂豆类

杂豆类主要有豌豆、蚕豆、绿豆、红豆、豇豆、小豆和芸豆等。其蛋白质含量一般为 20% 左右,低于大豆,但是氨基酸的组成与大豆相同,接近于人体的需要,尤其是富含谷类蛋白质缺乏的赖氨酸,与谷类食物搭配食用,可以起到很好的蛋白质互补作用。杂豆中脂肪含量极少,为 1%～2%。与大豆相比,杂豆中碳水化合物含量较高,约占 50%～60%,主要以淀粉形式存在,所以杂豆类经常被作为主食看待。杂豆中 B 族维生素含量比谷类高,也富含钙、磷、铁、钾、镁等矿物质。赤豆、芸豆、绿豆、豌豆等传统食用方法是整粒煮或整粒粉碎做"馅",因此有对全谷物的良好补充作用。杂豆其他营养素与大豆近似,也是一类营养价值较高的食物。

# 第 4 节　大豆及其制品的营养价值

大豆按种皮颜色可分为黄豆、青豆和黑豆。豆制品是由大豆或其他豆类作为原料制作的发酵或非发酵食品,非发酵豆制品有豆浆、豆腐、豆腐干、豆腐丝、豆腐脑、豆腐皮、香干等,发酵豆制品有腐乳、豆豉等,是膳食中优质蛋白质的重要来源。

## 一、大豆的营养素种类及特点

大豆蛋白质含量可高达 35%～40%。大豆蛋白质由球蛋白、清蛋白、谷蛋白和醇溶蛋白组成,其中球蛋白含量最多。大豆蛋白质赖氨酸含量较多,氨基酸模式较好,属于优质蛋白质。其蛋氨酸相对较低,与谷类食物混合食用,可发挥蛋白质的互补作用。大豆脂肪含量约为 15%～20%,以黄豆和黑豆较高,不饱和脂肪酸约占总脂量的 85%,其中油酸含量约 32%～36%,亚油酸为 52%～57%,亚麻酸 2%～10%。此外大豆油中还含有 1.64% 的磷脂。大豆油是目前我国居民主要的烹调用油。大豆碳水化合物含量约 25%～30%,其中一半为可供利用的阿拉伯糖、半乳聚糖和蔗糖,淀粉含量较少;另一半是人体不能消化吸收的寡糖,如棉籽糖和水苏糖,存在于大豆细胞壁。大豆含有丰富的钙、铁、维生素 $B_1$ 和维生素 $B_2$,还富含维生素 E。

## 二、大豆中的特殊成分

大豆的特殊成分可分为植物化学物类等有益成分及抗营养因子。

1. 有益的植物化学物

目前研究较多的植物化学物有大豆异黄酮、大豆皂苷和大豆甾醇,近年来在慢性病预防和控制研究中得到了广泛关注。

2. 大豆卵磷脂

大豆卵磷脂是豆油精炼过程中得到的一种淡黄色至棕色、无嗅或略带有气味的黏稠状或粉末状物料,不溶于水,易溶于多种有机溶剂。大豆卵磷脂对营养相关慢性疾病如高脂血症和冠心病等具有一定的预防作用。

3. 大豆低聚糖

大豆低聚糖是指大豆中的水苏糖和棉籽糖,因人体缺乏 α-D 半乳糖苷酶和 β-D 果糖苷酶,不能将其消化吸收,在肠道微生物作用下可产酸产气,引起胀气,故称之为胀气因子或抗营养因子。但近年来发现大豆低聚糖仅被肠道益生菌所利用,具有维持肠道微生态平衡、提高免疫力、降血脂、降血压等作用,故被称为"益生元",目前已应用于清凉饮料、酸乳、面包等多种食品生产中。

4. 蛋白酶抑制剂

大豆中的蛋白酶抑制剂以胰蛋白酶抑制剂为主,它可以降低大豆的营养价值。常压蒸汽加热 30 分钟或 0.1 MPa 压力加热 10～25 分钟,可破坏大豆中的胰蛋白酶抑制剂。因大豆中脲酶的抗热能力较蛋白酶抑制剂强,且测定方法简单,故常用脲酶实验来判定大豆中蛋白酶抑制剂是否已经被破坏。我国婴儿配方代乳粉标准中明确规定,含有豆粉的婴幼儿代乳品,脲酶实验必须是阴性。不过蛋白酶抑制剂也具有多种对机体有益的生物学作用。

5. 豆腥味

生食大豆有豆腥味和苦涩味,是由豆类中的不饱和脂肪酸经脂肪氧化酶氧化降解,产生醇、酮、醛等小分子挥发性物质所致。日常生活中将豆类加热、煮熟、烧透后可以破坏脂肪氧化酶和去除豆腥味。

6. 植物血细胞凝集素

植物血细胞凝集素是能凝集人和动物红细胞的一种蛋白质,集中在子叶和胚乳的蛋白体中,加热即被破坏。大量食用数小时后可引起头晕、头痛、恶心、呕吐、腹痛、腹泻等症状,影响动物的生长发育。

总之,大豆的营养价值很高,也存在抗营养因素,大豆中的诸多植物化学物有良好的保健功能,这使得大豆成为营养领域的研究热点。

## 三、豆制品的营养价值

豆制品包括豆浆、豆腐、豆腐干、干燥豆制品(如腐竹)等非发酵性豆制品和腐乳、豆豉、臭豆腐等发酵豆制品。淀粉含量高的豆类还可制作粉丝、粉皮等。

1. 非发酵豆制品

(1) 豆腐：含蛋白质5%～6%，脂肪0.8%～1.3%，碳水化合物2.8%～3.4%。因大豆经浸泡、磨浆、过滤、煮浆等工序，去除了大量的粗纤维和植酸，胰蛋白酶抑制剂和植物血细胞凝集素被破坏，营养素的利用率有所提高。

(2) 豆腐干：去除了大量水分，使营养成分得以浓缩。豆腐丝、豆腐皮、百叶的水分含量更低，蛋白质含量可达20%～45%。

(3) 豆浆：豆浆是将大豆用水泡后磨碎、过滤、煮沸而成，豆浆营养丰富，且易于消化吸收，其营养成分的含量因制作过程中加入水的量不同而不同。

(4) 粉条、粉皮、凉皮：是以富含淀粉的豆类加工制成，大部分蛋白质被去除，故其营养成分以碳水化合物为主，如粉条含淀粉90%以上，而凉粉含水95%、碳水化合物4.5%。

2. 发酵豆制品

豆豉、豆瓣酱、腐乳、酱油等是由豆类发酵制作而成的发酵豆制品。发酵使豆制品维生素$B_2$、维生素$B_6$及维生素$B_{12}$的含量增高，蛋白质部分降解，消化率提高，产生游离氨基酸，增加豆制品的鲜美口味。经过发酵，大豆的棉籽糖、水苏糖被根霉分解，故发酵豆制品不引起胀气。

3. 大豆蛋白制品

大豆蛋白制品被广泛应用于肉制品、烘焙食品、奶类制品等食品加工业。主要有四种：① 大豆分离蛋白，蛋白质含量约为90%，可用以强化和制成多种食品；② 大豆浓缩蛋白，蛋白质含量65%以上，其余为纤维素等不溶成分；③ 大豆组织蛋白，将油粕、分离蛋白质和浓缩蛋白质除去纤维，加入各种调料或添加剂，经高温高压膨化而成；④ 油料粕粉，用大豆或脱脂豆粕碾碎而成，有粒度大小不一、脂肪含量不同的各种产品。大豆及其他油料的蛋白质制品，其氨基酸组成和蛋白质功效比值较好。

# 第5节　蔬菜、水果类的营养价值

蔬菜水果是维生素、矿物质、膳食纤维和植物化学物的重要来源，对提高膳食微量营养素和植物化学物的摄入量起到重要作用。由于蔬菜、水果中含有多种有机酸、芳香物质和色素等成分，使它们具有良好的感官性质，对增进食欲、促进消化、使食物多样化具有重要意义。

## 一、蔬菜及其制品的营养价值

蔬菜按其结构和可食部位不同，分为叶菜类、根茎类、瓜茄类、鲜豆类、花芽类和菌藻类，所含营养素因其种类不同，差异较大。

1. 蔬菜的营养素种类与特点

(1) 蛋白质：除鲜豆类外，大部分蔬菜蛋白质含量很低，一般为1%～2%，鲜豆类可达4%。菌藻类中发菜、香菇和蘑菇的蛋白质含量可达20%以上，必需氨基酸含量较高且组成均衡。

(2) 脂肪：蔬菜脂肪含量极低，大多数不超过1%。

(3) 碳水化合物：不同种类蔬菜碳水化合物含量差异较大，一般为4%左右，但藕、南瓜等含量较高。蔬菜所含碳水化合物包括单糖、双糖和淀粉及膳食纤维。蔬菜所含纤维素、半纤维素等是膳食纤维的主要来源,其含量在 1%～3%,叶菜类和茎类蔬菜中含有较多的纤维素和半纤维素,而南瓜、胡萝卜、番茄等则含有一定量的果胶、单糖和多糖。膳食纤维及蔬菜中的多糖物质对人体健康的有益作用近年来已经得到广泛认可。

(4) 矿物质:蔬菜中含有丰富的钙、磷、铁、钾、钠、镁、铜等矿物质,其中以钾含量最多,钙、镁含量也较丰富,是我国居民膳食中矿物质的重要来源。绿叶蔬菜一般含钙、铁比较丰富,但存在的草酸会影响钙和铁的吸收,可采用水焯和爆炒去除部分草酸。含草酸较高的蔬菜有菠菜、苋菜、鲜竹笋等。

(5) 维生素:新鲜蔬菜含丰富的维生素 C、胡萝卜素、维生素 $B_2$ 和叶酸,一般叶部含量较根茎部高,嫩叶比枯老叶高,深色菜叶比浅色菜叶高。蔬菜中柿子椒、鲜雪里蕻、苦瓜、菜花、芥菜、油菜以及小白菜等维生素 C 含量较高。胡萝卜素在绿色、黄色或红色蔬菜如胡萝卜、南瓜、苋菜中含量较多。维生素 $B_2$ 和叶酸以绿叶菜中含量较多。

**2. 蔬菜中的特殊成分**

(1) 植物化学物:蔬菜的植物化学物主要有类胡萝卜素、植物固醇、皂苷、芥子油苷、多酚、蛋白酶抑制剂、单萜类、植物雌激素、有机硫化物、植酸等。根菜类蔬菜如萝卜、胡萝卜、大头菜等含丰富类胡萝卜素,胡萝卜中类胡萝卜素平均含量为 4.82 mg/100 g。白菜(大白菜、小白菜)、甘蓝类(结球甘蓝、球茎甘蓝、花椰菜、抱子甘蓝、青花菜)、芥菜类(榨菜、雪里蕻、结球芥菜)等含有芥子油苷。葱蒜类如洋葱、大蒜、大葱、香葱、韭菜等含有丰富的含硫化合物及一定量的类黄酮、洋葱油树脂、苯丙素酚类和甾体皂苷类等,新鲜大蒜中的大蒜素的含量高达 400 mg/100 g。番茄含有丰富的番茄红素。辣椒中含辣椒素和辣椒红色素。茄子中含有黄酮类和芦丁。

(2) 蔬菜中的抗营养因子和有害物质:蔬菜中也存在影响人体对营养素吸收的抗营养因子,如植物血细胞凝集素、皂苷、蛋白酶抑制剂、草酸等。另外,木薯中的氰苷可抑制人和动物体内细胞色素酶的活性。有些毒蕈中含有引起中毒的毒素等。一些蔬菜中硝酸盐和亚硝酸盐含量较高,尤其在不新鲜和腐烂的蔬菜中更高。

**3. 蔬菜制品的营养价值**

常见的蔬菜制品有酱腌菜,在加工过程中可造成营养素的损失,尤其维生素 C 的损失较大,但对矿物质及部分植物化学物的影响不大。另外,近年来冷冻蔬菜技术发展,较好地保留了蔬菜的原有感官,又给居民提供了方便。

## 二、水果及其制品的营养价值

水果根据果实的形态和生理特征分为仁果类、核果类、浆果类、柑橘类和瓜果类等。新鲜水果的营养价值和新鲜蔬菜相似,是人体矿物质、膳食纤维和维生素的重要来源之一。

**1. 水果的营养素种类与特点**

(1) 蛋白质及脂肪:含量均不超过 1%。

(2) 碳水化合物:水果中所含碳水化合物在 6%～28%,主要是果糖、葡萄糖和蔗糖,还富含纤维素、半纤维素和果胶。水果含糖较蔬菜多,但差异较大,仁果类如苹果和梨以含果糖为主,核果类如桃、李、柑橘以含蔗糖为主,浆果类如葡萄、草莓则以葡萄糖和果糖为主。水果在成熟过程中,淀粉逐渐转化为可溶性糖,甜度增加。

（3）矿物质：水果含有人体所需的各种矿物质如钾、钠、钙、镁、磷、铁、锌、铜等，以钾、钙、镁、磷含量较多。

（4）维生素：新鲜水果中含维生素 C 和胡萝卜素较多，但维生素 $B_1$、维生素 $B_2$ 含量不高。鲜枣、草莓、橘、猕猴桃中维生素 C 含量较多，芒果、柑橘、杏等含胡萝卜素较多。

2. 水果中的特殊成分

（1）有机酸：水果中含有多种有机酸而呈酸味，其中柠檬酸、苹果酸、酒石酸相对较多，还有少量的苯甲酸、水杨酸、琥珀酸和草酸等。柠檬酸为柑橘类水果所含的主要有机酸，仁果类及核果类含苹果酸较多，而葡萄的有机酸主要为酒石酸。

（2）植物化学物：水果中富含各类植物化学物，不同种类的水果含有的植物化学物也不同。如浆果类的草莓、桑葚、蓝莓、猕猴桃等，富含花青素、类胡萝卜素和多酚类化合物；柑橘类如橘子、柳丁、金橘、柠檬、葡萄柚等，富含类胡萝卜素和黄酮类物质；樱桃果实富含花青素、各种花色苷、槲皮素等；多酚类化合物是橄榄中最重要的功效成分，橄榄的苦涩以及许多药理作用都跟多酚类化合物有关；仁果类如苹果、梨、柿子、枇杷等主要含有黄酮类物质。

3. 水果制品

新鲜水果一般难以长期保存，加工成水果制品后可延长保质期。常见的水果制品包括果汁、水果罐头、果脯和干果等。果汁是由水果经压榨去掉残渣而制成，但加工过程使水果中的维生素 C、膳食纤维等产生一定量的损失。果脯是将新鲜水果糖渍而成，维生素损失较多，含糖量较高。干果是将新鲜水果脱水而成，维生素有较多损失。水果制品中维生素等营养素损失较多，所以不能代替新鲜水果。

# 第6节　畜肉、禽肉、水产品的营养价值

畜肉、禽肉和水产品作为动物性食物，该类食物不仅能提供人体优质蛋白质、脂肪、矿物质和部分维生素，还可加工成各种制品和菜肴，是人类重要的食物资源，是平衡膳食的重要组成部分。动物性食物蛋白质的含量普遍较高，其氨基酸组成更适合人体需要，利用率高，但脂肪含量一般较多，能量高。

## 一、畜肉、禽肉类的营养价值

畜肉是指猪、牛、羊、马等牲畜的肌肉、内脏及其制品，而禽肉包括鸡、鸭、鹅等的肌肉、内脏及其制品，主要提供优质蛋白质、脂肪、矿物质和维生素。

1. 蛋白质

畜禽肉蛋白质大部分存在于肌肉组织中，含量约为 10％～20％，属于优质蛋白质。因动物的品种、年龄、肥瘦程度及部位不同，蛋白质含量有较大差异，如猪肉蛋白质平均含量为13.2％，猪里脊肉为 20.2％，而猪五花肉为 7.7％，牛羊肉和鸡肉为 20％，鸭肉为 16％。

畜禽的内脏器官如肝、心等蛋白质含量较高。皮肤和筋腱主要含胶原蛋白和弹性蛋白，由于缺乏色氨酸、蛋氨酸等必需氨基酸，因此蛋白质的利用率低，其营养价值也低。

畜禽肉中含有能溶于水的含氮浸出物，如肌凝蛋白原、肌肽、肌酸、肌酐、嘌呤和游离氨基酸等非蛋白含氮浸出物以及无氮浸出物，使肉汤具有鲜味。成年动物含氮浸出物含量高于幼年动物。禽肉的质地较畜肉细嫩且含氮浸出物多，故禽肉炖汤的味道较畜肉更鲜美。

2. 脂肪

畜肉中脂肪含量以猪肉最高,其次是羊肉,牛肉和兔肉较低;在禽类中鸭和鹅肉的脂肪含量较高,鸡和鸽子次之。另外不同部位肉类脂肪含量有很大差异,如猪肥肉脂肪含量高达90%,猪前肘为31.5%,猪里脊肉为7.9%,牛五花肉为5.4%,瘦牛肉为2.3%。

畜肉类脂肪以饱和脂肪酸为主,其主要成分是甘油三酯,动物内脏含较高胆固醇,每100 g猪脑中含量为2 571 mg,猪肝中为288 mg,猪肾中为354 mg,牛脑中为2 447 mg,牛肝中为297 mg。与畜肉不同的是禽肉脂肪含量相对较少,而且熔点低(23～40 ℃),并含有20%的亚油酸,易于消化吸收。

3. 碳水化合物

畜禽肉中的碳水化合物以糖原形式存在于肌肉和肝脏中,含量极少。

4. 矿物质

畜禽肉矿物质含量为0.8%～1.2%,瘦肉中的含量高于肥肉,内脏高于瘦肉。铁在畜禽肉和动物血中主要以血红素铁存在且含量丰富,是膳食铁的良好来源。牛肾和猪肾中硒的含量较高,是其他一般食物的数十倍。此外畜禽肉中还含有较多的磷、硫、钾、钠、铜。

5. 维生素

畜禽肉中的维生素主要以B族维生素和维生素A为主,尤其内脏含量较高,其中肝脏特别富含维生素A和核黄素。维生素A的含量以牛肝和羊肝最高,维生素$B_2$则以猪肝含量最丰富。

## 二、畜禽肉类制品的营养价值

肉类制品是以畜禽肉为原料,经加工而成,包括腌腊制品、酱煮制品、熏烧烤制品、干制品、油炸制品、香肠、火腿和肉类罐头等。因加工过程中易出现脂肪氧化以及B族维生素的损失,营养价值降低。

肉类制品有其独特的风味,有的食用方便(如香肠、火腿、罐头),但可能存在危害人体健康的因素,如腌腊、熏烧烤、油炸等制品亚硝胺类或多环芳烃类物质的含量增加,应控制其摄入量,尽量食用鲜畜禽肉类。

## 三、水产品的营养价值

水产品可分为鱼类、甲壳类和软体类。鱼类又分为海水鱼和淡水鱼,海水鱼又有深海鱼和浅海鱼之分。

1. 蛋白质

鱼类含有人体必需的各种氨基酸,属于优质蛋白质。鱼类中蛋白质含量一般为15%～25%。鱼类肌肉组织中肌纤维细短,间质蛋白少,水分含量多,组织柔软细嫩,较畜肉、禽肉更易消化。鱼汤冷却后易形成凝胶,是因为存在于鱼类结缔组织和软骨中的蛋白质主要是胶原蛋白和黏蛋白。而鱼汤的呈味物质是鱼类含有的其他含氮物质,如游离氨基酸、肽、胺类、嘌呤类等。其他水产品中河蟹、对虾、章鱼的蛋白质含量约为17%,软体动物的蛋白质含量约为15%,酪氨酸和色氨酸的含量比牛肉和鱼肉高。

2. 脂肪

鱼类脂肪含量低,一般为1%～10%,鱼的种类不同,脂肪含量差别也较大,如鳗鱼含脂肪可高达 12.8%,而鳕鱼仅为 0.5%。鱼类脂肪多由不饱和脂肪酸组成(占 80%),熔点低,消化吸收率可达 95%。一些深海鱼类脂肪含长链多不饱和脂肪酸,其中含量较高的有二十碳五烯酸(EPA)和二十二碳六烯酸(DHA),具有多种生物学功能。鱼籽中胆固醇含量较高,如鲭鱼籽胆固醇含量为 1 070 mg/100 g。蟹、河虾等脂肪含量约 2%,软体动物的脂肪含量平均为 1%。

3. 碳水化合物

鱼类碳水化合物的含量低,约为 1.5%,主要以糖原形式存在。有些鱼不含碳水化合物,如草鱼、青鱼、鳜鱼、鲈鱼等。其他水产品中海蜇、牡蛎和螺蛳等含量较高,可达 6%~7%。

4. 矿物质

鱼类矿物质含量为 1%~2%,磷的含量占总灰分的 40%,钙、钠、氯、钾、镁含量丰富。与畜禽肉相比,鱼类钙含量高,为钙的良好来源。海水鱼类含碘丰富,有的海水鱼含碘 0.05~0.1 mg/100 g。此外,鱼类含锌、铁、硒也较丰富。河虾的钙含量高达 325 mg/100 g,虾类锌含量也较高;河蚌中锰的含量高达 59.6 mg/100 g,鲍鱼、河蚌和田螺铁含量较高。软体动物中矿物质含量为 1.0%~1.5%,其中钙、钾、铁、锌、硒和锰含量丰富,如生蚝锌含量高达 71.2 mg/100 g,蛏干中为 13.6 mg/100 g,螺蛳中为 10.2 mg/100 g,海蟹、牡蛎和海参等的硒含量都超过 50 $\mu$g/100 g。

5. 维生素

鱼类是维生素 $B_2$ 的良好来源,如黄鳝中维生素 $B_2$ 含量较高,为 0.98 mg/100 g。鱼类维生素 E、维生素 $B_1$ 和烟酸的含量也较高,但几乎不含维生素 C。鱼类肝脏是维生素 A 和维生素 D 的重要来源,河蟹和海蟹中分别为 0.28 mg/100 g 和 0.39 mg/100 g。一些生鱼中含有硫胺素酶,当生鱼存放或生吃时可破坏维生素 $B_1$,但加热可破坏此酶。

# 第 7 节　乳及乳制品的营养价值

乳类包括牛乳、羊乳和马乳等,其中人们食用最多的是牛乳。乳类是一种营养素齐全、容易消化吸收的优质食品,能满足初生幼仔迅速生长发育的全部需要,也是各年龄组健康人群及特殊人群(如婴幼儿、老年人、病人等)的理想食品。乳制品是以乳类为原料经浓缩、发酵等工艺制成的产品,如乳粉、酸乳、炼乳等。奶类富含钙,是优质蛋白质和 B 族维生素的良好来源。增加奶类摄入有利于儿童少年生长发育,促进成人骨骼健康。

## 一、乳类的营养价值

鲜乳水分含量占 86%~90%,主要是由水、脂肪、蛋白质、乳糖、矿物质、维生素等组成的一种复杂乳胶体。牛乳的比重平均为 1.032,比重大小与乳中固体物质含量有关,可作为评定鲜乳质量的简易指标。

1. 乳类营养素种类和特点

(1) 蛋白质:乳类蛋白质消化吸收率为 87%~89%,属优质蛋白质。牛乳中蛋白质含量约为 2.8%~3.3%,主要由酪蛋白(79.6%)、乳清蛋白(11.5%)和乳球蛋白(3.3%)组成。人乳较牛乳蛋白质含量低,且酪蛋白比例低于牛乳,以乳清蛋白为主。配方奶粉生产过程中利用乳清蛋白改变牛乳中酪蛋白与乳清蛋白的构成比,使之近似母乳的蛋白质构成,以适合婴幼儿生长发育需要。

（2）脂类：乳中脂肪含量一般为 3.0%～5.0%，主要为甘油三酯，少量磷脂和胆固醇。乳脂肪以微粒分散在乳浆中，呈高度乳化状态，容易消化吸收，吸收率高达 97%。乳脂肪中短链脂肪酸（如丁酸、己酸、辛酸）含量相对较高，使乳脂肪风味良好及易于消化。

（3）碳水化合物：乳中碳水化合物含量为 3.4%～7.4%，主要形式为乳糖，人乳乳糖含量高于羊乳和牛乳。乳糖能促进钙的吸收和促进肠道乳酸杆菌繁殖，有调节胃酸、促进胃肠蠕动和促进消化液分泌作用，对肠道健康具有重要意义。

（4）矿物质：乳中矿物质含量丰富，牛乳中钙含量为 104 mg/100 mL，且吸收率高，是钙的良好来源。乳中铁含量很低，喂养婴儿时应注意铁的补充。

（5）维生素：牛乳中含有人体所需的各种维生素，放牧期牛乳中维生素 A、维生素 D、胡萝卜素和维生素 C 含量较冬春季在棚内饲养明显增多。牛乳是 B 族维生素的良好来源，特别是维生素 $B_2$。

2. 乳中其他成分

（1）酶类：牛乳中含多种酶类，如淀粉酶、蛋白酶和脂肪酶等，可促进营养物质的消化。牛乳还含有具有抗菌作用的成分如溶菌酶和过氧化物酶。

（2）有机酸：主要是柠檬酸，还有微量的乳酸、丙酮酸及马尿酸等。乳中柠檬酸的含量约为 0.18%，以酪蛋白胶粒及柠檬酸盐形式存在，主要是柠檬酸钙。

（3）生理活性物质：较为重要的有生物活性肽、乳铁蛋白、免疫球蛋白、激素和生长因子等。近年来，乳源性镇静安神肽、抗高血压肽、免疫调节肽和抗菌肽等均有研究报道。

另外，乳味温和，稍有甜味，具有特有的乳香味，其特有的香味是由低分子化合物如丙酮、乙醛、二甲硫、短链脂肪酸和内酯形成的。

## 二、市场上常见的乳类制品的营养价值

不同的乳制品营养素含量差异较大。

1. 巴氏杀菌乳、灭菌乳和调制乳

巴氏杀菌乳为仅以生牛（羊）乳为原料，经巴氏杀菌等工序制得的液体产品。灭菌乳又分为超高温灭菌乳和保持灭菌乳。前者定义为以生牛（羊）乳为原料，添加或不添加复原乳，在连续流动的状态下，加热到至少 132℃并保持很短时间的灭菌，再经无菌灌装等工序制成的液体产品。保持灭菌乳则为以生牛（羊）乳为原料，添加或不添加复原乳，无论是否经过预热处理，在灌装并密封之后经灭菌等工序制成的液体产品。调制乳是以不低于 80% 的生牛（羊）乳或复原乳为主要原料，添加其他原料或食品添加剂或营养强化剂，采用适当的杀菌或灭菌等工艺制成的液体产品。这三种形式的产品是目前我国市场上流通的主要液态乳，除维生素 $B_1$ 和维生素 C 有损失外，营养价值与新鲜生牛乳差别不大，但调制乳因其是否进行营养强化而差异较大。

2. 发酵乳

发酵乳指以生牛（羊）乳或乳粉为原料，经杀菌、发酵后制成的 pH 值降低的产品。其中以生牛（羊）乳或乳粉为原料，经杀菌、接种嗜热链球菌和保加利亚乳杆菌（德氏乳杆菌保加利亚亚种）发酵制成的产品称为酸乳。

发酵乳经过乳酸菌发酵后，乳糖变为乳酸，蛋白质凝固、游离氨基酸和肽增加，脂肪不同

程度的水解,形成独特的风味,营养价值更高,叶酸含量增加 1 倍。酸乳更容易消化吸收,还可刺激胃酸分泌。发酵乳中的益生菌可抑制肠道腐败菌的生长繁殖,防止腐败胺类产生,对维护人体的健康有重要作用,尤其对乳糖不耐受症的人更适合。

3. 炼乳

炼乳是一种浓缩乳,有三种不同类型。

(1) 淡炼乳:以生乳和/或乳制品为原料,添加或不添加食品添加剂和营养强化剂,经加工制成的黏稠状产品。

(2) 加糖炼乳:以生乳和/或乳制品、食糖为原料,添加或不添加食品添加剂和营养强化剂,经加工制成的黏稠状产品。成品中蔗糖含量为 40%～45%,因糖分过高,食前需加大量水分冲淡,造成蛋白质等营养素含量相对较低,故不宜用于喂养婴儿。

(3) 调制炼乳:以生乳和/或乳制品为主料,添加或不添加食糖、食品添加剂和营养强化剂,添加辅料,经加工制成的黏稠状产品,也有加糖调制炼乳和淡调制炼乳之分。淡炼乳经高温灭菌后,维生素受到一定的破坏,因此常用维生素加以强化,按适当的比例冲稀后,其营养价值基本与鲜乳相同。高温处理后形成的软凝乳块以及经均质处理后脂肪球变小,均利于消化吸收,适合于喂养婴儿。

4. 乳粉

乳粉指以生牛(羊)乳为原料,经加工制成的粉状产品。以生牛(羊)乳或其加工制品为主要原料,添加其他原料,添加或不添加食品添加剂和营养强化剂,经加工制成的乳固体含量不低于 70% 的粉状产品称为调制乳粉。目前市场上的产品多为调制乳粉,又有全脂乳粉和脱脂乳粉之分。全脂乳粉加工是将鲜乳消毒后除去 70%～80% 的水分,采用喷雾干燥法制得,营养素含量约为鲜乳的 8 倍。脱脂乳粉脂肪含量仅为 1.3%,脂溶性维生素丢失较多,其他营养成分变化不大,此种乳粉适合于腹泻的婴儿及要求低脂膳食的患者食用。

调制乳粉一般是以牛乳为基础,依据不同人群的营养需要特点,对牛乳的营养组成加以适当调整和改善调制而成,使各种营养素的含量、种类和比例接近母乳,更适合婴幼儿的生理特点和营养需要。如改变牛乳中酪蛋白的含量和酪蛋白与乳清蛋白的比例,补充乳糖的不足,以适当比例强化维生素 A、维生素 D、维生素 $B_1$、维生素 $B_2$、维生素 C、叶酸和微量元素铁、铜、锌、锰等。除婴幼儿配方乳粉外,还有孕妇乳粉、儿童乳粉、中老年乳粉等。

5. 奶酪

奶酪是一种营养价值较高的发酵乳制品,是在原料奶中加入适量的乳酸菌发酵剂或凝乳酶,使蛋白质发生凝固,并加盐、压榨排除乳清之后的产品。

# 第 8 节　蛋类及其制品的营养价值

蛋类主要包括鸡蛋、鸭蛋、鹅蛋、鹌鹑蛋、鸽蛋等,鸡蛋食用最普遍、销量最大。蛋制品是以蛋类为原料加工制成的产品,如皮蛋、咸蛋等。膳食指南推荐成人每周吃蛋类 280～350 g。

## 一、蛋的营养价值

蛋类的微量营养素含量受品种、饲料、季节等多方面的影响,而宏量营养素含量稳定。

蛋类各部分的主要营养素含量见表4-2。

表4-2 蛋类各部分的主要营养素含量

| 营养成分 | 全蛋 | 蛋白 | 蛋黄 |
|---|---|---|---|
| 水分(g/100 g) | 74.1 | 84.4 | 51.5 |
| 蛋白质(g/100 g) | 13.3 | 11.6 | 15.2 |
| 脂类(g/100 g) | 8.8 | 0.1 | 28.2 |
| 碳水化合物(g/100 g) | 2.8 | 3.1 | 3.4 |
| 钙(mg/100 g) | 56 | 9 | 112 |
| 铁(mg/100 g) | 2.0 | 1.6 | 6.5 |
| 锌(mg/100 g) | 1.10 | 0.02 | 3.79 |
| 硒(μg/100 g) | 14.34 | 6.97 | 27.01 |
| 总维生素 A(μgRAE/100 g) | 234 | — | 438 |
| 硫胺素(mg/100 g) | 0.11 | 0.04 | 0.33 |
| 核黄素(mg/100 g) | 0.27 | 0.31 | 0.29 |
| 尼克酸(mg/100 g) | 0.2 | 0.2 | 0.1 |

引自:杨月欣,王光亚,潘兴昌主编.中国食物成分表 2009.

1. 蛋白质

蛋类蛋白质含量一般在10%以上,加工成咸蛋或皮蛋后,蛋白质含量变化不大。鸡蛋蛋白的必需氨基酸组成与人体接近,是蛋白质生物学价值最高的食物,常被用作参考蛋白。

2. 脂肪

鸡蛋脂肪98%集中在蛋黄中,呈乳化状,分散成细小颗粒,故易消化吸收。甘油三酯占蛋黄中脂肪的62%～65%,磷脂占30%～33%,固醇占4%～5%,还有微量脑苷脂类。蛋黄是磷脂的良好食物来源,卵磷脂具有降低血胆固醇的作用,并能促进脂溶性维生素的吸收。蛋类胆固醇含量较高,主要集中在蛋黄中,鸡蛋黄的胆固醇含量为1 510 mg/100 g。

3. 碳水化合物

蛋类含碳水化合物较少,蛋清中主要是甘露糖和半乳糖,蛋黄中主要是葡萄糖,多与蛋白质结合形式存在。

4. 矿物质

蛋类的矿物质主要存在于蛋黄内,其中以磷、钙、钾、钠含量较多。蛋黄中的铁含量虽然较高,但由于是非血红素铁,并与卵黄高磷蛋白结合,生物利用率仅为3%左右。

5. 维生素

蛋类维生素含量较为丰富,主要集中在蛋黄中。蛋类的维生素含量受到品种、季节和饲料的影响,以维生素 A、维生素 E、维生素 $B_2$、维生素 $B_6$、泛酸为主,也含有一定量的维生素 D、维生素 K 等,维生素种类相对齐全。

## 二、蛋制品的营养价值

新鲜蛋类经特殊加工制成风味特异的蛋制品,宏量营养素与鲜蛋相似,但一些微量营养素的含量有变化。如皮蛋在加工过程中加碱和盐,使矿物质含量增加,但对 B 族维生素造成较大损失,且会增加铅的含量,对维生素 A、维生素 D 的含量影响不大。咸蛋主要是钠含量的增加。糟蛋在加工过程中蛋壳中的钙盐可以渗入蛋内,钙含量比鲜蛋高 10 倍左右。

# 第 9 节　坚果类的营养价值

坚果是指多种富含油脂的种子类食物,如花生、瓜子、核桃、腰果、松子、杏仁、开心果等,其特点是高热量、高脂肪,所含脂肪中不饱和脂肪酸的含量较高,同时富含维生素 E 和 B 族维生素。坚果是膳食的有益补充。坚果富含脂类和多不饱和脂肪酸、蛋白质等营养素,适量食用有助于预防心血管疾病。

1. 蛋白质

坚果中蛋白质含量约 12%~25%,但坚果中有些必需氨基酸相对较低,如核桃蛋白质蛋氨酸和赖氨酸含量不足。

2. 脂肪

富含油脂坚果中油脂含量可高达 40% 以上,以不饱和脂肪酸为主。大部分坚果中脂肪酸以单不饱和脂肪酸为主,核桃和松子中多不饱和脂肪酸含量较高。如核桃脂肪含量为 60% 以上,其中亚油酸为 47%~73%,并富含亚麻酸和油酸;榛子含脂肪 50%~66%,其中单不饱和脂肪酸的比例很高;葵花子、西瓜子和南瓜子中的亚油酸含量较高,核桃是 α-亚麻酸的良好来源。

3. 碳水化合物

坚果的碳水化合物含量依不同种类而异,含量较高的如栗子为 77.2%,其他较低,如核桃为 9.6%、榛子为 14.7%。

4. 微量营养素

坚果中的矿物质较丰富,含有大量的维生素 E 和硒等具有抗氧化作用的营养成分。葵花籽仁和花生仁中维生素 $B_1$ 的含量分别为 1.89 mg/100 g 和 0.72 mg/100 g,是常见食物中含量较高的,葵花籽仁中维生素 $B_6$ 的含量高达 1.25 mg/100 g,核桃仁为 0.73 mg/100 g。

# 第 10 节　食物营养价值的影响因素

食物的营养价值受到食物的加工、烹调以及储藏的影响。食物经过烹调、加工可改善其感官性状,增加风味,去除或破坏食物中的一些抗营养因子,提高其消化吸收率,延长保质期,但同时也可使部分营养素受到破坏和损失。

## 一、加工对食物营养价值的影响

1. 谷类加工

谷类加工主要有制米、制粉两种。加工精度越高,糊粉层和胚芽损失越多,营养素损失越大,尤以 B 族维生素损失显著。不同出粉率小麦粉中营养素的变化见表 4 - 3。

表 4-3　不同出粉率小麦粉的营养成分变化

| 出粉率（%） | 粗蛋白（%） | 粗脂肪（%） | 碳水化合物（%） | 粗纤维（%） | 灰分（%） | B族维生素（mg/100 g） | 维生素E（mg/100 g） |
|---|---|---|---|---|---|---|---|
| 100 | 9.7 | 1.9 | 84.8 | 2.0 | 1.6 | 5.7 | 3.5 |
| 93 | 9.5 | 1.8 | 86.0 | 1.4 | 1.3 | 2.5 | 3.3 |
| 88 | 9.2 | 1.7 | 87.2 | 0.8 | 1.1 | 1.8 | 3.1 |
| 80 | 8.8 | 1.4 | 88.6 | 0.5 | 0.7 | 1.1 | 2.5 |
| 70 | 8.3 | 1.2 | 89.8 | 0.3 | 0.5 | 1.0 | 1.9 |
| 60 | 8.2 | 1.0 | 90.1 | 0.2 | 0.4 | 0.8 | 1.7 |

引自：丁文平.小麦加工过程中的营养损失与面粉的营养强化.粮油加工,2008,5:87-89.

**2. 豆类加工**

大豆经浸泡、磨浆、加热、凝固等多道工序后,大豆中的纤维素、抗营养因素得到去除,大豆蛋白质的结构从密集变成疏松状态,提高了蛋白质的消化率。如干炒大豆蛋白质消化率只有50%左右,整粒煮熟大豆的蛋白质消化率为65%,加工成豆浆后为85%～90%,制成豆腐后可提高到92%～96%。

大豆经发酵工艺可制成豆腐乳、豆瓣酱、豆豉等,发酵过程中酶的水解作用可提高营养素的消化吸收利用率,并且某些营养素和有益成分含量也会增加,如豆豉在发酵过程中,由于微生物的作用可合成维生素 $B_2$ ,豆豉中含维生素 $B_2$ 可达 0.61 mg/100 g。大豆经浸泡和保温发芽后制成豆芽,在发芽的过程中维生素 C 从 0 增至 5～10 mg/100 g,每 100 g 黄豆芽中维生素 $B_{12}$ 的含量达 20 mg。

**3. 蔬菜、水果类加工**

蔬菜、水果的深加工可造成不同程度的营养素丢失。加工过程中受损失的主要是维生素和矿物质,特别是维生素 C。

**4. 畜、禽、鱼类加工**

在加工过程中对蛋白质、脂肪、矿物质影响不大,但高温制作时会损失部分 B 族维生素。

## 二、烹调对食物营养价值的影响

食物经过烹调处理,可以杀菌并增进食物的色、香、味,使之味美且容易消化吸收,提高食物营养素在人体的利用率。

**1. 谷类烹调**

米类在淘洗过程中一些营养素特别是水溶性维生素和矿物质有部分丢失,致使米类食物营养价值降低。淘洗次数越多,水温越高,浸泡时间越长,营养素的损失就越多。

不同的烹调方法引起营养素损失的程度不同,主要是对 B 族维生素的影响。如制作米饭,采用蒸的方法,B 族维生素的保存率比弃汤捞蒸方法要高。在制作面食时,一般用蒸、烤、烙的方法,B 族维生素损失较少,但用高温油炸时损失较大。如油条制作时因加碱及高温油炸会使维生素 $B_1$ 全部损失,维生素 $B_2$ 和维生素 $B_3$ 仅保留一半。

**2. 畜、禽、鱼、蛋类烹调**

畜、禽、鱼等肉类的烹调方法有炒、焖、蒸、炖、煮、煎炸、熏烤等。在烹调过程中,蛋白质含量的变化不大,而且经烹调后,蛋白质变性更有利于消化吸收。在高温制作过程中,B 族维生素损失较多,用炖、煮方法时损失不大。上浆挂糊、急火快炒可使肉类外部蛋白质迅速凝固,减少营养素的外溢损失。蛋类烹调 B 族维生素有一些损失。

3. 蔬菜烹调

在烹调中水溶性维生素及矿物质会有损失和破坏,尤其是维生素 C。烹调过程中洗涤方式、切碎程度、用水量、pH、加热的温度及时间与维生素的损失有关。如蔬菜煮 5～10 分钟,维生素 C 损失达 70%～90%。使用合理加工烹调方法,即先洗后切、急火快炒、现做现吃,是降低蔬菜中维生素损失的有效措施。

# 第 11 节　食品标签与营养标签

食品标签和营养标签分别从不同角度为消费者提供预包装食品的相关信息,是消费者选择食品的依据,其中食品标签主要侧重从食品安全角度提供食品生产日期和保质期等信息,而营养标签主要为消费者提供预包装食品的营养成分、营养特性等营养相关信息。

## 一、食品标签

食品标签是向消费者传递产品信息的载体。做好预包装食品标签管理,既是维护消费者权益,保障行业健康发展的有效手段,也是实现食品安全科学管理的需求。根据《食品安全法》及其实施条例规定,原卫生部组织修订预包装食品标签标准,《食品安全国家标准 预包装食品标签通则》(GB 7718—2011)在 2011 年发布,于 2012 年 4 月 20 日起实施。

1. 定义

预包装食品是指预先定量包装或者制作在包装材料和容器中的食品,包括预先定量包装以及预先定量制作在包装材料和容器中并且在一定量限范围内具有统一的质量或体积标识的食品。食品标签是指食品包装上的文字、图形、符号及一切说明物。

2. 适用范围

《食品安全国家标准 预包装食品标签通则》(GB 7718—2011)适用于直接提供给消费者的预包装食品标签和非直接提供给消费者的预包装食品标签,但不适用于为预包装食品在储藏运输过程中提供保护的食品储运包装标签、散装食品和现制现售食品的标识。

3. 内容

《食品安全国家标准 预包装食品标签通则》(GB 7718—2011)对预包装食品标签的基本要求、标示内容、标示形式以及标示内容的豁免和推荐标示内容等进行了规定。具体内容包括五条:① 范围,② 术语和定义,③ 基本要求,④ 标示内容,⑤ 其他。同时提供了三个附录:① 包装物或包装容器最大表面面积计算方法(附录 A),② 食品添加剂在配料表中的标示形式(附录 B),③ 部分标签项目的推荐标示形式(附录 C)。

预包装食品标签标示内容:① 直接向消费者提供的预包装食品标签标示内容应包括食品名称、配料表、净含量和规格、生产者和(或)经销者的名称、地址和联系方式、生产日期和保质期、储存条件、食品生产许可证编号、产品标准代号及辐照食品其他需要标示的内容,如辐照食品、转基因食品、营养标签、质量(品质)等级等;② 非直接提供给消费者的预包装食品标签标示内容应包括食品名称、规格、净含量、生产日期、保质期和储存条件,其他内容如未在标签上标注,则应在说明书或合同中注明。

预包装食品标签标示内容的豁免:① 下列预包装食品可以免除标示保质期:酒精度≥10％的饮料酒、食醋、食用盐,固态食糖类、味精;② 当预包装食品包装物或包装容器的最大表面面积小于 10 cm² 时(最大表面面积计算方法见 GB7718—2011 附录 A),可以只标示产品名称、净含量、生产者(或经销商)的名称和地址。

预包装食品标签推荐标示内容:① 批号;② 食用方法;③ 致敏物质。

## 二、食品营养标签

食品营养标签是国际普遍采用的,通过食品标签向消费者提供规范的食品营养信息的有效途径,也是消费者直观了解食品营养组分、特征的有效方式。国际食品法典委员会和多数国家都制定了食品营养标签标准或法规。原卫生部 2011 年 10 月公布了《预包装食品营养标签通则》(GB 28050—2011),于 2013 年 1 月 1 日正式施行,这项重要食品安全基础标准的公布实施,标志着我国全面推行食品营养标签管理制度,对指导公众合理选择食品,促进膳食营养平衡,降低慢性非传染性疾病风险具有重要意义。

1. 定义

营养标签是预包装食品标签上向消费者提供食品营养信息和特性的说明,包括营养成分表、营养声称和营养成分功能声称。营养标签是预包装食品标签的一部分。

2. 目的

《预包装食品营养标签通则》制定目的是为指导和规范我国食品营养标签标示,引导消费者合理选择预包装食品,促进公众膳食营养平衡和身体健康,保护消费者知情权、选择权和监督权。

3. 内容

《食品安全国家标准 预包装食品营养标签通则》(GB 28050—2011)对预包装食品营养标签的基本要求、标示内容、标示格式以及豁免强制标示等进行了规定。具体内容包括七条:① 范围,② 术语和定义,③ 基本要求,④ 强制标示内容,⑤ 可选择标示内容,⑥ 营养成分的表达方式,⑦ 豁免强制标示营养标签的预包装食品。同时提供了四个附录:① 食品标签营养素参考值(nutrient reference values,NRV)及其使用方法(附录 A),② 营养标签格式(附录 B),③能量和营养成分含量声称和比较声称的要求、条件和同义语(附录 C),④ 能量和营养成分功能声称标准用语(附录 D)。

预包装食品营养标签的强制标示内容:① 能量、核心营养素的含量值及其占营养素参考值(NRV)的百分比;② 对除能量和核心营养素外的其他营养成分进行营养声称或营养成分功能声称时,在营养成分表中还应标示出该营养成分的含量及其占营养素参考值(NRV)的百分比;③ 使用了营养强化剂的预包装食品,在营养成分表中还应标示强化后食品中该营养成分的含量值及其占营养素参考值(NRV)的百分比;④ 食品配料含有或生产过程中使用了氢化和(或)部分氢化油脂时,在营养成分表中还应标示出反式脂肪(酸)的含量;⑤ 上述未规定营养素参考值(NRV)的营养成分仅需标示含量。

预包装食品营养标签中能量和营养成分的含量应以每 100 克(g)和(或)每 100 毫升(mL)和(或)每份食品可食部中的具体数值来标示。当用份标示时,应标明每份食品的量。份的大小可根据食品的特点或推荐量规定。在产品保质期内,预包装食品营养标签的能量和营养成分含量的允许误差范围：① 食品的蛋白质，多不饱和及单不饱和脂肪(酸)，碳水化合物、糖(仅限乳糖)，总的、可溶性或不溶性膳食纤维及其单体，维生素(不包括维生素 D、维生素 A)，矿物质(不包括钠)，强化的其他营养成分要求≥80％标示值；② 食品中的能量以及脂肪、饱和脂肪(酸)、反式脂肪(酸)，胆固醇，钠，糖(除外乳糖)要求≤120％标示值；③ 食品中的维生素 A 和维生素 D 要求为 80％～180％标示值。

豁免强制标示营养标签的预包装食品为：① 生鲜食品，如包装的生肉、生鱼、生蔬菜和水果、禽蛋等；② 乙醇含量≥0.5％的饮料酒类；③ 包装总表面积≤100 cm² 或最大表面面积≤20cm² 的食品；④ 现制现售的食品；⑤ 包装的饮用水；⑥ 每日食用量≤10 g 或 10 mL 的预包装食品；⑦ 其他法律法规标准规定可以不标示营养标签的预包装食品。

4. 实施营养标签标准的意义

科学研究和国外管理经验证明，食品标签上的营养信息可以帮助公众做出合理膳食选择，可使居民减少饱和脂肪、胆固醇和钠的摄入，增加膳食纤维摄入，是预防膳食相关慢性病的良好手段，对全民营养教育和健康促进发挥重要作用。通过实施营养标签标准，要求预包装食品必须标示营养标签内容，一是有利于宣传普及食品营养知识，指导公众科学选择膳食；二是有利于促进消费者合理平衡膳食和身体健康；三是有利于规范企业正确标示营养标签，科学宣传有关营养知识，促进食品产业健康发展。

（杨立刚　孙桂菊）

# 第5章 不同生理阶段人群的营养

生命周期是一个连续的过程,不同生理阶段人群的生理状况和营养代谢特点各不相同,营养需求也存在差异。本章将分别介绍孕妇、乳母、婴幼儿、学龄前儿童及青少年、更年期人群以及老年人等不同生理阶段人群的营养需求。

## 第1节 孕妇和乳母的营养与膳食

妊娠期和哺乳期妇女的营养,除了满足自身营养需要外,还需要提供满足胎儿生长发育和乳汁分泌所必需的各种营养素,以达到预防可能出现的母体、胎儿和婴儿营养缺乏症及某些并发症的目的。因此,孕妇和乳母的合理营养对于保证母体健康和孕育健康的下一代十分重要。

### 一、孕妇

1. 妊娠期生理特点

母体在妊娠期间,自身会发生一系列的生理性调整,以适应和满足胎儿在宫内生长发育的需求。主要表现在如下几个方面。

(1)内分泌系统:内分泌系统的信息传递者是激素,对维持妊娠起关键作用。

① 人绒毛膜促性腺激素(HCG):受精卵着床后 HCG 水平开始升高,在妊娠 8～9 周HCG 分泌达到顶峰,10 周后 HCG 水平下降,其主要生理作用是刺激母体黄体孕酮分泌及降低淋巴细胞活力,防止母体对胎儿的排斥反应。

② 人绒毛膜生长素(HCS):HCS 是胎盘产生的一种糖蛋白,其分泌水平与胎盘的发育水平相平行,在妊娠末期达到顶峰,被称为"妊娠期的生长素"。主要生理作用有降低母体对葡萄糖的利用,促进胎儿对葡萄糖的利用,促进脂肪分解和血中游离脂肪酸增多,促进蛋白质及 DNA 的合成。

③ 雌激素:胎盘分泌雌激素(包括雌酮、雌二醇和雌三醇)在妊娠期呈持续增加。雌二醇能刺激母体垂体生长素细胞转化为催乳素细胞,为泌乳做准备,并可调节碳水化合物和脂类的代谢,促进母体骨骼更新。雌三醇可通过促进前列腺素产生增加子宫与胎盘之间的血流量,并能促进母体乳房发育。

④ 孕酮:孕酮能松弛胃肠道平滑肌,并能松弛子宫平滑肌,便于胚胎在子宫内着床,还可促进乳腺发育,抑制妊娠期乳汁分泌。

(2)血液系统

① 血容量:妊娠期妇女血容量增加始于妊娠 6～8 周,至妊娠 32～34 周时到达顶峰,血容量比妊娠前约增加 35%～40%,并一直维持至分娩。血容量的增加包括血浆容积和红细

胞数量的增加,血浆容积增加约 45%~50%,红细胞增加约 15%~20%,由于血浆容积的增加大于红细胞数量的增加,二者增幅比例失调,出现血液稀释,故妊娠期妇女易出现生理性贫血。

② 血液成分:白细胞从妊娠 7 周开始轻度升高,至妊娠 30 周时到达顶峰。由于血液稀释,从妊娠早期血浆总蛋白就开始下降,至妊娠晚期血浆总蛋白水平由约 70 g/L 降至 60 g/L,主要是因为白蛋白水平从 40 g/L 降至 25 g/L 所致。胎盘起着生化阈的作用,具有胎盘血浆中营养素高于胎儿和母体的特点,以保证胎儿的营养素供给。

(3) 肾脏:在妊娠期间,为了排出母体和胎儿代谢所产生的含氮或其他废物,导致肾脏负担加重,肾血浆流量增加约 75%。尿中的蛋白质代谢产物尿素、尿酸、肌酸和肌酐等排泄增多。肾小球滤过率增加约 50%,而肾小管的吸收能力没有相应增高,结果可导致部分妊娠期妇女尿中的葡萄糖、氨基酸、水溶性维生素的排出量增加,尿中叶酸排出量可增加 1 倍,葡萄糖排出量可增加 10 倍以上。

(4) 消化系统:妊娠期妇女常伴有消化功能的改变。受激素水平的影响,牙龈肥厚,易患牙龈炎和牙龈出血。孕酮分泌增加造成胃肠平滑肌张力下降、贲门括约肌松弛、消化液分泌量减少、胃排空时间延长、肠蠕动减弱等,易出现恶心、消化不良、呕吐、胃反酸、便秘等妊娠反应。此外,由于胆囊排空时间延长,胆道平滑肌松弛,胆汁黏稠、淤积,易形成胆结石。由于消化时间延长,对某些营养素的吸收却增强,例如对钙、铁、叶酸、维生素 $B_{12}$ 等的吸收都较未妊娠前有所增加,尤其在妊娠的后半期更为明显。

(5) 体重

① 妊娠期母体的体重发生明显变化,体重增加约 11~12.5 kg,妊娠早期增重较少,妊娠中期和妊娠晚期增重幅度较大(每周增加 350~400 g)。体重增加包括两方面:一是妊娠产物,有胎儿、胎盘和羊水;二是母体组织,有血液、细胞外液、子宫、乳腺以及为泌乳而储备脂肪和其他营养物质。

② 体重增长标准:妊娠期体重增长是反映妇女健康与营养状况的一项综合指标。孕期体重增长过多或过少都会对孕妇及胎儿造成不利影响。体重增长过多可能导致孕妇患高血压、2 型糖尿病的概率增加,体重增加过少则有可能导致早产儿、胎儿宫内发育迟缓、围产期死亡率增加。以 BMI 为指标,妊娠期适宜体重增长应有所不同。不同 BMI 妇女妊娠期的适宜体重增加范围见表 5-1。

表 5-1　按孕前 BMI 推荐的妊娠期体重增长适宜范围(单胎)

|  | 孕前 BMI | 总增重范围(kg) | 孕中晚期增重速度(kg/w) |
|---|---|---|---|
| 低 | <18.5 | 12.5~18 | 0.51(0.44~0.58) |
| 正常 | 18.5~24.9 | 11.5~16 | 0.42(0.35~0.50) |
| 超重 | 25.0~29.9 | 7~11.5 | 0.28(0.23~0.33) |
| 肥胖 | ≥30.0 | 5~9 | 0.22(0.17~0.27) |

引自:美国医学研究院(IOM)2009.

(6) 基础代谢率:妊娠早期基础代谢率(BMR)略有下降,中期 BMR 开始逐渐升高,至晚期 BMR 增高约 15%~20%。

**2. 妊娠期的营养需要**

（1）能量：胎儿生长发育所需能量全部来自母体，为了满足胎儿生长发育、母体组织增长、母体蛋白质和脂肪贮存及代谢增加的能量需要，妊娠期的能量摄入相对增加，但摄入量与消耗量应以保持平衡为原则，过多的摄入能量并无益处。我国 DRIs（2013）建议妊娠中期应在非孕妇女 EER 基础上每天增加能量 1.26 MJ（300 kcal），妊娠晚期增加 1.88 MJ（450 kcal）。影响孕期能量需要的因素主要有孕前体重、体成分、地区、气候、生活习惯、劳动强度等，孕期能量供应以平衡为原则，可通过定期测体重来评价调整。

（2）碳水化合物：碳水化合物是为人体提供热能的三种主要的营养素中最主要的供能营养素。我国 DRIs（2013）推荐碳水化合物宏量营养素可接受范围（AMDR）为 50%～65%，其中添加糖 AMDR 占总能量的比例应小于 10%。

（3）蛋白质：充足优质的蛋白质是满足孕妇自身及胎儿生长发育所必需的。所有氨基酸对于胎儿都是必需氨基酸。我国 DRIs（2013）推荐妊娠中期蛋白质在非孕妇女 RNI 基础上增加 15 g/d，妊娠晚期增加 30g/d。此外，还要保证膳食中优质蛋白质至少占蛋白质总量的 1/3 以上。

（4）脂类：孕期平均脂肪积累为 2～4 kg，且磷脂、长链多不饱和脂肪酸对胎儿脑和视网膜发育有重要作用。我国 DRIs（2013）建议孕妇膳食中脂肪 AMDR 应占总能量的 20%～30%，其中亚油酸达到总能量的 4%，α-亚麻酸达到总能量的 0.6%，饱和脂肪酸 AMDR 占总能量的比例应小于 10%，其中 n-6 多不饱和脂肪酸 AMDR 占总能量的比例为 2.5%～9.0%，n-3 多不饱和脂肪酸 AMDR 占总能量的比例为 0.5%～2.0%，EPA＋DHA 达到 250 mg/d。

（5）矿物质：妊娠期对矿物质的需要量增加，妊娠期妇女容易缺乏的矿物质主要是钙、铁、磷、锌、碘等。

① 钙：妊娠期钙摄入轻度不足时，母体骨钙将被动用，以维持血钙浓度，满足胎儿对钙的需要量；缺钙严重时将导致胎儿骨骼、牙齿发育不良，并可发生先天性佝偻病，而孕妇也可发生小腿肌肉痉挛或手足抽搐，严重时导致骨质软化症。我国 DRIs（2013）建议妊娠期膳食钙 RNI 为：孕早期 800 mg/d，孕中、末期 1 000 mg/d，UL 2 000 mg/d。

② 铁：妊娠期母体生理性贫血，需要额外补充铁，母体内还要储备一定数量的铁，以备分娩时失血的铁损失，胎儿肝内也需储存可供满足 6 个月之内需要的铁。妊娠期铁缺乏可能导致母亲患缺铁性贫血、体重增长不足，还可导致胎儿铁储备不足，并与早产儿、低出生体重有关。我国 DRIs（2013）建议妊娠期膳食铁 RNI 为：孕早期 20 mg/d，孕中期 24 mg/d，孕晚期 29 mg/d，UL 42 mg/d。妊娠期妇女可多摄入动物肝脏、血、瘦肉等含铁丰富的食物，必要时可在医生指导下服用铁剂。

③ 锌：锌可促进孕早期胎儿器官形成，有利胎儿生长发育及预防先天性出生缺陷，故妊娠期应增加锌的摄入量。我国 DRIs（2013）建议妊娠期膳食锌 RNI 为：在非孕妇女 7.5 mg/d 的基础上，孕早、中、晚期增加为 9.5 mg/d。

④ 碘：妊娠中期基础代谢率开始升高，导致甲状腺素分泌增加、碘的需要量增加。妊娠期碘缺乏可能导致胎儿甲状腺功能低下，引起以生长发育迟缓、智力低下为特征的呆小症。我国 DRIs（2013）建议妊娠期膳食碘 RNI 每天增加 110 μg，为 230 μg/d，UL600 μg/d。

（6）维生素

① 维生素 A：妊娠期妇女摄入足量的维生素 A 有利于胎儿的正常生长发育和维持自身

的健康。维生素 A 缺乏与胎儿宫内发育迟缓、低出生体重及早产有关,但摄入过量可引起中毒,还有导致先天畸形的可能。我国 DRIs(2013)建议妊娠期膳食维生素 A 的 RNI 为:孕早期与非孕妇女相同,为 700 $\mu$g RAE/d,孕中、晚期 770 $\mu$g RAE/d,UL 3000 $\mu$g RAE/d。

② 维生素 D:妊娠期妇女维生素 D 需要量增加,维生素 D 缺乏可导致胎儿骨骼和牙齿发育不良,并导致新生儿手足抽搐和低钙血症以及母体骨质软化症的发生,但补充过量的维生素 D 可导致中毒,我国 DRIs(2013)建议妊娠期维生素 D 的 RNI 为:孕早、中、晚期均为 10 $\mu$g /d,UL 50 $\mu$g /d。

③ B 族维生素:妊娠期妇女缺乏维生素 $B_1$ 时母体可能没有明显的临床表现,但胎儿出生后却可能出现先天性脚气病。维生素 $B_2$ 缺乏可导致缺铁性贫血、胎儿生长发育迟缓。此外,妊娠期妇女补充足量的维生素 $B_6$ 十分重要。我国 DRIs(2013)建议妊娠期妇女膳食维生素 $B_1$、维生素 $B_2$ 的 RNI 为:孕早期 1.2 mg/d(与未孕妇女相同),孕中期 1.4 mg/d,孕晚期 1.5mg/d;维生素 $B_6$ 的 RNI 为 2.2mg/d。妊娠期妇女缺乏维生素 $B_{12}$,可发生巨幼红细胞贫血,亦可导致胎儿的神经系统受损。成人维生素 $B_{12}$ 需要量极少,体内储存 2～4 mg,膳食无补充仍可满足约 6 年。我国 DRIs(2013)建议妊娠期妇女维生素 $B_{12}$ 的 AI 为 2.9 $\mu$g /d。

大量流行病学研究结果证实,妊娠早期叶酸缺乏是胎儿发生神经管畸形的重要原因,如果育龄妇女在妊娠前一个月至妊娠后三个月每天服 400 $\mu$g 叶酸,就可有效的预防胎儿神经管畸形的发生。此外,叶酸缺乏可使 DNA、RNA 合成受抑导致巨幼红细胞贫血,叶酸缺乏还可引起胎盘早剥、新生儿低出生体重。中国 DRIs(2013)建议妊娠期妇女叶酸的 RNI 为:在非孕妇女 400 $\mu$g DFE/d 的基础上增加为 600 $\mu$g DFE/d,UL 为 1 000 $\mu$g DFE/d。

3. **妊娠期营养失衡对母体和胎儿的影响**

(1) 母体:妊娠母体可发生代谢的改变、生理性代偿甚至牺牲自身的组织,以保证胎儿的生长发育。

① 营养性贫血:包括缺铁性贫血和缺乏叶酸、维生素 $B_{12}$ 引起的巨幼红细胞贫血。妊娠期发生贫血十分普遍,尤以缺铁性贫血为主,妊娠末期患病率最高。主要原因有膳食铁摄入不足、来源于植物性食物的膳食铁吸收利用率差、母体和胎儿对铁的需求量增加和某些其他因素引起的失血等。巨幼红细胞贫血在我国的患病率较低,以叶酸缺乏所致较为常见,维生素 $B_{12}$ 缺乏所致较罕见。

② 骨质软化症:维生素 D 的缺乏可影响钙的吸收,导致血钙浓度下降,为了满足胎儿生长发育所需要的钙,必须动用母体骨骼中的钙,导致母体骨钙不足,引起脊柱、骨盆骨质软化、骨盆变形,重者甚至造成难产。

③ 营养不良性水肿:妊娠期蛋白质严重摄入不足可引起营养不良性水肿。蛋白质缺乏较轻者仅出现下肢水肿,严重缺乏者可出现全身浮肿。此外,维生素 $B_1$ 严重缺乏者也可引起浮肿。

④ 妊娠高血压综合征:妊娠期营养不良、贫血、缺钙、低蛋白血症及高 BMI(>24)均是妊娠高血压综合征的危险因素。

(2) 胎儿

① 先天性畸形:妊娠早期妇女因某些营养素摄入不足或过量,常可导致各种各样的先天畸形儿出生。例如叶酸缺乏可导致神经管畸形发生,维生素 A 缺乏或过多可导致无眼、小头等先天畸形的发生。

② 低出生体重:低出生体重指新生儿出生体重小于 2 500 g。低出生体重婴儿围产期死亡率为正常儿的 4～6 倍,不仅影响婴幼儿期的生长发育,还可影响儿童期和青春期的体能和智能发育,并可增加成年后慢性病(心血管疾病、糖尿病等)发病率。影响低出生体重的因素多且复杂,某些尚不明确,常见的营养因素有偏食、妊娠剧吐、能量和蛋白质及维生素摄入不足、妊娠贫血、吸烟、酗酒等。

③ 脑发育受损:胎儿脑细胞数的快速增殖期是从孕 30 周至出生后 1 年左右,随后脑细胞数量不再增加而仅有细胞体积增大。因此,妊娠期的营养状况,尤其是孕末期母体蛋白质和能量的摄入量是否充足,直接关系到胎儿的脑发育,还可影响日后的智力发育。

④ 早产儿、小于胎龄儿及围产期死亡率增高:早产儿指出生胎龄在 28～37 周之间的婴儿,早产儿常伴随低出生体重。小于胎龄儿指胎儿大小与妊娠月份不符,也属于低出生体重儿。妊娠中、晚期若能量、蛋白质和其他营养素摄入不足,易使胎儿生长发育迟缓,生产出低体重儿。孕期营养不良还会导致围产期死亡率增加,围产期死亡率约占新生儿死亡总数的 70%。

⑤ 巨大儿:巨大儿指出生体重大于 4 000 g。目前我国一些大中城市中巨大儿发生率呈上升趋势,孕期盲目进补、能量摄入过多,导致胎儿生长过度,有研究认为孕末期血糖过高也可导致巨大儿。巨大儿易引起产伤,增加分娩困难,也与成年后慢性病的发生有关。

**4. 妊娠期的合理膳食**

妊娠期的膳食应随着妊娠期妇女的生理变化和胎体生长发育的状况进行合理调配。

(1) 孕早期营养与膳食

① 孕早期主要营养问题:约有 50% 的妇女在停经 6 周左右出现不同程度呕吐、食欲下降等妊娠反应,到第 12 周左右自行消失。早孕反应的主要表现为厌油腻、食欲不振、恶心、呕吐(晨起呕吐常见)、头晕、乏力、畏寒、嗜睡和喜食酸物等。有部分孕妇呕吐反复发作,甚者不能进食,导致体液平衡失调及新陈代谢紊乱,以致严重影响营养素的摄入,称为妊娠剧吐。因为孕早期是胎儿器官形成分化期,妊娠呕吐及妊娠剧吐如不及时纠正治疗,可能导致胎儿因营养缺乏而发生如心脏畸形、无脑儿或脊柱裂等先天畸形。

② 孕早期的合理膳食要求:孕妇宜选择清淡、易消化、促进食欲食物,不要太多的忌口,妊娠反应严重的孕妇可以少食多餐。早期妊娠反应较明显,可进食干性食品如馒头、面包干、饼干、鸡蛋等,以减少呕吐,另外可适当补充 B 族维生素及维生素 C 等以减轻早孕反应的症状。完全不能进食时应静脉补充至少 150 g 葡萄糖以避免脂肪分解产生酮体的不良影响。多吃蔬菜、水果、牛奶等碱性食物。忌食不易消化的煎炸食物,酒类和刺激性的辛辣食物。为避免胎儿神经管畸形,在计划妊娠时就要开始补充叶酸 400～600 μg/d。

③ 孕早期每日膳食建议:主食(米、面、粗粮或豆类)≥200 g;蔬菜 400 g,且其中 1/2 以上为绿叶蔬菜;相当于 25 g 的大豆制品;鱼、禽、蛋等动物性食品 100～150 g;牛奶 200～250 g;水果 100～200 g。

(2) 孕中、晚期营养与膳食

① 孕中、晚期主要营养问题:从孕中期开始,胎儿生长发育速度加快,至孕晚期胎儿体内组织、器官迅速增长,脑细胞分裂增加以及骨骼开始钙化,与胎儿生长相伴随的是母体子宫、胎盘、乳房等的逐渐增大,母体自身也开始储存脂肪蛋白质,同时缺钙、缺铁等现象亦增多,此时合理营养和平衡膳食十分重要。此时,孕妇早孕反应消失,食欲增加,因早孕反应导致的营养不足因此得以弥补。充足的食物所提供的充足能量和合理的营养,完全能满足胎

儿及母体器官生长的需要。

② 孕中、晚期合理膳食要求:注意铁的补充。增加膳食铁主要是血红素铁的摄入量,补充瘦肉类、肝脏、动物血;增加维生素 C 的摄入量,补充菜心、西兰花、青椒、西红柿、橙、草莓、猕猴桃、鲜枣;增加维生素 $B_{12}$ 和叶酸的摄入量,补充肝脏、肉类、海产、酵母、蛋类、豆类;保证每天摄入适宜数量的动物性食物(肉类因子),孕中、晚期每天增加 20～50g 红肉,每周增加 1～2次动物血和肝脏,每次 20～50g,以满足孕期增加铁需要。缺铁性贫血的孕妇可参考下列含铁和蛋白质丰富的菜肴:番茄煮牛肉、青椒炒猪肝、红枣蒸猪肝、黑木耳蒸鸡、红枣蒸乌鸡、菠菜猪肝汤、猪血豆腐汤、黑豆鲶鱼(塘虱)汤、红枣乳鸽汤。保证充足的鱼、禽、蛋、瘦肉和奶的供给。充足的动物性食物能提供优质蛋白质、钙、铁;适量摄入硬果,以供给脂溶性维生素和必需脂肪酸;多摄入新鲜蔬菜和水果,以提供维生素和矿物质;保证充足的谷类和豆类以提供能量。要注意控制盐的摄入,以避免水肿。长链多不饱和脂肪酸对胎儿大脑发育十分重要,长链多不饱和脂肪酸如花生四烯酸、二十二碳六烯酸(DHA)为脑细胞生长和发育所必需。孕晚期钙需要量明显增加,胎儿每日需积累约 110 mg 的钙,有研究证实,孕期吃传统中国膳食(不含牛奶),产后骨密度比同龄非孕妇女明显下降。此外,孕期低钙摄入也增加孕末期毒血症的危险。孕妇过多体重增长将增加难产的风险,过少的体重增长可能导致胎儿营养不良并影响母体的健康。因此,孕中期开始应每周称量和记录体重,根据体重的增加调整食物摄入量。

③ 孕中、晚期每日膳食建议:谷物 200～250 g,薯类 50g(全谷物和杂豆不少于 1/3);大豆类 15 g;肉禽鱼蛋等动物性食品 150～250 g;奶类 300～500 mL;蔬菜 300～500 g(绿叶和红色蔬菜占 2/3 以上),水果 200～400 g;坚果类 10g,烹调植物油 25 g;盐不超过 6 g。每周进食一次海产食品,以补充碘、锌等微量元素;每周进食 1 次(约 25 g)鸡肝以补充维生素 A 和铁,1 次鸡或鸭血以补充铁。妊娠过程中由于消化功能下降,抵抗力减弱,易发生腹泻或便秘,因此应尽量选用新鲜和易消化的食物。

为防止孕期便秘,可多选用含膳食纤维丰富的蔬菜水果及薯类,妊娠后期若出现水肿,应限制含盐分高的食物。上述各类食物的数量仅为参考值,孕妇个体差异较大,需根据不同个体的具体情况做出适当调整。

5. 备孕及孕期妇女膳食指南

见第 6 章第 3 节相关内容。

## 二、乳母

1. 哺乳期的生理特点

(1) 哺乳期:胎儿娩出后,产妇进入以自身乳汁哺育婴儿的哺乳期。乳汁是婴儿生长发育的最佳食物,哺乳也有利于母体生殖器官及身体功能更快恢复。

(2) 母乳分期:产后第一周分泌的乳汁称为初乳,质稠、浅黄色,富含钠、氯和免疫球蛋白(分泌型免疫球蛋白 A 和乳铁蛋白),乳糖和脂肪少,易消化,是新生儿理想的天然食物。产后第二周分泌的为过渡乳,乳糖和脂肪含量逐渐增多,蛋白质有所下降。第二周后的乳汁为成熟乳,白色,富含蛋白质、乳糖、脂肪等多种营养素。

(3) 影响乳汁分泌的主要因素

① 内分泌因素:乳汁的分泌受两个反射控制,一是产奶反射,婴儿吸吮乳头刺激母垂体

产生催乳素,引起乳腺腺泡分泌乳汁,并储存于乳腺导管;另一个是下奶反射,婴儿吸吮乳头刺激母体垂体后叶释放催产素,引起乳腺周围肌肉收缩而排乳。停止吸吮后,乳汁的产生可在24~48小时内停止。

② 哺乳期母亲的营养状况:乳母营养状况将直接影响乳汁质量,从而影响婴儿健康和发育情况。母乳中蛋白质的含量和组成、脂肪酸、磷脂、脂溶性维生素含量都受乳母膳食营养素摄入量的影响。

③ 哺乳期母亲的情绪状态:如紧张、焦虑、抑郁等不良情绪也会影响乳汁分泌,所以乳母保持良好稳定的情绪很重要。

2. 哺乳对乳母健康的影响

(1) 近期影响

① 促进产后子宫恢复:由于哺乳过程中婴儿对乳头的不断吮吸,刺激母体催产素的分泌而引起子宫收缩,有利于促进子宫恢复到孕前状态。

② 促进母体乳房中的乳汁的排空:避免发生乳房肿胀和乳腺炎。

③ 延长恢复排卵的时间间隔:母乳喂养能够延长分娩后至恢复排卵的时间间隔,延迟生育。目前一致认为婴儿吮吸乳汁的过程抑制了下丘脑促性腺激素释放激素的规律性释放,而促性腺激素释放激素对垂体黄体生成素的规律释放是必需的。反过来,黄体生成素对卵泡的成熟以及排卵又是必需的。

(2) 远期影响

① 哺乳与肥胖的关系:乳母在哺乳期分泌乳汁要消耗大量的能量,这将促使孕期所储存的脂肪被消耗,有利于乳母体重尽快复原,预防产后肥胖。

② 哺乳与骨质疏松症的关系:按每天乳汁 750 mL 计算,持续 6 个月哺乳的妇女乳汁中的钙丢失量约为 50 g,约占母体总钙量的 5%。虽有研究表明哺乳期间母体钙的吸收率可能会有所增加,但仍有约 30 g 钙通过乳汁从乳母运送至婴儿,因此重新构建乳母的钙储存,对于降低乳母患骨质疏松症的危险性具有潜在意义。

③ 哺乳与乳腺癌的关系:大量研究结果表明,哺乳可降低乳母以后发生乳腺癌和卵巢癌的危险性。

3. 哺乳期的营养需要

乳母营养需要的特点是要保证乳汁的正常分泌并维持乳汁质量的恒定。由于乳汁中各种营养成分均来自母体,母体营养状况将直接影响乳汁的形成。若乳母长期营养不良,乳汁分泌量将减少,乳汁质量也将降低。为保证乳汁质量,乳母的营养素摄入量要适当增加。

(1) 能量:婴儿所需能量由母乳提供,乳母本身的能量需要量也随着泌乳量的增多而增加。我国 DRIs(2013)推荐乳母每日能量 RNI 比同等体力劳动非孕妇女增加 2.09 MJ(500 kcal)。乳母膳食中能量供给是否充足可通过泌乳量与母亲体重来衡量。若能量充足,乳汁分泌就会正常,通常可用婴儿体重的增长率作为奶量是否足够的较好指标;反之,不但乳母日渐消瘦,而且乳汁分泌量也会减少。但是乳母的能量供给也不宜过多,否则会造成乳母肥胖。

(2) 碳水化合物:母乳中主要的碳水化合物是乳糖。母乳中的乳糖是双糖,由葡萄糖和半乳糖组成。它可以维持婴儿 40% 能量所需。我国 DRIs(2013)建议乳母碳水化合物 AMDR 为 50%~65%,其中添加糖 AMDR 占总能量的比例应小于 10%。

（3）蛋白质：乳母膳食中蛋白质的数量和质量是影响乳汁分泌及其质量的主要因素,当膳食中蛋白质供给不足时,乳汁分泌量就会减少。正常情况下每日乳汁中蛋白质含量在 10 g 左右。而膳食中蛋白质转变为乳汁蛋白质时,其转变有效率约为 70%,如果膳食中蛋白质生物学价值较低,转变率则会更低。我国 DRIs(2013)建议乳母蛋白质的 RNI 为:在非孕期妇女基础上每日增加 25 g,以保证乳汁中的蛋白质含量。

（4）脂肪：乳汁中富含婴儿生长发育所需营养素和能量,脂类是产能最高的营养素。膳食中脂肪的种类可影响乳汁的脂肪成分。脂类还与婴儿脑发育密切相关,尤其是不饱和脂肪酸,例如二十二碳六烯酸(DHA),对婴儿中枢神经系统发育十分重要。我国 DRIs(2013)建议孕妇膳食中脂肪 AMDR 应占总能量的 20%~30%,其中饱和脂肪酸 AMDR 占总能量的比例应小于 10%,其中 n-6 多不饱和脂肪酸 AMDR 占总能量的比例为 2.5%~9.0%,n-3 多不饱和脂肪酸 AMDR 占总能量的比例为 0.5%~2.0%,EPA+DHA 的 AI 为 250 mg/d。

（5）无机盐：钙、磷、镁、钾、钠不受乳母膳食摄入量的影响,乳汁中的含量一般是较稳定的。乳母需要充足的钙,以满足本身及乳汁钙含量的需要。如乳母食物中钙不足或不能有效吸收,乳母将会动用自身骨钙以稳定乳汁中的钙,此时体内出现钙的负平衡,严重时可能导致乳母发生骨质软化症。中国 DRIs(2013)建议乳母钙的 RNI 为 1 000 mg/d,UL 2 000 mg/d,乳母除尽量选择含钙丰富的食物外,还应适当补充钙剂。乳汁中含铁量较少,100 mL 乳汁中含铁仅 0.1 mg 左右,但乳母贫血患病率较高,为了预防乳母缺铁性贫血,中国 DRIs(2013)建议乳母铁的 RNI 为 24 mg/d,UL 为 42 mg/d。乳汁中碘和锌可随膳食的增加而增加,并与婴儿神经系统的发育和免疫功能关系密切。中国 DRIs(2013)建议乳母碘和锌的 RNI 分别为 240 $\mu$g/d 和 12 mg/d。

（6）维生素：乳母膳食中维生素 A 可部分通过乳汁,故膳食中维生素 A 的摄入量可影响乳汁中维生素 A 的含量。中国 DRIs(2013)建议乳母维生素 A 的 RNI 为 1300 $\mu$g RAE/d,UL 3000$\mu$g RAE/d,并应注意膳食搭配,多选用含维生素 A 丰富的食物。

维生素 D 几乎不能通过乳腺,因此乳汁中维生素 D 含量很少,不能满足婴儿需要,故婴儿出生两周后,应加喂少量鱼肝油或适当进行日光浴,以补充维生素 D 的不足。中国 DRIs(2013)推荐的乳母维生素 D 的 RNI 为 10 $\mu$g/d,UL 为 50 $\mu$g/d。

水溶性维生素大多可自由通过乳腺,但乳腺可调控其进入量。中国 DRIs(2013)推荐的乳母主要水溶性维生素的 RNI 为:维生素 $B_1$ 1.5 mg/d,维生素 $B_2$ 1.5 mg/d,烟酸 15 mg NE/d,维生素 C 150 mg/d,增加瘦肉、内脏、粗粮、豆类、新鲜蔬菜水果等富含水溶性维生素的食物摄入。

（7）水：水的摄入量与乳汁的分泌量密切相关。为促进乳汁的分泌,乳母膳食应比普通成人多摄入约 1 L 水,可多补充流质及汤类,以增加水的摄入。

4. 哺乳期的合理膳食

哺乳期的膳食十分重要,要调配数量充足、品种丰富、营养全面的膳食,为婴儿和乳母提供充足的营养。中国特定人群膳食指南中关于乳母的膳食指南特别强调了保证供给充足的能量,增加鱼、肉、蛋、奶、海产品摄入。乳母膳食中高度优先考虑的微量营养素(直接影响乳汁中含量而影响婴幼儿健康)有维生素 A、维生素 $B_1$、维生素 $B_2$、维生素 $B_6$、维生素 $B_{12}$、碘、硒;乳母膳食中次优先的微量营养素有维生素 D、叶酸、钙、铁、铜、锌。

（1）产褥期膳食：产褥期指从胎儿、胎盘娩出至产妇全身器官恢复(除乳腺外)或接近正常孕前状态的一段时间,一般是 6 周。如无特殊情况,产后 1 小时可进食流食或半流食,如红糖水、牛奶、稀饭、蛋花汤、蛋糕等,产后次日可进食普食,注意食物应富含优质蛋白,多汤及富含膳食纤维,同时还要补充维生素、铁,餐次可每日 4～5 次。

产褥期滋补食品可选择:红糖(含有丰富的钙、铁、锌等矿物质)、鸡蛋(含蛋白质丰富且利用率最高、易被吸收和利用的脂肪、卵磷脂、卵黄素、多种维生素和矿物质)、小米(含丰富铁、维生素 B、维生素 $B_2$、膳食纤维)、芝麻(富含蛋白质、脂肪、钙、铁、维生素 E)等。产妇还需要注意多饮汤类,例如鸡汤、鱼汤、肉汤等,这些汤类不仅味道鲜美,还能刺激胃液分泌、改善食欲、帮助消化、促进乳汁的分泌。

(2) 产褥后期膳食:应尽量做到食物种类齐全,不偏食,摄入食物的数量也要相应增加,保证能够摄入足够的营养素。供给充足的优质蛋白质,多选择动物性食物和豆类食物,保证优质蛋白质超过 1/3。多食含钙丰富的食品,包括乳及乳制品(如牛奶、酸奶、奶粉、奶酪等)、小鱼、小虾米(皮)、深绿色蔬菜、豆类等。预防缺铁和缺铁性贫血,多摄入动物的肝脏、血、肉类、鱼类、某些蔬菜(如油菜、菠菜等)、大豆及其制品等。摄入足够的新鲜水果、蔬菜,有的地区产后有禁吃蔬菜和水果的习惯,应予以纠正。注意烹调方法,多采用煮、煨、炖等,少用油炸,少吃腌制食物和刺激性强的食物。多摄入汤汁以利泌乳。注意食品卫生、避免污染。

(3) 哺乳期妇女膳食指南:见第 6 章第 3 节相关内容。

# 第 2 节　婴幼儿、学龄前、学龄儿童及青少年的营养与膳食

## 一、婴幼儿的营养与膳食

婴儿期指从出生到 1 周岁,幼儿期指 1～3 周岁。婴幼儿期生长发育迅速、代谢旺盛,合理营养将对其一生的体力和智力发育打下良好基础,生命早期的营养不仅对生长发育十分重要,对成年后的疾病和健康也有重要影响。

1. 婴幼儿的生理特点

(1) 生长发育迅速:婴儿期是人体发育的第一高峰期,体重至 1 周岁时增加至出生时的 3 倍,身长则增加至出生时的 1.5 倍,头围也从出生时的平均 34 cm 增至 46 cm。而且这一时期脑部发育迅速,脑细胞数目持续增加,是大脑和智力发育的关键时期,1 周岁时脑重达 900～1 000 g,接近成人的 2/3。幼儿期生长发育速度虽不及婴儿期,但仍非常旺盛。体重每年约增加 2 kg,身长第 2 年增加 11～13 cm,第 3 年增加 8～9 cm,头围每年约增加 1 cm。幼儿期智能发育较快,语言思维能力迅速增强。

(2) 消化和吸收不完善:婴幼儿消化系统尚属发育阶段,功能不完善,对食物的消化吸收受到一定限制。婴幼儿口腔狭小,黏膜柔软,易受损伤,故应避免过于粗糙坚硬、过热及刺激性食物,以免损伤婴幼儿口腔黏膜。新生儿唾液分泌少,淀粉酶含量低,不利于淀粉消化,故不宜过早采用淀粉类食物喂养。婴幼儿有乳牙 20 颗,6～8 个月左右开始萌出,故咀嚼能力较差。婴幼儿胃呈水平位,容量小,幽门紧,消化酶少,蠕动能力差,易引起幽门痉挛,出现溢乳及呕吐。另外,由于胰腺发育不成熟,消化酶活力低,肝细胞分化不全,脂肪消化吸收也受影响。

(3) 免疫系统较弱:婴幼儿出生后来自母体的免疫抗体逐渐消失,自身免疫系统尚未成

熟,易患传染病和感染性疾病,应有计划地接受预防接种,重视卫生,注意消毒隔离。

2. 婴幼儿的营养需要

婴幼儿生长发育迅速,代谢旺盛,对热能、营养素尤其蛋白质要求高,同时由于消化系统尚未发育成熟,消化吸收功能不完善,若喂养不当,易发生消化功能紊乱和营养不良。

(1) 能量:婴幼儿的能量主要用于基础代谢(约占总能量的 60%)、食物特殊动力作用、体力活动、生长发育(约占总能量的 25%～30%)及排泄消耗。由于婴幼儿个体差异较大,通常可根据婴幼儿的体重增长和健康状况判断能量供给是否适宜。

(2) 蛋白质:质优量足的蛋白质对婴幼儿的生长发育和组织合成更新非常重要。蛋白质不足会导致婴幼儿生长发育迟缓、肝功能障碍、消瘦、水肿、贫血等,蛋白质过多则可能引起便秘、肠胃疾病、口臭等。我国 DRIs(2013)建议蛋白质的摄入量:0～6 个月婴儿的 AI 为 9 g/d,7～12 个月的婴儿 RNI 为 20 g/d;1～2 岁的幼儿 RNI 为 25 g/d。

(3) 脂肪:是能量和必需脂肪酸的重要来源。脂肪摄入过多,会影响蛋白质、碳水化合物摄入及钙吸收,摄入过少则可能引起必需脂肪酸缺乏及过量蛋白质、碳水化合物摄入。必需脂肪酸对婴幼儿神经髓鞘的形成和大脑视网膜光感受器的发育和成熟具有重要作用。膳食中缺乏必需脂肪酸还可能导致皮肤湿疹及脂溶性维生素缺乏。我国 DRIs(2013)建议婴幼儿脂肪提供能量占总能量的适宜比例:6 个月以内 AI 为 48%,其中亚油酸占总能量的 7.3%,$\alpha$-亚麻酸为 0.87%,DHA 的 AI 为 100 mg/d;6～12 个月婴儿 AI 为 40%,其中亚油酸占总能量的 6.0%,$\alpha$-亚麻酸为 0.66%,DHA 的 AI 为 100 mg/d;1～2 岁小儿 AI 为 35%,其中亚油酸占总能量的 4.0%,$\alpha$-亚麻酸为 0.60%,DHA 的 AI 为 100 mg/d。

(4) 碳水化合物:是重要的供能营养素,还有助于脂肪氧化和节约蛋白质。3 个月以内的婴儿缺乏淀粉酶,故淀粉类食物应在 3～4 个月后适量添加。另外要注意少用甜食,预防幼儿龋齿。我国 DRIs(2013)推荐 0～6 个月婴儿总碳水化合物的 AI 为 60 g/d,7～12 个月为 85 g/d,1～2 岁总碳水化合物宏量营养素可接受范围(AMDR)为 50%～65%。

(5) 矿物质:婴幼儿容易缺乏的矿物质主要有钙、铁、锌。由于乳汁中含量相对稳定,母乳喂养可基本保证婴儿的钙需要,出生后 6 个月的全母乳喂养的婴儿不会出现明显缺钙。新生儿体内约有 300 mg 的铁储备,可供 3～4 个月内婴儿需要,但由于母乳铁含量低,婴儿在 4～6 个月后需通过膳食补铁。早产儿及低出生体重儿体内铁储备不足,容易出现缺乏。铁缺乏可导致缺铁性贫血,以 6 个月至 2 岁婴幼儿患病率最高。除血液系统改变外,缺铁性贫血还可影响婴幼儿行为发育,甚至引起智力改变,严重贫血者可能导致死亡。锌对机体的生长发育、免疫功能、激素调节、味觉形成等都具有重要影响,婴幼儿缺锌可能导致食欲不振、生长停滞、异食癖、认知行为改变等。我国 DRIs(2013)推荐 0～6 个月婴儿钙、铁和锌的 AI 分别为 200 mg/d、0.3 mg/d 和 2.0 mg/d;7～12 个月婴儿钙的 AI 为 250 mg/d,铁和锌 RNI 分别为 10 mg/d、3.5 mg/d;1～3 岁幼儿钙、铁和锌 RNI 分别为 600 mg/d、9 mg/d 和 4 mg/d。

(6) 维生素:对婴幼儿的生长发育有重要影响。婴幼儿维生素 A 摄入不足可能影响体重增长,并可出现上皮角化、干眼病、夜盲症等;摄入过量则可能中毒,出现呕吐、头痛、昏睡等症状。我国 DRIs(2013)推荐 0～6 个月婴儿维生素 A 的 AI、UL 分别为 300 $\mu$gRAE/d、600 $\mu$gRAE/d;7～12 个月的 AI、UL 为 350 $\mu$gRAE/d、600 $\mu$gRAE/d;1～3 岁幼儿的 RNI、UL 分别为 310 $\mu$gRAE/d、700 $\mu$gRAE/d。维生素 D 缺乏可导致佝偻病,故应给婴幼儿适量补充维生素 D,并多晒太阳,但维生素 D 过量仍可中毒。我国 DRIs(2013)推荐 0～3 岁的婴幼儿维生素 D 的 AI(2 岁以下为 RNI)、UL 分别为 10 μg/d、20 μg/d;推荐新生儿出生后补充维生素 K,特别是剖宫产新生儿。0~6 个月婴儿维生素 K 的 AI 为 2 μg/d,7~12 个月婴儿的 AI 为 10 μg/d,1~3 岁幼儿 AI 为 30 μg/d。其他如 B 族维生素随能量增加而增加,人工喂养儿应注意维生素 E、维生素 C 的补充,早产儿更应注意补充维生素 E。

3. 婴幼儿的合理喂养

(1) 婴儿喂养方式

① 母乳喂养:母乳是自然界中唯一的营养最全面的食物,是婴儿的最佳食物。母乳喂养有以下几个优点。

营养齐全,能满足 4~6 月龄婴儿生长发育需要。与婴儿消化功能相适应,并含较多的消化酶,如淀粉酶、乳脂酶等,有助于消化,不增加婴儿胃肠道负担。母乳含有优质蛋白,虽然蛋白质总含量低于牛乳,但以乳清蛋白为主,在胃酸作用下形成的乳凝块,细小柔软、易于消化;母乳中必需氨基酸与婴儿需要相近,且富含牛磺酸,利于大脑发育。母乳还含有丰富的必需脂肪酸,并含有脂酶,易消化吸收,并可有效预防湿疹。母乳中丰富的花生四烯酸和二十二碳六烯酸(DHA)有利于脑部及视网膜的发育。母乳中碳水化合物的主要形式是乳糖,可发酵成乳酸,降低 pH,改善肠道菌群,还有助于铁、钙、锌的吸收。母乳中钙含量低于牛乳,但钙磷比例适当(2:1),并有乳糖的促进作用,吸收率高。母乳中铁的含量与牛乳相同,但吸收率要高 5 倍。其他微量元素齐全,不仅可满足婴儿需要,还不增加肾负担。母乳中的维生素 C、维生素 B 族、类胡萝卜素,维生素 A 可随膳食改变,维生素 D 难通过乳腺,应在出生 2~4 周后注意适量补充,多晒太阳。

含丰富抗感染物质,可提高婴儿抵抗力。母乳内的特异性免疫物质有 T 淋巴细胞、各种免疫球蛋白(包括 IgA、IgG、IgM、IgD,其中 IgA 占总量的 90%,多为分泌型 IgA)等;非特异性免疫物质有吞噬细胞、乳铁蛋白、溶菌酶、免疫活性细胞、双歧杆菌因子等。母乳中的多种免疫物质可在婴儿体内构建有效防御系统,保护婴儿免受感染。

不容易发生过敏。牛乳中的蛋白质与人乳蛋白质之间存在一定差异,同时婴儿肠道功能的发育不完善,故牛乳蛋白被肠黏膜吸收后可作为过敏原而引起过敏反应。估计约有 2% 的婴儿对牛乳蛋白过敏,表现为湿疹、支气管哮喘及胃肠道症状,而母乳喂养儿极少发生过敏。

哺乳行为可增进母子感情交流,促进婴儿智能发育,促进母体产后恢复。婴儿吮吸能引起催乳素分泌,促进子宫收缩,加速母体恢复,而哺乳过程中亲子之间的交流、接触,也有助于婴儿心理和智力的发育。哺乳可以帮助乳母子宫收缩,推迟月经复潮,并可以促进母体脂肪消耗,对乳母产后恢复有帮助。

母乳卫生、无菌、经济、方便,温度适宜,新鲜不变质。母乳是母体内自然产生,可节省大量资源,并且喂养方便,不易污染。

② 人工喂养:凡不能用母乳喂养,改用牛奶或其他代乳品喂养婴儿者称为人工喂养。人工喂养的代乳品应尽可能与母乳相似,并易于消化吸收,最常选择的是婴儿配方奶粉。有先天缺陷无法耐受母乳的婴儿,应在医生指导下选择特殊婴儿配方奶粉。如苯丙酮尿症患儿需选择限制苯丙氨酸的奶粉,乳糖不耐受患儿要选择去乳糖的配方奶粉,对乳类蛋白过敏者可选用以大豆为蛋白质来源的配方奶粉。

③混合喂养:当母乳不足、加用其他代乳品喂养婴儿时,称混合喂养。混合喂养主要采

用补授法,即喂完母乳后不足部分由其他代乳品补充。

　　婴儿配方奶粉一般以牛乳为基础,依据母乳的营养素含量及其组成模式进行调整配制而成。由于牛乳存在酪蛋白过高,不利于消化吸收,饱和脂肪酸过多,亚油酸太少,含糖量比母乳低,高蛋白质、高矿物质浓度导致高肾溶质负荷等缺陷,故在配制时有如下要求:添加脱盐乳清粉,以降低酪蛋白和比例;添加同型的活性顺式亚油酸和 α-亚麻酸比例为(5∶1)～(15∶1);按 4∶6 的比例添加 α 乳糖、β 乳糖,适当增加可溶性多糖;调整钙磷、钾钠比例,减少肾溶质负荷;强化维生素 A、维生素 D 及其他维生素;强化牛磺酸、核酸、肉碱等生长必需但合成有限的物质;对牛奶过敏者,可代用大豆蛋白,避免过敏。婴儿配方奶粉的使用应注意,在混合喂养时先哺乳再使用配方奶粉,每天替代 1～2 次。人工喂养时对于 6 个月内的婴儿应选蛋白质低的(12%～18%),6 个月以上的婴儿应选用蛋白质大于 18%,并注意逐步添加辅食,以免营养不足。

　　(2) 断奶过渡期的喂养:婴儿生长至 4～6 个月时,母乳的质和量已不能满足婴儿生长发育的需要,同时婴儿消化系统功能日趋成熟,乳牙开始萌出,此时开始逐渐添加辅助食品,有利于其从母乳向普通食物过渡,并为断奶做好准备。

　　① 婴儿辅助食品的分类:淀粉类辅食,4 个月后肠淀粉酶活力增强,可接受淀粉类食物;蛋白质类辅食,蛋类是首选的补充优质蛋白质的辅食,还富含多种营养素,随月龄增加还可逐步添加鱼类、禽类、内脏类和瘦肉类、豆类等优质蛋白;维生素、矿物质类辅食通过新鲜蔬菜、水果补充。

　　② 婴儿辅助食品的添加原则:由少到多、由稀到稠、由细到粗,逐步添加。还要注意与肾溶质负荷相适应,避免高糖、多盐或调味品的家庭膳食,并且应在婴儿健康、消化功能正常时添加。另外还要考虑婴儿的个体差异。

　　③ 婴儿辅助食品的添加顺序:从单纯到混合,从液体到固体,从谷果蔬类到鱼蛋肉类。具体添加顺序如下:2～4 周,鱼肝油(1 滴);5～6 周,菜汁、果汁;3～4 月龄:蛋黄,可先给1/4,逐步加量;4～5 月龄:米糊、粥、水果泥、菜泥、蛋黄、鱼泥、豆腐及动物血;6～9 月龄:饼干、面条、水果泥、菜泥、全蛋、肝泥及肉糜;10～12 月龄:稠粥、烂饭、面包、馒头、碎菜和肉末。

　　(3) 幼儿的合理膳食:幼儿膳食将从婴儿期以乳类为主逐步过渡到以谷类为主,乳类及其他各类食物为辅的混合膳食。幼儿胃容量从婴儿的 200 mL 增加到 300 mL,乳牙已萌出,但牙齿数目有限,胃肠消化酶分泌及胃肠道蠕动功能不如成人,故幼儿膳食与成人有较大区别,需单独制作。幼儿的合理膳食原则有:

　　① 以谷类为主的平衡膳食:幼儿每日膳食包括谷类 100～250 g,肉禽鱼蛋 75～125 g,鸡蛋 50 g,豆制品 15～50 g,奶不少于 350 mL,蔬菜 75～200 g。强调奶、奶制品仍是不可缺少的食物,每周一次动物肝、动物血、海产品,补充维生素 A、铁、锌、碘。

　　② 合理烹饪:幼儿膳食中主食采用软饭、麦糊、面条、馒头、饺子、馄饨等交替使用,蔬菜应切碎煮烂,瘦肉应做成肉糜、肉末,易咀嚼、吞咽、消化。硬果、种子磨碎成泥糊状,以免呛入气管。烹调方式宜采用清蒸、切煮,不宜加味精,原汁原味好。

　　③ 膳食安排:幼儿采用三餐两点,除三餐外,可增加 1～2 次点心,各餐之间能量比例为:早餐 25%、中餐 35%、晚餐 30%、加餐 10%。夏日多饮水,宜用清淡饮料或冲淡的果汁。睡前忌甜食,防蛀牙。

　　(4) 婴幼儿喂养指南:见第 6 章第 3 节相关内容。

## 二、学龄前儿童的营养与膳食

学龄前儿童是指3～6岁,即幼儿园阶段的儿童,亦称学前期。这一时期儿童生长发育仍较迅速,同时活动能力和活动量大为增加,应注意营养补充适宜,养成良好饮食习惯。

1. 生理及营养特点

(1)生长发育仍较迅速:生长速度虽不及婴幼儿期,但仍稳步增长,身高每年增加5～7 cm,体重每年约增加2 kg,神经细胞的分化基本完成,但脑细胞体积的增大及神经纤维的髓鞘化仍继续进行。

(2)咀嚼及消化功能仍有限:这一时期咀嚼及消化能力仍不及成人,故不宜给予成人膳食,在保证营养的前提下尽量多样化,促进儿童食欲。

(3)神经系统发育逐渐完善:神经系统在3岁时发育基本完成,但脑细胞体积继续增大,神经纤维的髓鞘化仍在继续。神经冲动的传导速度与婴幼儿期相比明显增快。

(4)主要营养问题:2～5岁儿童容易出现饮食无规律,进食不专心,偏食,爱吃零食。易缺乏的营养素主要有铁、锌及维生素等。培养良好的饮食习惯尤为重要。

2. 学龄前儿童的营养需要

我国DRIs(2013)推荐学龄前儿童每日能量的RNI为4.18～5.86 MJ(1000～1400 kcal),同龄男童略高于女童;蛋白质的RNI为25～30 g/d,要求有一半来自动物蛋白质;脂肪的AMDR为35%(AI,2～3岁),20%～30%(4～5岁);碳水化合物占50%～65%,避免过多糖类和甜食的摄入。

矿物质和维生素对儿童生长发育十分重要,中国营养学会推荐学龄前儿童的主要矿物质和维生素摄入量的RNI如下。2～3岁:钙600 mg/d,锌4.0 mg/d,铁9 mg/d,碘90 $\mu$g/d,维生素A为310 $\mu$g RAE/d,维生素D为10 $\mu$g/d,维生素$B_1$、维生素$B_2$、烟酸的RNI分别为0.6 mg/d、0.6 mg/d、6 mg NE/d,维生素K的AI为30 $\mu$g/d;4～5岁:钙800 mg/d,锌5.5 mg/d,铁10 mg/d,碘90 $\mu$g/d,维生素A为360 $\mu$g RAE/d,维生素D为10 $\mu$g/d,维生素$B_1$、维生素$B_2$、烟酸的RNI分别为0.8 mg/d、0.7 mg/d、8 mg NE/d,维生素K的AI为40 $\mu$g/d。

3. 学龄前儿童的膳食原则

(1)多样食物合理搭配:学龄前儿童每日膳食应由适宜数量的谷类、乳类、肉类(包括蛋及鱼禽类)、豆类、蔬菜和水果类食物组成,在各类食物的数量相对恒定的前提下,各种食物应轮流选用,做到膳食多样化、合理搭配、营养全面。

(2)专门烹调,易于消化:学龄前儿童膳食宜烹调成质地细软、容易消化的膳食,注意色香味,促进食欲,并随着年龄的增长逐渐向成人膳食过渡。

(3)制定合理膳食制度:学龄前儿童胃容量小,肝脏中糖原储存量少,又活泼好动,容易饥饿,以"三餐两点"为宜。

(4)培养健康的饮食习惯:养成不偏食、不挑食、少吃零食、不暴饮暴食,细嚼慢咽,口味清淡的健康饮食习惯。

4. 学龄前儿童膳食指南

见第6章第3节相关内容。

### 三、学龄儿童及青少年的营养与膳食

学龄儿童指 6～10 岁,即小学阶段的儿童。此期儿童身体稳步发育,除生殖系统外各系统发育已基本接近成人水平,可以接受大部分成人饮食。青少年期一般是指 11～17 岁的人群,包括青春发育期及少年期,在我国相当于初中和高中阶段。

1. 学龄儿童及青少年的营养与生理特点

学龄儿童生长迅速,代谢旺盛,体重每年增加 2～3 kg,身高约增加 4～7 cm,脑细胞的结构和功能进入复杂化的成熟过程。生殖系统在 10 岁前几乎没有发展,而 10 岁后开始迅速发育。适当的体育锻炼不仅可促进肌肉和骨骼系统的发育,也有助于呼吸、心血管和神经系统的发育。此期易出现的营养问题有缺铁性贫血、维生素 A 及维生素 B 族缺乏、锌缺乏、超重及肥胖等。

青少年期出现身高和体重的第二次突增期,一般女生开始于 10～12 岁,男生开始于 12～15 岁。体重每年增加 2～5 kg,个别可达 8～10 kg;身高每年可增高 2～8 cm,个别可达 10～12 cm。进入青春期以后,女性脂肪增加多于男性,而男生瘦体重明显高于女性。另外青春期性腺发育逐渐成熟,性激素促使生殖器官发育、出现第二性征。青少年期心理发育逐渐成熟,追求独立愿望强烈。心理改变还可导致饮食行为改变,如盲目节食等。

2. 学龄儿童及青少年的营养需要

学龄儿童代谢率高,生长迅速,体力脑力活动量大,使得这一阶段各种营养素的需要量大大增加。质优量足的营养素是儿童身心发育的基本保证。我国营养学会建议学龄儿童能量供给量为 6.07～8.58 MJ(1 450～2 050 kcal),同龄男童略高于女童。蛋白质 35～50 g/d,脂肪的适宜摄入量占总能量的 20%～30%,碳水化合物占总能量的 50%～65%。

钙、磷对骨骼和牙齿的发育及钙化是必需的,学龄儿童造血功能的大大增加导致对铁需要较成人高,此外,碘、锌、铜、铬、氟等微量元素也与生长发育有极大的关系。中国营养学会推荐 6 岁儿童主要矿物质摄入量为:钙 RNI 800 mg/d,铁 RNI 10 mg/d,锌 RNI 5.5 mg/d,7～10 岁儿童主要矿物质摄入量为:钙 RNI 1 000 mg/d,铁 RNI 13 mg/d,锌 RNI 7 mg/d。

维生素对能量代谢、蛋白质代谢、视力、智力等发育十分重要。中国营养学会推荐学龄儿童维生素的 RNI:6 岁维生素 A 为 360 $\mu$g RAE/d,维生素 D 为 10 $\mu$g/d,维生素 K(AI)为 40 $\mu$g/d;7～10 岁维生素 A 为 500 $\mu$g RAE/d,维生素 D 为 10 $\mu$g/d,维生素 K(AI)为 50 $\mu$g/d。多选用动物肝、肾等内脏,蛋类,豆酱,豆腐乳,花生,芝麻酱及新鲜绿叶蔬菜等富含维生素丰富的食物。

青少年时期对各种营养素的需要量达到最大值,能量、蛋白质均应处于正平衡状态,对能量、蛋白质的需要量与生长发育速率相一致,蛋白质提供的能量占总能量的 12%～14%,脂肪的摄入量占总能量的 20%～30%,碳水化合物的摄入量占总能量的 50%～65%。

由于生长发育迅速,这一时期骨量的增加量占到成年期的 45% 左右。此阶段的钙营养状况决定成年后的骨峰值量,对钙的需求量增加。11～13 岁青少年钙的 RNI 从儿童期的 1 000 mg/d 增加到 1 200 mg/d。青春期男生体内增加更多的肌肉,肌蛋白和血红蛋白的合成使铁的需要量加大,而青春期女生因月经中失铁,铁的需要量也增加。另外,对锌和碘的需要量也增大。青少年期对所有维生素的需求也是增多的,维生素 K 的 AI 为 70 $\mu$g/d。

3. 学龄儿童及青少年的合理膳食

学龄儿童应采用多样化的平衡膳食。注意食物粗细搭配,每日至少饮用 300 mL 奶、1～2 个鸡蛋,并进食 3～5 种以上蔬菜,2～3 种以上水果为佳,以保证生长发育和大脑的特殊消耗,提高学习效率,发展智力,早餐要占全天能量的 1/3,养成良好的生活习惯,少吃零食,饮用淡饮料,控制食糖,多进行运动。

青少年应多吃谷类,供给充足的能量,每日需要 400～500 g 谷类食物,可因个体活动量大小不同而有较大差异,且要注意粗细搭配,以保证 B 族维生素的供应。保证足量的鱼、禽、蛋、奶、豆类和新鲜蔬菜水果的摄入,优质蛋白质应达 50% 以上,鱼、禽、肉、蛋每日供给量 200～250 g,奶不低于 300 mL。每日蔬菜和水果的总供给量约为 500 g,其中绿色蔬菜类不低于 300 g。

鼓励参加体力活动,避免盲目节食,引导他们适当控制高能量食物(如肥肉、糖果和油炸食品等)的摄入,同时增加体力活动,提高身体素质。

4. 学龄儿童及青少年膳食指南

见第 6 章第 3 节相关内容。

# 第 3 节　更年期的营养与膳食

更年期,对女性来说,是指卵巢功能开始衰退到完全停止的一个过渡时期,女性更年期的生理改变涉及的年龄范围长,可达 15～20 年,年龄跨度大,早至 35 岁,晚至 60～65 岁,多半在 45～55 岁。对男性来说,是指从 50～60 岁这一阶段,随着从中年向老年过渡,身体的内分泌机能尤其是性腺功能都会相应衰退,并出现机体新陈代谢功能紊乱的一系列表现。

## 一、更年期的生理特点

1. 女性更年期

更年期最早的变化是卵巢功能衰退。随着卵巢功能的衰退,特别是雌激素水平的降低,使更年期妇女在生理上发生一系列变化。

(1) 生殖系统的变化:女性进入更年期后,卵巢逐渐萎缩变小,质地变硬,更年期后其重量仅为性成熟期妇女卵巢的 1/2～1/3。卵泡成熟发生障碍,不再排卵。卵巢分泌的雌激素减少,垂体分泌的促性腺激素增加,而女性的很多组织器官功能也随着雌激素的减少而发生退化。在生育力逐步下降的同时出现一段时间的月经周期紊乱,最后绝经。

(2) 内分泌变化:绝经后妇女体内的雌激素水平明显下降,孕激素相对不足,卵泡发育程度不足,导致无法排卵,孕酮水平进一步降低,约为年轻妇女卵泡期的 1/3。雄激素主要来自肾上腺,来自卵巢的只有 15%,作用最强的雄激素——睾酮在绝经后也略有下降。进入围绝经期,促卵泡激素(FSH)水平升高,绝经后期促黄体激素(LH)也升高,可维持 5～10 年之久,以后随着绝经时间的延长会有所下降,但仍高于育龄时的水平。甲状腺旁腺激素增加,降钙素及维生素 D 水平降低,使骨质易丢失而发生骨质疏松。绝经后胰腺 β 细胞功能下降,胰岛素分泌与糖耐量均有轻度降低,因此绝经后妇女 2 型糖尿病的发病率增加。

(3) 其他系统的变化:主要有心血管系统、骨骼系统、泌尿系统的变化,还有皮肤、毛发的变化以及自主神经系统的变化。妇女绝经后雌激素水平下降,降低血脂的功能也随之减弱,易引起血浆脂蛋白代谢功能紊乱。雌激素的缺乏还可促使动脉粥样硬化、冠心病、高血压、脑血管意外或老年性精神病的发病率增加,或使原有疾病病情加重。更年期后,女性雌激素水平下降,对甲状腺旁腺素的拮抗作用减弱,对降钙素的增强作用也减弱,钙质丢失增多,容易引起骨质疏松症,并出现骨痛、易骨折、身材变矮等情况。绝经后妇女膀胱及下泌尿道平滑肌和黏膜上皮随着雌激素的下降出现不同程度的萎缩和功能减退,抗炎能力减弱,容易发生尿路感染。更年期后,妇女皮肤的表皮细胞增殖减少,皮肤变薄,弹性下降,出现皱纹、干燥、粗糙、多屑,甚至有瘙痒感,尤其是在面、颈、手等暴露部位。由于雌激素下降,易出现脱发和白发。更年期妇女由于内分泌系统的改变会出现不同程度的自主神经系统功能失调现象,引起潮热、出汗、心悸、眩晕等,还可表现为疲乏、抑郁、情绪不稳、烦躁、易怒、紧张、易激动、头昏、耳鸣、心悸等。

**2. 男性更年期**

人类衰老和性腺功能关系密切,男性在 50～60 岁也将出现睾丸功能由盛而衰的缓慢退化,下丘脑、垂体、肾上腺、性功能等问题都与睾丸衰老有关。男性更年期改变不如女性明显,是一种缓慢渐进性的过程,有很大的个体差异,有的人对更年期毫无察觉,能够平稳度过;而有的人则因为机体的调节和适应能力较差,会因为雄激素减少而出现自主神经系统功能紊乱,表现为抑郁、记忆力减退、注意力不集中、易疲劳、失眠或嗜睡、潮热、出汗、易怒、情绪波动和难以达到及维持阴茎勃起功能等症状。

## 二、更年期的营养需要

**1. 能量**

随着年龄逐渐增长、活动量减少,体重容易增加,更年期人群尤其是女性容易发生肥胖,因而增加了骨骼的负担及各种慢性疾病的发生率,因此要注意控制能量摄入。50～64 岁减少 6.6%,64 岁以上减少 9%。同时,保持适量的运动对于维持体重、平稳度过更年期也是非常重要的。

**2. 蛋白质**

更年期人群补充优质蛋白可以有效缓解由于自主神经系统功能紊乱而引起的不适。我国 DRIs(2013)推荐 50～64 岁女性蛋白质摄入量为 55 g/d,男性为 65 g/d,多吃富含优质蛋白质的食物,如牛奶、瘦肉、鱼、虾类、大豆及其制品等。尤其值得关注的是大豆及其制品,豆类含有大豆异黄酮,是一种植物雌激素,其化学结构与雌激素相似,可促进成骨质合成,减轻更年期症状。

**3. 碳水化合物**

碳水化合物是能量的主要来源,更年期碳水化合物摄入量应占总能量的 50%～65%,以选用谷类、薯类、粗粮、豆类等为宜,并注意补充膳食纤维,蔬菜、水果和粗粮中含有较多的纤维素和半纤维素,具有通便及预防肠道疾病和肿瘤的作用。

**4. 脂肪和胆固醇**

更年期人群体内脂酶活性降低,对脂肪消化能力减弱,同时为了避免肥胖,需要注意控制脂肪和胆固醇摄入。中国营养学会推荐 50～64 岁人群脂肪摄入量占总能量的 20%～30%,胆固醇<300 mg/d,多选择植物油,如菜籽油、葵花籽油,粗粮及蔬菜、水果、瘦肉、鱼类等含饱和脂肪酸和胆固醇较少的食物。

**5. 维生素**

随着年龄的增长,人体对营养素吸收功能下降,更年期应注意补充维生素 A、维生素 B 族、维生素 C、维生素 D 和维生素 E 等。维生素 B 族有助于缓解更年期的情绪不安、烦躁、失眠等症状。维生素 D 可减少骨质丢失,预防骨质疏松。维生素 C 和维生素 E 都是重要的抗氧化剂,可保护细胞膜,预防衰老,减少慢性病的发生。我国 DRIs(2013)推荐 50～64 岁人群的维生素 $B_1$ 和维生素 $B_2$ 的 RNI 为男 1.4 mg/d 和女 1.2 mg/d,维生素 $B_6$ 和维生素 $B_{12}$ 的 RNI 为1.6 mg/d和2.4 μg/d,维生素 C、维生素 D 的 RNI 分别为 100 mg/d 和 10 μg/d,维生素 E 的 RNI 为 14 mg α-TE/d,维生素 K 的 AI 为 80 g/d。多补充乳类、蛋类、肉类、豆类、水果、粗粮、鱼类等维生素丰富的食物。

**6. 矿物质**

由于更年期妇女易患骨质疏松、出现骨蛋白和钙质丢失,补充钙类食物非常必要。乳类含钙丰富,又易被机体吸收利用,是补钙的首选食物。我国 DRIs(2013)推荐50～64 岁人群钙的 AI 为 1 000 mg/d。绝经后妇女容易出现不同程度的贫血,要注意适量补充内脏、动物血等含铁丰富的食物。

## 三、更年期的膳食原则

**1. 平衡膳食,避免肥胖**

更年期妇女容易发生肥胖,在平衡膳食的基础上要注意控制总能量,粗细搭配,避免过饱,少吃或不吃含饱和脂肪酸和胆固醇丰富的食物,多食大豆制品,补充植物性蛋白。同时保持适量运动,维持体重达到或接近正常范围。

**2. 补充钙质,预防骨质疏松**

更年期妇女要多吃含钙量高的食物,如牛奶、酸奶、豆制品、海带等。养成每日饮用1～2杯牛奶的习惯,对防止更年期后的骨质疏松症很有益处。同时补充维生素 D,可增强钙的吸收。必要时还可服用钙制剂和补充雌激素。更年期妇女要多参加户外活动,多晒太阳,预防骨质疏松。

**3. 规律饮食,均衡营养**

要按时按量用餐,不要偏食,养成良好的饮食习惯。避免辛辣刺激性的食物及浓茶、咖啡等饮料,食物烹调力求色、香、味俱全。食物要粗细搭配,以保证蛋白质、维生素和无机盐的摄入量,并适当摄入一些乳类、蛋类、大豆制品、新鲜蔬菜、水果及鱼类、海菜等,保证各种营养素的均衡。

**4. 宜食降压、降脂食物**

更年期妇女活动量少,易发胖,而肥胖易引起血压、血脂升高,引发多种疾病,故应吃一些降压、降脂的食物。降压食物有玉米、绿豆、胡萝卜、芹菜、番茄、黄瓜、木耳、海带、莲子、百合等。降脂食物有粗粮、山楂、香菇、大蒜、洋葱、豆类、菌类、海鱼等。另外,女性更年期期间应尽量减少脂肪、胆固醇、盐和酒的摄入,少吃过咸的食物,不吸烟、饮酒。

**5. 预防更年期心理疾病**

更年期人群随着生理功能的衰退还会出现不同程度的自主神经系统功能失调现象,表现出情绪不稳、烦躁易怒等,应注意精神调养,争取朋友和亲人关心和体谅,向信任的医生讲清自己身体和心理上的不适,求得帮助,及时发泄不良情绪,做到身心愉快。

总之,更年期的膳食原则是平衡膳食、营养全面、配制科学,以达到理想的保健效果,使更年期人群顺利度过人生这一特殊的时期。

# 第 4 节　老年人的营养与膳食

随着社会经济和医学保健事业的发展,人类寿命逐渐延长,人口老龄化日趋严重。一般认为 65 岁以上为老龄人口,老龄人口大于 7％为老龄化社会,我国已在 1999 年进入了老龄化社会。老年人的合理营养不仅有助于老年人延缓衰老、防治疾病、提高生活质量,对减轻社会负担、促进社会发展和和谐文明同样具有推动作用。

## 一、老年人的生理代谢特点

### 1. 基础代谢率下降

随年龄的增长基础代谢率会降低,20～90 岁每增长 10 岁,BMR 下降 2％～3％。75 岁时 BMR 较 30 岁下降 26％。40 岁以后的能量供给每增加 10 岁下降 5％。所以老年人的能量供给应适当减少。

### 2. 脂质代谢降低

老年人易出现甘油三酯、总胆固醇和低密度脂蛋白胆固醇(LDL-C)升高,高密度脂蛋白胆固醇(HDL-C)下降的现象。

### 3. 消化功能减退

消化器官功能随着衰老而减退,牙齿的脱落可影响到对食物咀嚼。由于味蕾、舌乳头和神经末梢的改变而使味觉和嗅觉功能减退。胃酸和胃蛋白酶分泌减少使矿物质、维生素和蛋白质的生物利用率下降;胃肠蠕动减慢,胃排空时间延长,容易引起食物在胃内发酵,导致胃肠胀气。胆汁分泌减少,对脂肪的消化能力下降。此外,肝脏功能下降也会影响消化和吸收功能。

### 4. 体成分改变

随着年龄的增长,体内脂肪组织逐渐增加,而瘦体重逐渐减少。此外,脂肪在体内储存部位的分布也有所改变,有一种向心性分布的趋势,即由肢体逐渐转向躯干。体成分改变的具体表现为:细胞数量减少,肌肉组织的重量减少而出现肌肉萎缩;体水分减少,主要为细胞内液减少;骨矿物质减少、骨质疏松,尤其是女性更加明显,40～50 岁骨质疏松发生率为15％～30％,60 岁以上可达 60％。

### 5. 代谢功能降低

老年人代谢功能随着年龄的增长而降低,而且合成代谢降低,分解代谢增高,合成与分解代谢失去平衡,引起细胞功能下降。另外,随着年龄增高胰岛素分泌功能减弱,组织对胰岛素的敏感性下降,可导致葡萄糖耐量下降。

### 6. 体内氧化损伤加重

人体组织的氧化反应可产生自由基。由于细胞器上磷脂所含多不饱和脂肪酸量多,对自由基更为敏感。自由基作用于多不饱和脂肪酸形成脂质过氧化物,在衰老的过程中脂褐素大量堆积,可沉积于内脏及皮肤组织中,老年人心肌和脑组织中脂褐素沉着率明显高于青年人,如沉积于脑及脊髓神经细胞则可引起神经功能障碍。自由基除损害细胞膜产生脂质过氧化物之外,还可使一些酶蛋白质变性,引起酶的活性降低或丧失。

7. 免疫力下降

老年人胸腺萎缩、质量减轻,T 淋巴细胞数目明显减少,免疫功能下降,易患各种疾病。

## 二、老年人的营养需要

1. 能量

老年人基础代谢降低,体力活动减少,能量需要量降低,并随年龄而减少,可以用体重来衡量,根据活动量进行调整,以维持理想体重为宜。我国 DRIs(2013)建议 65 岁~80 岁的老年男性轻体力活动者,每日能量为 8.58 MJ(2 050 kcal),女性为 7.11 MJ(1 700 kcal)。

2. 蛋白质

老年人蛋白质分解大于合成,并且吸收利用率降低,同时肝肾功能下降,因此蛋白质摄入过多会增加肝脏和肾脏的负担。我国 DRIs(2013)建议 65 岁~80 岁的老年男性蛋白质摄入量 RNI 为 65 g/d,老年女性为 55 g/d。

3. 脂肪

老年人胆汁分泌减少,脂酶活性下降,脂肪消化能力减弱,脂肪摄入不宜过多。我国 DRIs(2013)建议老年人膳食中脂肪 AMDR 应占总能量的 20%~30%,其中饱和脂肪酸 AMDR 占总能量的比例应小于 10%,其中 n-6 多不饱和脂肪酸 AMDR 占总能量的比例为 2.5%~9.0%,n-3 多不饱和脂肪酸 AMDR 占总能量的比例为 0.5%~2.0%,EPA+DHA 的 AMDR 为 0.25~2.0 g/d。

4. 碳水化合物

老年人糖耐量下降,易发生高血糖。过多的糖也可能在体内转化为脂肪,不利于身体健康。碳水化合物的 AMDR 占膳食总能量的 50%~65%,控制单糖和甜食,减少蔗糖,可多用果糖。增加富含淀粉类多糖和膳食纤维的食物如杂粮、薯类、蔬菜等的摄入。

5. 矿物质

老年人胃肠功能下降,胃酸分泌减少,活性维生素 D 减少,钙的吸收率低,一般低于 20%,易引起骨质疏松。老年人铁吸收能力也下降,造血功能减退,容易产生贫血。我国 DRIs(2013)推荐老年人钙的 RNI 为 1 000 mg/d,铁的 RNI 为 12 mg/d。硒具有很强的抗氧化、消除自由基的作用。机体内硒水平随年龄增加而降低,因此老年人应考虑硒的适量摄取,我国推荐老年人硒供给量为 60 $\mu$g/d。另外,老年人尚需注意每日膳食供给一定量的锌、铜、铬,以满足需要。冠心病、高血压患者应适当控制钠的摄入,老年人钠盐摄入以<6 g/d 为宜,高血压、冠心病病人以<5 g/d 为宜。

6. 维生素

老年人进食量减少,对维生素的消化吸收利用率都下降。户外活动少影响皮肤合成维生素 D,此外肝肾功能下降导致活性维生素 D 减少,易出现维生素 A、维生素 D 和维生素 B 族等缺乏。维生素 E 可对抗脂褐质,延缓衰老。维生素 C 可防止血管硬化,并具有抗氧化,防止自由基损害,增强免疫的作用。叶酸、维生素 $B_{12}$ 可防治贫血,并能降低同型半胱氨酸水平,预防动脉粥样硬化。因此,应保证老年人维生素充足,我国 DRIs(2013)推荐老年人主要维生素摄入量如下:维生素 A 的 RNI 男性为 800 $\mu$g RAE/d,女性为 700 $\mu$g RAE/d;维生素 D 的 RNI 为 15 $\mu$g/d;维生素 E 的 AI 为 14 mg $\alpha$-TE/d;维生素 K 的 AI 为 80 $\mu$g/d;维生素

$B_1$ 和维生素 $B_2$ 的 RNI 为男性 1.4 mg/d、女性 1.2 mg/d；维生素 $B_6$ 和 $B_{12}$ 的 RNI 分别为 1.6 mg/d 和 2.4 μg/d；叶酸的 RNI 为 400 μg DFE/d。

7. 水

老年人体内水分减少，每日约需 2～3 L 的水。水分供给的形式可多样化，如茶、汤、奶及其他饮料均可，注意应主动饮水，不能以口渴感来作为饮水的指标。

### 三、老年人的合理膳食

老年人的合理膳食原则主要有：

(1) 平衡膳食，以达到或维持理想体重为宜，积极参加适度体力活动，防治肥胖，控制 BMI 在正常范围。

(2) 补充优质蛋白，提倡多吃奶类、豆类和鱼类，饮奶 200 mL/d，进食豆类和豆制品 25～50 g/d。

(3) 控制脂肪，脂肪占总能量的 20%～30%。

(4) 碳水化合物以淀粉类多糖为主，注意补充膳食纤维。

(5) 注意补充钙、铁等矿物质，保证充足新鲜水果蔬菜的摄入，蔬菜 400～500 g/d，水果 100～200 g/d，补充老年人机体所需的抗氧化营养素。

(6) 食物粗细搭配，易于消化，选择适合的烹调方式，注意食物的色、香、味、形和硬度，减少或避免油炸、腌制及辛辣刺激的食物。

此外，老年人膳食注意选择合理的烹调方法，老年人宜采用清淡少脂、易于咀嚼消化的食物以促进吸收。老年人消化吸收能力较弱，容易发生高血糖，宜采取少量多餐的膳食制度。

老年人的膳食指南详见第 6 章第 3 节相关内容。

（邵继红）

# 第6章 营养教育在护理中的应用

营养教育(nutrition education)是公共营养的重要组成部分,是一门应用哲学、医学、社会学、心理学、教育学和传播学等多学科理论和实践的学科,已被世界各国及地区的政府、卫生部门和营养界视为改善人民营养状况的主要有效手段之一。世界卫生组织定义营养教育是"通过改变人们的饮食行为而达到改善营养状况目的的一种有计划活动"。营养教育主要是通过营养信息的交流,帮助个体和群体获得食物与营养知识、培养健康生活方式的教育活动和过程,也是健康教育的一个分支和重要组成部分。

## 第1节 营养教育的形式与方法

我国公共营养所面临的问题之一就是饮食方式的改变,营养教育就是改善公众营养不良的有效途径,而对病人的营养教育是疾病康复的有效支持手段。营养教育同其他方式相比,是一项投入少、受益面广、收效大的投资。营养教育的设计、教育途径和资料的选择、准备教育材料和进行预试验、营养教育实施、营养教育评价都是我们在工作中要深入研究的。

### 一、营养教育的形式

常见的营养教育形式包括专题研讨会、普及培训班、大众传媒交流。不同的教育形式可通过不同的途径实现,主要途径有面对面方式(如家访、演示、上课、医务工作者对病人等)、大众媒介(如广播、电视、报纸、杂志等)或是联合应用所有途径。每种途径各有优点,根据实际情况选择不同方式:电视、家访、书、报纸、杂志、广播、上课,医院宣传及其他。还可利用当地营养教育人员进行面对面营养教育作为主要途径,同时结合使用电视、有线广播等途径进行营养宣教。

### 二、营养教育的方法

人群的营养教育主要包括以下主要步骤:

(1) 营养教育计划的设计:为确保某项营养教育活动有依据、有针对性、有目标地进行,首先必须制定一个好的营养教育计划。设计营养教育计划的主要步骤如下:

① 发现和分析营养健康问题:应当了解服务对象中存在哪些与营养健康有关的问题,如疾病的发病率、患病率、死亡率以及对生活质量的影响如何。

② 分析问题的深层次原因:分析与知识、态度、行为有关的营养健康问题,如是否与知识、态度、行为有明确的因果关系,该行为是否经常发生等。

③ 资源分析:包括人力、物力、财力、政策资源、信息资源和时间资源。

④ 确定优先项目:根据与知识态度行为关系的密切程度、行为的可改变性、外部条件、

死亡率、伤残率、危害性以及受累人群数量确定优先项目。

⑤ 确定营养干预目标：包括总体目标与具体目标。

⑥ 制定教育、传播、干预策略和实施计划：包括确定与分析目标人群、组织实施人员、制定干预策略和实施机构以及设计活动日程等。

⑦ 制定评价计划：包括实施评价的方法、评价指标、评价机构和人员、实施评价的时间以及实施结果的使用等。

⑧ 经费预算：经费预算应与实际条件相符，并考虑实际需要与客观条件。

(2) 选择教育途径和资料：根据设计计划，在调查研究的基础上，明确教育目标和对教育对象的认识，选择适宜的交流途径和制作有效的教育材料。为此需要考虑以下几个方面：

① 是否有现成的、可选用的营养宣教材料？ 如果收集不到，可以自行设计制作（小册子、传单、宣传画、视频等），可以对已有的材料进行修改后使用。

② 向教育对象进行营养宣教的最佳途径是哪种？ 如个体传播、面对面交流、讲课、大众传播等。

③ 营养宣教的内容最适合哪种宣传途径？ 如小册子、PPT、视频、讲课等。

(3) 准备营养教育资料和预试验：根据要求编写相关的营养教育材料，要求内容科学、通俗易懂、图文并茂。为了宣传材料内容准确、合适，在大多数设计工作完成后，需要将准备好的宣传材料进行预试验，以便得到教育对象的反馈意见，对材料进行修改和完善。

(4) 实施营养教育计划：包括制定宣传材料和活动时间表，让每个工作者都明白自己的任务并通过所确定的传播途径把计划中要宣传的营养内容传播给教育对象，并根据教育对象的反应及时进行纠正。

(5) 营养教育的评价

① 可以通过近期、中期、远期的效果评价说明营养教育的效果：近期效果即目标人群的知识、态度、信息、服务的变化。中期效果主要指行为和危险目标因素的变化。远期效果指人们营养健康状况和生活质量的变化。例如反映营养状况的指标有身高、体重变化，影响生活质量变化的指标有劳动生产力、智力、寿命、精神面貌的改善以及卫生保健、医疗费用的降低等。

② 评价时应包括：该计划的目标是否达到？ 实施营养教育带来什么改变？ 产生了什么效果？ 每阶段的活动是否按计划执行？ 营养计划有效果或无效果的原因是什么？ 根据执行中存在的问题，是否需要对原计划进行补充或修订？ 取得了哪些成功的营养教育经验？

根据以上几个方面，以目标人群营养知识、态度、信息和行为的变化为重点，写出营养教育的评价报告。通过上述评价，总结项目成功与否，并将取得的经验总结归纳，以便进一步推广。

### 三、营养教育的内容

(1) 健康生活方式。

(2) 营养基础知识。

(3) 中国居民膳食指南、中国居民平衡膳食宝塔。

(4) 我国人群的营养及存在的膳食营养相关疾病的状况和变化趋势。

(5) 营养相关慢性疾病的预防与控制。

（6）营养相关的法律、法规和政策。

对病人的营养教育还应有疾病的膳食护理方面的相关内容。

# 第2节　合理膳食与健康的关系

人们对膳食与健康关系的认识是在长期的生活实践中逐渐获得的。随着居民生活的改善和医学的进步，传染性疾病逐渐退居次要地位，而与膳食有关的疾病如内分泌疾病、遗传性疾病、心血管疾病和恶性肿瘤等，越来越为人们所关注。

## 一、合理膳食的概念

合理膳食又称平衡膳食，是指能满足合理营养要求的膳食，从食物中摄入的能量和营养素在一个动态过程中，能提供机体一个合适的量，避免出现某些营养素的缺乏或过多而引起机体对营养素需要和利用的不平衡。

## 二、合理膳食的意义和要求

### 1. 合理膳食的意义

任何一种食物都无法满足人体对营养素的全部需求，要达到合理膳食必须在营养上取长补短。合理膳食是由多种食物良好的搭配烹制而成，包括粮食类、动物类及大豆类、蔬果类和油脂类食物，并且这些食物应占适当比重，以保证膳食中所含的营养素，不仅种类齐全、数量充足，而且营养素之间保持适度的数量平衡（即适合的比例），以利于它们的吸收利用和各自功能的充分发挥，以达到合理营养的目的。合理营养是指通过合理搭配不同食物质量、数量以及科学的烹调方法，以利于人体对各种营养素的消化吸收，避免膳食结构的比例失调，从而实现膳食与人体营养需要之间的平衡关系。合理膳食是合理营养的核心，也是实现合理营养的唯一途径。

### 2. 合理膳食的要求

（1）要有符合用膳者需要的营养素：膳食要根据具体用膳者不同年龄、性别、劳动强度、生理状况等供给每人每日对各种营养素的需要量，同时要考虑到各营养素的质量、数量和相互之间比例要合理，每日膳食供给的各种营养素的量与需要量之间要达到平衡。

① 足够的能量：为满足机体活动的需要，应根据年龄、性别、劳动强度、不同生理状态等来决定能量的供给量。

② 适量的蛋白质：以供生长发育、组织修补和更新、维持正常的生理功能，成年人蛋白质 AMDR(%E)为 $10\% \sim 15\%$，优质蛋白质应占膳食中总蛋白质的 1/3 以上为佳。

③ 适量的脂类：为维持正常生理功能，提供类脂质和不饱和脂肪酸。提供一定的脂类也有利于脂溶性维生素的吸收。成年人脂肪 AMDR(%E) $20\% \sim 30\%$。还应注意不饱和脂肪酸的供给量，最理想的比例是饱和脂肪酸∶单不饱和脂肪酸∶多不饱和脂肪酸比例为 $1 \colon 1 \colon 1$。

④ 丰富的无机盐和维生素：人体对各种无机盐的需要量根据不同年龄及不同生理状况而有所差异。为了保证身体健康，维持身体的正常生长发育，并增强身体的抵抗力，人体对各种维生素的需要量，因年龄、性别、生理状况及劳动状况不同而有所差异。

⑤ 要有适量的食物纤维和充足的水分：食物纤维有助于肠道蠕动和正常排便，减少有

害物质在肠道内积留,从而预防肠癌及某些肠道和肛门疾患,食物纤维还有利于防治糖尿病、冠心病等。水分可以维持体内各种生理活动的正常进行。

⑥ 满足特殊病人的特殊需要:如对于乳糖不耐受者,膳食中不能安排牛奶;水肿病人一定要安排低钠饮食;手术后的病人安排流质膳食等。

(2) 要有科学、合理的食谱:根据各种食物的营养价值和用膳者对营养素的需要,要科学、合理地把各种食物安排到全天各餐中去,即制订食谱,这是保证用膳者能够得到合理营养的重要措施。每种食物所含的营养素和比例不同,至今没有一种单一天然食物能满足人体需要的全部营养素,因此,合理的食谱必须要由多种食物恰当地组合,才能达到平衡膳食的目的。

中国居民膳食指南中将食物分成五大类:第一类为谷类、薯类、杂豆类;第二类为蔬菜、水果类;第三类为动物性食物,包括鱼、肉、禽、蛋、奶及其制品等;第四类为大豆类和坚果类;第五类为纯能量食物,包括动植物油脂、各种糖和酒类,主要提供能量。每天膳食均应包括这五大类,在各类食物中要尽可能多选择几种不同食物品种,要保持我国传统膳食中以植物性食物为主,动物性食物为辅,能量来源以粮食类为主的基本特点,要注意荤素结合、粗细结合、食品种类多样化,以达到营养素供给平衡的目的。

(3) 要有合理的膳食制度:合理的膳食制度即合理地安排一日餐次。两餐之间的间隔和每餐的食物数量和质量与日常的生活制度和生理状况相适应,膳食制度安排合理、科学,有助于提高学习和工作效率以及身心健康,也是实施合理膳食的重要保障。

① 餐次及间隔:按照我国人民的生活习惯,正常情况下,一般每日三餐比较合理,两餐之间的间隔时间不应太长,饥饿过度对健康不利;间隔太短,则上餐食物在胃中尚未排空,消化器官得不到适当休息,功能不易恢复,必然影响食欲和消化。一般混合食物在胃中停留时间为 4～6 小时,所以两餐的间隔时间以 4～6 小时为适宜。儿童、孕产妇、老人和某些病人要根据具体情况而定。

② 数量的分配:各餐数量的分配要考虑生理状况和劳动强度,并照顾生活习惯。比较合理的分配如下:早餐占全天总能量的 25％～30％,午餐占 35％～40％,晚餐占 30％～35％,同时结合劳动状况和生活习惯来安排。

早餐一般食欲较差,加之早晨时间紧张,故早餐最易被疏忽。为了满足上午工作的需要,尤其是从事体力劳动者和青少年,最好早餐能摄入足够的能量,而且还要适当注意质量,以免饥饿影响劳动和学习效率。午餐前后都要工作,所以午餐要多吃些富含蛋白质和脂肪的食物。晚餐的能量要低些,因夜间活动少,能量消耗不大。如过多进食较难消化的脂肪和过多的能量,则会影响睡眠,还有人认为容易使胆固醇沉积在血管壁,引起动脉硬化,故晚餐以清淡为宜。

③ 要有科学的烹饪方法:科学的烹饪方法能够引起食欲,并能减少营养素的损失。在编制食谱和烹调加工时应考虑到食品的色、香、味、形和多样化,在烹调加工时要选择科学的方法,合理切配,减少营养素在加工过程中的损失。

④ 要有良好的饮食习惯和生活规律:进食要定时定量,不偏食、不挑食、不暴饮暴食,按食谱计划进行。进食时要细嚼慢咽,要按时作息,保证睡眠充足,并要有适当室外活动。保持正常的排便习惯和良好的心情,对健康有益。

⑤ 要有严格的食品卫生制度和进食环境。

（4）食物不含有毒物质及致病微生物，本身应无毒害：营养价值高的食物如果含有有毒有害物质或致病微生物，这种食物是毫无食用价值的。食物本身无毒害，不含有害人体健康的有害物质和致病微生物是合理营养的基本条件。

### 三、合理膳食与健康的关系

合理膳食使人体的营养需要与膳食供给之间达到良好的平衡关系，以达到合理营养的目的。人如果能量摄入过多，或运动量小时，能量的收支呈正平衡，会引起超重和肥胖。肥胖是许多慢性非传染性疾病如糖尿病、心脑血管疾病和恶性肿瘤的危险因素。如果能量长期供应不足，即长期处于能量的负平衡状态，体内储存的糖原、脂肪等大量被动用，会引起营养不良，结果会引起身体消瘦，抵抗力减弱，运动能力下降，对儿童青少年则会影响其生长发育。

# 第3节　膳食结构与膳食指南

食物中所含营养素各不相同，任何一种食物都不能在质和量上满足人体对营养物质的全部需要，所以必须通过各种食物相互搭配才能达到合理营养要求。膳食结构是公共营养所关注的问题之一。膳食结构既反映了人们的饮食习惯、生活水平高低，也反映出一个国家的经济水平和农业发展状况，是社会经济发展的重要特征。

## 一、膳食结构

#### 1. 膳食结构的基本概念

膳食结构是指膳食中各类食物的数量及其在膳食中所占的比重。一般可以根据各类食物所能提供的能量及各种营养素的数量和比例来衡量膳食结构的组成是否合理。一个地区膳食结构的形成与当地生产力发展水平、文化科学知识水平以及自然环境条件等多方面的因素有关。不同历史时期、不同国家或地区、不同社会阶层的人们，膳食结构往往有很大的差异。由于影响膳食结构的这些因素是在逐渐变化的，所以膳食结构不是一成不变的，通过适当的干预可以促使其向更利于健康的方向发展。但是这些因素的变化一般是很缓慢的，所以一个国家、民族或人群的膳食结构具有一定的稳定性，不会迅速发生重大改变。

#### 2. 膳食结构类型

膳食结构类型的划分有许多方法，但最重要的依据仍是动物性和植物性食物在膳食构成中的比例。根据膳食中动物性、植物性食物所占的比重，以及能量、蛋白质、脂肪和碳水化合物的供给量作为划分膳食结构的标准，可将世界不同地区的膳食结构分为以下四种类型。

（1）动植物食物平衡的膳食结构：该类型以日本为代表。膳食中动物性食物与植物性食物比例比较适当。其特点是：谷类的消费量为年人均约 94 kg；动物性食品消费量为年人均约 63 kg，其中海产品所占比例达到 50%，动物蛋白占总蛋白的 42.8%；能量和脂肪的摄入量低于以动物性食物为主的欧美发达国家，每天能量摄入保持在 2 000 kcal 左右。三大产热营养素供能比例为碳水化合物 57.7%，脂肪 26.3%，蛋白质 16.0%。

该类型的膳食能量能够满足人体需要，又不至于过剩。蛋白质、脂肪和碳水化合物的供能比例合理。来自植物性食物的膳食纤维和来自动物性食物的营养素如铁、钙等均比较充足,同时动物脂肪又不高,有利于避免营养缺乏病和营养过剩性疾病。此类膳食结构已经成为世界各国调整膳食结构的参考。

(2) 以植物性食物为主的膳食结构:大多数发展中国家如印度、巴基斯坦、孟加拉和非洲一些国家等属此类型。膳食构成以植物性食物为主,动物性食物为辅。其膳食特点是:谷物食物消费量大,年人均为 200 kg;动物性食物消费量小,年人均仅 10~20 kg;动物性蛋白质一般占蛋白质总量的 10%~20%,低者不足 10%;植物性食物提供的能量占总能量近90%。该类型的膳食能量基本可满足人体需要,但蛋白质、脂肪摄入量均低,来自动物性食物的营养素如铁、钙、维生素 A 摄入不足。营养缺乏病是这些国家人群的主要营养问题,人的体质较弱、健康状况不良、劳动生产率较低。但从另一方面看,以植物性食物为主的膳食结构,膳食纤维充足,动物性脂肪较低,有利于冠心病和高脂血症的预防。

(3) 以动物性食物为主的膳食结构:是多数欧美发达国家如美国、西欧、北欧诸国的典型膳食结构。其膳食构成以动物性食物为主,属于营养过剩型膳食,以提供高能量、高脂肪、高蛋白质、低纤维为主要特点,人均日摄入蛋白质 100 g 以上,脂肪 130~150 g,能量高达3 300~3 500 kcal。食物摄入特点是:粮谷类食物消费量小,人均每年 60~75 kg;动物性食物及食糖的消费量大,人均每年消费肉类 100 kg 左右,奶和奶制品 100~150 kg,蛋类15 kg,食糖 40~60 kg。与植物性食物为主的膳食结构相比,营养过剩是此类膳食结构国家人群所面临的主要健康问题。心脏病、脑血管病和恶性肿瘤已成为西方人的三大死亡原因,尤其是心脏病死亡率明显高于发展中国家。

(4) 地中海膳食结构:该膳食结构以地中海命名是因为该膳食结构的特点是居住在地中海地区的居民所特有的,意大利、希腊可作为该种膳食结构的代表。膳食结构的主要特点是:膳食富含植物性食物,包括水果、蔬菜、土豆、谷类、豆类、果仁等;食物的加工程度低,新鲜度较高,该地区居民以食用当季、当地产的食物为主;橄榄油是主要的食用油;脂肪提供能量占膳食总能量比值在 25%~35%,饱和脂肪所占比例较低,在 7%~8%;每天食用适量奶酪和酸奶;每周食用适量鱼、禽,少量蛋;以新鲜水果作为典型的每日餐后食品,甜食每周只食用几次;每月食用几次红肉(猪、牛和羊肉及其产品);大部分成年人有饮用葡萄酒的习惯。此膳食结构的突出特点是饱和脂肪摄入量低,膳食含大量复合碳水化合物,蔬菜、水果摄入量较高。地中海地区居民心脑血管疾病发生率很低,已引起了西方国家的注意,并纷纷参照这种膳食模式改进自己国家的膳食结构。

## 二、中国居民膳食指南

膳食指南(dietary guidelines,DG)是根据营养科学原则和百姓健康需要,结合当地食物生产供应情况及人群生活实践,由政府或权威机构研究并提出的食物选择和身体活动的指导意见。为了指导民众合理地选择和搭配食物,美国、印度尼西亚、新加坡等国家,都制订了膳食指南。膳食指南的应用推广有助于人们了解和运用膳食指南指导日常生活,提高自我保护意识和能力,从而促进健康。

中国营养学会于 1989 年制定了我国第一个膳食指南,并于 1997 年和 2007 年进行了修订。近年来,我国居民膳食结构和疾病谱发生了巨大改变,结合国内外食物相关循证营养学的结果,我国 2016 年发布现行的膳食指南《中国居民膳食指南(2016)》。《中国居民膳食指南(2016)》覆盖 2 岁以上健康人群,鼓励尽早开始良好膳食行为的培养。膳食指南是一系列高度浓缩的科学共识指导文件,包括一般人群膳食指南、特定人群膳食指南(孕妇乳母、婴幼儿、儿童、少年、老年人和素食人群)。

1. 一般人群膳食指南

《中国居民膳食指南(2016)》一般人群膳食指南主要内容如下:

**第一条　食物多样,谷类为主**　食物多样、谷类为主是平衡膳食模式的重要特征。每天的膳食应包括谷薯类、蔬菜水果类、畜禽鱼蛋奶类、大豆坚果类等食物。平均每天摄入 12 种以上食物,每周 25 种以上。每天摄入谷薯类食物 250～400 g,其中全谷物和杂豆类 50～150 g,薯类 50～100 g。

**第二条　吃动平衡,健康体重**　各年龄段人群都应该食不过量,天天运动、保持健康体重,控制总能量摄入,保持能量平衡。坚持日常身体活动,每周至少进行 5 天中等强度身体活动,累计 150 分钟以上;主动身体活动最好每天 6 000 步。减少久坐时间,每小时起来动一动。

**第三条　多吃蔬果、奶类、大豆**　蔬菜水果是平衡膳食的重要组成部分,奶类富含钙,大豆富含优质蛋白质。餐餐有蔬菜,保证每天摄入 300～500 g 蔬菜,深色蔬菜应占 1/2。天天吃水果,保证每天摄入 200～350 g 新鲜水果,果汁不能代替鲜果。吃各种各样的奶制品,相当于每天液态奶 300 g。经常吃豆制品,适量吃坚果。

**第四条　适量吃鱼、禽、蛋、瘦肉**　鱼禽蛋和瘦肉摄入要适量,优先选择鱼和禽,吃鸡蛋不弃蛋黄,少吃肥肉、烟熏和腌制肉类。每周吃鱼 280～525 g,畜禽肉 280～525 g,蛋类 280～350 g,平均每天摄入总量 120～200 g。

**第五条　少盐少油,控糖限酒**　培养清淡饮食习惯,少吃高盐和油炸食品。成人每天食盐不超过 6 g,每天烹调油 25～30 g。控制添加糖的摄入量,每天摄入不超过 50 g,最好控制在 25 g 以下。每日反式脂肪酸摄入量不超过 2 g。足量饮水,成年人每天 7～8 杯(1 500～1 700 mL),提倡饮用白开水和茶水,不喝或少喝含糖饮料。儿童、少年、孕妇、乳母不应饮酒。成人如饮酒,男性一天饮用酒的酒精量不超过 25 g,女性不超过 15 g。

**第六条　杜绝浪费,兴新食尚**　珍惜食物,按需备餐,提倡分餐不浪费。学会阅读食品标签,合理选择食品,选择新鲜卫生的食物和适宜的烹调方式。食物制备生熟分开,熟食二次加热要熟透。多回家吃饭,享受食物和亲情,传承优良文化,兴饮食文明新风。

2. 特定人群膳食指南

中国居民膳食指南是通用型的,适用于健康成人。但不同生理状态的人群有其特定的营养需要,为保证特定人群对膳食营养的特殊需要,《中国居民膳食指南(2016)》还制定了特定人群膳食指南,包括孕妇乳母、婴幼儿、儿童少年、老年人和素食人群。

(1) 备孕妇女膳食指南:备孕是指育龄妇女有计划地怀孕并对优孕进行必要的前期准备,是优孕与优生优育的重要前提。备孕妇女膳食指南在一般人群膳食指南基础上特别补充以下 3 条。① 调整孕前体重至适宜水平。② 常吃含铁丰富的食物,选用碘盐,孕前 3 个月开始补充叶酸。③ 禁烟酒,保持健康生活方式。

备孕妇女应从准备怀孕前 3 个月开始每天补充 400 μg 叶酸,并持续整个孕期。在怀孕前 6 个月夫妻双方均应停止吸烟、饮酒,并远离吸烟环境。肥胖或低体重备孕妇女应调整体重,使 BMI 达到 18.5～23.9 kg/m²,并维持适宜体重,以在最佳的生理状态下孕育新生命。一日三餐中应该有瘦畜肉 50～100 g,每周 1 次动物血或畜禽肝肾 25～50 g。在摄入富含铁的畜肉或动物血和肝脏时,应同时摄入含维生素 C 较多的蔬菜和水果,以提高膳食铁的吸收与利用。除规律食用碘盐外,每周再摄入 1 次富含碘的食物,如海带、紫菜、贻贝(淡菜),以增加一定量的碘储备。

(2) 孕期和哺乳期妇女膳食指南

① 孕期妇女膳食指南:应在一般人群膳食指南的基础上补充如下 5 条。补充叶酸,常吃含铁丰富的食物,选用碘盐。孕吐严重者,可少量多餐,保证摄入含必要量碳水化合物的食物。孕中晚期适量增加奶、鱼、禽、蛋、瘦肉的摄入。适量身体活动,维持孕期适宜增重。禁烟酒,愉快孕育新生命,积极准备母乳喂养。

孕早期应维持孕前平衡膳食。如果早孕反应严重,可少食多餐,选择清淡或适口的膳食,每天保证摄取至少 130 g 碳水化合物,以预防酮血症对胎儿神经系统的损害。

孕中期应在孕前膳食的基础上,增加奶类 200 g/d,动物性食物(鱼、禽、蛋、瘦肉)孕中期增加 50 g/d,孕晚期增加 125 g/d,建议每周食用 2~3 次鱼类,膳食中应增加富含膳食纤维、无机盐和维生素丰富的蔬菜、水果等。

孕晚期孕妇每天需要增加蛋白质 30 g、钙 200 mg、能量 450 kcal,应在孕前平衡膳食的基础上,每天增加 200 g 奶,再增加鱼、禽、蛋、瘦肉共计约 125 g。建议每周食用 2~3 次鱼类,尤其是含有较多 n-3 多不饱和脂肪酸的深海鱼类如三文鱼、鲱鱼、凤尾鱼等。每天应进行不少于 30 分钟的中等强度身体活动,并戒烟、禁酒。孕妇应使孕期体重增长保持在适宜的范围,防止增长过度出现巨大儿和妊娠糖尿病及妊娠高血压综合征。

② 哺乳期妇女膳食指南:基于母乳喂养对母亲和子代诸多的益处,世界卫生组织建议婴儿 6 个月内应纯母乳喂养,并在添加辅食的基础上持续母乳喂养到 2 岁甚至更长时间。哺乳期妇女膳食指南在一般人群膳食指南基础上增加如下五条。增加富含优质蛋白质及维生素 A 的动物性食物和海产品,选用碘盐。产褥期食物多样不过量,重视整个哺乳期营养。愉悦心情,充足睡眠,促进乳汁分泌。坚持哺乳,适度运动,逐步恢复适宜体重。忌烟酒,避免浓茶和咖啡。

乳母每天约分泌 600~800 mL 乳汁,当营养供应不足时,即会动用母体营养素,要保证供给充足的能量,并且增加鱼、肉、蛋、奶、海产品的摄入。乳母每天需增加优质蛋白质 25g,钙 200 mg,碘 120 $\mu$g,维生素 A 600$\mu$g RAE,钾 400 mg 以及维生素 B 类、维生素 C 类。每天饮奶总量达 500 mL,则可获得约 540 mg 钙,加上所选用深绿色蔬菜、豆制品、虾皮、小鱼等含钙较丰富的食物,则可达到推荐摄入量。为增加钙的吸收和利用,乳母还应补充维生素 D 或多做户外活动。

乳母一天食物建议量:谷类 250~300 g,薯类 75 g,全谷物和杂豆不少于 1/5;蔬菜类 500 g,其中绿叶蔬菜和红黄色等有色蔬菜占 2/3 以上;水果类 200~400 g;鱼、禽、蛋、肉类(含动物内脏)每天总量为 220 g;牛奶 400~500 mL;大豆类 25 g,坚果 10 g;烹调油 25 g,食盐不超过 6 g。为保证维生素 A 的供给,建议每周吃 1~2 次动物肝脏,总量达 85 g 猪肝,或总量 40 g 鸡肝。

(3) 婴幼儿喂养指南:中国婴幼儿喂养指南是针对出生后至满 2 周岁阶段,与一般人群膳食指南并行的喂养指导。本指南分为两部分:针对出生后 180 天内的婴儿提出的 6 月龄内婴儿母乳喂养指南,针对 7~24 月龄婴幼儿提出的喂养指南。

① 6 月龄内婴儿母乳喂养指南:本指南适用于出生至 180 天内的婴儿。核心推荐如下 6

条。产后尽早开奶,坚持新生儿第一口食物是母乳。坚持6月龄内纯母乳喂养。顺应喂养,建立良好的生活规律。生后数日开始补充维生素D,不需补钙。婴儿配方奶是不能纯母乳喂养时的无奈选择。监测体格指标,保持健康生长。

初乳富含营养和免疫活性物质,有助于肠道功能发展,并提供免疫保护。逐渐建立规律哺喂的良好饮食习惯。婴儿出生后数日就应开始每日补充维生素$D_3$ 10 $\mu g$(4001U),纯母乳喂养的婴儿不需要补钙,推荐新生儿出生后补充维生素K,特别是剖宫产的新生儿。6月龄内婴儿应每半月测一次身长和体重,病后恢复期可增加测量次数,并选用世界卫生组织的儿童生长曲线判断婴儿是否得到正确、合理喂养。

② 7~24月龄婴幼儿喂养指南:对于7~24月龄婴幼儿,母乳仍然是重要的营养来源,但单一的母乳喂养已经不能完全满足其对能量以及营养素的需求,必须引入其他营养丰富的食物。7~24月龄婴幼儿的喂养指南推荐以下6条。继续母乳喂养,满6月龄起添加辅食。从富含铁的泥糊状食物开始,逐步添加达到食物多样。提倡顺应喂养,鼓励但不强迫进食。辅食不加调味品,尽量减少糖和盐的摄入。注重饮食卫生和进食安全。定期监测体格指标,追求健康生长。

WHO推荐,在婴儿出生的前6个月纯母乳喂养,满6月龄(出生180天)起,在继续母乳喂养的基础上添加辅食。辅食添加的原则:每次只添加一种新食物,由少到多、由稀到稠、由细到粗,循序渐进。婴幼儿来自辅食的铁更高达99%,从一种富铁泥糊状食物开始添加,如强化铁的婴儿米粉、肉泥等。辅食应保持原味,不加盐、糖以及刺激性调味品,保持淡口味。每引入一种新的食物应适应2~3天,密切观察是否出现呕吐、腹泻、皮疹等不良反应,适应一种食物后再添加其他新的食物,婴幼儿辅食量一般以其所需能量来衡量。每3个月一次定期监测并评估7~24月龄婴幼儿的体格生长指标有助于判断其营养状况。

(4)中国儿童少年膳食指南:本指南适用于满2周岁至不满18岁的未成年人(简称为2~17岁儿童),分为2~5岁学龄前儿童和6~17岁学龄儿童少年两个阶段。该指南是一般人群指南基础上的补充说明和指导。

① 学龄前儿童(2~5岁)膳食指南:规律就餐,自主进食不挑食,培养良好饮食习惯。每天饮奶,足量饮水,正确选择零食。食物应合理烹调,易于消化,少调料、少油炸。参与食物选择与制作,增进对食物的认知与喜爱。经常户外活动,保障健康生长。

足量食物、平衡膳食、规律就餐是2~5岁儿童获得全面营养和良好消化吸收的保障。2~5岁儿童每天应安排早、中、晚三次正餐,在此基础上还至少有两次加餐。我国2~3岁儿童的膳食钙每天推荐量为600 mg,4~5岁儿童为800 mg。奶及奶制品中钙含量丰富且吸收率高,是儿童钙的最佳来源,每天饮用300~400 mL奶或相当量奶制品,可保证2~5岁儿童钙摄入量达到适宜水平。2~5岁儿童新陈代谢旺盛,活动量多,水分需要量也大,建议饮水以白开水为主,避免喝含糖饮料。零食应选择新鲜、天然、易消化的食物,少选油炸食品和膨化食品,安排在两次正餐之间,量不宜多。

② 学龄儿童(6~17岁)膳食指南:在一般人群膳食指南的基础上,推荐如下5条。认识食物,学习烹饪,提高营养科学素养。三餐合理,规律进餐,培养健康饮食行为。合理选择零食,足量饮水,不喝含糖饮料。不偏食节食,不暴饮暴食,保持适宜体重增长。保证每天至少活动60分钟,增加户外活动时间。

要合理选择零食,每天饮水800~1 400 mL,首选白开水,不喝或少喝含糖饮料,禁止饮酒。保证每天至少活动 60 分钟,其中每周至少 3 次高强度的身体活动、3 次抗阻力运动和骨质增强型运动。要保证每天喝奶及奶制品 300 mL 或相当量奶制品,可以选择鲜奶、酸奶、奶粉或奶酪。6～10 岁儿童每天饮水 800～1 000 mL,11～17 岁儿童每天饮水 100～1 400 mL。选择卫生、营养丰富的食物做零食。树立科学的健康观念和体型认知,正确认识体重的合理增长以及青春期体型变化。通过合理饮食和积极运动,预防营养不良或超重肥胖。

(5) 中国老年人膳食指南:本指南所指老年人为 65 岁以上的人群,是在一般人群指南基础上对老年人膳食指导的补充说明和指导。① 少量多餐细软;预防营养缺乏。② 主动足量饮水;积极户外活动。③ 延缓肌肉衰减;维持适宜体重。④ 摄入充足食物;鼓励陪伴进餐。

膳食营养是保证老年人健康的基石,食物制作要细软,并做到少量多餐。老年人每天的饮水量达到 1 500～1 700 mL,应少量多次,首选温热的白开水。早餐宜有 1～2 种以上主食、1 个鸡蛋、1 杯奶、另有蔬菜或水果。中餐和晚餐宜有 2 种以上主食、1～2 个荤菜、1～2 种蔬菜、1 个豆制品。进餐次数可采用三餐两点制或三餐三点制。每次正餐占全天总能量 20%～25%,每次加餐的能量占 5%～10%。

老年人应注意适量增加富含优质蛋白质的动物性食物,如瘦肉,禽、鱼、乳类及大豆制品,尤其是红肉、动物的肝脏、血等摄入,预防老年人贫血。要保证每天摄入 300 g 鲜牛奶或相当量的奶制品。多吃富含 n-3 多不饱和脂肪酸的海产品,增加户外活动时间、多晒太阳并适当增加摄入动物肝脏、蛋黄等。延缓肌肉衰减的有效方法是吃动结合,一方面要增加摄入富含优质蛋白质的食物,另一面要进行有氧运动和适当的抗阻运动。如可以进行拉弹力绳等抗阻运动 20～30 分钟,每周≥3 次,延缓老年肌肉衰减。建议老年人 BMI 最好不低于 20.0 kg/m²,最高不超过 26.9 kg/m²。体重在 30 天内降低 5% 以上,或 6 个月内降低 10% 以上,则应该到医院进行必要的检查。

(6) 素食人群膳食指南:素食人群是指不食肉、家禽、海鲜等动物性食物为饮食方式的人群。按照所戒食物种类不同,可分为全素、蛋素、奶素、蛋奶素人群等。完全戒食动物性食物及其产品的为全素人群;不戒食蛋奶类及其相关产品的为蛋奶素人群。

目前我国素食主义者的数量约 5 000 万人。为了满足营养的需要,素食人群需要认真对待和设计膳食。基于信仰而采用素食者我们应给予尊重;对自由选择者,不主张婴幼儿、儿童、孕妇选择全素膳食。素食人群膳食指南如下:① 谷类为主,食物多样;适量增加全谷物。② 增加大豆及其制品的摄入,每天 50～80 g;选用发酵豆制品。③ 常吃坚果、海藻和菌菇。④ 蔬菜、水果应充足。⑤ 合理选择烹调油。

建议全素人群(成人)每天摄入谷类 250～400 g,其中全谷类为 120～200 g;蛋奶素人群(成人)为 225～350 g,全谷类为 100～150 g。建议全素人群(成人)每天摄入大豆 50～80 g 或等量的豆制品,其中包括 5～10 g 腐乳、豆豉、臭豆腐等发酵豆制品。蛋奶素人群(成人)每天摄入大豆 25～60 g 或等量的豆制品。素食人群应常吃坚果、海藻和菌菇。建议全素人群(成人)每天摄入坚果 20～30 g,藻类或菌菇 5～10 g;蛋奶素人群(成人)每天摄入坚果 15～25 g。蔬菜水果摄入应充足,食用量同一般人群一致。α-亚麻酸在亚麻籽油和紫苏油含量最为丰富,因此应多选择亚麻籽油和紫苏油。

### 三、中国居民平衡膳食宝塔

《中国居民膳食指南(2016)》覆盖人群为2岁以上健康人群,遵循以食物为基础的原则,充分考虑食物多样化;以平衡膳食模式为目标,并考虑实践中的可行性和可操作性。平衡膳食模式是经过科学设计的理想膳食模式,是中国居民膳食指南的核心。平衡膳食模式(理想膳食模式)所推荐的食物种类和比例能最大程度地满足不同年龄阶段、不同能量需要水平的健康人群的营养与健康需要。中国营养学会对指南量化并设计了"中国居民平衡膳食宝塔",以简明扼要、通俗易懂的宝塔图形方式提出了每日食物指导方案,以便于群众理解和真正实行。

1. 一般健康居民平衡膳食宝塔

(1) 中国居民平衡膳食宝塔(2016):是根据《中国居民膳食指南(2016)》的核心内容,结合中国居民膳食的实际情况,把平衡膳食的原则转化为用各类食物的数量和比例的图形化表示。中国居民平衡膳食宝塔形象化的组合,遵循了平衡膳食的原则,体现了一个在营养上比较理想的基本构成(图6-1)。

## 中国居民平衡膳食宝塔（2016）

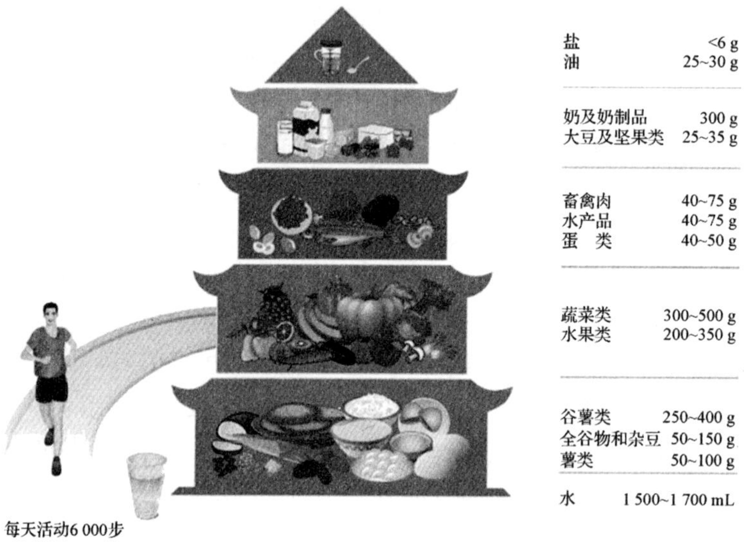

| | |
|---|---|
| 盐 | <6 g |
| 油 | 25~30 g |
| 奶及奶制品 | 300 g |
| 大豆及坚果类 | 25~35 g |
| 畜禽肉 | 40~75 g |
| 水产品 | 40~75 g |
| 蛋 类 | 40~50 g |
| 蔬菜类 | 300~500 g |
| 水果类 | 200~350 g |
| 谷薯类 | 250~400 g |
| 全谷物和杂豆 | 50~150 g |
| 薯类 | 50~100 g |
| 水 | 1 500~1 700 mL |

每天活动6 000步

**图 6-1 中国居民平衡膳食宝塔(2016)**

(2) 中国居民平衡膳食宝塔(2016)说明

① 第一层谷薯类食物:谷薯类是膳食能量的主要来源(碳水化合物提供总能量的50%~65%),也是多种微量营养素和膳食纤维的良好来源。膳食指南中推荐2岁以上健康人群的膳食应食物多样、谷物为主。一段时间内,成人每人每天应该摄入谷、薯、杂豆类250~400 g,其中全谷物50~150 g(包括杂豆类)、新鲜薯类50~100 g。2岁以上所有年龄的人都应该保持全谷物的摄入量,以此获得更多膳食纤维等营养素。

② 第二层蔬菜水果:蔬菜水果是膳食指南中鼓励多摄入的两类食物。新鲜水果提供多种微量营养素和膳食纤维。推荐每人每天蔬菜摄入量300~500 g、水果200~350 g。深色蔬菜一般富含维生素、植物化学物和膳食纤维,推荐每天占总体蔬菜摄入量的1/2以上,蔬菜和水果各有优势,虽在一层,但不能相互替代。

③ 第三层鱼、禽、肉、蛋等动物性食物：鱼、禽、肉、蛋等动物性食物是膳食指南推荐适量食用的一类食物。在能量需要 1 600～2 400 kcal 水平下，推荐每天鱼、禽、肉、蛋摄入量共计 120～200 g。建议每天畜禽肉的摄入量为 40～75 g，少吃加工类肉制品。猪肉含脂肪较高，应尽量选择瘦肉或禽肉。常见的水产品是鱼、虾、蟹和贝类，可以多吃一些替代畜肉类。推荐每天 1 个鸡蛋（相当于 50 g 左右），不能弃蛋黄，蛋黄有着丰富的营养成分，如胆碱、卵磷脂、胆固醇、维生素 A、叶黄素、锌、B 族维生素。

④ 第四层乳类、大豆和坚果：乳类、豆类是鼓励多摄入的。乳类、大豆和坚果是蛋白质和钙的良好来源，营养素密度高。推荐每天应摄入相当于鲜奶 300 g 的奶类及奶制品，大豆和坚果制品摄入量为 25～35 g。坚果建议每周 70 g 左右（每天 10 g 左右）。10 g 重量的坚果仁如 2～3 个核桃，4～5 个板栗，一把松子仁（相当于一把带皮松子 30～35 g）。

⑤ 第五层烹调油和盐：推荐成人每天烹调油不超过 25～30 g，食盐摄入量不超过 6 g。以烹饪用油需要限量，按照 25～30 g 计算，烹饪油提供膳食总能量 10% 左右。我国居民食盐用量普遍较高，盐与高血压关系密切，限制盐的摄入是我国的长期目标。

⑥ 运动和饮水：轻体力活动的成年人每天至少饮水 1 500～1 700 mL（约 7～8 杯），在高温或强体力活动的条件下应适当增加。膳食中水分大约占 1/3，推荐一天中饮水和整体膳食（包括食物中的水，如汤、粥、奶等）水摄入 2 700～3 000 mL。推荐成年人每天进行至少相当于快步走 6 000 步以上的身体活动，保持精神和机体代谢的活跃性。每周最好进行 150 分钟中等强度的运动，如骑车、跑步、庭院或农田的劳动等。

值得提出的是，平衡膳食模式中提及的所有食物推荐量都是以原料的生重可食部计算的，每类食物又覆盖了多种多样的不同食物，熟悉食物的营养特点，是保障膳食平衡和合理营养的基础。不同能量需求水平可以按照表 6 - 1 推荐的平衡膳食模式和食物量计算各类食物的能量来源。

表 6 - 1　不同能量需要水平的平衡膳食模式和食物量[g/(d·人)]

| 食物种类(g) | 不同能量摄入水平(kcal) | | | | | | | | | | |
|---|---|---|---|---|---|---|---|---|---|---|---|
| | 1 000 | 1 200 | 1 400 | 1 600 | 1 800 | 2 000 | 2 200 | 2 400 | 2 600 | 2 800 | 3 000 |
| 谷类 | 85 | 100 | 150 | 200 | 225 | 250 | 275 | 300 | 350 | 375 | 400 |
| —全谷物及杂豆 | 适量 | | | 50～150 | | | | | | | |
| —薯类 | 适量 | | | 50～100 | | | | | 125 | 125 | 125 |
| 蔬菜 | 200 | 250 | 300 | 300 | 400 | 450 | 450 | 500 | 500 | 500 | 600 |
| —深色蔬菜 | 占所有蔬菜的 1/2 | | | | | | | | | | |
| 水果 | 150 | 150 | 150 | 200 | 200 | 300 | 300 | 350 | 350 | 400 | 400 |
| 畜禽肉类 | 15 | 25 | 40 | 40 | 50 | 50 | 75 | 75 | 75 | 100 | 100 |
| 蛋类 | 20 | 25 | 25 | 40 | 40 | 50 | 50 | 50 | 50 | 50 | 50 |
| 水产品 | 15 | 20 | 40 | 40 | 50 | 50 | 75 | 75 | 75 | 100 | 125 |
| 乳制品 | 500 | 500 | 350 | 300 | 300 | 300 | 300 | 300 | 300 | 300 | 300 |
| 大豆 | 5 | 15 | 15 | 15 | 15 | 15 | 25 | 25 | 25 | 25 | 25 |

| 食物种类(g) | 不同能量摄入水平(kcal) | | | | | | | | | | |
|---|---|---|---|---|---|---|---|---|---|---|---|
| | 1 000 | 1 200 | 1 400 | 1 600 | 1 800 | 2 000 | 2 200 | 2 400 | 2 600 | 2 800 | 3 000 |
| 坚果 | — | 适量 | | 10 | 10 | 10 | 10 | 10 | 10 | 10 | 10 |
| 烹调油 | 15~20 | 20~25 | | 25 | 25 | 25 | 30 | 30 | 30 | 35 | |
| 食盐 | <2 | <3 | <4 | <6 | <6 | <6 | <6 | <6 | <6 | <6 | |

注:膳食宝塔的能量范围在1 600~2 400 kcal;薯类为鲜重;来源于《中国居民膳食指南(2016)》。

**2. 其他人群平衡膳食宝塔**

为了帮助专业人员和广大公众更好地践行"国民营养计划(2017—2030年)",在生命早期1 000天营养健康行动中更好地使用《中国居民膳食指南(2016)》,中国营养学会妇幼营养分会完成了妇幼6类不同人群的膳食指导示意图:备孕期妇女平衡膳食宝塔、孕期妇女平衡膳食宝塔、哺乳期妇女平衡膳食宝塔、6月龄内婴儿母乳喂养指南关键推荐示意图、7~24月龄婴幼儿平衡膳食宝塔和学龄前儿童平衡膳食宝塔,分别见图6-2至图6-7。

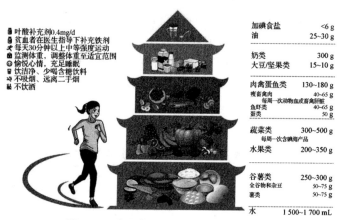

图6-2 中国备孕妇女平衡膳食宝塔

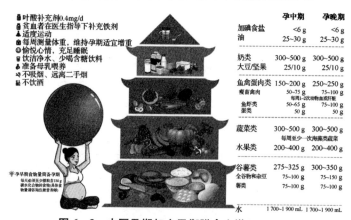

图6-3 中国孕期妇女平衡膳食宝塔(2016)

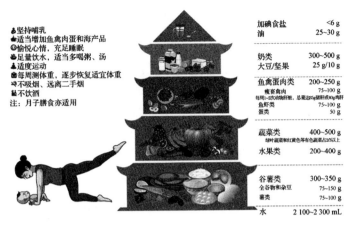

图 6‑4　中国哺乳期妇女平衡膳食宝塔（2016）

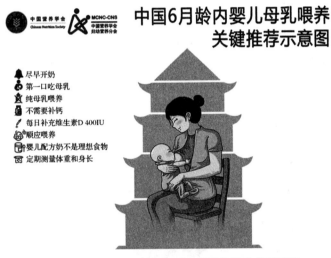

图 6‑5　中国 6 月龄内婴儿母乳喂养关键推荐示意图

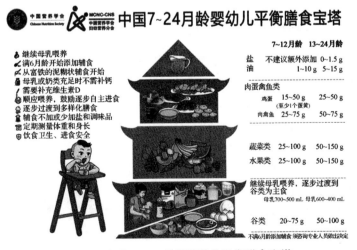

图 6‑6　中国 7～24 月龄婴幼儿平衡膳食宝塔

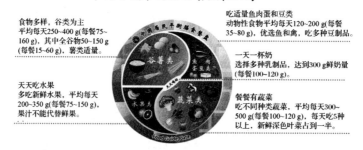

中国学龄前儿童平衡膳食宝塔

| | 2~3岁 | 4~5岁 |
|---|---|---|
| 盐 | <2 g | <3 g |
| 油 | 10~20 g | 20~25 g |
| 奶类 | 350~500 g | 350~500 g |
| 大豆适当加工 | 5~15 g | 10~20 g |
| 坚果适当加工 | — | 适量 |
| 肉蛋禽鱼类 | | |
| 鸡蛋 | 50 g | 50 g |
| 肉禽鱼 | 50~75 g | 50~75 g |
| 蔬菜类 | 100~200 g | 150~300 g |
| 水果类 | 100~200 g | 150~250 g |
| 谷类 | 75~125 g | 100~150 g |
| 薯类 | 适量 | 适量 |
| 水 | 600~700 mL | 700~800 mL |

- 亲近与爱惜食物
- 合理烹调
- 培养良好饮食习惯
- 每日饮奶
- 奶类、水果做加餐
- 饮洁净水,少喝含糖饮料
- 充足户外运动
- 定期测量体重和身高

图6-7　中国学龄前儿童平衡膳食宝塔

## 四、中国居民平衡膳食餐盘

1. 中国居民平衡膳食餐盘

中国居民平衡膳食餐盘(图6-8)是按照平衡膳食原则,在不考虑烹饪用油盐的前提下,描述了一个人一餐中膳食的食物组成和大致比例。餐盘更加直观,一餐膳食的食物组合搭配轮廓清晰明了。

中国居民平衡膳食餐盘(2016)

食物多样,谷类为主
平均每天250~400 g(每餐75~160 g),其中全谷物50~150 g(每餐15~60 g),薯类适量。

吃适量鱼肉蛋和豆类
动物性食物平均每天120~200 g(每餐35~80 g),优选鱼和禽,吃多种豆制品。

天天吃水果
多吃新鲜水果,平均每天200~350 g(每餐75~150 g),果汁不能代替鲜果。

一天一杯奶
选择多种乳制品,达到300 g鲜奶量(每餐100~120 g)。

餐餐有蔬菜
吃不同种类蔬菜,平均每天300~500 g(每餐100~120 g),每天吃5种以上,新鲜深色叶菜占到一半。

图6-8　中国居民平衡膳食餐盘

## 五、中国儿童平衡膳食算盘(2016)

平衡膳食算盘是根据平衡膳食的原则转化各类食物的分量图形化的表示,平衡膳食算盘主要针对儿童。

与平衡膳食宝塔相比,在食物分类上,把蔬菜、水果分为两类,算盘分成6行,用不同色彩的彩珠标示食物多少(图6-9),黄色表示谷物,绿色表示蔬菜,蓝色表示水果,紫色表示动物性食物,香槟色表示奶类,红色是油盐。此算盘分量按8~11岁儿童中等活动水平计算,宣传和知识传播中可以寓教于乐,与儿童很好沟通和记忆一日三餐食物基本构成的多少。"平衡膳食

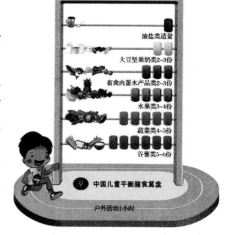

图6-9　中国儿童平衡膳食算盘(2016)

算盘"简单勾画了膳食结构图,跑步的儿童身挎水壶,表达了鼓励喝白开水、不忘天天运动、积极活跃的生活和学习。

## 六、中国居民膳食指南和平衡膳食宝塔等的健康教育

### 1. 确定自己的食物需要

宝塔建议的每人每日各类食物适宜摄入量适用于一般健康成人,应用时要根据个人年龄、性别、身高、体重、劳动强度、季节等适当调整。平衡膳食宝塔建议的各类食物摄入量是一个平均值和比例,日常生活无须每天都样样照着"宝塔"推荐量吃。例如烧鱼比较麻烦就不一定每天都吃 50 g 鱼,可以改成每周吃 2～3 次鱼,每次 150～200 g。

### 2. 同类互换

应用平衡膳食宝塔调配丰富多彩的膳食应当把营养与美味结合起来,按照同类互换、多种多样的原则调配一日三餐。同类互换就是以粮食换粮食、以豆换豆、以肉换肉。多种多样就是选用品种、形态、颜色、口感多样的食物,并通过变换加工烹调方法科学合理地搭配食物,既提高食物的营养价值,又能增加食欲。

### 3. 合理分配三餐食量

我国多数地区居民习惯于一天吃三餐。三餐食物量的分配及间隔时间应与作息时间和劳动状况相匹配。一般早、晚餐各占 30%,午餐占 40% 为宜,特殊情况可适当调整。

### 4. 少油盐糖

少油少盐是各国膳食指南的共识,我国减盐工作进行已久,并取得一定成效。在各国膳食指南和国际组织的推荐中,2013 年起推荐食盐用量为 5 g。我国也在 2013 年 DRIs 中规定了成人钠的适宜摄入量为 1 500 mg,预防慢性病不要超过 2 000 mg(5 g 盐),基于我国膳食实际,指南建议低于 6 g 盐为近期目标。我国青少年糖的摄入主要来自饮料。家庭和餐饮业烹饪油的用量也较大,因此在膳食指南中特别强调了这三点控制措施。

### 5. 因地制宜充分利用当地资源

我国幅员辽阔,各地的饮食习惯及物产不尽相同,只有因地制宜充分利用当地资源才能有效地应用平衡膳食宝塔。例如牧区奶类资源丰富,可适当提高奶类摄取量;渔区可适当提高鱼及其他水产品摄取量;农村山区则可多利用山羊奶以及花生、瓜子、核桃等资源。在某些情况下,由于地域、经济或物产所限无法采用同类互换时,也可以暂用豆类替代乳类、肉类,或用蛋类替代鱼、肉。

### 6. 要养成习惯,树立饮食新风

中国居民膳食指南的修订,考虑了我国食物资源、人均收入以及食物价格分析,争取达到买得到、买得起,以及食物可持续发展的需要。膳食对健康的影响是长期坚持的结果。应用平衡膳食宝塔需要自幼养成习惯,并坚持不懈,才能充分体现其对健康的促进作用。2016版膳食指南注重在满足营养供应目标的前提下,积极引导促进低能耗、绿色生态、保护资源等良性循环的消费行为。例如鼓励全谷物食物的消费、鼓励当地应季新鲜蔬菜水果消费,强调适度的肉类消费等。鼓励利用更少的资源获得更多产品,建立平衡膳食模式、树立饮食新风、达到健康的食物多样性消费水平。对全社会鼓励植物性食物为主的消费,符合我国可持续发展的策略。

(李春玉)

# 第7章　住院病人的营养调查及营养评价

住院病人的营养状况直接影响临床疗效,影响疾病的转归及手术的预后。对住院病人进行营养调查和评价,能及时准确发现病人存在的营养问题,进行合理的营养治疗。在营养治疗过程中,进行定期的营养评价及监测,可评定营养治疗的效果,及时调整营养治疗方案。

## 第1节　概述

营养状况是指营养素满足生理需要的程度,住院病人常因代谢异常、食欲不振、进食困难、消化功能不良或需要禁食等原因发生营养不良。同时,住院病人的营养状况与其临床治疗和营养治疗密切相关。住院病人营养状况评价旨在了解病人的营养状况、确定营养支持治疗的方案、监测营养状况的变化以及营养干预治疗在急性与慢性疾病中的作用和效果,在临床医学中起到重要作用。

### 一、营养风险筛查

营养风险筛查是简便、快速、无创地发现患者是否存在营养问题,是否需要进一步进行全面营养评估的过程。

1. 营养风险和营养风险筛查(nutrition risk screening,NRS)

2002年欧洲肠内肠外营养学会 Kondrup 等专家在128个随机对照临床研究的基础上,明确了"营养风险"的定义,即现存的或潜在的营养和代谢状况所导致的疾病或手术后出现相关的临床结局的可能性。营养风险概念的一个重要特征是"营养风险与临床结局密切相关",并建议应常规进行营养风险筛查。营养风险筛查是由临床医护人员、营养师等实施的快速、简便的筛查方法,用以决定是否需要制定和实施肠外或肠内营养支持计划。目前有多个筛选工具,如主观全面评估(SGA)、营养不良通用筛选工具(MUST)、简易营养评估(MNA)、营养风险指数(NRI)以及营养风险筛查2002(NRS 2002)等。

2. 主观全面评定法(subjective global assessment,SGA)

SGA 是美国肠外肠内营养学会推荐的临床营养状况评估工具。其特点是以详细的病史与临床检查为基础,省略人体测量和生化检查。其理论基础是机体组成改变与进食改变,消化吸收功能的改变与肌肉的消耗,身体功能与活动能力的改变等相关(表7-1)。SGA 作为营养风险筛查工具有一定局限性,如 SGA 更多反映的是疾病状况,而非营养状况。同时,SGA 不适用于区分轻度营养不足,侧重反映慢性或已存在的营养不足,不能及时反映病人营养状况的变化。

表7-1　主观全面评估表

| 指标 | 分级 | | |
|---|---|---|---|
| | A级 | B级 | C级 |
| 1. 近期(2周)体重改变 | 无/升高 | 减少≤5% | 减少>5% |
| 2. 饮食改变 | 无 | 减少 | 不进食/低热量饮食 |
| 3. 胃肠道症状(持续2周) | 无/食欲不减 | 轻微恶心、呕吐 | 严重恶心、呕吐 |
| 4. 活动能力改变 | 无/减退 | 能下床活动 | 卧床 |
| 5. 应激反应 | 无/低度 | 中度 | 高度 |
| 6. 肌肉消耗 | 无 | 轻度 | 重度 |
| 7. 三头肌皮褶厚度 | 正常 | 轻度减少 | 重度减少 |
| 8. 踝部水肿 | 无 | 轻度 | 重度 |

注:上述8项中,至少5项属于B级或C级者,可分别被定为中或重度营养不良。

3. **营养不良通用筛查工具**(malnutrition universal screening tool,MUST)

是由英国肠外肠内营养协会多学科营养不良咨询小组开发的,适用于不同医疗机构的营养风险筛查工具。该工具主要用于蛋白质-热量营养不良及其风险的筛查,包括三方面评估内容:① BMI;② 体重减轻;③ 疾病对进食状态影响,通过三部分评分得出总分,分为低风险、中等风险和高风险。MUST可预测老年住院病人的病死率和住院时间,即使是无法测量体重的卧床老年病人,MUST也可进行筛查并预测临床结局。该工具的优点在于容易使用和快速。一般可在3～5 min内完成,并适用于所有的住院病人。但MUST是新近发展的营养风险筛查工具,需进一步的研究证明其预测性和有效性。

4. **简易营养评估**(mini nutritional assessment,MNA)

20世纪90年代初,由Vellas,Garry和Guigoz等创立和发展的一种人体营养状况评定方法。其评定内容包括人体测量、整体评定、膳食问卷和主观评定等。根据上述各项评分标准计分并相加,可进行营养不良和营养风险的评估,详见第6节。

5. **欧洲营养不良风险筛查方法**(NRS 2002)

欧洲营养不良风险筛查方法NRS 2002的目的是筛查住院病人是否存在营养不良及监测营养不良发展的风险。该方法是迄今为止唯一以128个随机对照研究作为循证基础的营养筛查工具,信度和效度在欧洲已得到验证。中华医学会肠外肠内营养分会2008年根据NRS 2002制定了我国营养风险筛查(nutrition risk screening,NRS)方法(表7-2),建立了我国患者营养风险筛查和营养评定标准,保障危重症患者能及时获得有效的营养评价并确保营养支持的有效性。

表 7-2 NRS 的主要内容

| | |
|---|---|
| （一）疾病诊断 | _____；_____ 如果患者有下列疾病，在□内打√，并参照标准进行评分（无下列疾病为 0 分） |
| 评分 1 分 | 营养需要量轻度增加：髋骨折□　慢性疾病有并发症□　慢性阻塞性肺病（chronic obstructive pulmonary disease,COPD)□　血液透析□　肝硬化□　一般恶性肿瘤□ |
| 评分 2 分 | 营养需要量中度增加：腹部大手术□　脑卒中□　重度肺炎□　血液恶性肿瘤□ |
| 评分 3 分 | 营养需要量重度增加：颅脑损伤□　骨髓移植□　急性生理学与慢性健康状况评分（acute physiological and chronic health evaluation,APACHE)>10 分的 ICU 患者□ |
| 小结 | 疾病有关评分：0 分□　1 分□　2 分□　3 分□ |
| （二）营养状态 | |
| 1. 人体测量 | 身高（经过校正的标尺，免鞋）____（m,精确到 0.5 cm) 实际体重（经过校正的磅秤，空腹，病房衣服，免鞋）____(kg,精确到 0.5 kg) BMI _____ kg/m² (<18.5,3 分) |
| ＊小结 | _____分 注:因严重胸水、腹水、水肿等得不到准确 BMI 值时,用白蛋白替代（<30 g/L,3 分） |
| 2. 近 1~3 个月体重下降 | 是□　否□;若是,体重下降____kg 体重下降>5%,是在:3 个月内（1 分)□　2 个月内（2 分)□　1 个月内（3 分)□ |
| ＊小结 | _____分 |
| 3. 1 周内进食量减少 | 是□　否□;若是,较以前减少:25%~50%（1 分)□　50%~75%（2 分)□ 75%~100%（3 分)□ |
| ＊小结 | _____分 |
| 综合 | 营养受损评分:0 分□　1 分□　2 分□　3 分□ 注:在上述 3 个 ＊小结评分中取 1 个最高值 |
| 年龄评分 | 超过 70 岁为 1 分,否则为 0 分 |
| （三）营养风险总评分） | _____分（疾病有关评分＋营养受损评分＋年龄评分） |

① 引自:中华医学会.临床技术操作规范 肠外肠内营养学分册.北京:人民军医出版社。② 对于没有列出的疾病,参考以下标准,依照调查者的理解进行评分。1 分:慢性疾病患者因出现并发症而住院治疗;病人虚弱但不需卧床;蛋白质需要量略有增加,但可以通过口服和补液来弥补;2 分:患者需要卧床,如腹部大手术后;3 分:患者靠机械通气支持。③ 营养风险总评分>3 分,患者有营养风险,可制定营养支持方案;营养风险总评分<3 分,每周进行一次营养风险筛查。

（1）内容:NRS 2002 包括四个方面的评估内容,即人体测量、近期体重变化、膳食摄入情况和疾病的严重程度。NRS 2002 评分由三个部分构成:营养状况评分、疾病严重程度评分和年龄调整评分（若病人≥70 岁,加 1 分）,三部分评分之和为总评分。总评分为 0~7 分。若 NRS 2002 的评分≥3 分,可确定病人存在营养不良风险。

（2）调查方法和评价:包括初筛和最终筛查两个部分。

**第一步:初筛**

初筛的 4 个问题能简单反映住院患者的营养状况,并能预测营养不良风险。初筛包括 4 个方面内容:① 人体测量——通过体质指数确定营养状况;② 近期体重变化——确定其状态的稳定性;③ 膳食摄入情况——确定其状态是否恶化;④ 疾病严重程度——确定是否加剧营养状态恶化。其中前三个问题适用于所有人群,如社区人群、老人和儿童等,第 4 个问题用于住院患者的营养不良筛查。初筛问题包括:① BMI<20.5? ② 病人在过去 3 个月内有体重下降吗? ③ 病人在过去 1 周内有摄食减少吗? ④ 病人有严重疾病吗(如 ICU 治疗)? 如果以上任一问题回答"是",则直接进入第二步营养监测。如果所有问题都回答"否",应每周重复调查 1 次。

　　第二步:最终筛查

　　最终筛查是根据病人的营养状况和疾病损伤状况的风险而定。NRS 2002 采用评分的方法对营养风险加以量度。所观察的内容包括三部分:疾病严重程度评分、营养状态评分、年龄的调整评分。NRS 2002 总评分计算方法为三项评分相加,即疾病严重程度评分+营养状态评分+年龄评分,详见表 7-3。

表 7-3　NRS 2002 的最终筛查表

| 评分标准 | | 营养状况评分 | 疾病严重度评分 |
|---|---|---|---|
| 无 | 0 | 正常营养状态 | 正常营养需要量 |
| 轻度 | 1 | 近 3 个月内丢失>5%;或食物摄入比正常需要量低 20%～50% | 需要量轻度提高:髋骨折、慢性疾病有急性并发症;肝硬化、慢性阻塞性肺病、长期血液透析、糖尿病、一般肿瘤 |
| 中度 | 2 | 一般情况差或 2 个月内体重丢失>5%;或食物摄入量比正常需要量低 50%～75% | 需要量中度增加:腹部大手术、卒中、重症肺炎、血液系统恶性肿瘤 |
| 严重 | 3 | BMI<18.5 $kg/m^2$ 且一般情况差或 1 个月内体重丢失>5%或前一周的食物摄入比正常需要量低 75%～100% | 需要量明显增加:颅脑损伤、骨髓移植、大于 APACHE10 分的 ICU 患者 |
| 年龄 | | 如果年龄≥70 岁,在总分基础上加 1 分 | |
| 总分=营养状况受损评分+疾病的严重程度评分+年龄评分 | | | |

　　① 引自:孙秀发,凌文华.临床营养学.北京:科学出版社,2016。② 分数≥3:说明患者存在营养风险,需要营养支持;分数<3:患者需要每周重测;如果患者安排有重大手术,要考虑预防性的营养支持以避免联合风险状况

　　(3) 应用:对于 NRS 2002 评分≥3 分的病人应设定营养支持计划。包括:① 严重营养状态受损(≥3 分);② 严重疾病(≥3 分);③ 中度营养状态受损+轻度疾病(2 分+1 分);④ 轻度营养状态受损+中度疾病(1 分+2 分)。

　　(4) 优缺点:NRS 2002 突出的优点在于能预测营养不良的风险,并能前瞻性地动态判断患者营养状态变化,便于及时反馈患者的营养状况,并为调整营养支持方案提供证据,这也是其他方法所缺乏的。有研究显示,应用 NRS 2002 发现存在营养风险的患者,给予营养支持后,可改善临床结局,如缩短患者住院时间等。NRS 2002 简便、易行,能进行医患沟通,通过问诊和简便测量,在 3 分钟内迅速完成,同时无创、无医疗耗费,因此易于为患者接受。NRS 2002 的不足之处在于,若病人卧床无法测量体重,水肿、腹水等影响体重测量,以及意识不清无法回答评估者的问题时,该方法的使用则受到限制。同时,评估者需要经过一定的培训。近年国外的一些研究显示,不经过培训的评估者得到结果的信度较低。因此,推荐 NRS 2002 的评估者需进行专门培训。

## 二、营养评价

营养评价是通过膳食调查、人体测量、临床检查、生化检查及多项综合营养评价方法等手段,判定机体的营养状况,确定营养不良的类型及程度,估计营养不良后果的危险性,并监测营养治疗的疗效。住院病人营养评价是识别营养不良的重要手段,也是实施营养治疗和营养支持的前提。

评价病人营养状况的内容和方法有很多,主要包括膳食调查、人体测量、营养缺乏病的临床检查和临床生化检验四个方面,在临床上一般根据病人的疾病情况并结合营养调查结果进行综合评价,判断病人营养不良的程度。

# 第 2 节　膳食调查

膳食调查是营养状况评价的基础,通过对病人进行膳食调查并进行统计分析,了解病人在某段时期内膳食能量和营养素摄入的数量和质量,从而评定病人的营养需要得到满足的程度,并为纠正不合理膳食行为、改善营养状况提供依据。

## 一、膳食调查的内容及方法

### 1. 调查内容

主要了解被调查对象每日摄入食物的品种和数量;分析并计算其摄入营养素的数量、比例是否合适以及供能营养素所占能量的比例;常用的烹调方法以及餐次分配是否合理;既往的饮食习惯和饮食卫生情况等。

### 2. 调查方法

调查方法有询问法、称重法、查账法和化学分析法等。每种方法都有其优点和不足,在进行膳食调查时,应正确选择调查方法,必要时可多种方法结合使用。

(1)询问法:询问法简便易行、费用低,但存在回顾性偏倚,准确性较差。询问法适用于单独就餐或在家就餐的住院病人。

(2)查账法:查账法主要应用于建有详细伙食账目的集体食堂。通过查询各种食物出入账目,了解该单位每天食物消耗的品种和数量以及就餐人数。其优点是适合于集体就餐的人群,所需人力少,但这种方法难以对个体实际摄入各种营养素的量做出较准确的估算。

(3)称重法:称重法是对某一食堂、家庭或个人所消耗的全部食物在烹调前和烹调后进行称重,计算生熟比值,再根据实际就餐人数和生熟比值计算每人实际摄入的食物重量。这种方法调查结果较准确、细致,但工作量大、费时费力,不适合大规模人群的调查。

(4)化学分析法:将被调查对象全天所摄入的食物进行备份,在实验室进行化学分析,测定其能量和各种营养素的含量。这种方法需要一定的仪器设备,分析操作复杂。一般选用双份饭菜法。化学分析法常用于临床营养治疗的研究工作。

(5)食物频数法:该法收集被调查对象过去较长时间(数周、数月甚至更长时间)内各种食物消费频率及消费量,从而获得个人长期食物和营养素平均摄入量。食物频率法反映调查对象长期膳食行为,可用于研究慢性病与膳食模式关系,或进行膳食咨询指导。

## 二、膳食调查结果的评价

将调查结果与中国营养学会推荐的膳食营养素参考摄入量进行比较,并做出恰当评价。评价的项目主要有:

(1) 膳食结构:统计分析每人每日摄取的各种主、副食品的名称及数量,能量来源分配情况,评价食物是否种类多样,搭配是否合理。并评价病人膳食结构与疾病是否存在可能的相关性。

(2) 能量和营养素的摄入量:将每日能量和营养素摄入量与相对应的 DRIs 相比较,评价摄入量满足营养需要的程度。

(3) 三大能量营养素的供能比例:计算产能营养素的供能比,与 DRIs 相比较。

(4) 计算三餐或多餐的能量摄入百分比:评价三餐能量百分比是否合适。

(5) 蛋白质的食物来源:计算每日动物性蛋白质和植物性蛋白质的摄入量,优质蛋白质的摄入量,并计算动/植物蛋白比例和优质蛋白的比例。

(6) 脂类的食物来源:计算动物油脂和植物油脂的摄入量,饱和脂肪酸、单不饱和脂肪酸和多不饱和脂肪酸间的比例。

(7) 矿物质和维生素的食物来源:分析主要的矿物质和维生素的食物来源。

在进行膳食调查时,不仅要对调查全过程进行质量控制,保证数据、资料的准确性,同时还要善于发现问题,如食物的选购和搭配,食物的储存、加工、烹调方法,以及饮食制度和饮食习惯、就餐环境、卫生条件等是否符合卫生学要求。

# 第 3 节　人体测量

人体测量是评价营养状况的主要手段之一,主要通过测量相关指标了解被测对象的一般营养状况。人体测量基本指标包括身高、体重、皮褶厚度、上臂围、腰围、臀围等,处于生长发育期的儿童可加测头围、胸围及坐高。

## 一、身高与体重

### 1. 身高

身高是评定生长发育和营养状况的基本指标之一,尤其对儿童有重要的意义,可以反映较长时间的营养状况。临床住院病人,可以通过身高的测量,计算体表面积,从而估算基础代谢率。由于身高在一天之内会有波动,因此测量时间应在清晨进行。

测量方法有直接测量法和间接测量法。间接测量法适用于无法站立者,如临床上危重症病人。间接测量法有以下 3 种方式:① 上臂距:上臂向外侧伸出与身体呈 90°,测量一侧至另一侧最长指间距离。因为上臂距与成熟期身高呈相关性,而年龄对上臂影响较小,因此可作个体因年龄身高变化的评价指标。② 身体各部累积长度:用软尺测定腿、足跟、骨盆、脊柱和头颅的长度,各部分长度之和为身高的估计值。③ 膝高:曲膝 90°,测量从足跟底至膝部大腿表面的距离,采用相关公式计算出身高。

## 2. 体重

体重是临床上最简单、直接和常用的营养评价指标，能够较好地反映一定时期内的营养状况和疾病的严重程度及预后，青少年期可反映生长发育与营养状况，疾病情况下可反映机体合成代谢与分解代谢的状态，但受机体水分多少的影响，在测量体重时要注意测量条件的一致性，并应排除水肿、腹水、胸膜渗出、巨大肿瘤、利尿剂使用以及短时间内出现的能量及钠摄入量显著改变等影响体重的因素。

（1）按年龄的体重计算公式如下：

婴儿：前半年体重(kg)＝出生体重(kg)＋月龄×0.7(kg)

后半年体重(kg)＝出生体重(kg)＋6×0.7(kg)＋(月龄－6)×0.5(kg)

2～12岁：体重(kg)＝(年龄－2)×2＋12(kg)

＝年龄×2＋8(kg)

（2）成人标准体重：标准体重又称理想体重，我国常用的标准体重公式为：

Broca改良公式：标准体重(kg)＝身高(cm)－105

平田公式：标准体重(kg)＝[身高(cm)－100]×0.9

评价标准：＜标准体重60%，严重营养不良；60%～80%，中度营养不良；80%～90%，轻度营养不良；90%～110%，正常范围；110%～120%，超重；120%～130%，轻度肥胖；130%～150%，中度肥胖；＞150%，重度肥胖。

（3）体重比

① 实际体重与标准体重比(%)：主要反映肌蛋白消耗的情况。

计算公式：实际体重与标准体重比(%)＝(实际体重－标准体重)/同身高标准体重×100%

评价标准：测定值小于±10%为营养正常；测定值在＋10%～＋20%间为过重；大于20%为肥胖；介于－10%～－20%为消瘦；小于－20%为严重消瘦。

② 实际体重与平时体重比：可提示能量营养状况的改变。

计算公式：实际体重与平时体重比(%)＝实际体重/平时体重×100%

评价标准：测量值在85%～95%为轻度营养不良，75%～85%为中度营养不良，小于75%为严重营养不良。

③ 体重改变：反映能量与蛋白质代谢情况，提示是否存在蛋白质能量营养不良。判断体重改变首先需要排除体重改变的假象，如每日体重改变大于0.5 kg，往往提示体内水分改变，病人可能出现水肿、腹水等；利尿剂的使用会造成体重下降，而上述这些变化均非真正的体重改变。当排除脂肪和水的变化后，体重改变实际上反映了瘦体重的变化。不同疾病的个体体内脂肪和蛋白质消耗比例不同，因此体重丢失相同的患者，其蛋白质消耗是不同的（尤其是内脏蛋白质），就维持生命和修复功能而言蛋白质的多少比体重改变更为重要，因此不同类型营养不良的患者，相同体重的丢失对预后可产生不同影响。由于身高与体重的个体变异较大，因此采用体重改变作为评价指标更合理。

计算公式：体重改变(%)＝$\dfrac{平时体重(kg)－实际体重(kg)}{平时体重(kg)}$×100%

评价标准：

表7-4　体重改变的评价标准

| 时间 | 中度体重丧失 | 重度体重丧失 |
|---|---|---|
| 1周 | 1%～2% | >2% |
| 1个月 | ≤5% | >5% |
| 3个月 | ≤7.5% | >7.5% |
| 6个月 | ≤10% | >10% |

引自：吴国豪．实用临床营养学．上海：复旦大学出版社，2006，4．

（4）体质指数（body mass index，BMI）：BMI是评价肥胖和消瘦的良好指标，也是反映蛋白质能量营养不良或肥胖症的可靠指标。

$$计算公式：BMI = \frac{体重（kg）}{[身高（m）]^2}$$

评价标准：我国成人BMI的评价标准：18.5～23.9为正常，>24为超重，>28为肥胖；<18.5为消瘦，17.0～18.4为轻度蛋白质－能量营养不良，16.0～16.9为中度蛋白质－能量营养不良，<16.0为重度蛋白质－能量营养不良。此标准不适用于儿童，18岁以下青少年BMI的参考值为：11～13岁BMI<15.0时存在蛋白质－能量营养不良，BMI<13.0为重度营养不良；14～17岁BMI<16.5时存在蛋白质－能量营养不良，BMI<14.5为重度营养不良。

## 二、脂肪存储量的测定

临床上常通过对皮褶厚度的测量来推算体脂总量，它与全身脂肪含量具有一定的线性关系，还能够间接反映机体能量代谢的变化。此方法简单易行，但需选准测量部位，使用的皮褶计测量压力要符合规定标准（10 g/cm²），在2秒内读数，并要求在同一部位连续测量3次，取其平均值。皮褶厚度测量存在测量误差，并受到肌肉量和年龄的影响。因此，不能单一作为评价疾病预后的指标，但可用于大规模人群调查。

1. 肱三头肌皮褶厚度（TSF）

被测者上臂自然下垂，取左上臂背侧（左肩峰至尺骨鹰嘴的中点）上方约1～2 cm处（即三头肌部）作为测量部位。肱三头肌皮褶厚度是最常用的评价脂肪储备及消耗的良好指标。正常参考值男性为8.3 mm，女性为15.3 mm。

评价标准：测量值超过正常值120%以上则为肥胖，90%～110%为正常，80%～90%为轻度体脂亏损，60%～80%为中度体脂亏损，低于60%为重度体脂亏损，若皮褶厚度小于5 mm，表示无皮下脂肪。

2. 肩胛下皮褶厚度与腹部皮褶厚度测定

被测者上臂自然下垂，在左肩胛下角下方约1 cm处作为测量部位，腹部取脐旁右侧2 cm处。通常选用肩胛下、肱三头肌和腹部脐旁皮褶厚度之和判断营养状况。

评价标准：三者皮褶厚度之和，男性>40 mm、女性>50 mm者为肥胖；男性在10～40 mm，女性在20～50 mm者为正常；男性<10 mm，女性<20 mm者为消瘦。

## 三、骨骼肌含量测定

1. 上臂围（AC）

上臂围是测量上臂中点的周长，此指标可间接反映能量营养状况。上臂围能够反映营养状况,并且与体重密切相关。我国北方地区上臂围正常值见表7-5。

表7-5 我国北方地区成人上臂围正常值(cm)

| 性别 | 年龄(岁) | | |
|---|---|---|---|
| | 18~25 | 26~45 | ≥46 |
| 男 | 25.9±2.09 | 27.1±2.51 | 26.4±3.05 |
| 女 | 24.5±2.08 | 25.6±2.63 | 25.6±3.32 |

引自:孙秀发,凌文华.临床营养学.北京:科学出版社,2016.

评价标准:测量值>正常值的90%为正常,90%~80%为轻度营养不良,80%~60%为中度营养不良,<60%为重度营养不良。

2. 上臂肌围(AMC)

上臂肌围(AMC)是反映人体肌肉蛋白营养状况的指标。该指标不仅能够间接反映体内蛋白质的储存水平,当血清白蛋白<28 g/L时,87%的患者上臂肌围减小。因此可以运用该指标进行动态观察,了解患者营养状况的好转或恶化。上臂肌围可根据上臂围和三头肌皮褶厚度计算。

计算公式:AMC(cm)=AC(cm)-3.14×TSF(cm)

其中AC为上臂围(cm);TSF为三头肌皮褶厚度(cm)。我国男性上臂肌围平均为25.3 cm,女性为23.2 cm。美国男性为25.3 cm,女性为23.2 cm;日本男性为24.8 cm,女性为21.0 cm。

评价标准:测量值>正常值90%为营养正常,90%~80%为轻度肌蛋白消耗,80%~60%为中度肌蛋白消耗,<60%为严重肌蛋白消耗。

## 四、胸围

胸围是胸廓的最大围度,胸围反映胸廓的大小和胸部肌肉与乳房的发育情况,是人体厚度和宽度最有代表性的测量值,在一定程度上反映了身体形态和呼吸器官的发育状况,也是评价幼儿身体发育状况的重要指标。随着年龄的增长,胸围增长迅速,在幼儿1岁左右时,胸围与头围大致相等,在12~21个月时胸围超过头围。胸围超过头围的时间与小儿营养状况有密切的关系。

## 五、腰围、臀围和腰臀比

1. 腰围(WC)

腰围是临床上估计病人腹部脂肪过多的最简单和实用的指标,不仅可以用于肥胖的最初诊断,还可以在治疗过程中判断减重效果的优良。成人腰围可反映腹部脂肪分布情况。国际糖尿病联盟强调了代谢综合征的诊断中腰围的核心作用,即中心性肥胖是诊断代谢综合征的首要条件。我国以腰围85 cm和80 cm分别作为诊断男性和女性中心性肥胖的切点。

2. 臀围

臀围的大小,不仅可以反映出人的体型特点,同时保持臀围和腰围的适当比例关系对健康有着重要意义。

3. 腰臀比(WHR)

腰臀比(WHR)是指腰围与臀围的比值。腰臀比能够反映身体脂肪的区域性分布。一般腰腹部脂肪堆积的肥胖患者患冠心病、高血压、2型糖尿病和中风的危险性增加,因此,腰臀比是以脂肪分布来评价估计患病概率的一种简便方法。

计算公式:腰臀比＝腰围(cm)÷臀围(cm)

评价标准:根据WHO标准,男性WHR>0.95和女性WHR>0.86具有心血管疾病危险性。我国建议男性>0.9、女性>0.8称为中心性肥胖。

# 第4节　临床检查

某些营养素长期摄入不足或缺乏最终会导致机体出现病理改变,并表现出相应的临床症状与体征。因此,通过临床检查,可以发现某种营养素缺乏的线索。临床检查主要是通过病史采集和体格检查来发现住院病人是否存在营养不良。

## 一、病史的采集

(1)膳食史:包括是否厌食、食物禁忌、吸收不良、消化障碍以及能量与营养素摄入量等。

(2)疾病史:包括已存在的病理与营养素影响因子,包括传染病、内分泌疾病、慢性疾病(如肝硬化、肺病及肾衰竭等)。

(3)用药史及治疗手段:代谢药物、激素、免疫抑制剂、放疗与化疗、利尿剂、泻药等药物的使用情况。

(4)对食物的过敏及不耐受性等。

## 二、体格检查

体格检查的重点在于发现下述情况,判定其程度并与其他疾病相鉴别:① 肌肉萎缩;② 水肿或腹水;③ 肝肿大;④ 毛发脱落;⑤ 皮肤改变;⑥ 常量和微量元素缺乏体征;⑦ 必需脂肪酸缺乏体征;⑧ 维生素缺乏体征;⑨ 恶液质等。WHO建议在体格检查时应特别关注下列13个方面,即头发、面色、眼、唇、舌、齿、龈、面(水肿)、皮肤、指甲、心血管系统、消化系统和神经系统等。

但是在临床检查中应注意,营养素缺乏的许多症状、体征特异性不强,尤其是出现某一种营养素缺乏的表现时,常会伴有其他营养素的缺乏。某种症状和体征的出现可能是由于一种或几种营养素缺乏所致,而某种营养素缺乏可表现出多种症状和体征。常见的营养素缺乏与相应的临床症状与体征如表7-6。

表7-6　病人的营养状况与临床表现

| 营养状况 | 临床表现 | 诊断依据 |
| --- | --- | --- |
| 蛋白质与能量营养不良 | ① 体重低于正常的15％以上,② 身高略低,③ 腹部皮脂厚度减少 | 参考食物摄入情况综合考虑 |
| 维生素A缺乏 | ① 暗适应时间延长(>50秒),② 夜盲,③ 结膜干燥、结膜有皱褶,④ 角膜干燥、角膜软化、角膜穿孔,⑤ 毕脱斑,⑥ 皮肤干燥、鳞屑、毛囊角化 | 有①⑥或④⑤两项以上者 |

| 营养状况 | 临床表现 | 诊断依据 |
|---|---|---|
| 维生素 B₁缺乏 | ① 食欲减退、倦怠无力，② 多发性神经炎，③ 腓肠肌压痛，④ 心悸、气短，⑤ 心脏扩大，⑥ 水肿 | 1. 有⑤⑥阳性(排除其他疾病)<br>2. ②或③一项阳性 |
| 维生素 B₂缺乏 | ① 视物模糊、畏光，② 睑缘炎，③ 角膜周围充血或血管形成，④ 口角炎，⑤ 舌炎，⑥ 唇炎，⑦ 阴囊、会阴皮炎，⑧ 脂溢性皮炎 | 1. 有③④⑤⑥⑧两项以上者<br>2. 有⑤或⑧一项阳性 |
| 烟酸(尼克酸、维生素PP)缺乏 | ① 暴露部位对称性皮炎，② 舌炎(猩红色舌炎)，③ 腹泻，④ 精神神经异常 | 有①或②项者 |
| 维生素 C 缺乏 | ① 齿龈炎，② 皮下出血，③ 毛囊角化(维生素 A 治疗无效)，④ 四肢长骨端肿胀 | 有①或②项者 |
| 维生素 D 与钙缺乏 | ① 兴奋不安、好哭、多汗，② 肌肉松软、蛙状腹，③ 前囟大、方颅，④ 肋骨串珠、赫氏沟、鸡胸，⑤ "手镯征"、"X"形或"O"形腿，⑥ 脊柱弯曲，⑦ 牙齿发育障碍 | 有一项以上者 |
| 铁缺乏 | ① 疲乏无力、头晕眼花，② 心慌、气短，③ 面色苍白、口唇和眼结膜苍白，④ 匙状指，⑤ 异食癖 | 有④及其他一项以上者 |
| 锌缺乏 | ① 生长发育迟缓、性成熟迟缓，② 食欲减退，③ 味觉异常、异食癖，④ 伤口不易愈合 | 有两项以上者 |

引自：孙秀发，凌文华.临床营养学.北京：科学出版社，2016.

# 第5节　实验室检查及辅助检查

营养不良多是一个逐渐发展的过程，在其临床或亚临床症状出现之前，机体血液和尿中一些营养素及其代谢衍生物的含量和相应的功能成分就可能已经发生了改变。实验室检查是借助生理、生化实验手段评价营养状况的临床常用方法，能够早期发现营养缺乏的种类和缺乏程度，为营养评价提供客观的依据，并且可确定存在哪一种营养素的缺乏或过量，以指导临床营养治疗。实验室检查的主要内容包括：① 血液、尿液、头发、指甲中营养素含量的测定；② 血液及尿液中营养素代谢产物含量的测定；③ 与营养素吸收和代谢相关酶活力的测定等。

## 一、蛋白质营养状况评价

1. 血浆蛋白

血浆蛋白水平可反映机体蛋白质营养状况，因而是临床上最常用的营养评价指标之一。常用的指标包括白蛋白、前白蛋白、转铁蛋白、视黄醇结合蛋白和纤维素结合蛋白等。住院病人由于疾病应激状态、肝脏合成蛋白质减少、氨基酸供应不足以及蛋白质的过多消耗等原因，血浆蛋白水平通常会出现变化。在评价蛋白质营养状况时，还需要考虑和排除其他干扰因素如水肿、传染病、手术创伤、恶性肿瘤及各种应激反应、肝脏功能是否正常以及胃肠道或肾脏是否存在大量蛋白质丢失等情况。

(1) 血清白蛋白(albumin，ALB)：白蛋白是血浆中含量最多的蛋白质，血清白蛋白在肝细胞合成,其半衰期较长,约 18～20 日。如短期内蛋白质摄入不足时,机体可以通过肌肉分解、释放氨基酸入血等方式提供合成白蛋白的基质,同时还伴有循环外白蛋白向循环内的转移,使得血清白蛋白水平维持正常。因此,血浆白蛋白水平反映的是机体较长时间内的蛋白质营养状况。在应激状态下,血清白蛋白的水平降低,如这种低水平维持一周以上,则表示有急性营养缺乏。临床上出现蛋白质营养不良时,血清白蛋白可低于 3.0 g/100 mL。白蛋白能够有效地反映疾病的严重程度和预测手术的风险程度,是评价营养状况的一个重要指标。评价标准:35～50 g/L 为正常,28～34 g/L 为轻度不足,21～27 g/L 为中度不足,<21 g/L 为重度不足。

(2) 血清前白蛋白(prealbumin, PA):主要由肝脏合成的一种糖蛋白,可与甲状腺素结合球蛋白及视黄醇结合蛋白结合,转运甲状腺素及维生素 A,故又名甲状腺素结合前白蛋白,具有免疫增强活性和潜在的抗肿瘤效应。前白蛋白半衰期较短(1.9 d),血清含量少,体内储存也较少,使得它能更加及时的反映营养状况和能量状况,在临床上常作为评价蛋白－能量营养不良和反映近期膳食摄入状况的敏感指标。然而,血清前白蛋白水平容易受到多种疾病的影响,如脱水和慢性肾衰竭可出现血清前白蛋白升高,而在水肿、传染病、手术创伤、肝脏疾病、恶性肿瘤等应激状态反应后 1～2 d 内,血清前白蛋白浓度会迅速下降。因此,前白蛋白不宜作为高度应激状态下营养评价的指标。评价标准:0.2～0.4 g/L 为正常,0.16～0.20 g/L 为轻度不足,0.10～0.15 g/L 为中度不足,<0.10 g/L 为重度不足。

(3) 转铁蛋白(transferrin, TFN):转铁蛋白为 β 球蛋白,是血浆中主要的含铁蛋白质,负责运载由消化道吸收的铁和由红细胞降解释放的铁。在高蛋白摄入后,血浆 TFN 的浓度上升较快。TFN 能反映营养治疗后的营养状态和免疫功能的恢复率,并且 TFN 改变较敏感,比血清白蛋白、人体测量学等指标发生变化要快。血浆中 TFN 水平可用于贫血的诊断和对治疗的监测。TFN 水平升高常见于缺铁性贫血、急性肝炎、急性炎症、口服避孕药和妊娠后期,减少常见于肾病综合征、肝硬化、恶性肿瘤、溶血性贫血和营养不良。评价标准:2.0～4.0 g/L 为正常,1.5～2.0 g/L 为轻度不足,1.0～1.5 g/L 为中度不足,<1.0 g/L 为重度不足。

(4) 视黄醇结合蛋白(retinol binding protein, RBP):RBP 是血液中维生素的转运蛋白,由肝脏合成,广泛分布于血液、脑脊液、尿液及其他体液中。RBP 是一种低分子量的亲脂载体蛋白,属 Lipocalin 蛋白超家族成员。RBP 的功能是从肝脏转运维生素 A 至上皮组织,并能特异性地与视网膜上皮细胞结合,为视网膜提供维生素 A。RBP 能够特异地反映机体的营养状态,是诊断早期营养不良的敏感指标。RBP 与血清总胆红素、白蛋白、凝血酶原时间相关,故较前白蛋白有更高的敏感性。RBP 含量改变能够敏感地反映近端肾小管功能、肝功能损害程度,是反映肾脏、肝脏疾病发展、转归的敏感指标,在肝脏、肾脏疾病的早期诊断和疗效观察中有重要临床意义。正常值为 40～70 mg/L。

2. 血浆氨基酸谱

在重度蛋白质能量营养不良时,血浆总氨基酸含量明显下降。但不同种类的氨基酸浓度的下降并不一致。一般来说,必需氨基酸较非必需氨基酸下降更为明显。当机体处于正常营养状态时,血浆中必需氨基酸和非必需氨基酸比值>2.2,如果比值<1.8,则提示存在中度以上的营养不良。

3. 尿中蛋白质代谢产物

（1）肌酐-身高指数（creatinine height index，CHI）：肌酐是肌肉组织中肌酸的代谢产物，因此肌酸的代谢产物肌酐的水平与机体瘦体组织（肌肉总量）密切相关。在肾功能正常时，相应身高的成人 24 小时经尿排出的肌酐量基本恒定。CHI 是衡量机体蛋白质水平的灵敏指标，是反映瘦体组织程度的灵敏指标。在蛋白质营养不良、消耗性疾病和肌肉消瘦时，肌酐生成量减少，尿肌酐含量也随之降低。其优点在于：① 成人体内肌酸和磷酸肌酸的总含量较为恒定，每日经尿排出的肌酐量基本一致。② 运动和膳食变化对尿肌酐含量的影响较小。因此在评定 24 小时尿肌酐时不必限制膳食。③ 经$^{40}$K 计数测定，成人 24 小时尿肌酐排出量与瘦体组织量一致。④ 在肝病等引起水肿而严重影响体重测定时，由于 CHI 不受影响，意义更为重要。

计算公式：CHI＝被测者 24h 尿中肌酐排出量（mg）/相同性别身高健康人 24 h 尿中肌酐排出量（mg）×100％

正常值：24 h 尿中肌酐排出量，男性约为 1 000～1 800 mg/d，女性为 700～1 000 mg/d。

评价标准：CHI 大于 90％为正常；80％～90％表示瘦体组织轻度缺乏；60％～80％表示中度缺乏；小于 60％表示重度缺乏。

（2）尿羟脯氨酸：羟脯氨酸是人体结缔组织中胶原蛋白质的主要成分，约占胶原蛋白的 10％～13％。儿童蛋白质-能量营养不良和体内蛋白质亏损时，其胶原蛋白合成减少，尿羟脯氨酸排泄减少，其排出量与生长速度有关，故通过计算尿羟脯氨酸指数可评价儿童的蛋白质能量营养状态。

计算公式：$$尿羟脯氨酸指数＝\frac{尿中羟脯氨酸（mmol）}{尿肌酐（mmol）}×体重（kg）$$

评价标准（3 个月－10 岁儿童）：＞2.0 为正常，1.0～2.0 为不足，＜1.0 为缺乏。

4. 氮平衡（nitrogrn balance，NB）

氮平衡是评价机体蛋白质营养状况最可靠与最常用的指标之一，可反映机体摄入氮能否满足体内需要及体内蛋白质合成与分解代谢情况，有助于营养治疗效果的判断，计算详见第 1 章第 1 节。

## 二、矿物质营养状况评价

矿物质是维持人体正常代谢和生理功能不可缺少的营养素。矿物质的营养状况评价包括对血、尿、头发等生物材料中各元素含量的测定以及一些特异性指标的测定，如评价碘的营养状况可测定甲状腺素 $T_3$、$T_4$，铁营养状况评价可通过测定血清铁含量、血红蛋白、血清铁蛋白、红细胞游离原卟啉、运铁蛋白饱和度等，测定血清铜蓝蛋白可反映机体铜的营养水平，硒的营养状况鉴定可测谷胱甘肽过氧化物酶活性等。

## 三、维生素营养状况评价

维生素的营养状况评价指标包括血清或血浆中某种维生素的含量、水溶性维生素的尿负荷试验以及相关酶活性的测定等，还可以通过生理功能检查来评价某种维生素的营养状况，如检查眼的暗适应能力能够帮助判断维生素 A 的营养状况等。

维生素 A 营养状况评价可用血清维生素 A、胡萝卜素含量和血浆视黄醇结合蛋白水平等进行评价。用血清 25(OH)-VitD 浓度、钙浓度、血钙和磷的乘积、血清碱性磷酸酶活性等评价维生素 D 营养状况。

部分水溶性维生素营养状况评价常用的方法是尿负荷试验。受检者口服负荷量的待测维生素后，收集 4 小时的尿液，并测定尿中待检维生素的含量。具体方法及评价标准见表 7 - 7。

表 7 - 7　水溶性维生素尿负荷试验评价标准

| 维生素 | 口服剂量 | 正常 | 充足 | 不足 | 缺乏 |
|---|---|---|---|---|---|
| 维生素 $B_1$($\mu g$) | 5 mg | 200~399 | ≥400 | 100~199 | <100 |
| 维生素 $B_2$($\mu g$) | 5 mg | 800~1 299 | ≥1 300 | 400~799 | <400 |
| 尼克酸(mg) | 50 mg | 3~4 | >4 | 2~2.99 | <2 |
| 总维生素 C(mg) | 500 mg | 5~13 | >13 | <5 | |
| 还原型维生素 C(mg) | | 3~10 | >10 | 2~2.99 | |

引自：吕全军. 临床营养学. 郑州：郑州大学出版社，2008.

## 四、免疫功能评定

细胞免疫功能评定是临床上用于评价组织蛋白储备的指标，可间接评定机体营养状况。细胞免疫功能在人体抗感染过程中起重要作用。临床上通常采用总淋巴细胞计数和皮肤迟发性超敏反应来评定细胞免疫功能。

1. 总淋巴细胞数目（total lymphocyte count，TLC）

TLC 是评定细胞免疫功能的简易方法，但是一些原发性疾病，如尿毒症、心力衰竭、霍奇金病等，以及使用免疫抑制剂肾上腺皮质激素等，均会使 TLC 降低，并且 TLC 与预后相关性较差，因此 TLC 在使用时应结合其他指标作为参考评价。

计算公式：淋巴细胞数/L＝白细胞总数/L÷淋巴结细胞%

评价标准：$(2.5\sim3.0)\times10^9$/L 为正常，$(1.5\sim1.8)\times10^9$/L 为轻度营养不良，$(0.9\sim1.5)\times10^9$/L 为中度营养不良，低于 $0.9\times10^9$/L 为重度营养不良。

2. 皮肤迟发性超敏反应（skin delayed hypersensitivity，SDH）

营养不良的病人有 SDH 反应异常，并在接受营养治疗后恢复，SDH 可作为评价营养状况尤其是细胞免疫功能判定的重要指标。常用抗原包括链激酶/链球酶、白色念珠菌提取液、植物血凝素（PHA）、流行性腮腺炎病毒素和结核菌素试验。将抗原于前臂表面皮内注射 0.1 mL，待 24~48 小时后测量接种处硬结直径。应当注意的是，SDH 对各类免疫抑制药物都非常敏感，因此在接受化疗或激素类药物治疗时，不宜用于营养评价。

评价标准：直径>5 mm 为正常。直径<5 mm 时，表示细胞免疫功能不良，重度蛋白质营养不良。

## 五、其他指标

血清甘油三酯、胆固醇、脂蛋白、血糖、血尿酸等指标的测定可反映机体的代谢状况，为预防和治疗代谢综合征及其并发症提供依据。

# 第6节 病人营养状况的综合评价

对病人进行营养评价时,由于各种营养评价指标的灵敏度和特异性有限,如果采用单一指标来衡量人体的营养状况、评价疾病的预后,其局限性强、误差较大。目前,多数学者主张采用综合性营养评定方法,即结合多项营养评价指标来评价病人的营养状况,以提高灵敏性和特异性。

## 一、预后营养指数

预后营养指数(prognostic nutritional index,PNI)是综合应用 4 种营养状态评定指标进行评价,是由 Müllen 等于 1980 年提出的,是评价病人术前营养状况和预测术后并发症的发生率与死亡率的综合指标。PNI 在临床的应用中发现,病人术后出现并发症及死亡危险与预计结果基本一致。Müllen 等对 161 名非急诊外科病人的营养状况用 PNI 进行评价,发现病人术后发生并发症及死亡率与预期结果相平行。PNI 的灵敏度为 86%,特异性为69%,预计准确值为 72%。

计算公式:$PNI(\%) = 158 - 16.6 \times ALB - 0.78 \times TSF - 0.20 \times TFN - 5.80 \times DCH$

其中,ALB 表示血清白蛋白(g%),TSF 表示肱三头肌皮褶厚度(mm),TFN 表示血清转铁蛋白(mg%),DCH 表示迟发性超敏皮肤反应试验(硬结直径>5 mm 者,DCH=2;<5 mm者,DCH=1;无反应者,DCH=0)。

评价标准:PNI<30%,表示发生术后并发症及死亡的可能性均很小;30%~40%,表示存在轻度手术危险性;40%~50%,表示存在中度手术危险性;≥50%,发生术后并发症及死亡的可能性较大。

## 二、营养危险指数

营养危险指数(nutritional risk index,NRI)是运用外科病人术前 3 种营养评定指标的结果来计算术后营养危险指数,是由 Sato 于 1982 年提出。英国学者的最近的一项研究表明,在门诊慢性心力衰竭患者中,NRI 可用作预后标志物,并且在临床试验中有望成为营养状况的替代标志物。

计算公式:$NRI = 10.7 \times ALB + 0.003\ 9 \times TLC + 0.11 \times Zn - 0.044 \times Age$

其中,ALB 表示血清白蛋白,TLC 表示淋巴细胞计数,Zn 表示血清锌浓度,Age 表示年龄。

评价标准:NRI>60,表示危险性低;NRI≤55,表示存在高危险性。

## 三、营养评定指数

营养评定指数(nutritional assessment index,NAI)是对食管癌病人进行营养状况评定时提出的综合指数。

计算公式:$NAI = 2.64 \times AMC + 0.60 \times PA + 3.76 \times RBP + 0.017 \times PPD - 53.80$

其中,AMC 表示上臂肌围(cm),PA 表示血清前白蛋白(mg%),RBP 表示维生素 A 结合蛋白(mg%),PPD 表示用纯化蛋白质衍生物进行延迟超敏皮肤实验(硬结直径>5 mm者,PPD=2;<5 mm 者,PPD=1;无反应者,PPD=0)。

评价标准：NAI≥60,表示营养状况良好;40≤NAI<60,表示营养状况中等;NAI<40, 表示营养状况不良。

### 四、住院病人预后指数

住院病人预后指数(hospital prognostic index,HPI)对死亡率的预测可达 71%,灵敏度达 74%,特异性为 66%,但目前还未在临床普遍应用。

计算公式:$HPI=0.92×ALB(g/L)-1.00×DCH-1.44×SEP+0.98×DX-1.09$

其中,ALB:血清白蛋白(g/L);DH:延迟超敏皮肤试验(有 1 种或多种阳性反应, DH=1;所有均呈阳性,DH=2);SEP:败血症(有败血症,SEP=1;无败血症,SEP=2);DX 表示诊断患有癌症(有癌,DX=1;无癌,DX=2)。

评价标准:HPI=1,表示有 75%的生存率;HPI=0,表示有 50%的生存几率;HPI= -2,表示仅有 10%的生存概率。

### 五、主观全面评定

主观全面评定的特点是以详细的病史与临床检查为基础,省略人体测量和实验室及生化检查。在重度营养不良时,主观全面评定与人体组成评定方法有较好的相关性。并且此方法简便易行,适于在基层医院推广,详见本章第 1 节。

### 六、微型营养评定

微型营养评定(MNA)是一种评价老年人营养状况的简单快速的方法,其评价内容包括四部分,18 项内容:① 人体测量:包括身高、体重及体重丧失;② 整体评定:包括生活类型、医疗及疾病状况(如消化功能状况等);③ 膳食问卷:食欲、食物数量、餐次、营养素摄入量、有否摄食障碍等;④ 主观评定:对健康及营养状况的自我监测等,详见表 7-8。根据上述各项评分标准计分并相加。

表 7-8　MNA 评价表

姓名＿＿＿＿　　性别＿＿＿＿　　年龄＿＿＿＿　　体重＿＿＿＿kg　　身高＿＿＿＿cm

| 人体测量指标 | 2=体重减少 1~3 kg　3=体重无减少 |
|---|---|
| 1. 体质指数(kg/m²)　　[ ] | **整体评价** |
| 　0＝BMI<19 | 5. 生活自　[ ] |
| 　1＝ BMI 19~21 | 　0＝否　　1＝是 |
| 　2＝ BMI 21~23 | 6. 每天服用三种以上的处方药　　[ ] |
| 　3＝ BMI≥23 | 　0＝是　　1＝否 |
| 2. 上臂肌围(cm)　[ ] | 7. 近 3 个月来是否患有心理疾患或急性疾病 |
| 　0.0＝MAC<21 | 　[ ] |
| 　0.5＝MAC 21~22 | 　0＝是　　1＝否 |
| 　1.0＝MAC≥23 | 8. 活动能力　　[ ] |
| 3. 小腿周径(cm)　[ ] | 　0＝卧床或坐椅子 |
| 　0＝CC<31 | 　1＝能离床或离椅子但不能出门 |
| 　1＝CC≥31 | 　2＝能出门 |
| 4. 近 3 个月来体重减少　　[ ] | 9. 神经心理问题　　[ ] |
| 　0＝体重减少>3 kg　1＝不知道 | 　0＝严重痴呆或抑郁 |

1＝轻度痴呆
2＝无心理问题

10. 皮肤溃疡　　〔　〕
　　0＝是　　　1＝否

**膳食评价**

11. 每天几餐　〔　〕
　　0＝1餐
　　1＝2餐
　　2＝3餐

12. 蛋白质摄入的指标　〔　〕
　　是否每天至少一次摄入牛奶、奶酪或酸奶?
　　是否每周2次或以上摄入豆类或蛋类食品?
　　是否每天摄入肉、鱼或禽类?
　　0.0＝0～1个是
　　0.5＝2个是
　　1.0＝3个是

13. 每天2次或以上食用蔬菜或水果　　〔　〕
　　0＝否　　　1＝是

14. 近3个月来是否因厌食、消化、咀嚼或吞咽困难
　　致摄入减少　　〔　〕
　　0＝严重食欲不振

1＝中度食欲不振
2＝轻度食欲不振

15. 每天饮水量(杯)　　〔　〕
　　0.0＝＜3杯
　　0.5＝3～5杯
　　1.0＞5杯

16. 进食情况　〔　〕
　　0＝进食需要别人帮助
　　1＝进食不需帮助但较困难
　　2＝进食无困难

**主观评价**

17. 是否自认为有营养问题　　〔　〕
　　0＝严重营养不良
　　1＝中度营养不良或不知道
　　2＝轻度营养不良

18. 与同龄人相比较自身的营养状况　　〔　〕
　　0.0＝不很好
　　0.5＝不知道
　　1.0＝一样好
　　2.0＝更好

总分(满分30分)_____

引自:吴国豪.实用临床营养学.上海:复旦大学出版社,2006.

评价标准:上述各项评分相加,若 MNA≥24,表示营养状况良好;若 17≤MNA≤23.5,表示存在发生营养不良的危险;若 MNA＜17,表示有确定的营养不良。

# 第7节　营养不良的分类及诊断

蛋白质-能量营养不良是临床上最常见的营养不良表现形式,部分病人常有恶病质征象,表现为厌食、进行性体重下降、贫血、低蛋白血症等。这种状态不仅不利于原发病的治疗,还会降低病人的生活质量,甚至影响预后。严格来说,任何一种营养素的失衡均可被认为是营养不良,包括营养过剩。

## 一、营养不良的分类

根据多种营养评定指标综合分析,将蛋白质-能量营养不良分成三类:

(1) 恶性营养不良[低蛋白血症或急性内脏蛋白消耗型(kwashiorkor)]:此类营养不良是由于长期蛋白质摄入不足,或者是在应激状况下蛋白质分解增加所致。临床表现为明显的生化指标异常,主要表现为血清白蛋白和运铁蛋白降低、细胞免疫功能降低,由于病人脂肪储备和上臂肌围可在正常范围,此类病人常因人体测量指标正常而被忽视。但是内脏蛋白含量迅速下降、毛发脱落、水肿、伤口愈合延迟。如果对此类病人不能及时进行有效的营养支持治疗,会因免疫力受损导致败血症或严重的真菌感染。

(2) 干瘦型或单纯饥饿型营养不良(marasmus):此类营养不良的主要原因是热量摄入不足,主要发生在慢性疾病或长期的饥饿状态下,因较长时期能量摄入不足,导致肌肉组织和皮下脂肪逐渐消耗所致。临床表现为消瘦、体重明显降低,严重的脂肪和肌肉消耗。营养

评定可见皮褶厚度和上臂围减少,躯体和内脏肌肉量减少,血浆白蛋白显著降低,而其他实验室指标可无明显改变。此类营养不良患者的免疫力、伤口愈合能力和短期的应激能力可不受影响,精神和食欲尚好。

（3）混合型或蛋白质热量缺乏性营养不良（protein energy malnutrition,PEM）:此类营养不良是临床上最常见的营养不良,是慢性营养不良发展到晚期的结果,是由于蛋白质和热量摄入均不足所致。此类患者具有上述两种营养不良的特征,即处在慢性疾病或饥饿状态下的病人,发生急性应激性疾病或经历严重的创伤或手术,表现为内源脂肪与蛋白质储备均耗竭,常见于晚期肿瘤和消化道瘘等病人。混合型营养不良可导致器官功能损害,极易发生感染和伤后不愈等并发症,死亡率高,是一种严重危及生命的营养不良。各型营养不良的临床特征见表 7-9。

表 7-9　各型营养不良的临床特征

|  | 消瘦型 | 低蛋白血症型 | 混合型 |
|---|---|---|---|
| 营养因素 | 热量及蛋白质摄入不足 | 蛋白质摄入不足 | 热量及蛋白质摄入不足 |
| 临床原因 | 长期饥饿、厌食、慢性疾病、老年 | 长期无蛋白饮食,长期禁食而仅静脉补充葡萄糖 | 长期饥饿、厌食、慢性疾病、老年 |
| 发生所需时间 | 数月至数年 | 数周至数月 | 数天至数周 |
| 临床特征 | 饥饿或衰竭表现,消瘦,体重/身高比值下降,皮褶厚度和上臂围等人体测量学指标下降 | 外形看似正常或肥胖,水肿、腹水,人体测量指标正常,虚弱无力 | 中、重度饥饿或衰竭表现,人体测量指标下降 |
| 实验室检查 | 内脏蛋白浓度正常 | 内脏蛋白浓度降低,淋巴细胞技术下降 | 免疫功能下降,内脏蛋白浓度降低 |
| 临床结果 | 尚能保持短时间的应激反应能力 | 伤口愈合延迟,免疫力下降,感染等并发症发生率增加 | 并发症发生率增加,创口愈合延迟,康复慢 |
| 死亡率 | 低 | 高 | 高 |

引自:吴国豪. 实用临床营养学. 上海:复旦大学出版社,2006.

## 二、营养不良诊断标准

临床上营养不良的诊断是将所得的人体测量和实验室检测指标的结果综合分析后得出的。表 7-10 是目前国际公认的营养不良的诊断标准。

表 7-10　营养不良的诊断标准

| 测量指标 | 正常范围 | 营养不良 | | |
|---|---|---|---|---|
|  |  | 轻度 | 中度 | 重度 |
| 体重（理想正常值的%） | >90 | 80～90 | 60～79 | <60 |
| 体质指数 | 18.5～23 | 17～18.4 | 16～16.9 | <16 |
| 三头肌皮褶厚度（正常值的%） | >90 | 80～90 | 60～80 | <60 |
| 上臂肌围（正常值的%） | >90 | 80～90 | 60～79 | <60 |

| 测量指标 | 正常范围 | 营养不良 | | |
|---|---|---|---|---|
| | | 轻度 | 中度 | 重度 |
| 肌酐身高指数(正常值的%) | >95 | 85~94 | 70~84 | <70 |
| 白蛋白(g/L) | >30 | 30~25 | 24.9~20 | <20 |
| 转铁蛋白(g/L) | 2.0~4.0 | 1.5~2.0 | 1.0~1.5 | <1.0 |
| 前白蛋白(g/L) | >0.20 | 0.16~0.20 | 0.10~0.15 | <0.10 |
| 总淋巴细胞计数(×10⁹/L) | >2.5 | 1.8~1.5 | 1.5~0.9 | <0.9 |
| 氮平衡(g/d) | ±1 | −5~10 | −10~15 | <−15 |

引自:吴国豪.实用临床营养学.上海:复旦大学出版社,2006.

(张　红)

# 第8章 医院膳食

医院膳食是为住院患者提供的一类膳食,应满足住院患者摄取食物营养的需要,同时也是治疗一些疾病(如糖尿病、肾脏疾病、胃肠手术后消瘦等)的基本手段;另外,医院膳食还是协助诊断某些疾病的一种方法。医院膳食种类很多,按照不同作用,分为医院基本膳食、治疗膳食、试验膳食三大类。

## 第1节 基本膳食

基本膳食是根据不同疾病的生理、病理特点需要,通过改变食物的烹调方法及食物的性状、软硬度配制的膳食,包括普食、软食、半流质膳食、流质膳食。

### 一、普食

普食即普通饮食。

1. 适用对象

普食适用于咀嚼与吞咽功能正常、消化与吸收功能无障碍的病人;饮食上无特殊要求及不需对任何营养素进行限制的病人;体温正常或接近正常、疾病恢复期的病人,如骨科、泌尿科、眼科等的病人。

2. 膳食原则

(1)应供给充足的能量,且保持三大营养素比例恰当,符合平衡膳食的要求,使患者在住院期间能够获得良好的营养。① 能量:每日 1 800~2 100 kcal;② 蛋白质:每日约 55~80 g,约占总能量的 12%~15%,其中优质蛋白质占蛋白质总量的 40% 以上;③ 脂肪:总量在 50~70 g 以内(包括主、副食及烹调用油),约占总能量的 25%~30%;④ 碳水化合物:每日供给量约为 250~330 g,应占总能量的 55%~65%;⑤ 维生素和矿物质:满足机体需要,可参考 DRIs;⑥ 膳食纤维:如无消化系统疾病,膳食纤维供给量可同健康人,即 14 g/1 000 kcal。

(2)主、副食品种应多样化,通过合理的烹调加工,使膳食具有良好的感官性状,色、香、味、形俱全,以促进食欲和消化吸收。保证每餐膳食有适当的体积,以满足饱腹感。

(3)将全天的食物分配成三餐,早餐为 25%~30%,中餐为 40% 左右,晚餐为 30%~35%。

(4)慎用各种辛辣刺激性食物如辣椒、芥末、胡椒、咖喱等,少食难以消化的食物。

### 二、软食

软食含水量多于普食,软烂,膳食纤维少,易于消化吸收。

1. 适用对象

软食适用于发热、消化不良、咀嚼功能不佳的病人;疾病恢复期病人;老人及幼儿。

**2. 膳食原则**

(1) 平衡饮食,要求基本上与普食相同,总能量可略低于普食,蛋白质按正常摄入量供给。① 每日能量约 1 600～2 000 kcal;② 蛋白质 55～65 g/d。

(2) 注意食物的制备及烹调。① 主食要烹制软烂,如软米饭、馒头、面条、包子、发糕等;② 副食中荤菜烹制软烂,如薄肉片、肉饼、肉圆、鱼片、鱼圆、鸡丁肉、鸭肉、虾肉等制作成肉丸、肉末等,蛋类烹制成蒸蛋羹、蛋饺、水窝蛋等,豆制品选用豆腐、豆腐皮卷肉等;③ 副食中蔬菜加工烹制过程中,需要将食物切碎、薄、小,如青菜碎叶、薄土豆片、萝卜丁等,再煮烂。

(3) 每日可安排 3～4 餐。

(4) 禁用刺激性强烈的调味品(如辣椒、咖喱、胡椒等);禁用油、煎、炸的食品;不宜用纤维多或质硬的蔬菜,如芹菜、韭菜、竹笋等;不宜用整豆粒、花生粒、玉米粒等。

## 三、半流质膳食

半流质膳食是介于软食与流质膳食之间,外观呈半流体状态,比软食更易于咀嚼和消化的膳食。

**1. 适用对象**

半流质膳食适用于高热、患消化道疾病、身体虚弱和口腔疾病的病人;耳、鼻、咽、喉术后病人;咀嚼困难的病人;手术后的病人及刚分娩完毕的产妇等。

**2. 膳食原则**

(1) 营养素适量:全天总能量为 1 400～1 600 kcal,蛋白质及其他营养素应尽量达到中国营养学会推荐的参考值。

(2) 注意食物的制备及烹调:① 主食要烹制呈半流体状,主食可选用稀饭、碎面条、薄皮馄饨、小面片、藕粉等;② 副食荤菜的选材与加工烹制,肉类可选用瘦嫩的部分,并制作成肉泥、肉末状,如鸡丝、鸡肉泥、鱼滑、虾滑等,蛋类可采用蒸蛋羹、煮蛋、冲蛋花等,豆类宜制成豆花、豆浆、豆腐脑等;③ 副食蔬菜水果可选用蔬菜碎、水果碎、菜汁、果汁,蔬菜可食用少量切碎的嫩菜叶加入饭或汤内,如青菜碎肉末粥、番茄丁蒸蛋羹、水果丁牛奶等。

(3) 由于半流质含水量较多,故应做到少量多餐,每天 5～6 餐,每餐间隔 2～3 小时。注意品种多样化,以增进食欲。

(4) 禁用生、冷、硬、含膳食纤维多的、不易消化的食物及刺激性调味品。

## 四、流质膳食

流质膳食是极易消化、呈流体状态或在口腔内即可融化为液体的膳食。医院常用流质膳食一般分 5 种形式,即普通流质、浓流质、清流质、冷流质和不胀气流质。

**1. 适用对象**

流质膳食适用于高热、口腔咽部手术引起的咀嚼或(和)吞咽困难者。如消化道术前准备及术后病人、免疫系统疾病如硬皮病病人、危重病人和昏迷病人、肿瘤放化疗病人、胃造瘘病人。

**2. 膳食原则**

(1) 食材选择尽量多样化,包括粮食类、畜禽鱼蛋类、蔬果类、豆奶类、坚果油脂类、盐类。

（2）将上述食材按平衡膳食比例选取，烹制成熟品即食物匀浆膳，便可口服或管饲。

（3）少食多餐，每日 6～7 餐，每餐液体量 200～250 mL，咸甜交替食用，特殊情况遵医嘱。

（4）若食物匀浆膳不能满足病人的营养需要，则可辅以添加肠内营养（包括特医食品补充）或补充性肠外营养。

（5）不同疾病选用流质种类不同。

① 普通流质：主要用于发热、肝炎病患者，可食用米汤、藕粉、豆浆、奶类、蛋类、豆腐脑以及各种汤类、菜汁、果汁、食物匀浆膳等，并可根据病情，加入适量的油脂，如奶油、黄油、花生油等以增加能量的摄入。

② 清流质：用于食管及胃肠大手术前后，可食用过筛肉汤、稀米汤、稀薄的藕粉等，禁用牛奶、豆浆及过甜的食物。

③ 浓流质：口腔、咽喉手术后、化疗后牙龈肿胀、口腔黏膜溃疡咀嚼困难者宜进浓流质，可制成无渣较稠的流体，用吸管吸吮，如肉末、蔬菜末、米糊、酸奶、鸡蛋薄面糊、较稠的藕粉、奶糊等。

④ 冷流质：扁桃体术后最初 1～2 天内宜进冷流质，可选用如冰激凌、冷牛奶、冰砖、冷豆浆、冷米汤等无刺激性的食品，也可选择 ONS 冷食。

⑤ 不产气流质：腹部手术后宜进食不胀气和忌甜的流质膳食，忌用蔗糖、牛奶、豆浆等易产气的食物。

# 第 2 节　治疗膳食

治疗膳食是在常规饮食基础上，根据不同疾病的需要，通过调整膳食中营养素及制备方法配制的膳食，供给或补充疾病消耗或组织新生所必需的营养物质，纠正机体代谢紊乱，促进机体的康复。住院病人的治疗膳食种类很多，现将最常见的治疗膳食归纳如下。

## 一、高能量膳食

每日供应能量 35 kcal/kg 理想体重、总能量在 2 000 kcal 以上，满足营养不良和高代谢病人的需要，大面积烧伤病人能量每日供给 12.6～16.7 MJ（3 000～4 000 kcal）。

1. 适用对象

高能量膳食适用于代谢亢进者，如甲状腺功能亢进症、严重烧伤和创伤、高热、消瘦或体重不足者、营养不良、吸收障碍综合征者；体力消耗增加者，如运动员、重体力劳动者等。

2. 膳食原则

（1）在平衡膳食的原则下，尽可能配制可促进患者食欲的菜肴，鼓励患者以加餐方式增加食物摄入量。

（2）蛋白质占总热量的 15%～20%，或按 1.5～2.0 g/（kg·d）供给。优质蛋白质应占50% 以上，增加富含优质蛋白质的食物如瘦肉类、鱼虾、蛋、牛奶、豆制品，对胃容量小的病人，可添加蛋白粉、奶酪等。

（3）为防止血脂增高，膳食应尽可能降低饱和脂肪酸、胆固醇的摄入量。

（4）增加维生素和矿物质的供应量。

（5）各类食物均可用，适量增加餐次，除正餐外，可分别在上午、下午或晚上加 2～3 餐点心，可选用面包、蛋糕、牛奶、饼干等。

（6）对摄入日常食物少者，可添加肠内营养制剂。

## 二、低能量膳食

低能量膳食是指膳食中所提供的能量低于正常需要量的膳食，可减少体脂贮存、降低体重及减低机体能量代谢负担。

**1. 适用对象**

低能量膳食适用于需减轻体重的病人，如单纯性肥胖者；需减少机体代谢负担而控制病情的病人，如糖尿病、高血压、高脂血症、冠心病等。目的是减少体内多余的脂肪，或降低机体能量代谢负担，降低体重，控制病情发展。另外也应与运动相结合。

**2. 膳食原则**

（1）减少膳食总能量，成年病人每日能量摄入量比平日减少 2.09～4.18 MJ（500～1 000 kcal），减少量根据病人情况而定，一般每日总能量摄入量不应低于 4.18 MJ（1 000 kcal），防止体脂动员过快引起酮症酸中毒。

（2）蛋白质应充足，由于限制总能量，膳食中蛋白质供能的比例相应提高，至少占总能量的 15%～20%，保证蛋白质供给不少于 1 g/(kg·d)，其中优质蛋白质应占 50% 以上。

（3）碳水化合物和脂肪供给量应减少，碳水化合物约占总能量的 45%～55%，膳食脂肪一般应占总能量的 20%～30%，胆固醇的摄入量应控制在 300 mg/d 以下。

（4）食盐适当减少，病人体重减轻后可能会出现水钠潴留，因此应适当减少食盐的摄入量，一般不超过 5 g/d。

（5）矿物质和维生素充足，由于进食量减少，易出现矿物质（如铁、钙）、维生素（如维生素 $B_1$）供给的不足，必要时可用制剂进行补充。

（6）膳食纤维适当增加，膳食可多采用富含膳食纤维的蔬菜和低糖的水果，如芹菜、韭菜、豆芽、黄瓜、番茄、青菜、包菜、柚子、火龙果等。

（7）应尽量减少精制糖的摄入，如糖果、甜点心、白糖、红糖、蜂蜜等。宜多选择粗粮、豆制品、蔬菜和低糖的水果。

（8）忌（少）用肥腻的食物和甜食，如肥肉、动物油脂（猪油、牛油、奶油等）、甜点心、糖果等。烹调方法忌用油煎、油炸等多油的做法。

（9）对胃容量大的病人，可选用蔬果汁、琼脂类食品或魔芋制品，以满足病人的饱腹感。

## 三、高蛋白质膳食

高蛋白质膳食是指蛋白质含量高于正常人的膳食。因疾病本身蛋白质消耗增加，或机体处于康复期需要更多的蛋白质用于组织的再生、修复时，需在原有膳食的基础上额外增加蛋白质的供给量。

**1. 适用范围**

高蛋白质膳食适用于明显消瘦、营养不良、烧伤、创伤恢复期病人、手术前后、慢性消耗性疾病病人，如贫血、溃疡性结肠炎、恶性肿瘤等疾病。此外，孕妇、乳母和生长发育期儿童也需要高蛋白膳食。

2. 膳食原则

（1）为了使蛋白质更好地被机体利用，通常同时需要保证能量的摄入量，以防止蛋白质的分解供能。成人热能摄入量应大于 2 000 kcal/d。

（2）高蛋白质膳食每日蛋白质摄入为 1.2～2 g/kg 理想体重，占总能量的 15%～20%。可通过加餐方式增加膳食中蛋白质含量，但以不超过摄入能量的 20% 为原则，其中蛋、奶、鱼、肉、大豆制品等优质蛋白质应占总蛋白质的 1/3～2/3，热量∶氮＝（100～200）∶1 为宜。

（3）碳水化合物宜适当增加，以保证蛋白质的充分利用，每日 250～350 g 为宜。脂肪适量，以防血脂升高，一般每日 60～80 g。

（4）高蛋白质膳食会增加尿钙排出，长期摄入易出现负钙平衡。故膳食中应增加钙的供给量，如选用富含钙的乳类和豆类食品。

（5）长期的高蛋白质膳食，维生素 A 的需要量随之增多，且营养不良者一般肝脏中维生素 A 储存量也下降，故应及时补充。B 族维生素供给量应充足，贫血病人还应注意补充富含维生素 C、维生素 K、维生素 $B_{12}$、叶酸、铁等的食物。

（6）增加摄入量应循序渐进，并根据病情及时调整。

（7）注意避免在摄入高蛋白食物的同时，摄入太多的胆固醇和饱和脂肪酸。食欲欠佳者可加用高蛋白配方制剂，或饮食中添加乳清蛋白、大豆分离蛋白质、肽类等制品。

## 四、低蛋白质膳食

蛋白质和氨基酸在肝脏分解产生的含氮代谢产物需经肾脏排出体外。当肝、肾等代谢器官功能下降时，出现排泄障碍，代谢废物就会在体内堆积损害机体，因此应限制膳食中蛋白质的含量，采用低蛋白质膳食。

1. 适用范围

低蛋白质膳食适用于急/慢性肾功能不全、慢性肾衰竭、尿毒症、肝性脑病或肝性脑病前期患者。

2. 膳食原则

（1）每日摄入量蛋白质 0.6～0.8 g/kg，具体限制蛋白质供给量应根据病情随时调整。病情好转后需逐渐增加摄入量，否则不利于疾病康复。

（2）肾功能不良者，在蛋白质限量范围内，选用含必需氨基酸丰富的食物，如牛奶、鸡蛋、瘦肉等动物蛋白为主，使优质蛋白质占 70% 以上；肝功能衰竭患者有肝昏迷倾向时应选用含高支链、低芳香族氨基酸的食物，通常以大豆类蛋白为主，慎用动物蛋白。

（3）能量供给充足以减少蛋白质的消耗，减少机体组织的分解。

（4）供给充足的蔬菜和水果，以满足机体对矿物质和维生素的需要。

（5）病人食欲普遍较差，故应注意烹调的色、香、味、形和食物的多样化，以促进食欲。

## 五、限盐（钠）膳食

限盐（钠）膳食是指限制膳食中钠的含量，以减轻由于水、电解质代谢紊乱而出现的水、钠潴留，达到维持机体水、电解质平衡。

1. 适应范围

限盐膳食适用于高血压，心力衰竭，急、慢性肾炎，肝硬化腹水，水肿，妊娠高血压综合征及各种原因引起的水钠潴留者。

2. 膳食原则

(1) 低盐膳食：① 根据 24 小时尿钠排出量、血钠、血压等临床指标来调整钠盐的摄入，一般为摄入≤3 g/d(1g 盐含钠量≈5 mL 酱油)，全日钠<1 200 mg。水肿明显者为 1 g/d，一般高血压者为 4 g/d。② 食盐及已明确含盐量的食物应先计算后称重配制。③ 改进烹调方法，可采用糖醋、番茄汁、芝麻酱等调味品代替食盐，改善口味；用鲜、干醇母替代食用碱。④ 忌用盐腌食物，慎用含盐量不明的食物和调味品。

(2) 无盐膳食：① 无盐膳食一般只能短期使用，全日供钠 700 mg 左右，需密切观察患者的血钠浓度，防止出现低钠血症。② 在肾功能许可的情况下，可用钾盐代替。③ 忌用食盐和含盐调味品、各种酱油，禁食盐腌食品。

(3) 低钠膳食：① 全日供钠不超过 500 mg，除禁用食盐、酱油和含盐调味品外，还应选择含钠量<100 mg/100 g 的食物如米、面、冬瓜、丝瓜、黄瓜、白菜等，按规定严格计算。② 密切观察患者血钠情况，注意防止低钠血症。③ 忌用一切盐腌食物，慎用含盐量不明的食物和调味品，免用含钠高的食物如皮蛋、海参，忌用食用碱制作的馒头、发糕等。

## 六、低脂膳食

低脂膳食即减少食物脂肪的摄入，改善脂肪代谢紊乱和吸收不良而引起的各种疾病。

1. 适应范围

低脂膳食适用于急、慢性肝、胆、胰疾病患者，肥胖症，高血压，冠心病，以及血脂异常、脂肪消化不良腹泻病人。

2. 膳食原则

(1) 减少膳食中脂肪的含量，将脂肪限量程度分为以下三种：

① 严格限制脂肪膳食：膳食脂肪供能占总能量的 10% 以下，脂肪总量(包括食物所含脂肪和烹调油)每日不超过 20 g，必要时采用完全不含脂肪的纯碳水化合物膳食。用于急性胆囊炎、急性胰腺炎等。

② 中度限制脂肪膳食：膳食脂肪占总能量的 20% 以下，膳食中各种类型的脂肪总量每日不超过 40 g。用于急性肝炎、胆囊炎恢复期、胰腺炎恢复期。

③ 轻度限制脂肪膳食：膳食脂肪供能不超过总能量的 25%，脂肪总量每日 50 g 以下。用于肥胖、高血压、冠心病。

(2) 其他营养素供给应均衡，如钙、铁、锌、镁等，可适当增加豆类、豆制品、脱脂奶或低脂奶、新鲜蔬菜和水果的摄入量。

(3) 为了达到限制脂肪的膳食要求，除选择含脂肪少的食物外，还应减少烹调用油。禁用油煎、炸或爆炒食物，可选择蒸、煮、炖、煲、熬、烩、烘等方法烹制食物。

(4) 忌(少)用含脂肪高的食物，如肥肉、肥瘦肉、全脂乳及其制品、花生、芝麻、松子、核桃、蛋黄、油酥点心及各种油煎炸的食品等。

## 七、低饱和脂肪低胆固醇膳食

低饱和脂肪低胆固醇膳食是指将膳食中的脂肪(饱和脂肪酸)和胆固醇限制在较低水平的膳食。目的是降低血清胆固醇、甘油三酯和低密度脂蛋白的水平。

1. 适用对象

低饱和脂肪低胆固醇膳食适用于高胆固醇血症、高脂蛋白血症、高血压、动脉粥样硬化、冠心病、肥胖症、胆结石等。

2. 膳食原则

(1) 控制总能量,使之达到或维持理想体重。成年人每日能量供给量不应低于 1 000 kcal,这是较长时间能坚持的最低水平,否则有害健康。

(2) 限制脂肪和胆固醇的摄入量,并调整脂肪酸的构成。限制总脂肪量,脂肪供能比应占总能量的 20%～25%,一般不超过 50 g/d;减少膳食中饱和脂肪酸的含量,不超过膳食总能量的 10%;少选用富含饱和脂肪酸的动物性食品,忌用猪油、牛油、肥肉、奶油等;单不饱和脂肪酸应占总能量的 10%,如橄榄油和菜油;多不饱和脂肪酸占总能量的 10% 左右;胆固醇摄入量不超过 300 mg/d。

(3) 在限制胆固醇摄入的同时,应注意保证优质蛋白质的供给,选择用生物价值高的植物性蛋白质(如大豆及其制品)代替部分动物性蛋白质。

(4) 碳水化合物占总能量的 60% 左右,并以复合碳水化合物为主(如淀粉、非淀粉多糖、低聚糖等),少用精制糖。

(5) 提供充足的维生素、矿物质和膳食纤维。适当选择粗粮、杂粮、新鲜蔬菜和水果,从而满足维生素、矿物质和膳食纤维的供给量。同时,还应给予适量的脱脂乳和豆制品,提供足量的钙。因膳食中多不饱和脂肪酸的供给增加,所以还应增加维生素 E、维生素 C、胡萝卜素和硒等抗氧化营养素的供给。高血压患者,食盐的用量应减少。

## 八、生酮膳食

生酮饮食是一种高脂肪、极低碳水化合物的饮食方案。

1. 适用对象

生酮膳食适用于难治性儿童癫痫、葡萄糖载体缺乏症、丙酮酸脱氢酶缺乏症。近年来,随着研究的深入,生酮饮食在 2 型糖尿病、肿瘤、多囊卵巢综合征等疾病的治疗方面也表现出积极作用。

2. 配餐原则

(1) 膳食要求严格,除精细计划外,食物都需称重。

(2) 热量摄入约为根据患儿年龄及理想体重所推荐热量的 75%,活动量大的患儿热量可适量增加。

(3) 多数患儿脂肪:(蛋白＋碳水化合物)比例需 4:1,15 月龄以下或肥胖患儿可从 3:1 或 3.5:1 开始。

(4) 液体入量应小于 1×生理需要量(通常为 75%)。每日液体毫升数应小于热量数。

(5) 饮食应满足营养师计算的蛋白需要。

(6) 应补充钙剂、不含蔗糖及乳糖的多种维生素等。

在不同疾病的治疗过程中,生酮饮食三大产能物质的比值有所不同。用于生酮减脂的三大产能物质比值临床建议:脂肪 70%～75%,碳水化合物 3%～5%,蛋白质 18%～20%。

## 九、少渣膳食

少渣膳食是限制膳食中纤维素含量的一种膳食,以达到减少粪便量,减少对消化道的刺激。

**1. 适应对象**

少渣膳食适用于肠憩室急性发作期、克罗恩病、溃疡性结肠炎、腹泻、下消化道手术术前准备及术后膳食、痢疾、伤寒、肠道肿瘤等。

**2. 膳食原则**

(1) 减少富含膳食纤维食物摄入,如粗杂粮,尤其是整粒玉米、整粒豆、坚果等。

(2) 选用膳食纤维少的蔬菜并去皮去籽,如冬瓜、黄瓜、笋瓜、茄子、去皮番茄、土豆、胡萝卜、粉皮、豆腐、豆腐脑等。

(3) 将食物切碎煮烂,煮至软烂状,忌用油炸、油煎的烹调方法。禁用强烈刺激性调味品。

(4) 忌用食物:① 不用含膳食纤维多的食物,如芹菜、韭菜、干豆类及毛豆、竹笋等。② 忌用粗粮及油炸食品。③ 避免食用大块肉类和含油脂高的食物,如带骨鸡鸭肉、多刺鱼、整虾等。

## 十、高纤维膳食

高纤维膳食是指增加膳食中的纤维摄入,每日摄入的总量不低于 25 g,以增加肠内容物体积及重量、刺激肠道蠕动,促进排便。高纤维膳食有助于降低血糖、血脂,有助于耐饥减肥,有助于预防结直肠癌症的发生。

**1. 适用对象**

高纤维膳食适用于习惯性便秘,高脂血症、冠心病、糖尿病、肥胖病等。

**2. 膳食原则**

(1) 增加富含膳食纤维的食物,如粗杂粮(玉米、荞麦、燕麦等)、蔬菜(韭菜、芹菜、绿豆芽、萝卜)、水果(香蕉、芒果、木瓜、苹果)、薯类(山芋、芋头)。

(2) 饮水,每日饮水 1 200～1 500 mL,特别是清晨饮水,可刺激肠道蠕动。

(3) 如因患者的咀嚼困难因素限制,可选用膳食纤维配方营养粉剂冲服或服用蔬菜汁。

(4) 少用精细食物,慎用辛辣调味品。

## 十一、低嘌呤膳食

低嘌呤膳食是限制膳食中嘌呤含量的一种膳食。减少食物来源性嘌呤的摄入,降低血清尿酸含量,同时增加饮水,促进尿酸排泄,有助于防止痛风发生。

**1. 适用对象**

低嘌呤膳食适用于高尿酸血症、痛风病人。

**2. 膳食原则**

(1) 限制嘌呤摄入,选用嘌呤含量低于 150 mg/100 mg 的食物。

(2) 每日摄入总能量比正常人减少 10%～20%,肥胖症病人应减轻体重,体重控制达到理想体重,肥胖者热能供给为 20 kcal/d,超重者按 25 kcal/d 供给。

(3) 适当限制蛋白质摄入,蛋白质摄入按 1.0 g/(kg·d)供给,选用含核蛋白少的鸡蛋、牛奶、动物血等动物蛋白。

(4) 限制脂肪摄入,每日脂肪摄入量不超过 50 g,占总热能 20%～25%,有助于减轻体重,促进尿酸排泄。

（5）合理供给碳水化合物,碳水化合物具有抗生酮作用,并可增加尿酸的排出量,每日摄入量可占总能量的 60%～65%。但果糖可促进核酸的分解,增加尿酸生成,应减少果糖类食物的摄入,如蜂蜜、过多的甜水果、果酱等。

（6）多吃蔬菜及适量水果,促进尿酸排泄。

（7）保证饮水,每日可饮用 2 000～3 000 mL。

## 十二、糖尿病饮食

限制热能摄入,固定主食数量,保证副食（蛋白质、维生素、矿物质及膳食纤维）的摄入,慎用甜食、酒类食品。

### 1. 适用对象
糖尿病饮食适用于糖尿病病人。

### 2. 膳食原则
（1）吃、动平衡,合理用药,控制血糖,达到或维持健康体重。

（2）主食定量,粗细搭配,全谷物、杂豆类占 1/3。

（3）多吃蔬菜,水果适量,种类、颜色要多样。

（4）常吃鱼禽,蛋类和畜肉适量,限制加工肉类。

（5）奶类豆类天天有,零食加餐合理选择。

（6）清淡饮食,足量饮水,限制饮酒。

（7）定时定量,细嚼慢咽,注意进餐顺序。

（8）注重自我管理,定期接受个体化营养指导。

## 十三、麦淀粉饮食

麦淀粉饮食是将小麦粉经过加工处理,抽提其中的蛋白质,如此处理后的小麦粉中的蛋白质由 8% 降至 0.8% 以下,用之作为病人热能供应的主要一部分来源,减少饮食中非必需氨基酸的摄入。

### 1. 试用对象
麦淀粉饮食适用于肾功能不全第二期（氮质血症期）、肾功能不全第三期（尿毒症期）病人。

### 2. 膳食原则
（1）保证足够的主食摄入,碳水化合物占总能量 60% 左右,选用麦淀粉、生土豆淀粉、藕粉、粉条替代主食（大米、面粉）或部分主食。

（2）保证低蛋白饮食[每日 0.3～0.5 g/(kg·d)],其中摄入优质蛋白（瘦肉、鱼虾、鸡鸭、蛋奶类）达到蛋白质摄入量的 70%,大豆及大豆制品慎用。

（3）保证 400～500 g 蔬菜、150～200 g 水果。根据血钾、血钠检测指标,调整选用含钾、镁不同的蔬果,如血钾高,则多选用含钾低的蔬果如白菜、青菜、冬瓜、笋瓜、梨等食物,少选用土豆、菠菜、香蕉等食物。

（4）根据病人每日的出入量、血压来补充液体量,含水分多的食物如稀饭、西瓜、蔬菜、鱼汤的水分都应计入每日的入液之内。

（5）根据每日血压、水肿、心功能、尿量、血钠与血钾浓度指标给予低盐或无盐饮食。

### 十四、肾透析饮食

肾透析是利用半透膜原理置换出血浆中尿素氮、肌酐、钾、水等物质以排出人体内的毒素及多余物质的治疗方法。在进行透析治疗中,往往蛋白质、维生素、矿物质等随之丢失,应及时进行补充,防止营养不良发生。

1. 适应对象

肾透析饮食适用于慢性肾功能不全尿毒症期病人,肾移植术前、术后病人。

2. 膳食原则

(1)保证足够的主食摄入,碳水化合物占总能量的 50%～60%,可选用大米、面粉、土豆等,必要时可选用麦淀粉。

(2)根据透析后血中尿素氮、肌酐浓度及残余肾功能,给予蛋白质 0.6～1.5 g/(kg·d),其中摄入优质蛋白(瘦肉、鱼虾、鸡鸭、蛋奶类)达到蛋白质摄入量的 60%～70%,大豆及大豆制品慎用。

(3)保证 400～500 g 蔬菜、150～200 g 水果。根据血钾、血钠检测指标,选用相应的蔬菜与水果。

(4)根据病人每日的液体出入量、血压来补充液体量。

(5)根据每日血压、水肿、心功能、尿量、血钠与血钾浓度指标给予低盐或无盐饮食。

### 十五、肾移植术后膳食

1. 适用对象

肾移植术后膳食适用于肾移植术后。

2. 膳食原则

(1)术后 1～2 天,肠蠕动尚未恢复正常,应禁食。

(2)术后 3 天,患者已经恢复肛门排气,可经口补充营养。①给予低浓度优质蛋白流食或低蛋白营养制剂。宜采用全流质,流质饮食应供给能量 500～800 kcal/d 以上,蛋白质 24 g/d,其中优质蛋白质占 80% 以上。少量多餐,每天 5～6 次。② 饮食中必须尽量限制单糖和蔗糖的摄入,以免加重腹部胀气。③ 增加藕粉、山药糊、土豆糊等作为能量来源,保证碳水化合物摄入。④ 根据测定血清电解质浓度,确定电解质补充的剂量。

(3)术后 3～5 天,患者的肾功能已恢复正常,给予易消化、无刺激、质软的半流质饮食,供给能量 1 500～1 700 kcal/d,蛋白质 55～60 g/d,食盐 4～5 g/d。

(4)术后 6 天至 3 个月,患者的食欲逐渐改善,由于患者长期使用免疫抑制剂及激素,易发生高血糖、高血脂。① 热能供给以保持适宜体重(理想体重±10%)为宜,热能供给(30～35)kcal/(kg·d)。② 碳水化合物占总热能的 50%～55%,增加粗杂粮如玉米、燕麦、荞麦及薯类的摄入,慎用甜点、甜饮料、甜羹等,以免引起血糖升高。③ 脂肪占总热能的 30%,适量增加富含单不饱和脂肪酸丰富的橄榄油、山茶油,慎用油煎炸食物及荤汤类。④ 蛋白质(1.5～2.0)g/(kg·d),其中优质蛋白质占总蛋白质量的 50%～70%,可选用瘦肉、鱼虾、乳类、蛋类。每周可选用豆制品 1～2 次。⑤ 补充含维生素丰富的新鲜蔬菜和水果。

(5)采用低盐饮食,慎用咸鱼、咸肉、咸鸭蛋。当处于多尿期,每日尿量达到 3 000～4 000 mL 时,应注意补充电解质(钾、钠),可采用食物补充,如添加根茎类食物如土豆、芋头、藕、干果类、桂圆、莲子等。若电解质急剧丢失，可采用静脉补充，以达到电解质平衡。

（6）注意补充钙元素，增加含钙丰富的食物如牛奶、小虾皮、芝麻等摄入，同时增加户外锻炼，晒太阳，促进钙的吸收。

（7）其他：由于免疫抑制剂的使用，机体免疫功能低下，故选择食物应当注意饮食卫生。同时忌用提高免疫功能的食物及保健品，如白木耳、黑木耳、香菇、红枣、人参等。

# 第 3 节　试验膳食

试验膳食是指通过特定的饮食，在短期的试验过程中，限制或添加某种营养素，观察机体的反应，以达到辅助临床诊断的目的。试验膳食是临床饮食治疗的重要组成部分，对于临床诊断有重要的辅助作用。

## 一、口服葡萄糖耐量试验膳食

**1. 目的**

临床上对于空腹血糖正常或稍高，但糖尿病症状又不明显的患者，常用葡萄糖耐量（oral glucose tolerance test，OGTT）试验来明确诊断。在 OGTT 同时测定血浆胰岛素和（或）C 肽，能了解胰岛素 β 细胞功能，有助于糖尿病分型、病情判断及治疗指导。

**2. 原理**

胰岛素分泌形式有两种：在无外来因素干扰情况下，空腹状态时的胰岛素分泌称为基础分泌；各种刺激诱发的胰岛素分泌称为刺激后分泌，葡萄糖是最强的胰岛素分泌刺激物。

临床上常采用 OGTT 试验，正常人口服一定量葡萄糖后，在 2～3 小时内暂时升高的血糖即可降至空腹水平。当糖代谢紊乱时，口服一定量葡萄糖后血糖急剧升高，且在 2～3 小时内不能恢复至空腹水平，或血糖升高虽不明显、但短时间内不能降至原有的水平，称为糖耐量异常或糖耐量降低。

**3. 方法**

试验当天早晨空腹时给予受试者定量的碳水化合物，一般用葡萄糖 75 g，对口服葡萄糖不耐受者选用 100 g 标准面粉制作的馒头，分别测定空腹血糖及进食后 30、60、120 和 180 分钟血糖，观察空腹及进食后（从进食第一口葡萄糖水或馒头计算时间）测定的血糖上升和下降变化来判断胰岛功能是否正常。

**4. 膳食要求（试验时选用一种）**

（1）75 g 葡萄糖＋300 mL 温开水。

（2）馒头餐：白馒头一个（标准面粉 100 g）＋温开水 300 mL。

## 二、肌酐试验膳食

**1. 目的**

协助检查内生肌酐清除率的一种膳食。

**2. 原理**

肌酐是人体内蛋白质代谢的产物，是含氮物质正常代谢的最终产物，随尿液经肾脏排出体外。内生肌酐是由肌肉的肌酸衍化而来，在血浆中浓度较为稳定，一般情况下由肾小球滤过,肾小管不重吸收,因此内生肌酐清除率(Ccr)就反映了肾小球的滤过功能。Ccr 正常参考值:成人 80～120 mL/min。Ccr 70～51 mL/min 表示肾功能轻度损害,50～31 mL/min 表示中度损害,小于 30 mL/min 为重度损害。

**3. 方法**

受试者先进食低蛋白无肌酐膳食 3 天,清除体内外源性肌酐,排除外源性肌酐的影响。第 4 天上午采集抗凝血 2 mL,收集 24 小时尿送检。

**4. 膳食要求**

(1)膳食蛋白质限制在 40 g 以下,并禁食肉类,以鸡蛋作为动物蛋白的来源。

(2)为保证热能、减轻饥饿感,可增加山芋、山药、藕粉、蔬菜、水果等含碳水化合物多而不含蛋白质的食物。

## 三、隐血试验膳食

**1. 目的**

协助大便隐血试验的一种膳食,有助于检查消化道出血情况。

**2. 原理**

隐血是指胃肠道少量出血,粪便外观颜色无变化,肉眼及显微镜均不能证实的出血。可采用联苯胺方法检测,联苯胺与血红蛋白铁色素氧化形成蓝色醌类化合物,可根据蓝色深浅判断出血量。联苯胺方法虽然灵敏度高,但易受药物和饮食影响而产生假阳性,因此受试者饮食应受限制。

**3. 方法**

试验期为 3 天,3 天饮食中主食不受限制,副食禁用动物肉类、动物血、蛋黄、绿色蔬菜等,然后留取粪便送检。

**4. 膳食要求**

(1)可用的食物:牛奶、蛋清、豆制品、白菜、土豆、冬瓜、花菜、白萝卜、西红柿、梨、苹果等。

(2)忌用的食物:肉类、动物肝、动物血、蛋黄、强化铁剂食品、绿色蔬菜及含铁丰富的食物。

## 四、干膳食

**1. 目的**

用于评价肾脏远曲小管和集合管的浓缩功能,也叫尿浓缩功能试验膳食。

**2. 原理**

远端肾单位包括髓袢、远端小管、集合管,在复杂的神经体液因素调节下实现肾对水平衡的调节作用。正常人缺水、禁水 16 小时后,出汗多或脱水时,血容量不足,肾小管和集合管对水的重吸收增加,尿液浓缩,比重可上升至 1.020 以上。反之,在大量饮水或应用利尿药后,肾小管和集合管对水的重吸收减少,尿液稀释,比重降至 1.010 以下,夜尿增多。因此在特定的饮食条件下,观察病人的尿量和尿比重的变化,可以判断肾浓缩和稀释功能。

**3. 方法**

试验期一天,试验当天上午 6 时至下午 6 时的 12 小时内,进食含水分很少的干膳食,晚饭后完全禁食和禁饮。收集上午 10 时、12 时及晚 8 时的尿分别测定比重。

4. 膳食要求

(1) 选用含水少的食物,含水量不超过 500～600 mL,如米饭、馒头(无碱)、肉、蛋、豆类等。忌用含水多的汤、稀饭、饮料等。

(2) 避免过甜、过咸食物,引起口渴。

## 五、代谢试验膳食

为配合代谢性疾病的检查或研究机体代谢反应而设计的一种膳食。按食物成分表计算是较简便的方法,常用于临床。

1. 钾、钠定量试验膳食

(1) 目的:配合诊断原发性醛固酮增多症的一种膳食。

(2) 原理:醛固酮是由肾上腺皮质的球状带细胞所分泌,在肝内降解,受肾上腺素－血管紧张素系统调节。醛固酮的主要生理功能是促进肾远曲小管潴钠排钾,维持体液容量和渗透压的平衡。当肾上腺发生病变(如腺瘤或增生),血醛固酮分泌增多,水、钠潴留,血压升高、大量排钾,产生低钾血症。

(3) 方法和膳食要求

① 低钠膳食:试验期共 6 天,前 3 天为适应期,后 3 天为代谢期,在低钠膳食条件下,到达肾远曲小管的钠量很少,原发性醛固酮增多症患者虽有大量醛固酮,但钠、钾交换减少,因而从尿钾排出减少,导致血钾升高。在使用该膳食后,测定显示患者尿钾排出减少,血钾升高,尿钠在数日内迅速减少,即可诊断。每日膳食中含钠 230～460 mg,宜选择含钠低的食物,如面粉、土豆、鲜蘑菇、花菜、瘦肉等。品种应多样化,以增进食欲,同时满足病人其他营养素的需要。

② 高钠膳食:适用于血钾正常或稍低的临床可疑者。试验期 6 天,前 3 天为适应期,后 3 天为代谢期,正常人及原发性高血压者血钾无变化,而原发性醛固酮增多症患者由于钠大量进入肾远曲小管进行离子交换,使尿钾排出增加,因而血钾降至 3.5 mmol 以下。每日膳食中含钠 5 520 mg,饮食不足的钠用食盐补充。要取得病人的理解和配合。

③ 安体舒通试验膳食:试验期共 10 天,前 3～5 天为适应期,后 5～7 天为试验期,于适应期最后一天测血钾、血钠、尿钾、尿钠、二氧化碳结合力及尿 pH 值。于试验期最后一天重复上述化验一次。试验期每天口服安体舒通 300 mg,分 3～4 次口服,连续 5～7 天。醛固酮增多症患者血钾显著上升、血钠降低、尿钾减少、尿钠增多、二氧化碳结合力及尿 pH 值降至正常,症状有所纠正。每日膳食中钠量为 3 450～3 680 mg,钾量为 1 950～2 340 mg,膳食中主食可选择米、面等,但不可用含碱和含发酵粉制备的面食,副食中宜选含高钾、低钠的食物,调味品中的钾、钠含量也算在内,不足的钠量由食盐补充。

2. 钙、磷定量试验膳食

(1) 目的:协助检查甲状旁腺功能亢进的一种膳食。

(2) 原理:甲状旁腺功能亢进(如甲状旁腺腺瘤或增生)者甲状旁腺素分泌增多,血中浓度增高,促使钙、磷从骨中溶出,使血钙和血磷升高,尿钙增多;同时,甲状旁腺素作用于肾脏,减少肾小管对磷的重吸收,尿磷增多,血磷随之降低。采用此膳食,同时测定血和尿中的钙、磷含量及肾小管磷重吸收率,对诊断有一定价值。

（3）方法及膳食要求

① 低钙、正常磷膳食：每日膳食含钙量不超过 150 mg，磷 600～800 mg。试验期 5 天，前 3 天为适应期，后 2 天为代谢期。收集最后一天 24 小时尿液，测尿钙含量。正常人进食该膳食后，尿钙排出迅速减少为 100～150 mg，而甲状旁腺功能亢进者，尿钙排出量大于 200 mg。膳食宜选择低钙、高磷的食物，如米、面、鸡蛋、番茄、莴笋、粉丝、粉皮、绿豆芽等。牛奶含钙高不宜选择，盐要称重，由于酱油中钙、磷含量不恒定，故不宜选择。

② 低蛋白正常钙、磷饮食：试验期 5 天，前 3 天为适应期，后 2 天为代谢期，试验期最后一天测空腹血肌酐和血磷，并收集 24 小时尿，测定尿肌酐和尿磷，计算肾小管磷重吸收率。肾小管磷重吸收率正常值平均为 80%，甲状旁腺功能亢进者低于此值。每日膳食中蛋白质总量不超过 40 g，全日主食应均为细粮且不超过 300 g，膳食含钙 500～800 mg、含磷 600～800 mg。饥饿时可食粉条、粉块、瓜果等，可适当增加植物油用量，因瘦肉、内脏含大量肌酐和磷酸肌酐，易影响内生肌酐清除率，因此应禁用。

# 第 4 节　特殊医学用途配方食品

## 一、定义

特殊医学用途配方食品（food for special medical purpose，FSMP）是为了满足进食受限、消化吸收障碍、代谢紊乱或特定疾病状态人群对营养素或膳食的特殊需要，专门加工配制而成的一类配方食品。据我国标准体系，FSMP 是特殊膳食类食品的一种，必须在医生或临床营养师指导下单独食用或与其他食品配合食用。

## 二、发展历程

大量研究证明，特殊医学用途配方食品可以维护和改善住院患者的营养状态，有效地降低住院患者的医疗成本，提高康复速率，减少由于营养不良导致的并发症和住院率。国际组织和很多发达国家都制定了相应的管理措施和/或标准。如国际食品法典委员会早在 1991 年就制定了特殊医学用途配方食品标签和声称法典标准（CODEX STAN 180 - 1991）。欧盟、美国、澳大利亚、新西兰、日本等也发布了专门针对特殊医学用途配方食品的法规或标准。我国 2010 年以前一直将这类产品作为药品管理，例如临床使用的"肠内营养制剂"等。2015，《中华人民共和国食品安全法》第一次把特殊医学用途配方食品纳入其中，并将其与婴幼儿配方食品、保健食品统称为"特殊食品"，明确了其作为"食品"的法律地位，并要求对该类产品进行注册。国家食品药品监督管理总局 2016 年发布了《特殊医学用途配方食品注册管理办法》，并针对申请材料、标签要求、稳定性实验、现场核查要点和临床试验要求等，发布了 6 个配套文件，形成了"1 个办法＋6 个配套文件"的特殊医学用途配方食品注册管理办法体系。

## 三、适用人群

（1）病理状况下具有特殊营养需求的人群，如营养不良的围手术期患者（手术前、手术后）人群、器官移植（肝脏移植、肾脏移植）人群的营养补充。

（2）糖尿病、胃肠道疾病、肾脏疾病、肺部疾病、心血管疾病、脑卒中及吞咽功能障碍人群的慢性病恢复和营养补充。

（3）营养不良的肿瘤患者人群围手术期、化疗、放疗前后的营养补充,骨髓移植的白血病患者人群的营养补充。

（4）胃镜、肠镜检查前的营养补充。

（5）正常生理状况下具有特殊营养需求的人群,如孕产妇、婴幼儿、老年人。

## 四、特殊医用食品的分类

（1）全营养配方食品:制品中含有人体所需要的营养素,可作为单一营养来源满足目标人群营养需求的特殊医学用途配方食品。

（2）特定全营养配方食品:制品中可作为单一营养来源能够满足目标人群在特定疾病或医学状况下营养需求的特殊医学用途配方食品,如糖尿病特殊医用食品。

（3）非全营养配方食品:制品中含有可满足目标人群部分营养需求的特殊医学用途配方食品,不适用于作为单一营养来源,如蛋白粉制品、维生素制品、中链脂肪制品、膳食纤维制品、益生菌制品等。

（曾　珊）

# 第9章 营养支持

营养支持或称营养支持疗法是现代治疗学的重要组成部分,在疾病的治疗中具有不可替代的作用,被誉为 20 世纪后 1/4 世纪"临床医学的四大进展之一"。营养支持包括肠内营养(enteral nutrition,EN)和肠外营养(parenteral nutrition,PN)。随着医学的发展和营养支持的实践,营养支持已渗入临床几乎所有的专业,它不仅成为短肠综合征、炎性肠病、肠瘘、重症胰腺炎等疾病的主要治疗措施之一,也成为肿瘤及危重症患者治疗中不可缺少的重要治疗措施之一,由此,极大地改善了患者的临床结局。

## 第 1 节 概述

20 世纪 60 年代前,当病人胃肠道功能有障碍时,常无法达到给予营养的目的。为解决从胃肠外补充营养的问题,20 世纪 60 年代末 Dudrick 等提出经静脉输注 PN 制剂并在临床实施,开创了临床营养治疗的新开端,被称为"临床营养的第一次革命"。随着营养研究的深入和实践的扩大,逐步发现 PN 存在诸多弊端(感染并发症及代谢并发症等),限制了其在临床的广泛应用。近年来随着输注技术的发展和完善,以及人们在认识肠道功能方面有了重大发展,对肠内营养(EN)的作用重新给予了肯定,认为"如果肠道功能允许,应首选 EN(If the gut works,use it)",在术后或创伤后应早期给予肠内营养,被称为"临床营养的第二次革命"。

### 一、营养支持的相关概念

营养支持是指经口、肠道或肠外途径为患者提供代谢所需较全面的营养物质,包括 EN 和 PN 两种方式。

EN 指通过口服或管饲的方法,经胃肠道途径为机体提供代谢所需营养物质的营养支持方式。

口服营养补充(oral nutrition supplements,ONS)是指将能提供营养素的制剂经口服用,以增加口服营养摄入的一种肠内营养支持方式,通常用于普通食物不能满足机体营养需求的情况。ONS 剂型包括液体、半固体或粉剂。

管饲肠内营养(enteral tube feeding,ETF)指通过鼻胃/鼻肠途径或经胃/空肠造口方法留置导管,为需要接受肠内营养的患者提供营养的方法。

早期肠内营养(early EN,EEN)一般指患者住院 48 小时内启动的肠内营养。EEN 有助于保护胃肠黏膜屏障结构和功能完整性,减少肠道菌群异位,提高免疫功能,降低继发性感染风险,缩短住院时间,加速患者康复。

PN 指经静脉途径为无法经消化道摄取或经消化道摄取营养物不能满足自身代谢需要的患者提供包括氨基酸、脂肪、碳水化合物、维生素及矿物质在内的营养素,以促进合成代谢、抑制分解代谢,维持机体组织、器官的结构和功能。

全肠外营养(total parenteral nutrition ,TPN)指患者需要的基本营养素均经静脉途径输入,不经胃肠道摄入的一种营养支持方法。

补充性肠外营养(supplementary parenteral nutrition,SPN)指当肠内营养无法满足目标需求量(<60%)时,通过静脉途径补充所需营养素的一种营养支持方法,多用于危重症患者、部分肿瘤患者。

## 二、营养支持的目的

合理的营养支持能供给细胞代谢所需要的能量与营养底物,维持组织器官结构与功能。营养支持的总目标是通过营养素的药理作用调理代谢紊乱、调节免疫功能、增强机体抗病能力,从而影响疾病的发展与转归。营养支持并不能完全阻止和逆转重症病人严重应激的分解代谢状态和人体组成改变,但合理的营养支持可减少蛋白的分解及增加合成,改善潜在和已发生的营养不良状态,防治其并发症。因此,现代临床营养支持已经超越了以往提供能量,恢复"正氮平衡"的范畴,而是通过代谢调节和免疫功能调节,从结构支持向功能支持发展,发挥"药理学营养"的重要作用,成为现代危重症治疗的重要组成部分。

根据营养支持的目的,营养支持的内涵可概括为三方面:补充、支持、治疗。补充营养是指为那些存在营养不足的患者补充营养,纠正营养不良,如口服、管饲或静脉营养补充;支持营养是为那些原无营养不良,但因急性疾病致使机体消耗增加,为补充额外消耗而给予相应的营养,以支持机体维持正常的代谢;治疗营养是通过提供某些营养物质以达到治疗的目的。

## 三、营养支持的应用原则

营养支持的关键和重要的应用原则是严格掌握适应证、合理选择营养支持的途径、营养制剂种类及用量、及时监控营养支持的疗效及掌握合适的持续时间。对已经存在营养不足或营养风险的患者,应及时给予营养支持。对危重症患者来说,维持机体水、电解质平衡为第一需要。在复苏早期、血流动力学尚未稳定或存在严重的代谢性酸中毒阶段,均不是开始营养支持的安全时机。存在严重肝功能障碍、肝性脑病、严重氮质血症、严重高血糖未得到有效控制等情况下,慎重实施营养支持。患病前的营养状况、疾病类型和严重程度、器官功能及治疗选择等,均是制定合理营养方案所要考虑的。只有基于疾病病理生理变化特点及患者器官功能的营养支持才能获得有益的效果。

## 四、营养支持途径的选择原则

根据营养补充的途径,营养支持分为通过外周或中心静脉途径给予的肠外营养支持(PN)与经胃肠道途径给予的肠内营养支持(EN)两种方法。合理营养支持途径的选择原则是:① 在 PN 与 EN 两者之间优先选择 EN。② 在 EEN 与 DEN(delayed EN,DEN)两者之间优先选择 EEN。③ 在周围静脉营养(PPN)与中心静脉营养(CPN)之间优先选择 PPN。④ EN不能满足患者营养需求时,可用肠外联合肠内营养支持。⑤ 当患者营养需求较高或期望短期改善患者营养状况时,可用肠外营养。⑥ 营养支持时间较长者应设法给予肠内营养。

# 第 2 节　肠内营养

EN 是一种安全、简便和有效的营养支持方法。临床研究表明,肠内营养无论是在支持效果、花费、安全性还是可行性上都要优于肠外营养。重症患者在条件允许时应尽早开始肠内营养。

## 一、肠内营养适应证

实施 EN 的可行性主要取决于小肠是否具有吸收功能。只要胃肠道解剖与功能允许,并能安全使用,应积极采用肠内营养支持,EN 是营养支持的首选途径,只有当患者因原发疾病或因诊断与治疗的需要而不能和不愿(如神经性厌食)经口摄食,或摄食量不能满足机体的营养需要时才选用 PN。肠内营养适应证如下:

(1) 意识障碍、昏迷和某些神经系统疾病,如脑外伤、脑血管疾病、脑肿瘤、脑炎等所致的昏迷患者,老年痴呆不能经口进食或精神失常、严重抑郁症、神经性厌食者等。

(2) 失去咀嚼能力和吞咽困难,如下咽困难、口咽部外伤及手术后、重症肌无力者、上消化管梗阻或手术等。

(3) 术前准备和术后营养不良,如术前肠管准备期间、术中有额外营养素丢失者等。

(4) 超高代谢状态,如严重创伤、大面积烧伤、严重感染等所致机体高代谢、负氮平衡者。

(5) 消化管瘘,通常适用于低流量瘘或瘘的后期,如食管瘘、胃瘘、肠瘘、胆瘘、胰瘘等。对低位小肠瘘、结肠瘘及空肠喂养的胃十二指肠瘘效果最好。

(6) 慢性营养不良,如恶性肿瘤、放疗、化疗患者及免疫缺陷疾病者等。

(7) 短肠综合征,短肠综合征肠代偿阶段。

(8) 肠外营养治疗不能满足要求时的补充或过渡。

## 二、肠内营养的禁忌证

肠内营养的绝对禁忌证是肠道梗阻。不宜或慎用肠内营养的情况还包括:

(1) 处于严重的代谢应激状态的患者,如麻痹性肠梗阻、上消化道出血、顽固性呕吐、腹膜炎、腹泻急性期,均不宜过早给予经口或管饲营养。上消化道出血、肠道缺血时应用肠内营养往往造成肠管过度扩张,肠道血运恶化,甚至肠坏死、肠穿孔。

(2) 顽固性呕吐、严重腹胀或腹腔间室综合征,此时给予肠内营养会导致增加腹腔内压力,高腹压将增加反流及吸入性肺炎的发生率,并使呼吸循环等功能进一步恶化。

(3) 胃肠瘘,无论瘘上端或下端有渗漏现象的患者。

(4) 3 个月以下的婴儿,因该年龄的婴儿往往不能耐受高渗营养制剂,最好采用等渗营养制剂或将营养制剂稀释至 8%～10%。使用时还要注意是否发生电解质紊乱,并注意补充足够的水分。

(5) 小肠广泛切除术后 4～6 周的患者,此时宜先采用 TPN,逐步增加要素型营养制剂,以加速小肠的适应。

(6) 胃部分切除的患者,因这类患者不能耐受高渗肠内营养制剂,易发生倾倒综合征。

### 三、肠内营养的途径

按照供给方式,肠内营养分为口服和管饲。

1. 口服法

指通过口腔摄入普通食物或肠内营养制剂获取营养的方法。口服是一个简单、有效而安全的给予方式,是营养支持的首选途径。是否能够采用口服营养支持取决于患者的吞咽功能和有无消化道梗阻。当进食减少造成营养不足时,应考虑 ONS 以满足患者营养需要并纠正过去的缺乏。

2. 管饲法

指对于不能或不愿口服,或口服量达不到治疗剂量的患者,经鼻胃、鼻十二指肠、鼻空肠置管,或经食管、胃、空肠造瘘置管,输注营养制剂的营养支持方法。管饲途径分为两大类:一是无创置管技术,主要是指经鼻胃途径放置导管,根据病情需要,导管远端可放置在胃、十二指肠或空肠中;二是有创置管技术,根据创伤大小,再分为微创(内镜协助如 PEG)和外科手术下的各类造瘘技术。

(1)鼻胃管:主要采用床边插管,将鼻胃管沿病人一侧鼻孔插入至 15 cm 左右时,嘱病人做吞咽动作,在患者吞咽时顺势将胃管置入至预定长度,检查口腔有无盘绕,观察患者有无恶心、呕吐现象,用低过敏性胶布将胃管固定于鼻翼部。影像学检查是确认胃管位置的"金标准",如 X 线检查。其他方法有气听过水声及回抽胃液等,但这些不能完全确认胃管的位置。鼻胃管途径常用于胃肠功能正常,经短时间管饲即可过渡至口服途径的患者。其优点为简单、易行。缺点是反流、误吸、鼻窦炎、上呼吸道感染的发生率增加。

(2)鼻空肠管:目前置管方法主要有徒手盲插置管、内镜引导置管和 X 线引导置管3 种。徒手盲插置管不借助导向设备、依靠徒手床边置管入胃、借助胃蠕动使管头进入空肠,这种方法成功率低、并发症多,故临床应用较少。内镜引导下置管是通过胃镜直视上消化道并在胃镜辅助下将空肠营养管送入十二指肠内,由于其成功率高一直被认为是空肠营养管首选方法。X 线引导行空肠营养管置入术是通过介入放射学的方法置管、在 X 线透视监视下、导丝引导空肠营养管通过上消化道进入空肠。鼻空肠管途径因导管通过幽门进入空肠,使返流与误吸的发生率降低,对肠内营养的耐受性增加,但在开始喂养阶段营养液的渗透压不宜过高。

(3)经皮内镜下胃造口(PEG):PEG 指将内镜插入胃内,注入气体使胃腔膨胀,胃前壁与腹壁贴紧,借助内镜强光定位,局麻后作一小切口,用套管针经腹壁垂直刺入胃腔,将金属导丝经套管针插入胃内,用胃镜钳抓住导丝顶端,随胃镜一并从口中拉出,再把导丝与营养管相接,将腹壁外的导丝另一端反向牵拉,使营养管经口入胃并自腹壁穿出。PEG 途径减少了鼻咽与上呼吸道的感染并发症,可长期留置营养管,适用于昏迷、食道梗阻等长时间不能进食、但胃排空良好的重症患者。

(4)经皮内镜下空肠造口术(PEJ):PEJ 在内镜引导下行经皮胃造口,并在内镜引导下,将营养管置入空肠上段,可以在空肠营养的同时行胃腔减压,可长期留置。优点是减少了鼻咽与上呼吸道的感染并发症,减少了反流与误吸风险,在喂养的同时可行胃十二指肠减压;尤其适合于有误吸风险、胃动力障碍、十二指肠瘀滞等需要胃十二指肠减压的重症患者。

肠内营养途径选择的原则是满足肠内营养的需要;置管方式尽量简单、方便;尽量减少对患者的损害。临床上是否选择肠内营养以及选择哪种途径需要依据患者的病情、胃肠道功能、预计需要管饲的持续时间和患者的意愿而定。肠内营养途径决策见图9-1。

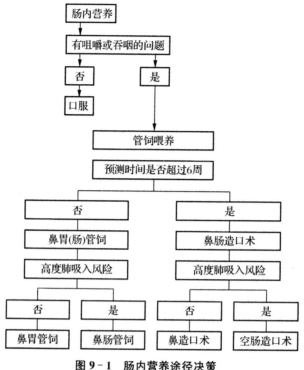

**图 9-1　肠内营养途径决策**

## 四、肠内营养制剂

肠内营养制剂不同于通常意义的食品,是指因特殊医疗目的而设计的营养制品,其特征包括化学成分明确、易消化吸收或不需消化即能吸收、残渣极少、使用方便等。根据组成成分可以分为全营养配方食品、特定全营养配方食品和非全营养配方食品三类,可经口和管饲喂养(详见第8章第4节相关内容)。

## 五、肠内营养制剂的配置

肠内营养的实施需从小剂量、低浓度、慢速度开始,而成品肠内营养制剂均为标准配方,如何配制不同浓度和不同配方的肠内营养液,以减少和防止肠内营养不耐受的发生具有重要意义。

1. 配置前准备

准备配置物品:搅拌机、漏斗、无菌容器、无菌注射器等,在配置前将这些物品彻底清洗干净,并在配液前再次用无菌注射用水冲洗2遍。

2. 配置方法

EN液配置过程中应采用无菌操作技术,在万级空气层流环境中根据医嘱配置患者所需浓度的肠内营养液。配置前应检查营养制剂的有效期及包装是否有破损。配置粉剂时,先将无菌注射用水导入搅拌容器中,加入所需的营养粉剂,将搅拌容器盖紧,打开开关,搅拌1~2分钟,将营养液置于无菌容器中。现配现用,暂不用的营养液应置于4℃冰箱内保存,并在 24 小时内用完。

## 六、肠内营养制剂能量确定及肠内营养输注方式

1. 肠内营养制剂能量的确定

(1) 明确目标能量需求。能量需求的评估方法主要有三种,分别是能量预测公式法、间接能量测定法和根据公斤体重计算法[25 kcal/(kg·d)]。间接能量测定是评价能量消耗的金标准。

(2) 采用间接能量测定法获得能量需求的危重症患者,早期宜采用低热量营养支持治疗(不超过能量消耗的 70%),入院 3 天后可增加至所测能量消耗的 80%～100%。根据能量预测公式获得能量需求的危重症患者,建议住院最初 1 周采用低热量营养支持治疗(不超过能量消耗的 70%)。

(3) 应当对提供蛋白的充分性进行持续评估。蛋白供给目标为 1.2～2.0 g/(kg·d),并要求在住院早期(72 小时内)达到目标量的 80% 以上,而烧伤或多发创伤患者蛋白质供给目标可能更高。由于标准肠内营养制剂非蛋白热能与氮比值很高,因此通常需要额外补充蛋白。

(4) 对于肥胖的危重病患者,推荐低能量制剂,但蛋白质的供给应充足。对于 BMI≥30 的所有肥胖患者,EN 的目标不应超过能量需求目标的 60%～70%,或每天 11～14 kcal/kg 实际体重,或每天 22～25 kcal/kg 理想体重;BMI 为 30～40 的患者每天蛋白摄入量应≥2.0 g/kg 理想体重,BMI≥40 的患者每天蛋白摄入量应≥2.5 g/kg 理想体重。

(5) 对于无法经口进食的患者,应尽早建立管饲途径,并在入院 48 小时内启动 EN。如果考虑在 7～10 天后单纯通过肠内途径无法满足能量需求(60% 的目标能量),可以添加 PN。

2. 肠内营养输注方式

输入方式有一次性输注、重力滴注和连续输注三种。一次性输注是指将一定量的配好的营养液在一定的时间内用注射器缓慢地通过喂养管注入胃内。该方式在初期易出现恶心、呕吐、腹胀、腹痛和腹泻,但应用一段时间后可逐渐适应。重力滴注是指将装有营养液的容器经输入管与肠内营养喂养管相连,借重力缓慢滴注的方式分次给予营养液。该方式的优点是引起的不良反应比一次性投给少,但仍会因输入速度不均而引起一些胃肠道症状。连续输注是指借助输液泵,每天 12～24 小时连续均匀地输注营养液。该方式输入速度恒定,大多数患者能够较好地耐受,目前多主张采用该输注方式。

3. 肠内营养输注泵应用

肠内营养输注泵是由电脑控制的输液装置,能够精确控制肠内营养液的输注。使用肠内营养输注泵可提供适当压力,以克服阻力,保证输液的速度。

输注泵目前具有人工智能,功能也由单纯控制输液速度,到附加多种故障自动识别报警功能,包括空气、堵管、液体输完及机器故障报警等;可设置计划输入液体量,并可显示输液速度、已输入的量等;可获得近期内输入液体记录。肠内营养输注泵可减少肠内营养的胃肠不良反应,提高患者对肠内营养的耐受性,也有利于血糖控制。采用持续性肠内营养输注泵喂养,可有效减少胃和食管不适的发生,并且可以为吸收能力受限的患者提供最大程度的营养治疗。下列情况可以推荐使用肠内营养输注泵系统:

（1）危重症患者（如短肠综合征、IBD、部分肠梗阻、肠瘘、急性胰腺炎等）、重大手术后患者刚开始接受肠内营养时。

（2）接受2～3周及以上肠内营养治疗，或长期（6个月或更长）采用PEG进行肠内营养的患者。

（3）血糖波动较大的患者，有高渗性非酮症性昏迷或低血糖反应，以及其他严重代谢性并发症。

（4）老年卧床患者及对输入肠内营养液的"速度"较为敏感的患者。

（5）其他情况：肠内营养液黏度较高（如高能量密度肠内营养液），直接进行十二指肠或空肠喂养时，需要严格控制输入速度时，输入大剂量、高渗透压的营养液时。

## 七、肠内营养的并发症

一般情况下，EN的并发症不常见且不严重。只要严格掌握适应证、加强监测、重视病人原发病处理，就可以预防大多数EN的并发症。常见的EN并发症如下：

1. 胃肠道并发症

常见的胃肠道并发症症状是恶心、呕吐和腹泻。发生原因是有些营养液高渗透压导致胃潴留、输入速度过快、乳糖不耐受、脂肪含量过高等。要素膳口感差，可引起恶心、呕吐，如采用管饲法则可避免。

胃肠道并发症还可有腹胀、肠痉挛、肠蠕动过强、胃出口梗阻、便秘、胰瘘、倾倒综合征等。这些并发症的发生原因多由于营养制剂输入方法或选择的营养配方不当，患者不适应或不能接受这种营养支持方法，或胃肠功能存在问题。

2. 代谢性并发症

（1）水代谢异常，最常见的是高渗性脱水，心、肾及肝功能不全时可发生水潴留。

（2）糖代谢异常，肠内营养液糖含量过高或应激状态时糖耐量下降可导致高血糖症。低血糖症多发生于长期应用要素膳而突然停止的患者。

（3）电解质和微量元素异常，常见的有血钾过高、血钠过低。

（4）肝功能异常，与肠外营养相比，肠内营养治疗引起肝功能损害的比例很低，临床上可表现为肝脏有关酶学指标升高，呈非特异性，可能为营养液中氨基酸进入肝内分解后产生的毒性作用，也可能是由于大量营养液吸收入肝，激发肝内酶系统新的活性增强所致。

（5）维生素缺乏，长期使用低脂的营养液配方，易发生必需脂肪酸及脂溶性维生素缺乏。其他如生物素有时也有缺乏的表现。

3. 机械性并发症

机械性并发症主要有喂养管梗阻、鼻胃管溃疡等。随着导管材料发展迅速，喂养管质地越来越软，对组织刺激越来越小，机械性并发症相对减少。对机械并发症的预防主要在于加强护理监测。

4. 感染性并发症

感染性并发症主要有由于营养液的误吸引起的吸入性肺炎和营养制剂及输送系统器械管道污染所致的感染。床头抬高$30°～45°$，患者半卧位，防止胃潴留和反流，从而预防吸入性肺炎的发生。原有呼吸道病变时，可考虑行空肠造口术进行EN支持，以免发生吸入性肺炎。

### 5. 精神心理方面的并发症

在病情允许时应鼓励病人进行咀嚼运动,多活动,以满足心理要求。肿瘤患者常处于焦虑状态,更需要心理及精神上的护理。

肠内营养常见并发症的原因及防治见表 9-1。

表 9-1  肠内营养常见并发症的原因及防治

| 并发症 | 原因 | 防治 |
|---|---|---|
| 吸入呼吸道 | 喂养管退入食道 | 检查管端位置,重插 |
| | 胃潴留 | 检查胃残留量 |
| 鼻、咽、食管损伤 | 管径过粗或质硬 | 改换细软喂养管 |
| 喂养管堵塞 | 肠内营养黏稠 | 采用黏度低的肠内营养 |
| | 药品未研碎 | 给药前后以水冲洗 |
| | 输入完成后未冲洗 | 输入完成后以水冲洗 |
| 腹泻 | 吸收不良 | 采用低脂肪要素型肠内营养 |
| | 高渗溶液 | 稀释或改用等渗的 |
| | 开始速率太高 | 降低速率,改用连续输注 |
| | 乳糖耐受不良 | 采用无乳糖配方 |
| | 抗生素治疗 | 服用乳酸杆菌制剂 |
| | 溶液污染 | 无菌配置及转移,悬挂时间不超过 8 小时 |
| | 血清白蛋白低 | 输注人血白蛋白 |
| 呕吐、恶心 | 速度太快 | 降低速率 |
| 倾倒综合征 | 高渗液入小肠 | 降低速率和浓度 |
| 便秘 | 水分摄入不足 | 多饮水 |
| | 膳食纤维不足 | 补加膳食纤维 2~5 g/d |
| | 卧床 | 鼓励活动 |
| 低血糖症 | 治疗高血糖时突然停止喂养 | 逐渐降低喂养速度 |

引自:蒋朱明.肠内营养.2 版.北京:人民卫生出版社,2004.

## 八、肠内营养的护理

### 1. 每餐检查的项目

(1) 确认喂养管的位置及残留量。鼻胃管喂养应先回抽胃内容物以确定胃管在位。根据回抽液体量多少判断有无胃潴留。

(2) 喂养时的体位。在患者体位无限制的情况下,鼻胃管喂养时,床头抬高 30°~45°,以防食物反流造成吸入性肺炎。

(3) 核对肠内营养制剂标签,包括患者姓名、床号、制剂名称、体积(ml),浓度(%),速度(ml/h),预计多少小时喂完或输毕(每次输注的肠内营养制剂悬挂时间不得超过 8 小时)。

(4) 检查胃残留量。喂养初期每隔 3~4 小时检查胃残留的体积,其量不应大于前 1 小时输注量的 2 倍。适应后每天 1 次,其量不大于 150 mL。若残留过多,应停止输注数小时,或减低速度。有胃排空延缓者,不宜肠内喂养。

(5)每次间歇输注后或投给研碎的药物后,以 20 mL 水冲洗喂养管,因其他原因停输后,也以 20 mL 水冲洗喂养管。

2. 每天检查的项目

(1)每天记录进出量,可将肠内营养制剂的体积和摄入水的量分开记录。

(2)查血常规,喂养开始第 1 周内,每日检查全血细胞计数,进行血液化学分析,以后每周 2 次。

(3)每日更换输入管和肠内营养容器。

(4)在开始喂养最初 5 天内,每天上午 8 时收集 24 小时尿,分析尿素氮,每天营养师应计算热能及蛋白质(氮)的摄入量,待肠内营养液摄入恒定后,营养摄入量的评估改为每周一次。

(5)每天记录患者胃肠情况,有无呕吐、腹泻、便秘、腹胀、黑便等等。

3. 每周检查的项目

(1)每周称体重、测皮褶厚度、腰臀比、上臂围、小腿围等。

(2)每周查血液生化(包括血脂、血糖、肝肾功能、血浆蛋白等)。

(3)稳定后每周查 1~2 次电解质、血气分析等。

## 九、肠内营养的临床监测

对实施 EN 的病人应定期进行临床监测,以便及时发现或避免并发症的发生,以每周一次为宜。实施 EN 的临床监测包括:

(1)插管后喂养管位置与喂养管感染的监测。

(2)输液系统、输入速率、浓度的监测:应经常检查过滤装置、输注泵及各个连接点,定期清洗和更换喂养管和容器,防止微沉淀物或结晶的形成,从而预防导管阻塞,还应经常检查喂养管的位置和通畅情况。

(3)营养及体液平衡的监测:对患者的营养状态要及时进行评估判定,检测尿中的尿素氮、血中的电解质的水平,记录液体的出入量,开展氮平衡、血糖和肝肾功能的测定。

(4)相关的并发症的监测:定期观察有无胃肠并发症的症状与体征,如胃潴留、腹胀、腹痛等。

(5)营养支持的效果和对免疫功能的影响。

# 第 3 节　肠外营养

肠外营养(PN)是一种安全、有效的营养支持方法,已广泛应用于各临床科室,成为挽救危重症患者及无法经口摄食患者的一项重要治疗手段。

## 一、肠外营养的适应证

1. TPN

基本适合于胃肠功能障碍或衰竭的患者及不能进食、不能耐受肠内营养和肠内营养禁忌的重症患者。主要包括：① 营养不良患者的围手术期；② 胃肠道功能障碍的重症患者；③ 由于手术或解剖问题，胃肠道禁止使用的重症患者；④ 存在有尚未控制的腹部情况，如腹腔感染、肠梗阻、肠瘘等。对于肠内营养禁忌的重症患者，如不及时有效地给予 PN，将使其死亡的风险增加 3 倍。

2. 补充性肠外营养（supplemental parenteral nutrition，SPN）

适合于胃肠道仅能接受部分营养物质补充的重症患者，目的在于支持肠功能。主要包括：① 严重的消化系统疾病，如消化道瘘、炎症性肠病、短肠综合征、中或重症急性胰腺炎、系统性红斑狼疮、炎性粘连性肠梗阻、放射性肠炎、不易手术切除的克罗恩病等；② 超高代谢的病人如大面积烧伤、严重复合伤、破伤风、大范围的手术等；③ 严重感染与败血症；④ 中重度营养不良，需进行大的胸腹部手术的病人术前准备；⑤ 妊娠剧吐与神经性厌食患者；⑥ 肿瘤化疗或放疗引起的胃肠道反应等短期内不能由肠内获得充足营养的患者等。

## 二、肠外营养的禁忌证

存在以下情况时，不宜给予肠外营养支持：① 早期复苏阶段、血流动力学尚未稳定或存在严重水电解质与酸碱失衡；② 严重肝衰竭，肝性脑病；③ 急性肾衰竭存在严重氮质血症；④ 严重高血糖尚未控制。

## 三、肠外营养输注途径

目前，临床上常用的有中心静脉营养和外周静脉营养。

1. 中心静脉营养（central parenteral nutrition，CPN）

CPN 是指将全部营养素通过大静脉输入的方法，适用于长期无法由肠内营养途径提供机体所需营养物质，且周边静脉营养无法提供大量营养素的患者。其方法为通过外科手术将导管置入体内，由锁骨静脉插入中心静脉或由颈静脉插入上腔静脉。由于静脉管径大且血流速度快，可将输入的高浓度营养素液带至全身以供利用。

对于需长期 PN 支持、输注的液体量受限以及营养需求较高的患者，应选择 CPN。常用的静脉导管置入上腔静脉的途径有锁骨下静脉、锁骨上静脉、颈内静脉及颈外静脉，尤以前两者最为常用。但穿刺时常会引起血胸、气胸、神经和淋巴管（胸导管）损伤。

2. 外周静脉营养（peripheral parenteral nutrition，PPN）

PPN 是指将营养物质由外周静脉输入的方法。PPN 采用的时间不应超过 2 周，可用于改善患者手术前后的营养状况，纠正疾病所致的营养不良。该方法优点为操作简便，容易实施，对静脉损伤小，在普通病房内即可实施。PPN 营养制剂的渗透压应≤900 mOsm/L，pH＞5.2，以避免对静脉造成损害。如果患者可耐受的液体总量≥2 000 mL/d，短时间（不超过 10 天）给予 PPN 或 PPN 加 EN 是可行的。

选择 PN 输注途径需考虑患者的营养需求、以往的静脉置管史、静脉的解剖走向、预计实施 PN 的时间、外周静脉的生存力、中心静脉置管的危险、营养制剂的情况、护理环境等。

近年来，为了避免中心静脉置管带来的严重并发症，可以用经外周静脉的中心静脉导管（PICC）置管，如经肘部静脉（肘正中静脉、头静脉或贵要静脉）的腔静脉置管。该方法的优点是导管留置时间较长，可留置达 2 年，适用于长期接受治疗的患者，临床应用具有较好的安全性，可降低医疗费用。但是，这种方法易引起局部和全身感染，置管准确性较差，且流速较慢,多需借助输液泵完成输注过程。

### 四、肠外营养制剂

肠外营养制剂的组成成分包括蛋白质(氨基酸)、脂肪、糖类、维生素、微量元素、电解质和水等,要求无菌、无毒、无热源,具有适宜的渗透压和 pH 值,良好的相容性、稳定性。

1. 氨基酸制剂

(1)氨基酸:是机体合成蛋白质及其他生物活性物质的底物。氮源是 L-氨基酸溶液,其中9种必需氨基酸占总氮量的 40%,并含有充足的条件必需氨基酸;同时,也需要一定比例的支链氨基酸。健康成人的氨基酸基本需要量是 0.8～1 g/(kg·d),但在严重分解代谢、明显的蛋白质丢失或重度营养不良时需要增加补充量。此外,在有些特殊情况下,一些氨基酸成为条件必需氨基酸(精氨酸、谷氨酰胺、组氨酸、半胱氨酸)。

氨基酸溶液品种分两类:平衡型和非平衡型氨基酸溶液。目前临床上常用的平衡氨基酸溶液中含 13～20 种氨基酸,包括所有必需氨基酸,如果没有特殊代谢限制的话,应尽可能选用含氨基酸种类完整的平衡氨基酸溶液。非平衡型氨基酸溶液系针对某一疾病的代谢特点而设计,兼有营养支持和治疗的作用,临床常用的有肝病适用型氨基酸制剂、肾病适用型氨基酸等。肝病适用型氨基酸制剂为高含量的支链氨基酸制剂,还可提供一定量的其他氨基酸。非肝病性氨基酸代谢紊乱、肾衰竭伴病理性非蛋白氮增高、酸中毒、严重水潴留的患者禁用。肾病适用型氨基酸提供 8 种必需氨基酸,有的产品含有一定比例的其他氨基酸。氨基酸代谢紊乱、严重肝功能损害、心功能不全、中重度水肿、低钾血症、低钠血症的患者禁用。

良好的氨基酸制剂应符合以下要求:① 生物利用率高,利于蛋白质合成,维持正氮平衡;② 副作用小,使用安全;③ 必需氨基酸、条件必需氨基酸和支链氨基酸之间的比例合理。

氨基酸制剂适用于需经静脉提供氮的患者,不适用于严重氮质血症、肝性脑病昏迷、有肝昏迷倾向、严重肝功能不全、严重肾衰竭或尿毒症及对产品过敏的患者。输注时应控制速度,尤其是加入葡萄糖注射液而呈高渗状态并由外周静脉输注时,大量快速输入可导致酸碱失衡。

(2)谷氨酰胺:是一种条件必需氨基酸,是人体内最丰富的氨基酸,约占全身游离总氨基酸的 60%,是蛋白质、核苷合成的前体物质,肝脏糖异生的底物,也是快速增殖细胞如肠黏膜上皮细胞、免疫细胞等十分重要的"燃料"。谷氨酰胺在分解代谢疾病过程中是一种营养必需氨基酸。大量研究证实了谷氨酰胺对于免疫、胃肠道功能的重要性。研究结果显示,谷氨酰胺二肽用于肠外营养能够有效降低外科患者感染风险,缩短住院时间。

2. 脂肪乳剂

(1)脂肪乳剂作为全肠外营养的非蛋白质能量源,已越来越受到重视。脂肪制剂特点在于:① 能量密度高,在输入液体总量不变的情况下可获得更多能量;② 等渗,尤其适用于外周静脉营养,与高渗葡萄糖、电解质溶液同时输入,可减少对血管壁的损伤;③ 作为脂溶性维生素的载体;④ 无利尿作用。

(2)脂肪乳剂主要以大豆油、红花油、椰子油、橄榄油、鱼油为原料,经过卵磷脂乳化制成,并以脂肪乳剂形式经静脉输入机体,满足机体能量、必需脂肪酸和脂溶性维生素的需要。临床使用意义在于提供必需脂肪酸和能量,维持细胞结构和人体脂肪组织的恒定。脂肪乳剂具有热量高、不需胰岛素参与、无高渗性利尿等优点。常见的脂肪乳剂如下：

① 长链脂肪乳剂：为白色乳剂，含注射用精制大豆油、精制卵磷脂、甘油等成分，必需脂肪酸占 60％以上，脂肪颗粒大小和生物特性与人体的乳糜微粒相似，可用于配置"全合一"营养混合液，也可通过 Y 型管道与葡萄糖或氨基酸混合，经中心静脉或周围静脉输注。

② 中链/长链脂肪乳剂：为白色乳剂，属于椰子油和大豆油的物理混合制剂，含注射用精制大豆油、中链三酰甘油、精制卵磷脂、甘油等成分，特点是含有 50％的中链三酰甘油，并提供必需脂肪酸。与 LCT 相比，体脂形成少，很少引起脂肪浸润，生酮作用强，对肝功能的影响小。适用于肝功能轻度异常者或需长期输入脂肪乳剂者。

③ 鱼油脂肪乳剂：为白色乳剂，由精制鱼油、甘油、精制卵磷脂等成分组成，富含 n-3 多不饱和脂肪酸，常与其他脂肪乳剂混合使用，用于调节 n-3 和 n-6 脂肪酸的比例，有调节免疫功能的功效。适用于全身炎症反应综合征（SIRS）较严重的危重症者、对大豆脂肪乳剂过敏者。

3. 碳水化合物制剂

葡萄糖是最常选用的能量制剂，临床上常使用 5％、10％、25％和 50％等规格的注射液。在肠外营养液配方中常应用高浓度的葡萄糖作为肠外营养的能量来源，另外还有果糖、麦芽糖及糖醇类（如山梨醇和木糖醇），但这些制剂均不能长期大量应用，否则会引起高乳酸血症、高胆红素血症、高尿酸血症等。一般每日提供糖 200～250 g，最多不超过 300 g，占总能量的 50％～60％。25％～50％的葡萄糖溶液渗透压很高，只能经中心静脉途径输入，若经外周静脉输入容易导致血栓性静脉炎。目前不主张单独应用葡萄糖制剂，而应与脂肪乳剂合用，以避免发生糖代谢紊乱。需按比例补充适量的胰岛素，以弥补内源性胰岛素的不足。

4. 微量元素制剂

（1）成人用微量元素注射液：含有多种微量元素，每天使用 10 mL 可满足成人的基本需要，但果糖不耐者禁用，严重肝、肾功能障碍者慎用。由于微量元素注射液的渗透压高、pH 低，未经稀释不能输注。经外周静脉输注时，每 500 mL 输注液中最多可加 10 mL，且输入速度不宜过快。

（2）新生儿和婴幼儿微量元素注射液：通常在出生第 2 天后才能输注。肾功能障碍和果糖不耐者禁用。由于渗透压高、pH 值低的缘故，应加入静脉营养液输入，输入速度宜 8～12 小时输完，最好用输液泵输注。不可添加其他药物，以免产生沉淀。

5. 维生素

用于 PN 的维生素多为复方制剂。有水溶性多种维生素（如水乐维他）和脂溶性多种维生素（如维他利匹特），现在还有综合的 12 种（施尼维他）和 13 种维生素的复合制剂。

6. 电解质制剂

电解质制剂为单一制剂，主要有各种浓度的氯化钠、氯化钾、碳酸氢钠、葡萄糖酸钙、氯化钙、硫酸镁、谷氨酸钠等。一般稀释在其他营养制剂中滴注。

7. 全营养混合液

全营养混合液（total nutrition admixture，TNA）又称"全合一"营养液，是运用无菌混合技术将碳水化合物、脂肪乳剂、氨基酸、维生素、微量元素、电解质及水等 PN 所需的各种营养物质，按患者需要量以一定的比例在严格无菌的环境下按要求配制于营养袋中，然后将其经外周或中心静脉输入机体，减少污染的发生。TNA 包括预灌装多腔袋肠外营养制剂和医院配置的三升袋。预灌装多腔袋肠外营养制剂是将不同的肠外营养制剂分装在多个彼此间隔的腔内,使用前挤压腔间的隔离封条,使各营养成分混匀。根据分隔腔的不同分为二腔袋(分别装葡萄糖和氨基酸)、三腔袋(分别装脂肪乳剂、葡萄糖和氨基酸)、四腔袋(分别装脂肪乳剂、葡萄糖、氨基酸和维生素)。三升袋是在医院进行营养素全合一混合,其配置要求在层流净化台上,严格按无菌操作技术并以特定的混合顺序进行。三升袋的混合一般按下列顺序进行:① 将电解质、水溶性维生素、微量元素、胰岛素等加入氨基酸或葡萄糖溶液中;② 磷酸盐加入另一瓶氨基酸或葡萄糖溶液中;③ 脂溶性维生素加入脂肪乳剂中;④ 将含有各种添加物的氨基酸和葡萄糖溶液以三通路同时加入三升营养袋中;⑤ 最后加入脂肪乳剂,并不断轻轻摇动使之尽快均匀混合。

## 五、肠外营养输注系统

肠外营养输注系统由输液袋、导管、输液泵、终端除菌滤器组成。

### 1. 输液袋

混合输液袋完全与外界隔绝,可避免空气中的细菌进入,多用聚乙烯醋酸酯制成。多腔分隔的塑料袋装营养制剂在临用时将分隔挤破,可以将所有的肠外营养成分混合在一起,实现"全合一"输注,使用起来很方便。

### 2. 导管

肠外营养导管主要是中心静脉导管,原料常用聚氨酯、硅橡胶等。近年来,还有很多高质量、多功能的多腔中心静脉导管问世。多腔导管的每一个腔体彼此独立,分别开口于导管末端,可同时输注多种营养制剂或进行药物治疗和取血。

### 3. 输液泵

输液泵可精确控制输液速度,可以显示输液的速度和输液量;有安全报警装置,在输液通路中有空气和影响输液速度的情况,如过滤膜堵塞、输液管脱出及营养制剂滴完等时报警;可减轻护理工作量;可得到各种记录资料。

### 4. 终端除菌滤器

终端除菌滤器可完全不让细菌、微粒通过,可防止感染、肺血管栓塞、空气栓塞,但不能除去病毒和部分致热源。使用过滤装置增加了费用,且需要额外操作,故只有当添加药物或液体必须经这种装置输注时才使用。

## 六、肠外营养的并发症

根据其性质和发生的原因,肠外营养的并发症可归纳为技术性、代谢性、感染性和肠道并发症四类。多数并发症是可以预防和治疗的。

### 1. 技术并发症

这类并发症均与中心静脉导管的置入技术及护理有关。常见有气胸、血胸、血肿,损伤胸导管、动脉、神经,空气栓塞及静脉血栓等。

### 2. 感染并发症

由于营养液是良好的培养基,可使细菌迅速繁殖,导致脓毒血症,因此在导管置入、营养液配制、输入过程中每一步骤必须严格按无菌操作技术规定。

3. 代谢并发症

（1）液体量超负荷：对老年人、心肺功能与肾功能不全者，应特别注意控制液体输入量与输液速度，液体量过多可致心肺功能衰竭。

（2）糖代谢紊乱：低血糖、高血糖、高渗性非酮性昏迷是 PN 常见的代谢紊乱。大多数患者存在不能进食或进食量过少，营养支持不及时可导致低血糖状况；长期肠外营养治疗的患者突然停止输液，或感染控制后组织对胰岛素敏感度突然增加，也会导致反应性低血糖症，甚至低血糖性昏迷，严重者危及生命。葡萄糖输入过多、过快，胰岛素分泌量不足，外源性胰岛素补充不足，胰高血糖素升血糖激素分泌增多等则会导致高血糖。严重高血糖所致的高渗状态可使脑细胞脱水，出现高渗性非酮性昏迷。此时，应对营养液中糖与脂肪的比例加以调整，在葡萄糖溶液中加入适量胰岛素，或立即停用肠外营养，改用低渗盐水（0.45%）以 250 mL/h 的速度输入，以降低血浆渗透压。

（3）电解质紊乱：电解质紊乱较易发生，最常见的是低钾、低镁及低磷。长期肠外营养治疗的病人要特别注意的是磷的补充，大量磷、钾、镁从细胞外进入细胞内，导致低磷、低钾、低镁血症。应定期监测其血液电解质浓度，及时调整补充。

（4）酸碱平衡失调：大量输入 pH 为 3.5～5.5 的高糖溶液，可影响血液 pH。氨基酸中的精氨酸、组氨酸、赖氨酸及胱氨酸等某些氨基酸进入体内碱基代谢后可产生氢离子，导致高氯性酸中毒，尤其是伴有腹泻的患者，更易产生代谢性酸中毒。婴幼儿在快速输入大量糖溶液与水解蛋白时，因不能耐受高渗性溶液而更容易出现代谢性酸中毒。一旦发生此并发症，应及时消除原因、对症治疗。

（5）肝脏损害：长期肠外营养可致肝功能损害，一般表现为转氨酶和碱性磷酸酶升高。多数与营养液中的某些成分有关，如过量的葡萄糖输入、高剂量脂肪的应用、长期大量地应用氨基酸制剂等。营养液用量越大，肝功能异常的发生机会就越多，尤其是葡萄糖的用量。近年来，富含支链氨基酸的氨基酸溶液和富含中链甘油三酯的脂肪乳剂的应用，不但使氨基酸对肝脏的损害得到控制，而且还能促使肝功能恢复，改变了以往肝病患者不能输入含氮营养素的局面。

4. 肠道并发症

较长时期的肠外营养，特别是不能经口摄食者，易产生肠道黏膜萎缩，继而引起肠道细菌移位，发生内源性感染性并发症。补充谷氨酰胺可预防肠道黏膜的萎缩，保护肠道的屏障功能。预防此并发症的唯一措施就是尽早恢复肠道营养，促使萎缩的黏膜增生，保持肠道正常功能。

## 七、肠外营养的护理

（1）做好人体测量和营养评估，做好临床观察。观察体温、血压、脉搏、呼吸等生命体征是否平稳，判断有无出现感染等并发症；有无胆汁淤积性肝病引起的黄疸。监测体重、血浆蛋白水平（如白蛋白、运铁蛋白、前白蛋白和视黄醇结合蛋白）、氮平衡状态、体液状态和伤口愈合情况。

（2）记录每日的出入水量可判断体液的平衡状况，观察有无水肿和脱水有助于判断 PN 的补液量是否充足或过量。

（3）观察静脉导管的位置是否正确、是否阻塞，并对中心静脉导管进行正规护理。如有异常,应查找原因、及时处理,必要时更换导管。

（4）监测血气分析及实验室检查,了解患者代谢状态,如通过能量消耗量、呼吸商和每分钟通气量,对营养素的耐受（如血糖、血清甘油三酯、血钙、血镁、血磷的水平）以及蛋白分解率（测 24 小时的尿中尿素氮）的变化来判断。

（5）定期监测肾功能、肝功能、血糖、血脂、电解质是否异常,及时调整营养支持方案。

需要指出的是,从肠外营养过渡到肠内营养必须逐渐进行,否则势必加重肠道的负担而不利于恢复。其过渡过程大致可分为四个阶段:肠外营养与管饲结合;单纯管饲;管饲与经口摄食结合;正常经口营养。根据患者的实际情况,过渡程序与肠内营养选择亦应遵循"个性化原则"。患者予以肠外营养后,一旦肠道能耐受肠内喂养时,先采用低浓度、缓速输注要素肠内营养或非要素肠内营养,监测水、电解质平衡及营养素摄入量,以后根据胃肠耐受情况逐渐增加肠内量而降低肠外量,当肠内营养能满足机体 60％能量需求时,即可撤销肠外营养,进而将管饲与经口摄食结合,最后至正常经口营养。

（徐冬连　马向华）

# 第 10 章　食物与药物的相互作用

药物会影响食物中营养素的摄入、吸收、利用及代谢,反过来,食物也能影响药物的吸收、代谢及排泄,从而影响药物对疾病的治疗作用。深入研究食物与药物之间可能发生的相互作用,对于有效利用食物中营养素,充分发挥药物疗效具有深远意义。

## 第 1 节　概述

食物和药物分别为营养学和药学研究的内容,两者在体内大部分都通过胃肠道吸收和利用,同时依靠机体代谢产生作用,两者之间相互影响、相互作用。食物与药物的相互作用(food-drug interaction,FDI)是指食物与药物之间存在某种物理、化学或药理的配伍变化,即改变药物动力学特性或药物功效学特性或影响机体营养的作用。这种作用通常会使药物的生物利用度或食物的消化吸收率改变,这种改变可能对机体产生有益影响,也可能产生不利影响,甚至发生不良反应、发生中毒。因此掌握 FDI 的症状、机制及其防治方法,对于正确使用药物、取得更好治疗效果及改善病人的营养状况具有重要指导意义和应用价值,也是临床营养及临床药学工作者十分关注的研究领域。

美国食品与药品监督管理局(FDA)规定,在新药研究阶段应对所有新的药物和药物制剂进行 FDI 研究,特别是研究食物对药物的生物利用度影响。通过比较空腹与进食状态下服药的吸收率,评价食物对药物的吸收率和吸收程度的影响。为了提高药物生物利用度,有些药物需要空腹服用,有些药物可以与食物同时服用。

### 一、食物药物相互作用分类

FDI 可以根据食物药物相互作用是否对机体有利,食物药物在体内的吸收、代谢以及特殊反应中的作用,临床药理作用,食物与药物相互作用机制分别进行分类。

1. 根据食物药物相互作用是否对机体有利分类

(1)对机体的不利作用:食物的摄入使药物的生物利用度及功效降低、毒性或不良反应增加,如四环素、土霉素、卡托普利餐后比餐前吸收利用率降低,头孢克洛餐后延迟吸收等。药物对食物的摄入、营养素的消化、吸收、合成利用、代谢、排泄等产生不良影响,或者产生特殊的不良作用,如酪胺反应,服用单胺氧化酶抑制剂反苯环丙胺治疗的抑郁症患者食用含奶酪的食物后会引起高血压,酒精和头孢菌素类抗生素会引起双硫仑样反应,等。

(2)对机体产生有利的作用:食物使药效增加、毒性或不良反应减少,如卡马西平餐后吸收利用率增加,二甲双胍餐后服用减轻其引起的胃肠紊乱;药物能使食欲增加,食物营养素的吸收增加。

2. 根据食物药物在体内的吸收、代谢以及特殊反应中的作用分类

(1) 食物药物在消化吸收过程中的相互作用:包括食物及其成分对药物吸收的影响、药物对食物摄入以及营养物质吸收的影响。一些碱性药物如抗酸药、四环素、肝素等可使胃肠道 pH 升高,使钙吸收降低。

(2) 食物药物在代谢过程中的相互作用:包括食物及其成分对药物代谢的影响、药物对营养代谢的影响。如固醇类的避孕药物加速维生素 C 的代谢,使得白细胞及血浆中维生素 C 水平降低,并减少了维生素 C 在肠内的吸收。

(3) 食物药物对生物学功能的相互作用:包括对肠道内功能的影响、协同及拮抗功能的影响、对营养相关功能的影响。如秋水仙碱能够影响肠黏膜转运系统,使得粪便中胆酸、脂肪、蛋白质及钠、钾的排泄增加,血清中胆固醇下降,维生素 $B_{12}$ 的吸收也受损。

(4) 食物成分与药物的特殊临床反应:例如酪胺反应、面红反应和低血糖反应等(详见本章第 2 节)。

3. 根据临床药理作用进行分类

临床医师和药师通常为了工作的方便,根据临床用药的种类进行观察和研究饮食与药物之间的作用。例如食物与心血管系统药物的相互作用,食物与抗感染药物之间的相互作用,食物与镇痛药的相互作用,食物与抗肿瘤药的相互作用等。

4. 根据食物药物相互作用的效果分类

(1) 食物与药物的协同作用:食物与药物合用后使药物或食物成分的作用增加。例如食用大豆及其制品时,其中的植物雌激素成分可与雌激素药产生增加药效的协同作用。

(2) 食物与药物拮抗作用:食物成分与药品的生物活性相反时,产生减弱药品的药效或降低食物成分的营养功能。如水杨酸类药与食物中维生素 K 在凝血过程中发生的拮抗作用。食物中的维生素 D 与治疗高血压、心绞痛的维拉帕米、硝苯地平等药品的拮抗作用。

(3) 增加或减少毒性及不良反应的作用:某些食物与药物合用时,产生增加或减少药品毒性或药品不良反应的作用。如饮用葡萄柚汁可以明显抑制肝脏和肠壁 CYP450 3A4 的成分,从而增加非洛地平、尼莫地平等抗高血压药的不良反应,造成低血压。与此相反,维生素 $B_2$ 可以减少硼酸的毒性,因为硼酸与维生素 $B_2$ 的核糖侧链结合后由尿排出体外。

## 二、食物药物相互作用的机制

食物药物相互作用是极其复杂的过程,其作用机制迄今并未完全清楚。目前认为食物药物相互作用主要是由于食物对药物代谢动力学、药物效应动力学的影响以及药物对食物及其成分的摄入、消化吸收和利用的影响。食物对药物代谢动力学的影响,是指食物对药物吸收、分布、代谢或生物转化及排泄的影响。食物对药物效应动力学的影响是指食物或其代谢物对药物作用的影响。目前研究较多的是食物对药物吸收和代谢的影响,即食物对药物代谢动力学的影响。

1. 食物影响药物代谢的两相反应

药物在机体多个部位通过多种生化反应代谢为其他物质,肝脏是药物代谢最主要的器官,因此肝脏微粒体混合功能酶系统又称肝药酶,是药物代谢主要的酶类。药物代谢常见的化学反应分为两大类:一类是改变母体分子基本化学结构的 I 相反应,一类是母体分子与内源性物质结合的 II 相反应。

Ⅰ相反应包括氧化、还原或水解,依赖于细胞色素 P450 系统,同时需要蛋白质、烟酸、维生素 $B_2$、泛酸、维生素 E、铁、铜、锌、镁和磷脂酰胆碱等多种营养物质参与。Ⅱ相反应又称结合反应,药物通过酶类的催化作用与葡萄糖醛酸、硫酸、甘氨酸、谷胱甘肽、谷酰胺、甲基、乙酰基等内源性物质结合。这些结合反应中,必须有脂肪酸、叶酸、维生素 $B_{12}$ 和硫辛酸等物质的参与。因此在药物代谢的两相反应中,食物中的营养物质影响了其代谢过程,药物的代谢过程中的众多物质来源于食物的营养素,营养状况的好坏直接影响药物的代谢过程。如蛋白质营养不良,维生素的缺乏都会影响药物代谢酶的合成和活性,影响药物的正常代谢,从而改变药效或毒性。食物中某些成分也会改变肝药酶的活性,进而影响有效药物的量,改变药物的生物利用率,特别是对于产生首过效应的药物。

2. 食物改变药物的运输及药物增强食物中营养素代谢

药物进入到血液中后,通常以游离状态或与蛋白结合的形式存在。药物的蛋白结合形式的稳定性会随着电解质的平衡以及竞争分子的存在而发生改变。血浆中主要转运蛋白是白蛋白,其蛋白的浓度受营养状况以及膳食中有关化合物的影响,从而影响了由该蛋白转运的药物数量。药物代谢的Ⅰ相反应通过 P450 途径激活解毒系统,该系统的活化会导致食物中某些营养素代谢的增强。还有些药物能够直接影响食物中营养素的代谢,如抗惊厥的药物能够促进维生素 D 的分解。

3. 食物与药物通过改变胃肠道功能而相互影响

大部分药物与食物一样主要在小肠内吸收,故胃肠道的功能对药物吸收的速度和吸收率都有很大影响。食物中营养素的组成以及进餐时间间隔,均影响药物的吸收、药物的生物利用度。例如膳食纤维能够促进胃肠蠕动,减少药物与胃肠道吸收的面积,从而减少其吸收;抗生素新霉素可与胆汁酸结合,减少胆汁酸的浓度,相应地减少了脂溶性维生素的吸收。

4. 食物与药物直接的理化作用

食物与药物在体内可发生直接的理化反应而影响药物的消化、吸收、代谢及药效,如在胃肠道中发生络合、吸附、氧化还原、沉淀等,药物吸收以后还可发生结合、电荷中和等。

## 三、食物与药物相互作用影响因素

食物与药物的相互作用受很多因素的影响,主要分为两大类,即机体自身因素和药物膳食的特性,其他还有环境因素及时间药理学因素。机体自身因素包括机体年龄、性别、营养状况、生活方式、疾病以及遗传因素。药物膳食因素包括药物膳食的理化特性、药物剂型、给药剂量、给药时间、给药途径,膳食数量及其营养素组成以及摄入药物食物的间隔时间等等。

1. 机体自身因素

(1) 遗传因素:机体的药物代谢酶,体内转运过程中的蛋白质载体和药物作用受体等,都与遗传密切相关。因此遗传因素也是食物药物相互作用的重要影响因素,如亚甲基四氢叶酸还原酶的基因多态性,可以影响维生素 $B_6$、维生素 $B_{12}$、维生素 $B_2$ 及叶酸的需要量。

(2) 年龄:不同年龄的病人,因处在机体生长发育和衰老的不同阶段其生理状态不同,对药物食物相互作用的反应有所不同。尤其老年人与儿童期生理功能的特殊性使得其对药物吸收、分布、代谢和排泄方式发生改变,表现为对药物的耐受能力不同,对药物不良反应的敏感性增加或减弱。

(3) 营养状况:营养不良及营养过剩都会放大药物与食物的相互作用,它们对药物作用比较敏感,对药物食物不良反应的耐受性也较差。

(4)疾病因素:许多疾病会干扰机体的生理功能,影响药物体内过程,可导致药物量或质的不同。另外,疾病影响受体的密度和亲和力,同时疾病时机体调节功能状态与正常人不同,这些都会影响机体对药物反应性,从而影响食物与药物的作用。

**2. 药物与膳食因素**

(1)药物因素:药物自身的物理性质(如大小、溶解性)和化学特性(与血浆蛋白和其他物质的结合能力)由药物的种类、剂型及给药途径所决定,这些都会影响到药物在体内的分布、吸收和代谢,从而决定其是否受到食物的影响。

(2)膳食因素:食物中含有的营养素的质与量及其他成分都会对药物的吸收代谢产生影响。例如多数药物在进食高蛋白、低碳水化合物膳食时服用,比进食低蛋白、高碳水化合物时服用代谢更快;高脂膳食可以增加脂溶性药物的溶解性,促进脂溶性药物的吸收。

# 第2节　饮食对药物作用的影响

饮食对药物的作用主要表现为食物中营养素及其他特殊成分对药物吸收、分布、代谢和排泄的影响。合理的饮食有助于药物的作用,不当的饮食可能降低药物疗效,危害健康,甚至危及生命,导致严重后果。

## 一、饮食对药物吸收的影响

食物与药物同时服用可使药物吸收增加,或者阻碍其吸收甚至不吸收。

**1. 饮食影响药物溶解性**

(1)饮食增加药物的溶解性促进吸收:有些药物不易溶解,而与食物同服后,由于食物在胃内停留时间较长、改变胃肠道的pH,可增加药物的溶解从而促进其吸收。例如高脂饮食促进胆汁分泌,增加脂溶性药物的溶解度,促进该类药物的吸收。

(2)食物成分与药物形成不溶性化合物阻碍吸收:有些食物的成分可与药物成分直接结合,形成不溶性的化合物而沉淀,阻碍药物被吸收利用,从而导致药效降低。例如奶类及其制品中的钙,可与四环素及其衍生物(多西环素、米诺环素)结合,形成不溶于水的钙盐。因此服用四环素类药时,不可同食奶类及其制品、海带、用石膏或含镁卤盐制作的豆制品这两类含钙量较多的食物。

**2. 饮食影响药物胃排空过程**

食物成分影响胃排空的过程,从而影响药物的吸收。脂肪含量较多、温度高的固体食物在胃内停留时间较长。抗惊厥药地西泮、抗凝血药双香豆素,都可因高脂饮食和延迟胃排空时间增加吸收。而有些食物能够减少、延迟或阻碍某些药物的吸收,产生不利于药物吸收的作用。例如胃中食物可减少阿司匹林的吸收,故应空腹服用。青霉素、土霉素、四环素、异烟肼和阿莫西林等药物都会因食物而减少吸收,而阿莫西林、头孢氨苄、磺胺嘧啶等抗生素可因食物而延缓吸收。

**3. 营养素及食物成分影响药物吸收**

(1)营养素及食物成分促进药物的吸收:膳食脂肪可以增加抗真菌药灰黄霉素的吸收。食物中的膳食纤维可增加肠道蠕动,增强驱虫药的效果,并且能够提高降压药普萘洛尔的生物利用度。糖类可以增加抗癫痫药苯妥英钠的吸收,维生素 E 与胃酸一起促进铁的吸收,橘子汁可以增加降压药硝苯地平的吸收,一般膳食可以增加抗高血压药肼屈嗪的吸收。

(2)营养素及食物成分抑制药物的吸收:食物中的蛋白质可以抑制左旋多巴的作用,降低普萘洛尔的生物利用度。大量维生素 A 能够破坏可的松类药物的抗炎或抗过敏作用。而维生素 B₆ 可促使左旋多巴脱羧形成不能通过血脑屏障的多巴胺而降低药效。含维生素 K 的食物(猪肝、菠菜等)与抗凝药(华法林、双香豆素等)同食,可减低药物抗凝效果。

## 二、饮食对药物代谢的影响

饮食对药物代谢的影响,主要是通过食物中营养素及特殊成分影响肝药酶的活性而起作用。

1. 三大产能营养素对药物代谢的影响

(1)蛋白质:药物代谢活动及药物代谢过程需要的酶类,与饮食中蛋白质含量密切相关。蛋白质具有稳定药物的作用,对蛋白质—能量营养不良患者在饮食中增加蛋白质量,可减少药物代谢物质的排出而稳定药效。另外蛋白质摄入不足,也会使药物代谢所需要的酶活性降低,特别是降低细胞色素 P450 的活性,减缓了药物代谢及清除率。如巴比妥类药物对人体的毒副作用与膳食中蛋白质含量有关,膳食中蛋白质的缺乏会使这类药物的副作用延长。

(2)碳水化合物:膳食中碳水化合物不足或过量均会导致药物代谢率的改变。研究表明高碳水化合物会使鼠肝混合功能氧化酶活性减弱,从而增强巴比妥类药物的睡眠作用。另外,不同种类的碳水化合物对药物的代谢影响也有所不同,食用高蔗糖的大鼠与食用淀粉大鼠比较,苄星青霉素的毒性作用更强。

(3)脂类:饮食脂肪酸含量及饱和程度可影响肝微粒体混合功能氧化酶系统,并且通过改变肠道菌群间接影响药物的代谢。

2. 维生素

各种维生素的缺乏,也可影响到肝药酶系统。维生素 A、维生素 B₁ 及维生素 B₂ 缺乏均可降低还原性辅酶 Ⅱ 的利用度,而减弱细胞色素 P450 的活性,影响相关药物的代谢。维生素 C 可以刺激肝细胞羟化酶的活性,降低药物的毒副作用。例如大量维生素 C 可以降低四氯化碳的肝毒性,限制地高辛诱导脂质过氧化物酶的潜能。

3. 矿物质

矿物质对药物代谢有重要影响。钙、镁、铜缺乏能够抑制肝药酶的活性,锌是多种酶类的组成部分。铁的缺乏能够引起安替比林的 N 去甲基反应,环己巴比妥的氧化反应和细胞色素 P450 含量的变化。钴、镍等微量元素可抑制血红蛋白类酶的生物合成,影响依赖血红蛋白类酶系药物的代谢。血钾较低或钙较高时,使用洋地黄均可能引起心律不齐等不良反应。另外,食物中矿物质含量对药物的排泄产生影响,如接受碳酸锂治疗的精神病患者因摄食量减少并存在缺钠,可导致锂元素的重吸收,从而引起中毒。

## 三、特殊食物对药物作用的影响

某些特殊食物与药物之间存在特殊的相互作用,可以增加药物的毒性或副作用。

1. 酒类

酒类的主要成分是乙醇,除其对机体的营养代谢有不良影响之外,还对许多药物作用产生不良影响。酒类与药物发生作用最常见的为面红反应、双硫仑反应及低血糖反应。

面红反应即服用某些中枢抑制剂药同时又摄入酒精,出现颜面发红,同时伴有头痛及呼吸困难症状的现象。面红反应严重时可以引起意识丧失。其产生的机制是酒精与药物的中枢镇静作用相互加强,而导致中枢过度抑制的表现。发生面红反应的常见药物有镇静催眠药、镇痛药、麻醉药和抗组胺药等。

双硫仑反应即某些抑制乙醛脱氢酶或乙醇氧化酶的药物(以双硫仑为代表)与酒精同时摄入,发生面色潮红、头痛心悸、出汗、恶心、呕吐、胸腹疼痛不适以及低血压等现象。引起双硫仑反应的常见药物有:甲硝唑、呋喃唑酮、灰黄霉素、酮康唑、头孢哌酮、头孢唑啉(先锋霉素Ⅴ)、硝呋拉太、丙卡巴肼、妥拉唑啉、藿香正气水、氢化可的松、拉氧头孢钠以及磺酰脲类口服降糖药。实际上,任何药物的毒副作用都可能因饮酒而增强。

另外降糖药与酒精合用时,酒精能刺激体内胰岛素分泌,而且降糖药与酒精都有抑制糖异生作用,两者协同作用,会出现虚弱、神志模糊、意识丧失、激动等低血糖现象,称为低血糖反应。产生低血糖反应的降糖药有氯磺丙脲、醋酸己脲等。

因此服药期间要忌酒。

2. 茶类

茶叶的鞣质、茶碱与生物碱类药物和铁剂、制酸剂都可发生作用,影响药物的代谢及功效。例如,茶水中的鞣质在体内生成鞣酸,后者与黄连素中生物碱相互作用,大大降低药效。茶水中的单宁酸与铁结合,影响疗效。茶水还可影响制酸铝剂的生物有效性。另外,饮茶还可对抗β受体阻滞剂治疗心绞痛和高血压的疗效。茶叶中的茶碱可降低双嘧达莫扩张冠状动脉血管的作用,故忌用茶叶水服药。

3. 葡萄柚汁

葡萄柚汁能够抑制细胞色素 CYP3A4 酶的活性,抑制药物转运蛋白(P 糖蛋白)和阴离子转运多肽的活性,从而抑制底物药物的代谢,减少药物的排泄,增加生物利用度,导致药物蓄积,增加其效用及不良反应。体内外试验结果显示,葡萄柚汁中产生抑制作用的主要活性成分是呋喃香豆素。多个研究证明,葡萄柚汁只能影响口服药物的生物利用度,对静脉使用药物的药效学没有影响,表明葡萄柚汁可以通过抑制某些药物的首过效应而增加其药效和不良反应。非洛地平(费乐地平)是最早发现和报道最多的药物,葡萄柚汁能够显著增加非洛地平的生物利用度。

4. 富含酪胺的食物

在食用富含酪胺食物(奶酪、扁豆、发酵腌制食品以及红葡萄酒)同时服用单胺氧化酶抑制剂类药物,会产生头痛、恶心、呕吐、胸闷、不安、心悸和血压升高等症状,严重时可发生血压剧增和脑血管破裂,这种现象称为酪胺反应。发生该反应的机制是:酪胺能够刺激交感神经系统,产生血压升高作用。由于单胺氧化酶抑制剂类药的作用,酪胺在体内脱氨基代谢受到抑制,导致在体内积聚,造成中枢神经系统去甲肾上腺素和儿茶酚胺水平迅速上升,从而造成急性高血压或高肾上腺素危象。常见的导致酪胺反应的单胺氧化酶抑制剂有利奈唑酮胺、呋喃唑酮、异烟肼、奋乃静、吗氯苯胺等。服用此类药物时忌用酪胺含量高的食物。

5. 保健食品对药物作用的影响

保健食品作为具有调节生理功能的特殊食品,同样会与药物相互作用,从而影响药效。营养补充剂(维生素和矿物质)的服用对药物的作用上文已述,而作为我国保健食品的重要原料中药及其提取物对药物作用的影响不可忽视。例如银杏、丹参具有活血化瘀作用,在与阿司匹林或华法林等抗凝剂一起服用时,会增强抗凝作用,可能会引起出血。鹿茸、甘草、人参等中药中含有糖皮质激素样物质,减少人体对葡萄糖的利用,降低葡萄糖的分解,使得血糖升高,正常服用降糖药物同时食用这类保健品,会影响其控糖效果。大蒜素作为大蒜的重要活性成分,具有抑制 CYP 同工酶的作用,因此在接受 CYP 底物处方药如沙奎那韦进行治疗时,应忌食大蒜素,否则会降低其血药浓度,从而降低药效。

# 第 3 节　药物对营养作用的影响

药物进入机体后,能够影响食物的摄入和食物中营养素消化、吸收、代谢及利用的生物学过程,可以通过影响机体的营养过程,改变机体营养状态。

## 一、药物影响摄食行为

摄食行为是通过摄食系统和饱食系统的调节来实现的,摄食系统和饱食系统分别负责摄食的启动和终止,摄食行为受很多肽类信号因子的调节。药物对摄食的影响,一方面通过调节这类肽类信号因子改变机体代谢水平而影响食欲;另外能改变味觉,引起饱胀感,损害胃肠道功能,抑制中枢神经系统而降低食欲。

1. 药物调节食欲

大部分药物通过刺激中枢系统的饱觉中枢,影响各类信号因子,起降低食欲的作用。另外,药物在胃肠道内膨胀产生饱腹感,亦可降低食欲。如服用果胶及羧甲基纤维素类,可在胃肠中吸收大量水分而膨胀,使得食欲降低。

有些药物对食欲具有促进作用。如治疗消化系统的药物双歧杆菌、嗜酸乳杆菌、肠球菌三联活菌等,具有护肝、保肝以及帮助消化、增进食欲的作用。抗组胺药和抗精神病药,可以阻断组胺 $H_1$ 受体、5-羟色胺-2C 受体、多巴胺-$D_2$ 受体、5-羟色胺-1A 受体、$\gamma$-氨基丁酸受体而增加食欲。抗精神病和抗抑郁症药氯丙嗪系吩噻嗪类,为中枢多巴胺受体阻断剂,除具有抗精神病等作用之外,还可以促进食欲和进食,造成体重增加。

2. 药物胃肠不良反应降低食欲

许多药物可以通过抑制中枢和周围神经系统功能引起食欲下降,更多的药物会产生胃肠道不良反应,如恶心、呕吐、腹痛等导致食欲降低。如治疗慢性心功能不全的强心苷类药物以洋地黄为代表,能增强心肌收缩力,增加心搏出量,有厌食、恶心、呕吐、食欲不振等不良反应。抗肿瘤药如氮芥、卡莫司汀、美法仑和苯丁酸氮芥,消化道症状是常见的主要不良反应,导致食欲减退。

3. 药物改变味觉

有些药物可引起对食物的味道或气味的厌恶,或因饱胀产生对进食的不快感,从而影响摄食。如青霉胺可使味觉改变或消失,抗肿瘤药氟尿嘧啶可降低对食物的口感及味道。抗生素氨苄西林可令人感到食物味道改变,并产生胃肠不适。降脂药氯贝丁酯可引起腹胀、腹痛,影响食物摄入。泻药甲基纤维素和羧甲纤维素都可产生饱胀感,影响摄食。

4. 药物抑制中枢神经系统功能

服用中等剂量到大剂量的镇静剂时可以降低人的意识水平,从而使食欲下降。而小剂量镇静剂能消除人们的焦虑状态,从而使食欲增加。

## 二、药物影响营养素的吸收

药物在机体内对营养素的吸收,也存在着有利和不利两种方面作用,比较而言,后者的药物数量较多。

1. 药物增加食物及营养素的吸收

某些药物能够增加食物中营养素的吸收,例如抗胃酸分泌药西咪替丁,可提高蛋白质与糖类的吸收。有些抗肿瘤的药物能够加快糖异生作用,动用体内储存的脂肪,另引起腹泻加速维生素和矿物质丢失,进而影响整个机体及营养素的吸收及代谢。

2. 药物减少营养素的吸收

很多药物可以减少营养素的吸收,引起营养素吸收障碍导致营养不良。例如泼尼松,地塞米松等皮质激素能增加维生素 $B_6$、维生素 C、维生素 D 的需要,并导致钙的转运障碍,发生钙缺乏。消胆胺能减少胆固醇吸收,同时影响脂溶性维生素、铁、叶酸和维生素 $B_{12}$ 的吸收。口服避孕药对多种维生素的吸收和代谢都会产生影响,服药 3~4 个月后,可引起叶酸吸收率下降,维生素 $B_2$ 需要量增加,维生素 C 破坏增加,同时影响微量元素铜,镁,锌的吸收。

## 三、药物影响营养素代谢过程

药物进入机体后,可对食物及其营养素的合成、利用、排泄等营养代谢过程产生多方面的影响。

1. 药物影响营养素的代谢

药物可以抑制维生素转化为相应的辅酶,或者抑制该维生素参与的酶系,从而干扰维生素的生理功能;有些药物可以激活肝药酶的活性,促进某些维生素的分解代谢,导致体内储存下降。例如服用苯巴比妥可影响婴儿维生素 K 代谢,引起婴儿缺乏维生素 K;而抗惊厥药可使维生素 D 与叶酸缺乏。

2. 药物影响营养素的合成和利用

长期服用抗生素类可导致肠道菌群失调。例如米诺环素,多西环素可使肠道内正常菌群受抑制,影响维生素 K 的生物合成,导致维生素 K 的缺乏;长期服用强的松、地塞米松等皮质激素类药,可使机体内蛋白质合成减少,促使蛋白质转变为糖原,减少组织对葡萄糖的利用和肾小管对葡萄糖的吸收;又如口服避孕药,除不利于葡萄糖的储存,还影响烟酸和蛋白质的体内合成;氯霉素以及多种抗癌的药物能够抑制骨髓的功能,会阻碍维生素 $B_{12}$ 的利用,可能会引起恶性贫血。

3. 药物影响营养素的排泄

有些药物本身就是维生素拮抗剂,通过置换血浆蛋白结合点上营养素,使某些营养素排出增多,或破坏其功能,从而导致营养素缺乏病。如抗凝血药华法林,双香豆素和醋香豆素的化学结构与维生素 K 相似,其抗凝作用机制是竞争性拮抗维生素 K 的作用,导致维生素 K 的缺乏。又如泻剂液体石蜡,可以溶解维生素 A、维生素 D、维生素 K 和胡萝卜素,从粪中排出,导致这些维生素的缺乏。另外,药物可减少肾脏的重吸收,从而增加营养素的排泄。最常见的是各种利尿剂引起的钾、镁、锌等无机盐及维生素 $B_1$ 排出增多。

# 第 4 节  食物与药物不利作用的预防

医院内医师在诊疗过程中,特别关注药物之间的相互作用,而忽视食物与药物的相互作用。而食物又是每人每天必不可少的,与药物治疗密切相关,因此要求医务工作者给患者使用药物时一定关注饮食对药物的影响,树立"疾病—药物—营养"三位一体观念。

首先,国家在进行药物审批时,要高度重视食物药物相互作用,将其作为药物审批的重要内容。加强食物药物作用的科学研究,规范药物说明书,强制要求药物说明书详细说明食物与药物的配伍禁忌。

其次,医院应大力开展食物药物相互作用及其对患者不利影响的宣传,将该项工作纳入医院健康教育的内容。医务工作者在进行诊疗过程中应主动询问患者饮食情况,充分重视和主动告知食物药物作用对患者的影响。从事诊疗工作的临床医生、药剂师、营养师和护理人员都应该积极学习、全面掌握食物药物的不利与有利作用,主动告诉患者,真正做到合理用药,科学饮食,避免影响治疗效果及产生不良作用。

最后,患者用药时应主动考虑并咨询食物药物不利作用,用药前应仔细询问医生、药师、营养师或护士,仔细阅读药品说明书,按照用药剂量、用药时间及用药方式正确服用药物,了解食物药物相互作用的不利影响,掌握预防和避免不利作用的方法,服药时特别要避免吸烟、饮酒、喝茶,吃富含酪胺的食物以及葡萄柚汁。

只要医患双方能够足够重视,并掌握食物药物相互作用的规律和影响,严格按照要求使用药物,就能有效预防和避免绝大多数食物药物的不利作用。

（宋志秀）

# 第 11 章　营养与烧伤

烧伤主要表现特征为机体代谢率增高,组织和蛋白质分解增强,维生素、矿物质及水大量流失。患者的营养状况与创面的愈合时间及愈后有直接关系。了解烧伤患者、患者营养代谢特点以及对各类营养物质的需求,对患者的营养支持和治疗都具有重要意义。

## 第 1 节　烧伤患者的营养代谢特点

烧伤患者的营养代谢特点有以下几点:

1. 能量代谢增加

烧伤后基础代谢率随烧伤面积的增加而升高,烧伤面积为 30%～60% 时,基础代谢率增高 70%～98%。代谢率增加一般在烧伤后 6～10 天达到高峰,以后随创面修复逐渐恢复至正常水平。

2. 蛋白质代谢呈现负氮平衡

烧伤患者创面渗出液丢失大量的氮。烧伤创面越大,烧伤深度越深,尿氮的排泄量越多,创面丢失氮明显增加,自烧伤后 2～3 天尿氮排出量增加,并持续数天至数周,一般在烧伤后 1～2 周达高峰。轻中度烧伤病人每日尿氮排出量为 10～20 g,重度烧伤病人每日尿氮排出量达到 20～30 g,烧伤病人粪氮排出量基本同于正常人,为每日 1.5～2 g。烧伤后机体丢失的氮主要来自全身骨骼肌。

3. 脂类分解代谢亢进

脂肪分解加速,每日脂肪丢失量可高达 600 g 以上,烧伤面积越大,血浆游离脂肪酸浓度越高。在烧伤后代谢旺盛期,体内产生热量的 80% 来自脂类氧化。脂肪组织脂解作用可减少糖异生,保存蛋白质,对烧伤病人有利。

4. 碳水化合物代谢异常

烧伤时机体处于应激状态,肾上腺皮质激素、儿茶酚胺及胰高血糖素的分泌都增加,促进了糖原异生。烧伤后患者常出现血糖增高,血糖浓度与烧伤程度呈正相关。烧伤患者糖耐量水平降低。由于肝内糖原储备有限,肝糖原只能提供 12 小时代谢所用,患者因高代谢而大量消耗能量。

5. 维生素代谢丢失增加

烧伤患者可从尿液和创面丢失很多维生素,同时因代谢旺盛、需求增加,血清中维生素 A、维生素 $B_1$、维生素 $B_2$、维生素 $B_6$、维生素 $B_{12}$、维生素 C、生物素、叶酸、烟酸均降低。

6. 矿物质代谢紊乱

烧伤早期,组织细胞破坏,出现血钾升高,后期尿量增多,钾排出增多,出现低血钾。烧伤后可能出现肾脏钠潴留,整个过程受伤情和并发症的影响。磷代谢常与氮代谢平行出现负平衡。血钙浓度仅能维持在正常值的低限水平。尿锌排出量增多(尿中锌的排出量增加可持续 2 个月),达正常人的 5～10 倍,同时血清锌浓度下降,其原因主要是创面渗出液丢失,渗出液的锌含量是血浆的 2～4 倍,血浆中许多锌与白蛋白结合,蛋白丢失也造成锌离子的丢失,最终出现血锌下降。

7. 水盐代谢

由于毛细血管通透性的增加,大量水分与钠潴留在组织间隙或由创面丢失,导致血容量下降,血液浓缩,血黏度增加等一系列血流动力学改变。血清钠、碳酸氢根离子都下降,尿钠减少,因此应及时补液。在烧伤治疗过程中,许多治疗措施也可影响水盐代谢。

8. 体重改变

烧伤早期由于水钠潴留,患者体重可稍增加,之后体重则逐渐降低。烧伤面积大于 40% 的患者在伤后 7～8 周体重常可下降 20%。体重下降<10%,一般不影响正常生理功能,而下降 10%～30% 时创面愈合延缓,免疫功能低下,容易发生侵袭性感染,而体重下降>30% 则危及生命。

# 第 2 节　烧伤患者的营养需要

烧伤后,由于能量、蛋白质大量消耗,发生营养障碍的危险性增加,烧伤越严重,发生营养不良的概率增加且程度越重。合理补充营养、促进创面愈合、增强机体免疫力、减少感染发生,就显得十分重要。

## 一、烧伤后的营养风险评估及营养支持的适应证

可结合中国人群的 BMI 正常值,应用 NRS 2002 对烧伤病人进行营养风险评估。由于烧伤深度对应激代谢的影响非常大,所以可以根据烧伤面积和烧伤深度来进行划分,作为营养风险筛查工具中"临床状态"(主要指疾病的代谢状态)的评分:① 烧伤面积 20%～29% 或Ⅲ度烧伤面积 5%～9% 的患者,代谢状态评分为 2 分;② 烧伤面积 10%～19% 或Ⅲ度烧伤面积 1%～4% 的患者,代谢状态评分为 1 分;③ 烧伤面积小于 10% 且没有Ⅲ度烧伤时,代谢状态评分为 0 分。

1. 烧伤营养治疗的适应证

(1)烧伤面积≥30% 或重度烧伤患者。

(2)营养风险筛查评分≥3 分者,即根据营养状态评分(急诊入院患者主要是体质指数)＋临床状态评分＋年龄评分(≥70 岁算 1 分)的综合。因病程中会出现其他影响营养状态的因素,比如膳食摄入减少、体重降低,该评分<3 分时,每隔一周或更短时间应进行复评。

(3)不愿或不能正常饮食者,如意识障碍或昏迷、口腔周围严重烧伤、咀嚼及吞咽困难、上消化道化学烧伤、消化吸收不良、腹泻等。

2. 烧伤营养治疗的禁忌证

(1)患者休克期或危重状态下生命体征不稳定。

(2)无烧伤患者营养治疗适应证的情况。

(3)违背伦理学。

## 二、烧伤后的营养需求

### 1. 能量

烧伤后由于高代谢反应,患者能量需要量增大。因此需要供应给患者足够的,但不予过多能量。目前确定能量供给目标的方法,还没有完全一致的共识。应用的 Toronto 公式,纳入了所有可能影响能量需要的因素:性别、体重、身高、烧伤面积、发热、烧伤前能量摄入和烧伤后天数。

Toronto 公式:$EE = -4343 + (10.5 \times TBSA\%) + (0.23 \times CI) + (0.84 \times EREE) + (114 \times T℃) - (4.5 \times 烧伤后天数)$

其中,TBSA%为烧伤面积百分比,CI 为烧伤前能量摄入量。以公式计算的烧伤患者的能量需要量往往是高潮期的高需要量,而实际由于烧伤后不同时期创面愈合程度不同,并发症发生与否,静息能量消耗也有所不同。因此,准确估计静息能量消耗具有重要意义。而间接热量测定法用于评估和再评估患者的热量需求是首先推荐的。在测得能量消耗后,20%～30%用以估算患者对物理治疗和创口处理所需要的附加热量需求,这种方法被普遍推荐。但是如果没有间接热量测定仪,校正的 Harris-Benedict 公式则为一种有效的计算方法。

Harris-Benedict 公式:$TEE = EREE \times 活动因子 \times 应激因子$

其中:$EREE 男性 = 66.5 + (13.8 \times 体重) + (5.0 \times 身高) - (6.8 \times 年龄)$

$EREE 女性 = 65.5 + (9.6 \times 体重) + (1.7 \times 身高) - (4.7 \times 年龄)$

式中 EREE 的单位为 kcal/d,身长的单位为 cm,体重的单位为 kg。

应激因子:大手术 1.0～1.2,骨折 1.2～1.5,大面积烧伤 1.4～1.8。

EREE:HB 公式计算所得能量消耗量;TEE:总能量消耗值。

创伤患者营养支持实用处理指南指出:烧伤患者的能量需求被 Harris-Benedict 公式低估了 25%～50%。Curreri 提出了烧伤面积在 20%以上的成人能量补充公式(25 kcal/kg+40 kcal/TBSA),其中烧伤面积大于 50%的按 50%计算;同时提出了 8 岁以下儿童热量需要量计算公式(60 kcal/kg+35 kcal/TBSA),但该公式过高估计烧伤患者的能量需求 25%～50%。

国内常用的公式也比较多,其中第三军医大学提出的公式:烧伤成人能量摄入(kcal/d)= 1000×BSA+25×TBSA%(BSA 为体表面积 m²,TBSA%为烧伤面积百分比),较为接近静息能量消耗,有一定的临床指导价值。另外临床上还有简单粗略估计法较为常用:烧伤面积 <40% TBSA 的患者能量需要量为 30～45 kcal/kg,烧伤≥40% TBSA 患者能量需求量为 45～50 kcal/kg。每日体重检测是估计短期内液体平衡情况和中长期营养支持疗效的有效方法。接受营养支持治疗的烧伤患者,应定期测定体重和每天计算出入量。

### 2. 蛋白质需要量

我国《临床诊疗指南 肠外肠内营养学手册》认为,烧伤创面修复需要蛋白质。在严重烧伤创面愈合前,可给予蛋白质 2 g/(kg·d)。而目前欧洲的蛋白质推荐量为 1.3～1.5 g/(kg·d),摄入量过高,蛋白质会被立即分解,反而造成尿氮排泄增加,无法达到促进蛋白质合成的目的。与正常人相同,烧伤患者的氮平衡不仅仅取决于摄入的蛋白质或氮量,还取决于能量摄入量。在补充蛋白质和氨基酸的同时,还应该注意补充必需氨基酸和条件必需氨基酸。

### 3. 脂肪需要量

烧伤患者补充脂肪不仅补充能量,降低内源性蛋白质消耗,而且还能补充脂溶性维生素和必需脂肪酸,促进细胞膜的修复。脂肪供给量可占总能量的 $20\%\sim30\%$。成年患者供给量通常按 2 g/kg 计算,Ⅲ度烧伤患者增至 $3\sim4$ g/kg。合并胃肠功能紊乱和肝脏损害时,应适当减少脂肪供给量。

### 4. 碳水化合物需要

烧伤病人重要的能源为糖,应占总能量的 $45\%\sim55\%$。给烧伤病人足量碳水化合物,还具有保护肝肾功能、预防代谢性酸中毒和减缓脱水的作用。

### 5. 维生素需要量

烧伤面积越大、深度越深,需要量越多。维生素的需要量,约为正常供给量的 $5\sim10$ 倍。

### 6. 矿物质需要量

(1) 钠:血清钠在烧伤后常出现波动,钠离子浓度先下降后逐渐升高。当合并高渗性脱水或败血症时,出现高钠血症,发生水肿和肾功能障碍者,需限制钠盐。

(2) 钾:在整个烧伤病程中,由于尿中和创面渗出液均丢失钾,多为低钾血症,常与负氮平衡同时存在。在供给大量蛋白质的同时需补充钾,以促进机体对氮的有效利用。

(3) 锌:烧伤后尿锌排出增加,可持续 2 个月。口服硫酸锌可提高血清锌水平,缩短创面愈合时间,锌对创伤愈合具有明显的促进作用。口服补锌量一般应达到正常人推荐量的 10 倍。

(4) 磷:磷对能量代谢很重要,可使二磷酸腺苷进一步磷酸化为三磷酸腺苷,血清磷降低时,应立即补充。

(5) 其他:镁、铁、铜、碘等元素也容易缺乏,应及时根据生化检验进行补充。

### 7. 水的需要量

烧伤早期应注意补水,因为大量水分从创面丢失,约为正常皮肤水分丢失量的 4 倍,感染发烧则进一步增加水分丢失。对于较严重烧伤患者,每日应供给 $2\,500\sim3\,500$ mL 水。

## 第 3 节　烧伤患者的营养治疗

应根据病情、病程、烧伤部位、胃肠道功能及并发症,采用适宜的途径供给各种营养素,防止发生营养不良,促进患者康复。临床上将烧伤分为三期,休克期、感染期、康复期。

### 1. 休克期

该期病程为 $1\sim2$ 天,主要发生于严重烧伤的患者,可在伤后半小时发生。轻度烧伤患者多数不发生休克。休克期患者应激反应严重,此时以静脉补液为主,主要补充水及电解质、多种维生素,可经中心静脉插管输入以高渗葡萄糖(25%)和高浓度氨基酸溶液为主的静脉营养液。每日可通过中心静脉供给 $12.55\sim20.92$ MJ(3 000~5 000 kcal)。

### 2. 感染期

一般烧伤患者在 2 天后进入分解代谢旺盛期,此时创面坏死组织逐渐脱痂,很容易发生创面细菌感染,甚至出现全身感染。此期应注意提供高维生素膳食,并逐渐增加蛋白质和能量,纠正负氮平衡,促进创面修复。开始时应以肠外营养为主,胃肠功能基本恢复时,开始逐渐供给口服半流食和软食。当头面部烧伤,口服饮食有困难时可通过鼻胃管或鼻肠管进行管饲,给予肠内营养。

**3. 康复期**

患者平稳度过感染期后转入康复期,此时创面愈合良好,机体功能开始恢复。此期要全面加强营养,增强机体抵抗力,促进机体快速康复。应给予高蛋白、高能量、高维生素和多种矿物质的平衡营养膳食。

## 一、营养治疗方案

**1. 肠内营养**

早期肠内营养对于保护肠黏膜的结构和功能,预防肠道细菌和毒素移位,降低烧伤后高代谢反应,改善氮平衡,改善全身营养状况,减少伤后并发症具有重要作用。肠内营养治疗指征包括:烧伤面积大于30%、中、重度吸入性烧伤、重度化学烧伤及中毒、重度电烧伤、烧伤创伤复合伤和60岁以上中度烧伤。

(1) 经口摄食:经口摄食完全符合正常生理,是营养治疗的首选途径。经口摄食必须由少量试餐开始,逐渐增加数量,以免发生急性胃扩张和腹泻。烧伤面积大于40%的Ⅲ度烧伤患者,待胃肠道蠕动恢复后,可给予少量流质试餐,如米汤或绿豆汤,每次100 mL左右,每日2～3次。患者无腹胀、腹痛等胃肠反应后再依次给予流食、半流食和软食,采用少量多餐,每日6～8次。烧伤患者试餐饮食、流质饮食举例见表11-1和表11-2。

**表11-1　烧伤患者试餐食谱**

| 第1次 | 米汤150 mL(大米10 g) |
|---|---|
| 第2次 | 鸡蛋白20 g(盐1 g)+温开水150 mL |
| 第3次 | 藕粉10 g(白糖10 g)+开水150 mL |
| | 蛋白质3.098 g(7.8%);脂肪0.1 g(0.6%);碳水化合物36.481 g(91.6%) |

**表11-2　烧伤患者流质食谱**

| 第1次 | 牛乳220 mL,鸡蛋60 g,大米25 g |
|---|---|
| 第2次 | 大米25 g,瘦猪肉泥20 g,豆浆250 g,豆油2 g,食盐1 g |
| 第3次 | 鸡肉泥30 g,大米25 g,色拉油5 g,食盐1 g |
| 第4次 | 去皮去核红枣50 g,小米25 g,牛奶220 mL |
| 第5次 | 鸭肝50 g,大米25 g |
| | 蛋白质49.9 g(15%);脂肪39.9 g(26%);碳水化合物188.4 g(59%) |

(2) 管饲营养:当患者为口面部严重烧伤而不能口服,可采用管饲营养。常用鼻胃管饲。开始时浓度要低,输入速度要慢,成人为40～50 mL/h,3～5天后可增加到100～150 mL/h。注意管饲流质浓度不宜过大,以免引起恶心、呕吐,蛋白质过多时可导致高渗性脱水。上消化道烧伤,可行空肠造瘘,经瘘管进行管饲。开始应先滴注生理盐水,待患者适应后再给予特医食品(短肽型、低脂型、高蛋白型等)营养制剂。肠内营养液最好在输液泵控制下输入,开始为40 mL/h,以后逐步增至120 mL/h,温度要保持在40～42℃。为了增加病人的抵抗力,可以适当选择免疫营养制剂如谷氨酰胺、精氨酸、n-3脂肪酸等制剂。

**2. 肠外营养**

对于严重消耗及胃肠道功能紊乱,并发应激性溃疡、消化道大出血、败血症、肠梗阻、长时间腹泻而不能采用肠内营养的患者,需实施肠外营养。另外,经口摄食或管饲营养不能满足患者需要时,可同时采用肠外营养。肠外营养时,要注意补充必需脂肪酸、多种维生素和矿物质,必要时加入 ATP、辅酶 A 和胰岛素。烧伤病人肠外营养根据具体情况可通过中心静脉和周围静脉输入,主要取决于准备插管部位及邻近区域的皮肤(颈部及锁骨上下部)有无烧伤、或曾有浅度烧伤是否已愈合。一般可采用 GIKC 合剂,其中,G 是 10％葡萄糖溶液,I 是胰岛素[葡萄糖与胰岛素的比例为 1 IU 胰岛素：(4～5) g 葡萄糖],K 是 15％氯化钾溶液,补钾浓度为 0.3％,C 是维生素 C。

## 二、营养护理

休克期烧伤病人待血压、心率、呼吸生命体征稳定,胃肠道排气后,建议尽早采用肠内营养口服食物(一般烧伤后 48 小时左右),可给予少量米汁、绿豆汤、加水稀释的果汁,每次 50～100 mL,进食困难、食欲差及昏迷患者可予鼻饲。使用胃肠营养泵可维持每小时 100～150 mL 速度持续泵入,注意营养液的温度,并防止鼻饲管阻塞和滑脱。休克期患者,胃肠蠕动减弱,贲门松弛,胃肠功能受到抑制,切记胃肠道进食量不可量大,特别要防止因大量饮水及流质引起呕吐和急性胃扩张。渡过休克期后优先考虑采用肠内营养,并与肠外营养结合。鼓励患者逐渐扩大口服食物范围,如藕粉、米粥、菜汁、果泥、食物匀浆膳、软饭等,匀浆膳包括谷薯类、肉类、蛋类、豆奶类、蔬果类,采用少量多餐,每日 5～6 餐。康复期病人可给予软食或普食。除一日三餐饮食,为保持手术切痂植皮成功,促进创面愈合,鼓励患者增加富含蛋白质食物的摄入,若食量小,可适量补充乳清蛋白;增加补充含锌丰富的食物如牛肉、花生、紫菜、肝脏等;同时重视补充含维生素 C 丰富的新鲜蔬菜及水果。

(曾珊　张红)

# 第12章 营养与手术和短肠综合征

外科病人常因疾病、创伤或大手术,机体处于严重分解代谢,影响一个或多个器官功能,并使神经、内分泌系统紊乱,以致发生营养障碍。而营养障碍反过来又加重了原发疾病,使人体感染概率及病死率升高。肠道是人体重要的消化吸收营养物质器官,是吸收与调节水、维生素及电解质的重要器官,当肠道因疾病不能利用被切除后,肠道变短会引起营养物质、水、维生素及电解质的吸收减少与障碍。了解外科手术患者及短肠综合征患者营养代谢特点,以及对各类营养物质的需求,对患者的营养支持和治疗都具有重要意义。

## 第1节 创伤和围术期患者的营养支持

外科临床诊治中,外科手术治疗是疾病治疗过程中的重要手段。外科手术要经历麻醉、手术创面切开、出血、切除病灶,机体处于应激的一系列过程,其间能量、三大产能物质、维生素及矿物质的消耗,均会影响患者康复。认识及掌握术前、术中及术后(即围术期)的营养代谢特点,适时实施围术期的营养支持治疗,能够促进患者病情恢复、加速康复。

### 一、围术期营养支持的重要性

围术期是指从确定实施手术治疗时起,到与此次手术相关的治疗基本完成的一个时间段,包含手术前、手术中及手术后的一段时间。围术期通常指从术前7天至术后14天。对围术期患者研究证实,营养不良会增加术后并发症发生率和死亡率。营养不良不仅影响免疫功能,导致感染风险增加,伤口愈合延迟,还会影响肌肉功能,乃至影响呼吸肌功能,造成心肺功能下降,也会导致术后运动恢复延迟,增加住院时间和费用,由此围术期营养支持与治疗对于外科手术患者很重要,应作为整体治疗的一部分。

### 二、手术创伤后营养代谢特点

创伤是指机体受到外界有害致伤因子作用,导致组织结构连续性破坏,从而引起机体病理和生理变化,甚至死亡。创伤后,机体为维持内环境稳定、修复损伤组织,会出现全身性的应激反应,引起水、电解质紊乱,酸碱平衡失调,引起代谢失衡,分解代谢大于合成代谢,碳水化合物、蛋白质、脂肪等营养素的代谢异常等。

1. 碳水化合物代谢

手术创伤引起术后早期的血糖升高,对保证大脑组织必要的能量供应,以及外周神经、血细胞、吞噬细胞及肾髓质等组织细胞的应激需要起重要作用,实为一种保护性反应。

2. 蛋白质代谢

由于手术创伤机体处于应激状态,机体呈负氮平衡状态。总氮丢失量与手术创伤的严重程度呈正相关。蛋白质缺乏,术后易出现:①低血容量性休克;②网状内皮细胞萎缩,抗体生成减少,机体免疫功能受损;③组织间隙水潴留,引起水肿,伤口愈合延迟,易合并感染。

3. 脂肪代谢

机体脂肪组织分解代谢增强,血液中游离脂肪酸与甘油浓度升高,脂肪过度分解引起必需脂肪酸缺乏,导致细胞膜通透性发生病理改变,造成机体细胞再生和组织修复能力降低。

4. 水、电解质代谢

术后水、电解质代谢发生紊乱,表现为:① 水潴留,尿量少,一般不超过 1 000 mL/d;② 尿钾排出量增加,随营养状况改善,血钾浓度逐渐恢复正常;③ 钠排出量减少。尿氮排出增加时,磷、硫、锌、镁排出量也增加,氯的变化与钠平行但程度较轻。

### 三、围术期营养支持的目标

(1) 纠正营养物质的异常代谢。

(2) 提供合理的营养底物,尽可能将机体的分解代谢降低到合理水平,预防和减轻营养不良,保证肌肉容量,促进创伤愈合。

(3) 减轻组织氧化应激、精确调节血糖。

(4) 通过特殊营养物调节机体的炎症免疫反应,增强肠道的黏膜屏障功能,减少内毒素和细菌易位,预防肠源性感染,预防多脏器功能障碍综合征( MODS),加速术后的恢复。

随着代谢研究的深入与临床经验的积累,围手术期营养支持的目的不再是单纯的维持手术病人的氮平衡,保持病人的瘦体重,而是为维护脏器、组织和免疫功能,促进脏器组织的修复,加速病人的康复,由营养支持变为围手术期治疗手段的一部分。

### 四、营养治疗的方式选择

营养治疗包括肠内营养和肠外营养。肠内营养根据不同方法又分为经口营养支持和管饲。管饲的途径包括鼻胃管、鼻空肠管、经皮内镜下胃/空肠造口管、空肠穿刺造口管等。术前如果有营养支持治疗的指征,则肠内营养作为首选。如果因为疾病的限制(如食管癌、胃癌存在消化道梗阻)或其他肠内营养禁忌证(如肠梗阻、吸收不良、多发瘘管形成有大量外漏、肠缺血、严重休克伴脏器灌注不足、败血症等),可考虑肠外营养。

### 五、围术期营养治疗的原则

1. 术前营养治疗

(1) 术前营养治疗的适应证:多项研究显示,对于严重营养不良的患者(NRS-2002≥3 分),围手术期营养治疗能改善手术预后。欧洲肠外肠内营养学会(ESPEN)工作组对严重营养不良的定义是(至少满足以下一条):6 个月内体重下降 10%～15%;体重指数<18 kg/m² ;主观全面评估法 SGA 法为 C 级;血清蛋白<30 g/L。营养治疗应在手术前 10～14 天进行。

① 对择期手术患者应纠正患者的低血红蛋白、低血清总蛋白、低白蛋白血症,纠正高血糖水平,纠正电解质紊乱等各项指标,以最大限度提高手术耐受性。

② 对急需手术伴营养不良患者,尤其存在中度贫血、血浆白蛋白≤30 g/L 的患者,应加用人血制品、新鲜全血、血浆及人血白蛋白,以提高手术的耐受性。

③ 对急需手术伴中度营养不良患者,按病情应考虑中心静脉置管,以利于术中、术后予

以营养支持和生命体征监测。

④ 改善患者营养状况的方式应根据病情及手术时间而定,优先选肠内营养。要素营养可减轻胃肠负担,严重营养不良且伴消化吸收功能障碍者,可肠内营养联合肠外营养。

⑤ 对于急诊手术患者,应采用中心静脉营养,以便术中、术后进行营养支持和生命体征监测。

(2) 手术前营养供给

① 能量:体温正常患者,若仅在床边活动,能量供给增加基础代谢的10%左右即可;对进行室外活动的患者,应增加基础代谢的20%～25%。对发热患者,按体温每升高1 ℃增加基础代谢13%计算。一般术前每日能量供给2 000～2 500 kcal。

② 碳水化合物:应占每日总能量的65%。

③ 脂肪:略低于正常人,应占每日总能量的15%～20%。

④ 蛋白质:应充足,应占每日总能量的15%～20%,或按1.5～2.0 g/(kg·d)计算,其中50%以上应为优质蛋白质。

⑤ 维生素:每天可供给维生素C 100 mg,维生素$B_1$、维生素$B_2$各5～6 mg,维生素PP 50 mg,有凝血机制障碍者加用维生素K 15 mg,一般从术前7～10天开始补充。

2. 术后营养治疗

(1) 术后营养治疗适应证:术后营养诊断近似于术前,但营养治疗指征不同。对于一般手术创伤患者,术后数天基本可以过渡到经口膳食,只要注意细软易消化、搭配合理即可,无须术后营养治疗,但对于以下几类患者,需进行合理的术后营养治疗。① 术前营养治疗患者,术后应继续营养治疗;② 严重营养不良而术前未进行营养治疗者,术后应进行营养治疗;③ 术后估计超过1周以上不能进食的患者,需进行营养治疗补充;④ 术后出现严重并发症的患者,因代谢需要量增加和禁食时间延长,需进行营养治疗。

(2) 术后营养供给

① 能量:手术造成机体能量的大量消耗,应供给充足的能量以减少机体组织消耗,促进创伤修复。卧床休息的男性患者每日应供给能量8.4 MJ(2 000 kcal),女性为7.5 MJ(1 800 kcal)。下床活动后,应增加到10.9～12.6 MJ(2600～3 000 kcal)。也可按Harris-Benedict多元回归公式计算。

② 蛋白质:手术患者呈负氮平衡状态,有不同程度的蛋白质缺乏,不利于创伤愈合恢复。对术后患者应供给高蛋白膳食,每日供给量可达100～140g。

③ 脂肪:膳食中应含有一定量的脂肪,可占总能量的20%～30%。对胃肠道功能低下和肝、胆、胰术后患者,应减少脂肪摄入量。

④ 碳水化合物:给予充足的碳水化合物,可发挥节约蛋白质作用,加速机体转向正氮平衡,又能防止酮症酸中毒,并能增加肝糖原储存量,具有保护肝脏作用。每天供给量以300～400 g为宜,超量供应会引发高血糖和尿糖。

⑤ 维生素:营养状况良好的患者术后应给予足量的水溶性维生素。维生素C术后每天可给予500～1 000 mg。B族维生素与能量代谢有密切关系,也影响伤口愈合与机体对失血的耐受力,每天供给量应增加至正常供给量的2～3倍为宜。

⑥ 矿物质:术后患者因失血和渗出液体等原因而大量丢失钾、钠、镁、锌、铁等矿物质,应根据实验室检查结果及时补充。

(3) 术后营养治疗的时机:术后营养治疗可分为术后早期、并发症出现期和康复期三个阶段。

① 术后早期被认为是高度应激期,营养治疗的作用在于保持内稳态稳定,供给机体基础的能量与营养底物,降低应激反应。此时应给予低能量供应,由少到多逐渐增加,一般能量供应 20~25 kcal/(kg·d),不宜超过 30 kcal/(kg·d)。

② 并发症出现期,营养治疗在保持内稳态稳定的基础上,应增加能量的供应量,以支持机体组织愈合、器官功能恢复及免疫调控。在并发症出现时,营养治疗不宜停,能量控制在 30 kcal/(kg·d)为宜。严格控制血糖水平,控制并发症,同时增加脂肪乳剂的应用,适当增加氮量,达到维持机体代谢的需求。

③ 患者一旦进入康复期,除维持机体代谢所需的基本能量外,还需增加部分能量,如能量为 35 kcal/(kg·d),以求达到适度的正氮平衡,补充机体在前一阶段的损耗,促进体力的恢复,加快患者的康复。

ESPEN 指南建议在胃肠手术后早期正常进食或肠内营养(<24 小时)。外科手术后 6~8 小时小肠即恢复肠蠕动,并恢复适当的吸收功能,因此,胃肠道切除术后 12 小时多数患者可耐受肠内营养。多数行结肠切除术的患者,术后数小时即可经口进食流食,腔镜下结肠切除术的患者对术后早期经口进食的耐受性更好。上消化道大手术后的进食要慎重,需根据手术类型和患者的耐受性决定是否经口进食。对胃肠功能受损的患者进行管饲格外注意患者的耐受性。早期管饲时使用营养泵滴入营养液是安全的,但营养液泵入的起始速度应缓慢(10~20 mL /h),5~7 日内可逐渐升至目标速度。早期肠内营养能量供应不足的部分通过肠外营养补足。住院期间定期评估营养状态,如果必要的话,出院后可继续营养支持。

## 六、围术期营养治疗的实施与护理

### 1. 手术前

手术前对患者 NRS 2002 营养风险筛查≥3 分者,表明该患者存在营养风险,再进一步可通过主观全面评估法(SGA 法)判断,当 SGA 法检测为 C 级时,表明营养不良为重度,则需要营养治疗,根据下列项目判断营养不良类型。

(1) 膳食调查:患者近期的消化道功能(包括是否存在食欲下降、咀嚼障碍、吞咽困难、消化不良、胃肠道梗阻、排便异常、治疗干扰及药物影响)、摄入食物的形状(普通膳食或半流质膳食或流质膳食)。

(2) 人体检测:握力、小腿围、人体成分分析。

(3) 实验室检查:包括肝肾功能、血糖、电解质、血浆白蛋白、前白蛋白、转铁蛋白,C 反应蛋白等。

明确营养不良的类型,是消瘦型营养不良,或是低蛋白血症型营养不良,或是混合型营养不良,使营养治疗更有针对性。在详细了解患者营养不良严重程度、类别及原因的基础上,对符合术前营养治疗适应证者,制定与其匹配的营养方案,可按营养不良规范治疗应遵循的五阶梯治疗原则进行治疗,详见图 12 - 1。

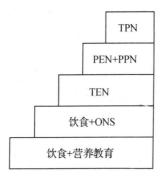

**图 12-1 营养不良规范治疗应遵循的五阶梯治疗原则**

首先选择营养教育,然后依次向上晋级选择口服营养补充 ONS、全肠内营养(total enteral nutrition,TEN)、部分肠外营养(partial parenteral nutrition,PPN)、全肠外营养(total parenteral nutrition,TPN)。参照 ESPEN 指南建议,当下一阶梯不能满足 60% 目标能量需求 3~5 天时,应该选择上一阶梯。

2. 手术后

营养治疗原则上以肠内营养为主,根据手术部位,膳食可先从要素膳开始,经流食、半流食、软食逐渐过渡至普食。通常采用少食多餐的方式,必要时可由静脉补充部分营养素。术后患者对能量和各种营养素的需要量增大,营养供给要依病情、病程而定,原则上选择恰当的方法,供给富含能量、蛋白质、维生素、矿物质的饮食。营养治疗方案主要有以下几种:

(1)胃肠道手术:① 术后肠道功能恢复前,采用肠外营养支持;② 术后早期选用特殊医用食品如短肽类制剂,逐渐增加菜汁、果汁、牛乳、稀粥、烂面条等,由流食过渡到普食;③ 肠道功能初步恢复后,选用高蛋白、少渣食物,如蛋类、鱼肉、乳类及其制品等。烹调方式采用蒸、煮、炖、煨等,使食物易于消化。同时加强补充含铁丰富易吸收的食物如鸡肝、鸭肝、猪肝及动物血类物品,含维生素 $B_{12}$ 及叶酸丰富的肉类、动物内脏、鱼类及蛋类,同时补充富含维生素 C、维生素 $B_2$ 的食物,预防贫血,采用少量多餐,逐渐扩大胃容量。

(2)非胃肠道手术:① 术后早期低脂流质,如藕粉、米粥、菜汁、果汁,可选用特殊医用食品如低脂制剂;② 随着病情的恢复可逐渐采用高蛋白、高维生素食物如瘦肉、蛋类、乳类及其制品、豆类及其制品等,富含维生素和矿物质的新鲜蔬菜、水果如芹菜、白菜、油菜、苹果、猕猴桃等。对于颅脑损伤和昏迷的患者,应给予管饲肠内营养支持。对恶性肿瘤患者,应给予高优质蛋白、高维生素膳食。

总之,对于围术期患者,应积极进行营养支持治疗,以增加病人对手术的耐受性。同时做好饮食指导和心理沟通,消除病人对手术的恐惧心理。而对于术后病人则要根据病人的病情适时给予营养支持,顺利渡过围术期,加快康复。

# 第 2 节　短肠综合征的营养支持

正常生理状况下,小肠对营养物质的吸收能力远远超过了维持正常营养的需要,所以能承受部分小肠切除,而不出现相应的临床症状。当切除小肠达 70% 以上或剩余小肠不足 200 cm 可引起短肠综合征,患者主要发生严重腹泻,造成水、电解质紊乱及各种营养素吸收不良引起的贫血、维生素缺乏、消瘦等。

## 一、概述

短肠综合征(short bowel syndromle,SBS),是指广泛小肠切除(包括部分结肠切除)术后,残留的功能性肠管不能维持病人营养需要的吸收不良综合征。临床以严重腹泻、体重减轻、进行性营养不良和水、电解质代谢紊乱为特征,影响机体发育,致死率较高。SBS 患者残存肠道的代偿程度受年龄、肠道切除范围和部位、回盲瓣和结肠是否保留、残存肠道功能状态、肠切除后距第一次治疗时间长短等因素影响。SBS 患者的治疗和护理均十分棘手,其病死率为 18%~25%。

## 二、短肠综合征的临床表现及代谢改变

短肠综合征的主要临床表现为腹泻和营养不良,在临床分为三期:

(1) 第一期指术后 2 月内,为失代偿期,以腹泻为主要症状,重者每日腹泻量超过 2 L,常伴有水、电解质及酸碱失衡,营养不良、易感染,重者可导致死亡。

(2) 第二期术后数月至 2 年,腹泻减轻,能进食,但仍有脂肪泻、消瘦等。

(3) 第三期为代偿后期,术后 2 年左右,经恰当的治疗后,体重有所增加,但仍有腹泻、消瘦等,部分患者常需要间断肠外营养补充。

短肠综合征易出现营养不良如贫血、体重下降、疲乏、肌肉萎缩、低蛋白血症、皮肤角化、肌肉痉挛、凝血功能障碍、骨痛以及钙、镁缺乏表现。恰当的营养治疗尤为重要。

## 三、短肠综合征的营养支持

短肠综合征治疗包括非手术治疗和手术治疗。营养支持是 SBS 最主要、最基本的处理方法,其他治疗措施都是以此为基础。短肠综合征的营养支持包括补充液体丢失,纠正电解质紊乱,纠正腹泻,给予各种营养素的补充,预防和治疗营养不良,预防和治疗短肠综合征的并发症,促进残余肠管的代偿能力恢复,帮助患者顺利手术及肠康复。

1. 短肠综合征营养支持的策略

短肠综合征最主要的问题是保证有效的营养摄入。由于手术大段肠管切除可造成机体分解代谢增加,加之肠道面积缩短,营养物质的消化吸收面积减少,故应尽早进行营养支持。营养需要量因人而异,应以患者能量代谢测定、体成分测定、氮平衡测定、血浆蛋白水平、C反应蛋白及炎性因子的测定、肝肾功能及电解质的测定、残余肠管部位、长度及临床分期为依据制定个体化的营养支持方案。短肠综合征的营养支持分为肠外营养和肠内营养,途径选择的主要依据为 SBS 患者残存肠道的长度和功能情况,若残存肠道具有一定代偿功能,可安全进行营养支持时,首选肠内营养。

2. 肠内营养

血生化检查指标无明显异常—电解质稳定,腹泻量≤2 L/d 即可减少肠外营养,开始用肠内营养,以减少肠外营养的并发症,提高 SBS 患者的生活质量。每日以少量肠内营养液给予,以刺激肠管代偿。实施肠内营养液应从等渗、易吸收的营养制剂开始,坚持由少到多,由慢到快的原则。一般先以 20 mL/h 的速度经鼻饲管持续给予等渗浓度的结晶氨基酸或短肽制剂,24 小时持续输液泵控制速度,以增加患者对肠内营养的耐受。应用肠内营养时可能出现恶心、呕吐、腹胀、腹泻等不良反应,应每隔 4 小时检查胃残留量,若胃残留量≥100 mL,

则应停止进食,而胃残留量≤50 mL,则可继续给予肠内营养,而胃残留量 60～100 mL,则需减慢肠内营养给予的速度及增加喂养的间隔时间。

短肠综合征患者,由于小肠吸收能力差,用结肠进行代偿,通过结肠吸收能量甚至可达到机体所需要总能量 30%。对保留结肠的患者,膳食纤维能提供结肠上皮细胞需要的短链脂肪酸,每日可供能达 400～1 000 kcal,故给予肠内营养时,应给予适量的膳食纤维,可以通过结肠提供适量的能量,从而弥补小肠吸收的不足。因此可在短肠综合征患者适应前期短肽制剂的基础上,逐步添加高蛋白、脂肪及水溶性膳食纤维(如果胶、树胶)等以刺激肠管黏膜增生代偿作用。

3. 肠外营养

肠外营养是短肠综合征急性期最有效的营养支持方法,可提供葡萄糖、脂肪乳、氨基酸、维生素及微量元素等营养物质,对必须长期禁食的短肠综合征患者,肠外营养对其生存起决定作用。实施全肠外营养的患者,营养物质的合理搭配能满足机体营养代谢需要。肠外营养总热能一般按 20～30 kcal/(kg·d)供给,热能物质供应应以葡萄糖:脂肪乳＝1:1 或 2:1 为宜,氮的供给量可按 0.15～0.2 g/(kg·d)供给,血糖应控制在 11.1～14.0 mmol/L,葡萄糖的输注速度控制在≤4 mg/(kg·min),以防高血糖发生。待短肠综合征急性期的电解质稳定、腹泻明显改善后,尽早采用肠内营养＋肠外营养进行营养支持。

4. 谷氨酰胺、生长激素及其他生长因子在 SBS 治疗中的应用

(1) 谷氨酰胺:它是人体内最丰富的非必需氨基酸,作为一种组织特殊营养物质应用于短肠综合征,肠内与肠外营养给予谷氨酰胺对肠黏膜增生均有刺激作用。

(2) 生长激素:是一种肽类激素,有增强机体合成代谢、促进生长作用。联合应用谷氨酰胺、生长激素、含糖类低脂膳食纤维制剂对肠管的代偿功能优于单独用生长激素。

(3) 其他生长因子:胰高血糖素样肽-2 可增强隐窝细胞生长和抑制其凋亡,降低胃肠动力和胃肠液分泌,增加肠系膜血流,促进肠黏膜生长。

(4) 其他物质补充:严重腹泻导致胃肠液大量丢失,引起低钾、低钠及代谢性酸中毒,故短肠综合征患者腹泻时特别应监测这些元素,并及时予以补充。短肠综合征残留肠管的部位不同可出现不同的元素缺乏,如切除十二指肠及空肠上段者可出现铁缺乏;结肠和回肠广泛切除者,不仅可引起钙、镁、磷及维生素 $B_{12}$ 缺乏,还会限制胆盐的吸收,应进行监测,及时补充,除上述元素外,脂溶性维生素、锌等也应按需补充。

肠康复治疗是促进残留小肠吸收功能的重要手段,对于残留小肠 30 cm 以上的患者,如能积极给予肠康复治疗,患者常可摆脱肠外营养。在短肠综合征代偿期,应积极给予肠康复治疗。临床研究表明,给予肠外营养依赖的短肠综合征患者谷氨酰胺、生长激素、膳食纤维和营养支持,其中 57% 的患者可摆脱肠外营养,随访一年效果良好,对肠康复起到了重要的作用。

(曾　珊)

# 第 13 章　营养与呼吸系统疾病

呼吸系统疾病(不包括肺癌)在城市的死亡病因中居第四位,在农村居第三位。由于大气污染、吸烟、工业生产导致的呼吸系统疾病发病率明显增加,慢性阻塞性肺疾病居高不下。呼吸系统的生理功能为通气和换气,呼吸系统功能的正常与营养物质在机体内的代谢、转化有密切关系,机体的营养状态直接影响着呼吸系统各个环节的能量和营养物质供给,对于呼吸系统结构和功能的维持具有重要意义。

## 第 1 节　营养不良对呼吸系统的影响

呼吸系统疾病常合并发生一定程度的营养不良,营养不良可导致呼吸系统的结构和功能发生变化,引起肺组织损伤修复困难、肺表面活性物质合成障碍、通气调节反射减弱、呼吸道抗感染能力减弱。

1. 营养不良对呼吸肌群结构和功能的影响

呼吸肌中对通气功能发挥作用最大的是膈肌,营养不良导致呼吸肌群尤其是膈肌发生肌萎缩和肌力减弱,并最终发展为呼吸肌的疲劳和衰竭。如低体重的病人(体重为理想体重的 71%时),与正常体重者比较,膈肌群纤维可减少 43%,膈肌厚度和面积分别下降 27%和23%,导致呼吸肌的力量和最大通气量显著降低。充分补充含磷的营养物质,可以改善膈肌收缩功能和提高 ATP 含量,改善呼吸肌群疲劳,提高呼吸肌力量。

2. 营养不良对呼吸道结构改变和功能的影响

婴幼儿及儿童、青少年时期营养不良影响肺发育和肺功能的完善,出生和 1 岁时的体重过低,增加成人后死于慢性阻塞性肺病的危险性。因此,注意保证胎儿和婴儿期的良好营养状况,改善肺发育,降低儿童期呼吸道疾病发生率,就可能降低他们成人后患慢性阻塞性肺病的可能性。机体蛋白质和能量摄入不足,导致肺部抗氧化酶形成减少,对自由基的清除能力减弱,加重有害物质对肺组织的损伤。

呼吸功能不全病人常发生蛋白质热能营养不良,适当增加蛋白质的摄入量可改善呼吸肌的收缩能力,增加通气功能,排出体内二氧化碳。氨基酸可降低呼吸衰竭病人大脑中 5-羟色胺的浓度,改善呼吸中枢的调节功能。脂肪可提供较多的能量,有益于改善肺组织结构。肌糖原是肌纤维活动的能量来源,通常呼吸衰竭病人输入葡萄糖,葡萄糖的输注量和速度均影响呼吸功能。对于呼吸衰竭的病人,碳水化合物摄入过多,必然产生过多的二氧化碳,随之要增加通气和呼吸频率,加重肺功能的负担,加速呼吸肌群疲劳或衰竭。但碳水化合物摄入过少易发生酮症,不利蛋白质和脂肪的利用。维生素 A 对于肺的发育和弹性至关重要,维生素 A 缺乏容易发生呼吸道感染,产生呼吸系统疾病。慢性营养不良能影响肺实质的结构和功能,营养治疗可纠正生化指标的异常,但不能完全纠正形态学的损害,饥饿能可逆性影响表面活性物质产生和降解的平衡。

3. 营养不良对肺通气驱动的影响

呼吸运动是肺通气的直接动力。营养不良引起中枢神经驱动不足和呼吸肌力不足,使肺呼吸通气调节反射减弱,对缺氧的反应能力下降,通过调节呼吸改善机体缺氧的能力下降。给予全面的营养支持和充足能量、蛋白质对保持呼吸肺通气驱动有重要意义。在半饥饿状态下,保证最低需要的能量摄入,对维持正常通气驱动是必需的。摄入高碳水化合物和增加蛋白质摄入,均可增加通气驱动力。然而如前所述对于呼吸功能不全的病人,能量物质的提供量应控制,以免导致体内 $CO_2$ 产生增加,肺脏负荷增大,易加重呼吸肌群疲劳。

4. 营养不良对肺免疫防御功能的影响

呼吸系统对外来病原有一定的防御能力。流行病学调查发现营养不良与肺炎的发生发展相关,营养不良导致呼吸道免疫防御功能减弱,呼吸道内 sIgA 减少,下呼吸道革兰阴性菌黏附和增殖增加,呼吸道黏膜屏障功能减弱,细胞免疫降低显著,肺泡巨噬细胞数量减少,吞噬功能减弱,可增加住院患者发生院内获得性肺炎的危险性,呼吸道感染发生率增高。营养不良还可损伤呼吸道上皮细胞的再生,呼吸道防御功能进一步减弱。营养不良还使肺泡表面活性物质减少,易发生肺萎缩、肺不张等。

# 第 2 节　营养与慢性阻塞性肺疾病

慢性阻塞性肺疾病(COPD)是一类以气道气流受限为特征的呼吸道疾病,呈进行性发展,气流受限不完全可逆。慢性阻塞性肺疾病患者大多伴有蛋白质热能营养不良,住院患者的发生率可高达 50% 以上。许多患者出现进行性体重下降,肌肉减少导致呼吸肌萎缩,最终引起呼吸衰竭。营养状况是影响 COPD 患者病死率的独立危险因素。有效的营养支持是 COPD 患者的重要辅助治疗手段,对于降低呼吸道感染和呼吸衰竭发生率具有重要意义。

## 一、营养代谢特点

1. 机体能量消耗增加

近年来研究分析,部分 COPD 患者能量代谢增加,静息代谢率、运动生热效应、食物热效应等均比正常人高。具体机制可能与下列因素有关:呼吸道的梗阻及感染致使局部呈现炎症反应,大量的渗出及分泌物通过保护性反射排出呼吸道,而这些排出物中含有大量的人体营养成分,致使大量营养成分丢失。COPD 患者气道阻力增加,使呼吸肌群负荷以及呼吸做功增加,引起呼吸时氧耗量增加。研究表明,COPD 患者每日用于呼吸的耗能为 430~720 kcal(1 799~3 012 kJ),较正常人高 10 倍。同时感染及中毒所致的炎症反应及体温升高,也使基础代谢率明显升高,增加能量消耗,多种炎症因子增加蛋白质分解,消耗了一定量的营养成分。另外,COPD 患者常用的解痉平喘药、$\beta_2$-受体激动剂、氨茶碱和类固醇皮质激素等药物具有一定的增加机体能量消耗的作用。

2. 机体分解代谢增加

COPD 患者组织蛋白分解和脂肪动员增加,糖原分解和糖异生加速,患者机体分解代谢增加。缺氧、创伤、恐惧及反复感染导致机体应激反应水平提高,进而引起神经内分泌改变,甲状腺素、胰高血糖素、生长激素等分泌水平增加,胰岛素分泌水平受抑制,此时机体处于高代谢状态,尿氮排出及能量代谢水平均明显提高。

3. 营养摄入不足及胃肠道消化吸收功能障碍

长期缺氧、心功能不全、高碳酸血症及长期使用抗生素引起肠道菌群失调,导致胃肠道的消化和吸收功能障碍。同时进餐加重呼吸负荷,血氧饱和度下降,造成患者气促、厌食,膳食营养摄入减少。长期应用药物的患者可能发生药物性胃炎,引起胃肠道功能紊乱,影响食物的消化吸收。此外,COPD 患者一般年龄偏大,咀嚼功能下降,进一步影响营养物质的摄入和吸收。

4. 其他药物治疗的影响

由于激素抑制蛋白质合成,使用皮质激素类药物控制感染和减轻症状的同时也加速呼吸肌的萎缩和降低肌肉的耐力。

由于以上的综合作用,COPD 患者容易发生营养不良,营养不良的类型包括蛋白质型营养不良、蛋白质-能量型营养不良和混合型营养不良,发生混合型营养不良的患者预后极差。

## 二、营养需要

1. 能量

慢性阻塞性肺疾病患者基础代谢较高,同时还要纠正组织分解水平增加的问题,所以其每日所需能量处于较高水平,营养治疗应注意满足机体热能的需要。由于碳水化合物及蛋白质代谢产生的二氧化碳高于脂肪代谢的产生量,因此能量供应应根据病情适当减少碳水化合物的用量,适当增加脂肪的比例。COPD 患者稳定期营养支持能量分配为碳水化合物占 50%~55%,脂肪占 25%~30%,蛋白质占 15%~20%。

一般可用 Harris-Benedict 公式计算基础能量消耗,见前面章节。

每日能量供给(kcal/d)＝基础能量消耗×活动系数×体温系数×应激系数×校正系数

活动系数:卧床 1.2、下床轻度活动 1.25、正常活动 1.3、中度活动 1.5、剧烈活动 1.75;体温系数:38 ℃ 1.1,39 ℃ 1.2,40 ℃ 1.3,41 ℃ 1.4;应激系数:体温正常 1.0,发热 1.3;校正系数:男性 1.16,女性 1.19。

2. 蛋白质

慢性阻塞性肺疾病患者营养治疗应供给充足的蛋白质。每日蛋白质供给量应不低于 1.5 g/kg,并给予优质蛋白质以满足机体需要。但过量摄入蛋白质会导致氧消耗及每分钟通气量增加,从而加重低氧血症和高碳酸血症。

3. 维生素

慢性阻塞性肺疾病患者营养治疗应提供丰富的维生素。食物应富含维生素 A、维生素 E 和 B 族维生素。

4. 适宜的水和矿物质

心功能良好的患者,应鼓励患者少量多次饮水,有助于稀释痰液排出体外。心功能不全者则应控制水的摄入量,应减少钠的摄入,注意补充影响呼吸肌群功能的钾、镁、磷等元素。

## 三、营养治疗

慢性阻塞性肺疾病营养治疗的原则是供给足够的热能、蛋白质、维生素以及充足的水分,目的是增强呼吸肌力,维持有效呼吸通气功能,增强机体免疫力,减少反复感染的机会,使机体健康尽早得到恢复。营养治疗以尽早为原则,重症病人在重要器官、系统功能基本稳定时开始。患者在没有明显胃肠功能障碍时,应鼓励患者尽可能经胃肠道营养(吞咽困难者,可给予鼻饲)。危重病人、重度营养不良和机械辅助通气者及肠内营养不能满足营养需求时,可采用肠外营养。当疾病状况好转,再过渡到肠内营养。

## 四、营养护理

给予营养支持,提供高热量、高蛋白、丰富维生素易消化食物,少食多餐,避免辛辣刺激。能量分配比例碳水化合物占 50%～55%,脂肪占 20%～30%,蛋白质占 15%～20%,其中优质蛋白占 50%以上。供给清淡易消化的软食或半流质,护理在两餐之间可以少量多次给予浓缩食物,以避免疲乏。忌用辛辣、油腻、海鲜、产气类食品。如果患者处于感染应激状态,分解代谢增强,蛋白质供给需增至 20%～22%。必要时经静脉补充血浆白蛋白增强机体的抗感染能力,当慢阻肺急性感染尤其合并二氧化碳潴留,出现高碳酸血症时,应增加脂肪的供热比,降低碳水化合物的供热比,此时,营养支持能量分配为碳水化合物占 40%～45%,脂肪占 35%～40%,蛋白质占 15%～20%(三大产能呼吸商分别为:碳水化合物：脂肪：蛋白质＝1：0.7：0.8),以此减轻肺通气及呼吸肌群做功负担,减少二氧化碳潴留。

选择适宜患者的肠内营养方法。个体化配餐,合理分配营养物质供能比以及三餐供能比,少吃多餐,使各种维生素及矿物质、微量元素、半微量元素达到或接近《中国居民膳食指南》(2013 版)中的推荐摄入量。

## 五、食谱举例（稳定期）

男性,65 岁,体重 65 kg,轻体力劳动,体温及活动正常,需能量 2 050 kcal/d,蛋白质摄入＞97.5 g/d。

早餐:牛奶 250 mL、鸡蛋 100 g、红薯 150 g。加餐:凉拌西红柿 150 g＋15 g 核桃。中餐:米饭 75 g,胡萝卜炒鸡蛋(胡萝卜 100 g＋鸡蛋 50 g)、姜葱黑木耳清蒸鲳鱼(姜 5 g＋葱 5 g＋黑木耳 30 g＋鲳鱼 150 g)、豆腐花(60 g)、菜籽油 8 g、盐 3 g。加餐:梨 100 g。晚餐:紫菜绿豆面(紫菜 10 g＋绿豆面 100 g)、青椒炒猪肝(青椒 100 g＋猪肝 50 g＋姜末 5 g)、清炒腌苤蓝(100 g)、菜籽油 8 g、盐 3 g。

# 第 3 节　营养与支气管哮喘

支气管哮喘是一种以嗜酸性粒细胞、肥大细胞反应为主的气道慢性炎症。此种炎症常伴随引起气道反应性增高,导致反复发作的喘息、气促、胸闷和(或)咳嗽等症状,多在夜间和(或)凌晨发生,此类症状常伴有广泛而多变的气流阻塞,可以自行或通过治疗而逆转。

常见的病因有吸入物、感染、食物、气候变化、精神因素等。哮喘常和食物过敏有关。由于食物而引起哮喘发作的现象在哮喘病人中较为普遍。高蛋白质食物容易引起变态反应,引起过敏最常见的食物是鱼类、虾蟹、蛋类、牛奶等。

## 一、营养代谢特点

哮喘发作时张口呼吸、出汗多、饮食少,可导致体内水分的丢失,应及时补充水分,增加液体摄入量。哮喘状态能量消耗增加,需求量较高。

## 二、营养需要

1. 排除过敏食物

如果引起哮喘的过敏食物有多种,则应提供营养丰富的、经过排除过敏原的饮食,由营养师制订专门的食谱,以保证足够的营养供给。食物摄入不当可引起哮喘发作,尽量避免摄入引起哮喘的过敏食物。通常儿童尤其婴幼儿容易对食物引起过敏,随着年龄的增长,对各种食物的耐受力逐渐增强,过敏反应会逐渐减少。

2. 热能

热能供给以碳水化合物为主,脂肪的供给量应限制。支气管哮喘患者热能消耗较高,应增加供给量。

3. 蛋白质和其他营养素

应该保证营养供给,补充各种营养素,选择不引起过敏反应的含优质蛋白质的食物,注意矿物质、维生素的补充,提高患者机体营养水平和免疫功能。

4. 水分

支气管哮喘发作,体内水分丢失明显,应及时补充水分,增加液体摄入量。危重患者无法进食,可采用静脉补液。

## 三、营养治疗

因支气管哮喘发作多为间歇性发作,大多数病人的胃肠道功能是好的,所以该病病人的营养支持途径以口服为主,哮喘呈持续状态时,应考虑通过静脉给予营养素补充,防止加重营养不良。

## 四、营养护理

注意饮食调养,多吃高蛋白食物如瘦肉、肝、蛋、家禽、大豆及豆制品等,增加热量,提高抗病力。消化功能不好的人要少吃多餐,多吃含有维生素 A、C 及钙质的食物,戒烟酒,忌过咸食物。少食多餐有利于减轻哮喘患者的呼吸困难及防止咳嗽、呕吐及呕吐物的吸入。哮喘发作时应给予软食或半流质饮食,减轻吞咽困难,利于消化、吸收,防止食物反流。

在食物选择上应注意饮食宜清淡,可选择猪瘦肉、鸡蛋、豆类等含优质蛋白质的食物。宜多吃富含维生素的蔬菜和水果,如新鲜大白菜、小白菜、萝卜、西红柿、山药、莲子、橘子等。限制海鲜食物,如海虾、蟹、带鱼、黄鱼及无鳞鱼等的摄入,这些食物很可能是哮喘的重要过敏原。忌食过甜食物,如糖、甜饮料、蜂蜜等,过甜食物可使人体温热蕴积并成痰而加重病情。忌食辛辣食物,如辣椒、辣酱、韭菜、大葱等,这类食物可助火生痰并使症状加重。忌食冷饮,哮喘与食用生冷食物有关,冷饮还会引起脾胃功能失调,影响食物消化、吸收。

## 五、食谱举例

男性,50 岁,体重 60 kg,轻体力劳动水平,需能量 2 100 kcal/d,蛋白质摄入 60 g/d。

早餐:酸奶 300 mL、韭菜鸡蛋面(韭菜 25 g,鸡蛋 100 g,面条 100 g)。加餐:凉薯(100 g),榛子 10 g。午餐:豌豆饭(豌豆 30 g,米饭 100 g)、松子炒春笋(松子仁 40 g,春笋 50 g)、雪里蕻炒鸡胸肉(雪里蕻 150 g，鸡胸肉 25 g)。晚餐：米饭(100 g)、萝卜炖牛肉(白萝卜 200 g，牛肉 25 g)；蒸山芋(50 g)、核桃(30 g)。

# 第 4 节　营养与肺结核

肺结核是由结核分枝杆菌引发的肺部感染性疾病，是严重威胁人类健康的疾病。结核分枝杆菌的传染源主要是排菌的肺结核患者，通过呼吸道传播。健康人感染结核菌并不一定发病，只有在机体免疫力下降时才发病。肺结核是一种慢性消耗性疾病，营养因素对结核病的发生、发展、治疗及康复具有重要作用。临床研究证据显示，蛋白质营养不良可增加肺结核的发病率及其恶化的可能性。

## 一、营养代谢特点

肺结核是一种慢性消耗性疾病，结核病程中消耗大量的热能和各种营养素，同时患者食欲下降，使营养素摄入不足，合成代谢减少，可导致中度至重度的营养不良，表现为患者蛋白质水平低下，并伴有微量营养素的缺乏。

## 二、营养需要

1. 能量

结核病患者应供给充足的能量。由于长期发热、盗汗等增加能量消耗，能量供给应高于正常人。一般按每日 40～50 kcal/kg(0.167～0.20 MJ/kg)供给，能量供给以碳水化合物为主要形式，碳水化合物摄入量不必限制，以患者平时的食量而定。

2. 蛋白质

结核病患者应补充优质蛋白。供给足够蛋白质有助于体内免疫球蛋白的形成，利于结核病灶的钙化修复。每天蛋白质供给量一般按 1.5～2.0 g/kg 供给，优质蛋白应占总量的 1/2，如肉类、奶类、蛋类、禽类、豆制品等。

3. 维生素

多选用新鲜的蔬菜、水果、鱼虾、动物内脏和蛋类，供给丰富的 B 族维生素及维生素 A、维生素 C、维生素 D。

4. 脂肪

结核病患者应供给适当的脂肪，其脂肪消耗量较大。适量补充脂肪还有利于脂溶性维生素的补充。

5. 矿物质

结核病患者应供给适量的矿物质和水分。要注意补充钙、磷、铁丰富的食物，如牛奶、贝类、海带、海产品、动物肝脏、绿叶蔬菜等，以利于病灶的钙化及贫血的纠正。长期发热、盗汗的患者，应及时补充钾、钠和水分。

## 三、营养治疗

肺结核病人的营养治疗主要目的是满足机体代谢过程中能量和蛋白质需求的增加，增强机体的抗感染能力以及促进损伤后期组织修复。肺结核病人每天饮食中不但要有足够的总热量,还要有足量完全的营养素,最重要的就是增加蛋白质、维生素以及无机盐类的供应。外科治疗肺结核病人术后早期可通过肠内或肠外营养给予病人营养支持以满足病人对能量、蛋白质及其他各种营养物质的需求。氨基酸是蛋白质合成的重要成分,其对于免疫功能及伤口愈合维持极为重要,术后病人可给予精氨酸和谷氨酰胺进行营养支持。

### 四、营养护理

应给予高蛋白、高热量及新鲜水果和蔬菜,以帮助患者及早康复。饮食宜清淡,少食多餐,可多吃粥、面条、牛奶、肉汤等。夏天可多吃冬瓜鸭汤、鱼丸汤、番茄牛肉汤等,冬天宜增加瘦肉、鱼、家禽的摄入。每天应喝 2～3 杯牛奶。多吃维生素 A、C 含量丰富的蔬菜和水果,如胡萝卜、菠菜、柑橘、草莓等。有咯血症状时,应补充铁质,可多吃葡萄干、木耳、大枣、豆类、动物肝脏等。适当补充 B 族维生素,多吃糙米、小麦胚芽等富含 B 族维生素的食品。

### 五、食谱举例

男性,40 岁,体重 55 kg,需热量 2 700 kcal/d,蛋白质摄入 82 g/d,优质蛋白约 41 g/d。

早餐:牛奶 250 mL,鸡蛋 50 g,小米莲子银耳粥(小米 30 g,莲子 20 g,银耳 20 g)。加餐:鲜枣 300 g。午餐:米饭 150 g,蒜蓉西蓝花(蒜 5 g,西蓝花 100 g)、芹菜炒香干(芹菜 50 g,香干 50 g),冬菇炖鸭(冬菇 30 g,鸭 100 g)。晚餐:香椿饺子(香椿 100 g,特一小麦粉 150 g),青椒炒牛肉(牛肉 25 g,青椒 50 g)。加餐:榛子 20 g。

# 第 5 节　营养与呼吸衰竭

呼吸衰竭是各种原因引起的肺通气和换气功能严重障碍以致不能进行有效的气体交换,导致缺氧和二氧化碳潴留,从而引起一系列生理功能和代谢紊乱的临床综合征。营养不良可严重影响机体的免疫、呼吸及组织修复等功能,呼吸衰竭的患者尤其是慢性呼吸衰竭患者常合并营养不良,营养治疗应满足机体的能量及蛋白质的需要,以高脂低糖类饮食为主,并注意营养治疗过程中并发症的发生。

### 一、营养代谢特点

呼吸衰竭患者常伴有营养不良或饥饿状态且多为混合型营养不良。呼吸衰竭患者由于心肺功能不全、机械通气、气管内留置导管、气管切开和抗生素等药物的使用,影响了能量物质和营养素的摄入。由于细菌毒素、炎性介质、缺氧、手术等因素,引起机体内分泌紊乱,使机体处于高代谢状态而呈负氮平衡。

### 二、营养需要

在营养治疗过程中,应适当增加脂肪的比例,尽量减少碳水化合物的用量。应注意合理选用生热营养素,以满足代谢且不增加已经发生功能不全或已衰竭器官的负担为原则。慢性呼吸衰竭患者蛋白质需要量为每日 1.2～1.5 g/kg,急性呼吸衰竭人工通气患者需增加蛋白质供给量每日 1.5～2.0 g/kg,或以 24 小时尿素氮的排出量来评价其分解代谢的情况及能量需要,同时注意补充影响呼吸肌群功能的钾、镁、磷等元素。

## 三、营养治疗

呼吸衰竭急性发作的患者进行营养治疗时应该注意减少组织蛋白的分解,减轻呼吸负荷,尽量恢复患者体重。同时,要注意呼吸衰竭营养治疗可能产生的副作用,如呼吸性酸中毒、肝功能异常、水电解质失衡等,及时采取增加通气量、控制血糖水平、监测电解质等措施,根据心功能、尿量、血压情况补充入液量、钠、钾、钙等元素。

呼吸衰竭病人营养支持途径的选择应根据患者病情的具体情况而定。对于胃肠功能完好的患者,应首先推荐符合正常生理要求的完全肠内营养支持。对于病情危重不能进食或胃肠功能差,特别是气管切开机械通气患者,可采用完全肠外营养支持。当呼衰患者胃肠尚具备一定耐受能力时,应优先采用部分肠内营养支持和部分肠外营养支持,以减少胃肠道出血、应激性溃疡和胃肠道黏膜萎缩的发生。

## 四、营养护理

1. 根据不同的营养素供给途径为患者补充营养

(1) 全胃肠外营养(TPN)。

(2) 胃肠营养:经口或以鼻胃管饲形式补充。选择易消化、营养丰富,高蛋白、高维生素食物如瘦肉、鸡蛋、牛奶、鱼、大豆及豆制品,还应经常食用百合、木耳、丝瓜、蜂蜜、莲子、藕、梨等祛痰、平喘、润肺的食物。病情较重者应以清淡高热量的流质和半流质为主。

(3) 胃肠营养配合静脉营养。

2. 积极防治营养支持疗法可能产生的并发症

(1) 呼吸性酸中毒:碳水化合物供给过多,组织产生过量 $CO_2$,$CO_2$ 未及时排出导致。可采用机械通气法增加通气量,膳食中以脂肪替代部分碳水化合物。

(2) 肝功能异常:若营养补充过剩可能加重肝功能损害。应减少能量摄入 3~4 天,减少脂肪摄入,输入以亮氨酸、异亮氨酸、天冬氨酸等为主的支链氨基酸。

(3) 水电解质失衡:肾功能受损导致醛固酮及抗利尿激素活性增高,机体内液体重新分布,胃肠功能吸收不良可导致渗透性腹泻。需根据患者实际情况选择能量供给途径,并补充磷酸盐缓冲液以纠正低磷血症。

(4) 神经精神异常:若患者机体内出现水电解质异常或高血糖症,可发生精神异常。因此需实施监控电解质,尤其是钾、钠、磷,并采用控制血糖疗法。

## 五、食谱举例

男性,80 岁,体重 50 kg,需能量 1 900 kcal/d,蛋白质摄入 50 g/d。

早餐:豆腐脑 100 g,花生 5 g,鸡蛋 50 g,玉米 60 g,苹果 100 g,圆白菜 100 g。午餐:米饭 100 g,柿子椒炒肉(柿子椒 100 g,猪瘦肉 30 g,葱 5 g,姜 5 g,植物油 3.5 g),蒸南瓜(南瓜 100 g),蒸鸡蛋(鸡蛋 50 g,植物油 3.5 g)。加餐:鲜枣 150 g。晚餐:大目鱼鸡丝面(大目鱼 50 g,鸡胸肉 30 g,面条 150 g,葱 5 g,姜 5 g),炒汤菜 200 g。加餐:榛子 20 g,香蕉 300 g。

(张小强)

# 第14章 营养与循环系统疾病

心血管疾病,又称为循环系统疾病,常见的心血管疾病包括高血压、冠心病和脑卒中,是一组以血压升高和动脉粥样硬化为基础的疾病。心血管疾病是全球造成死亡的最主要原因,与西方发达国家不同,我国心血管疾病主要类型是脑卒中和高血压,而冠心病相对较低,其中脑卒中引起的死亡最高。根据《中国心血管病报告2016》,我国心血管病患病率及死亡率仍处于上升阶段。心血管病死亡率居首位,高于肿瘤和其他疾病,占居民疾病死亡构成的40%以上,特别是农村,近几年来心血管病死亡率持续高于城市水平。医学营养治疗是心血管疾病综合防治的重要措施之一。

## 第1节 营养与脂质代谢异常

近30年来,中国人群的血脂水平逐步升高,血脂异常患病率明显增加。血脂异常通常指血清中总胆固醇、低密度脂蛋白胆固醇(LDL-C)和(或)TG水平升高,俗称高脂血症。实际上血脂异常泛指包括高密度脂蛋白胆固醇(HDL-C)血症在内的各种血脂异常。

血脂异常的主要危害是提升了动脉粥样硬化性心血管疾病(ASCVD)的发病风险,《中国成人血脂异常防治指南(2016版)》给出了我国人群血脂成分合适水平及异常分层标准的建议(表14-1)。

**表14-1 中国ASCVD一级预防人群血脂合适水平和异常分层标准[mmol/L(mg/dL)]**

| 分层 | TC | LDL-C | HDL-C | TG |
|------|-----|-------|-------|-----|
| 理想水平 | | <2.6(100) | | |
| 合适水平 | <5.2(200) | <3.4(130) | | <1.7(150) |
| 边缘升高 | ≥5.2(200)且<6.2(240) | ≥3.4(130)且<4.1(160) | | ≥1.7(150)且<2.3(200) |
| 升高 | ≥6.2(240) | ≥4.1(160) | | ≥2.3(200) |
| 降低 | | | <1.0(40) | |

### 一、膳食营养与血脂代谢

膳食营养因素影响血脂代谢主要表现为以下几个方面:

1. 脂类

(1)脂肪酸:膳食脂肪酸的组成、饱和程度以及脂肪酸的碳链长度对血脂代谢的影响是不同的。

① 饱和脂肪酸:不仅能促进胆汁分泌,其水解产物还有利于形成混合微胶粒,还能促进

胆固醇在黏膜细胞中进一步参与形成乳糜微粒,转运入血,从而使血浆胆固醇水平升高。饱和脂肪酸还能够抑制低密度脂蛋白受体活性,导致血浆 TC 和 LDL-C 水平升高。

② 单不饱和脂肪酸(MUFA):研究认为,MUFA 能降低血 TC 和 LDL-C,而不降低HDL-C 水平,或使 LDL-C 下降较多而 HDL-C 下降较少。MUFA 能够正向调节血脂代谢,从而有效地保护心血管,降低动脉粥样硬化等心血管疾病的发病危险性。

③ 多不饱和脂肪酸(PUFA):n-6 多不饱和脂肪酸能降低血液胆固醇水平,降低 LDL-C和 HDL-C。膳食中的 n-3 多不饱和脂肪酸如 α-亚麻酸和鱼油中的 EPA、DHA,能降低血胆固醇水平,降低 TG 浓度,并升高血浆 HDL-C 水平。但是由于多不饱和脂肪酸双键多,在体内易被氧化,膳食中大量多不饱和脂肪酸可能提高机体内的氧化应激水平,促进 AS 的形成或发展。

④ 反式脂肪酸:摄入反式脂肪酸会引起血清 TC 和 LDL-C 的升高,同时降低 HDL-C,使 HDL-C/LDL-C 比例降低,进而导致动脉粥样硬化。

(2)胆固醇:人体内的胆固醇除了来自膳食外,还能由肝脏合成,其中膳食的外源性胆固醇约占 $30\% \sim 40\%$,其余由肝脏合成。个体对膳食胆固醇摄入量的反应有较大差异,可能与年龄、遗传因素、膳食史及膳食中各种营养素之间的比例有关。中国营养学会 2013 年颁布的《中国居民膳食营养素推荐摄入量(DRIs)》取消了 300 mg/d 的限制。

(3)植物固醇:能竞争性地抑制胆固醇的吸收,从而降低血清总胆固醇与 LDL-C,具体内容参见植物化学物章节。

(4)磷脂:具有乳化作用,可以使血液中的胆固醇颗粒保持悬浮状态,从而降低胆固醇在血管壁的沉积,具有降血胆固醇作用。

2. 碳水化合物

碳水化合物摄入过多,尤其是单糖和双糖类,除了会引起肥胖外,还会促进肝脏利用多余的碳水化合物合成甘油三酯,引起血浆 VLDL 和甘油三酯含量升高、HDL-C 降低。而增加膳食纤维摄入能够降低胆固醇,促进其从粪便排出,改变肝脏脂蛋白和胆固醇的代谢,具有降低血脂的作用。

3. 蛋白质

蛋白质的构型和氨基酸组成均能影响血脂代谢。L-精氨酸是体内合成一氧化氮(NO)的原料,补充足量的 L-精氨酸,能对抗因高胆固醇血症引起的内皮 NO 活性降低的作用。

4. 维生素

维生素 C 参与胆固醇代谢,促进肝脏胆固醇转化为胆汁酸排出体外,从而降低血胆固醇水平。维生素 E 能降低血浆 LDL-C 并抑制 LDL 氧化,增加 HDL 水平。

5. 矿物质

缺钙会引起血胆固醇和甘油三酯升高。碘可减少胆固醇在动脉壁的沉积。镁能改善脂质代谢。补铬可降低血甘油三酯、胆固醇和 LDL-C,并提高 HDL-C 的水平。

## 二、血脂异常的营养治疗

营养治疗目的是以平衡膳食为基础,保持理想体重,控制总能量摄入,限制膳食脂肪尤其是饱和脂肪酸和胆固醇,缓解血脂异常,预防并发症。

1. 控制总能量摄入

血脂代谢紊乱的超重或肥胖者能量摄入要低于身体能量消耗,逐渐减重直至理想体重。每日减少 300～500 kcal,适当增加运动量,维持健康体重。

2. 限制脂肪和胆固醇的摄入

脂肪供能比不超过 20%～30%。饱和脂肪酸摄入量小于总能量的 7%,反式脂肪酸摄入量小于总能量的 1%。高 TG 血症患者减少每日脂肪的总摄入量,每日烹调油小于 30 g。脂肪摄入优先选择富含 n-3 多不饱和脂肪酸的食物,如深海鱼、鱼油和植物油。

3. 适量的蛋白质和碳水化合物

蛋白质摄入量应占总能量的 13%～15%,多选择植物性蛋白尤其是大豆蛋白,大豆蛋白有较好的降血脂作用。碳水化合物占总能量的 50%～65% 为宜。少吃甜食和含糖的饮料,选择富含膳食纤维和低 GI 的碳水化合物,膳食纤维每日摄入量 25～40 g。

4. 充足的维生素、矿物质

多吃新鲜蔬菜和水果,保证充足的维生素和矿物质摄入量。适当摄入脱脂奶和豆类以供给足量的钙。

5. 饮食清淡、少盐,戒烟、限制饮酒

食盐摄入量应低于 6 g/d。戒烟或避免吸二手烟有利于预防 ASCVD,升高 HDL-C。即使少量饮酒也可使高 TG 血症患者 TG 水平进一步升高,提倡限制饮酒。

## 三、血脂代谢异常的食物选择

1. 燕麦

燕麦有降低胆固醇的作用,燕麦富含亚油酸和可溶性膳食纤维,每天适量食用燕麦,可使血清胆固醇水平降低。

2. 牛奶

牛奶含有羧基与甲基戊二酸,能够抑制胆固醇合成酶的活性,抑制内源性胆固醇的合成,降低血胆固醇水平。牛奶还含有丰富的钙,能降低人体对胆固醇的吸收。牛奶中含有的乳清酸能有效抑制胆固醇的生物合成与吸收,可选用低脂或脱脂奶制品。

3. 豆类

豆类富含优质植物蛋白,营养价值较高,豆类所含的豆固醇可以抑制机体吸收动物性食品中的胆固醇。大豆中所含脂肪为多不饱和脂肪酸,还含有丰富的磷脂、食物纤维、维生素、无机盐、微量元素等,这些成分都有益于防治血脂异常、冠心病等。

4. 鱼类

鱼类含有多不饱和脂肪酸,尤其是海鱼类,增加 n-3 多不饱和脂肪酸和 EPA、DHA 的摄入,可降低血甘油三酯和胆固醇。

5. 植物油

食用植物油含丰富的不饱和脂肪酸,有降低血胆固醇的作用。但需注意植物油的用量,过量可引起体重的增加、血脂异常。

6. 菌类食物

蘑菇、草菇、香菇、平菇等菌类食物,是高蛋白、低脂肪、富含天然维生素的健康食品,具有许多的保健作用。

**7. 大蒜**

大蒜含有丰富的大蒜素,能够抑制胆固醇的合成,对高血脂有预防作用,能使血清胆固醇明显降低。

**8. 洋葱**

洋葱的降血脂功能与其所含的烯丙基二硫化物作用有关,健康人每天吃 60 g 洋葱,能有效预防因高脂膳食引起的血胆固醇升高。

**9. 海带**

海带不仅含有海带多糖,还富含膳食纤维、维生素和矿物质,可以降低血清总胆固醇和甘油三酯的含量。

**10. 苹果**

苹果中富含类黄酮,每天摄入 110 g 左右的苹果,可以有效防止血胆固醇的升高。

**11. 山楂**

山楂含有山楂酸、柠檬酸、脂肪分解酸、维生素 C、枸橼酸、黄酮、碳水化合物和蛋白质等活性成分,可促进胆固醇排泄而降低血脂。

# 第 2 节　营养与冠心病

冠心病是由于冠状动脉功能性或器质性病变导致冠脉供血和心肌需求之间不平衡所致的心肌损害,又称缺血性心脏病。冠心病最常见的原因是动脉粥样硬化(AS),约占 90% 左右。

## 一、膳食营养与冠心病

冠心病的危险因素包括血脂异常、高血压、糖尿病、膳食结构变化、吸烟、肥胖、缺少体力活动、年龄、精神压力等,其中许多因素都可以通过膳食和生活方式调控,膳食营养因素对冠心病的发病和防治都具有重要作用。

**1. 脂类**

冠心病的形成和发展与血脂异常密切相关,其中主要与胆固醇和甘油三酯有关。

(1)总脂肪:脂肪的摄入量不应超过总能量的 30%,并且膳食中脂肪的种类比脂肪摄入量更为重要。

(2)SFA:是导致血胆固醇升高的主要原因,SFA 可以显著升高血浆 LDL-C 的水平。我国营养学会推荐 SFA 低于总能量的 7%。

(3)MUFA:以富含单不饱和脂肪酸的油脂替代富含 SFA 的油脂,可降低血浆 LDL-C 和甘油三酯,并且不会降低 HDL-C。美国建议 MUFA 应占总能量的 13%～15%,我国营养学会推荐量为总能量的 8%～10%。

(4)PUFA:长链多不饱和脂肪酸尤其是 n-3 和 n-6 系列多不饱和脂肪酸在防治冠状动脉粥样硬化性心脏病方面起着重要作用。n6、n3 PUFA 摄入比例平衡非常重要,应适当降低 n-6:n-3 PUFA 的比值。

(5)反式脂肪酸:研究表明,反式脂肪酸致动脉粥样硬化的作用比 SFA 更强。目前认为反式脂肪酸摄入量应为 0 或低于总能量的 1%。

（6）胆固醇：限制膳食胆固醇有利于防止高胆固醇血症和动脉粥样硬化的预防，每日摄入胆固醇小于 200 mg，尤其对于血脂异常患者。

（7）磷脂：具有乳化作用，具有降低血清胆固醇作用，有利于防治冠心病。

**2. 碳水化合物**

碳水化合物摄入过多时，多余的能量转化成脂肪引起肥胖和血脂异常。除了碳水化合物摄入量外，碳水化合物的种类也能影响冠心病发病率，果糖更易合成脂肪，其次为葡萄糖，淀粉再次之。膳食纤维有降低血清胆固醇、LDL-C 水平的作用，其摄入量与心血管疾病的危险性呈负相关。

**3. 蛋白质**

蛋白质与动脉硬化的关系尚不清楚。动物实验发现，高动物性蛋白膳食可促进动脉粥样硬化的形成。人体试验表明，减少脂肪、增加蛋白质的摄入能减少冠状动脉的损伤。用大豆蛋白等植物性蛋白代替高脂血症患者膳食中的动物性蛋白，能够降低血清胆固醇水平。

**4. 维生素和微量元素**

（1）维生素 E：具有预防动脉粥样硬化和冠心病的作用。机制主要为抗脂质过氧化和抗血小板凝集作用。流行病学资料显示，维生素 E 的摄入量与心血管疾病的风险呈负相关。

（2）维生素 C：在体内参与肝脏胆固醇代谢成胆酸的羟化反应，能促进胆固醇转变为胆汁酸，有利于肝脏清除胆固醇，从而降低血中胆固醇的含量。维生素 C 还参与体内胶原蛋白的合成，降低血管的脆性和血管的通透性，为保持血管弹性发挥重要作用。此外，维生素 C 是体内重要的水溶性抗氧化物质，可抑制 LDL 的氧化，保护血管免受氧化型 LDL 诱发的细胞毒性损伤，阻止血管内皮的氧化损伤。

（3）B 族维生素与同型半胱氨酸：血浆同型半胱氨酸水平与冠心病的发病显著相关。同型半胱氨酸代谢需要维生素 $B_6$、维生素 $B_{12}$ 和叶酸作为重要辅助因子。当这些维生素缺乏时，同型半胱氨酸不能进一步代谢，导致高同型半胱氨酸血症。尼克酸在药用剂量下也可降低血清胆固醇和甘油三酯、升高 HDL-C 并促进末梢血管扩张。维生素 $B_6$ 与酸性黏多糖缺乏可引起脂代谢紊乱和动脉粥样硬化。

（4）矿物质：高钙饲料可降低动物血胆固醇。缺铬可引起糖代谢和脂代谢的紊乱，增加动脉粥样硬化的危险性，而补充铬可降低血清胆固醇和 LDLC 的水平，提高 HDLC，抑制粥样硬化斑块的形成。镁对心肌的结构、功能和代谢有重要作用，能改善脂代谢并具有抗凝血功能，缺镁易发生血管硬化和心肌损害。铜缺乏可使血胆固醇浓度升高，并影响弹性蛋白和胶原蛋白的交联，引起心血管损伤。锌具有抗氧化功能，充足的锌摄入有助于保持血管内皮细胞的完整性。碘可减少胆固醇在动脉壁的沉着。缺硒可引起心肌损害，抑制前列腺素的合成，促进血小板的聚集和血管收缩，增加动脉粥样硬化的危险性。

**5. 其他膳食因素**

（1）酒：适量饮酒对心脏具有保护作用。少量饮酒可提高血 HDL-C 水平、降低血小板聚集、促进纤溶。而大量饮酒可引起肝脏的损伤和血脂异常，升高血甘油三酯和 LDL-C。葡萄酒中含有多酚类物质，具有抗氧化和血小板抑制作用，适量饮用有助于冠心病的防治。

（2）茶：茶叶中含有茶多酚、黄酮等抗氧化物质，饮茶具有降低胆固醇在动脉壁的聚集、抑制血小板聚集、促进纤溶和清除氧自由基等作用。

（3）富含植物化学物的食物：植物性食物中含有大量的植物化学物如黄酮、异黄酮、含硫化合物、花色苷,这些化合物具有降低血浆胆固醇、抗氧化和抑制炎性反应以及抗动脉粥样硬化的作用。

## 二、动脉粥样硬化及冠心病的营养防治

冠心病是在动脉粥样硬化的基础上逐步发展形成的,而动脉粥样硬化与血脂异常有着密切关系。因此,动脉粥样硬化和冠心病的营养膳食治疗原则和措施是基本相同的。

1. 限制总热量摄入,保持理想体重

热能摄入过多是肥胖的重要原因,而肥胖是动脉粥样硬化的重要危险因素,因此应当控制总能量的摄入,并适当增加运动,保持理想体重。足够的中等强度锻炼,每天至少消耗200 kcal能量,相当于中等步速累计50～60分钟。

2. 限制脂肪和胆固醇的摄入

膳食中脂肪摄入量应占总热能的20%～25%。饱和脂肪酸摄入量以少于总热能的7%为宜,少用氢化油脂以减少反式脂肪酸摄入量,反式脂肪酸含量为0或少于总能量的1%。适当增加单不饱和脂肪酸和多不饱和脂肪酸的摄入,用适量MUFA代替SFA。每周食用1～2次鱼和贝类食品,推荐以鱼类或鱼油胶囊的形式摄入,少吃含胆固醇高的食物,如动物内脏、鱼籽等,尤其是猪脑,胆固醇摄入量应低于200 mg/d。

3. 提高植物性蛋白的摄入,少吃甜食

蛋白质摄入应占总能量的15%,应提高大豆及大豆制品的摄入。碳水化合物应占总能量的60%左右,限制单糖和双糖的摄入,少吃甜食和含糖饮料。

4. 保证充足膳食纤维的摄入

可溶性膳食纤维10～25 g/d。应多摄入富含膳食纤维的食物,如燕麦、玉米、蔬菜等。

5. 供给充足的维生素和矿物质

维生素E、C和B族维生素以及多种微量元素都具有改善心血管功能的作用,应多食用新鲜蔬菜和水果。

6. 饮食清淡,低盐和少饮酒

高血压是动脉粥样硬化的重要危险因素之一,每日盐的摄入应限制在6 g以下。严禁酗酒,不饮酒者,不建议饮酒。如有饮酒习惯,男性每天饮酒量(酒精)不超过25 g,女性减半。

7. 适当多吃富含植物化学物的食物

植物化学物具有促进心血管健康的作用,植物甾醇建议2 g/d。摄入富含植物化学物的食物将有助于心血管的健康并抑制动脉粥样硬化的形成,如大豆、黑色食品、绿色食品、草莓、洋葱和香菇等。

## 三、心肌梗死的营养治疗

心肌梗死是由冠状动脉粥样硬化引起血栓形成、冠状动脉的分支堵塞,使一部分心肌失去血液供应而坏死的病症。心肌梗死是冠心病的主要并发症,合理的营养对心肌梗死治疗有重要意义。心肌梗死的营养治疗包括如下几个方面。

1. 限制热量摄入,减轻心脏负担

急性心肌梗死伴心功能不全时,常有胃肠功能紊乱。急性期1～3 d,一般每天低脂饮

食,视病情控制液体量,可以进食浓米汤、厚藕粉、枣泥汤、薄面糊等,此阶段应避免胀气或刺激性的食物,如豆浆、牛奶、浓茶和咖啡等。能量给予 500～800 kcal/d,每日 6～7 次,每次 100～150 mL。病情好转后,每日能量提高至 1 000～1 500 kcal,可用鱼类、鸡蛋清、瘦肉末、切碎的嫩菜叶、面条、面片、馄饨、米粉、粥等。少食多餐,每日 5～6 餐。

**2. 饮食应平衡、清淡且富有营养**

遵循低脂肪、低胆固醇、高多不饱和脂肪酸饮食原则。每日脂肪摄入限制在 40 g 以下,合并肥胖者应控制能量和碳水化合物摄入。

**3. 注意水和电解质的平衡**

要同时考虑食物中的饮水及输液的总量,以适应心脏的负荷能力。注意钠、钾平衡,适当增加镁的摄入,建议成人镁的适宜摄入量为 300～450 mg/d,防止或减轻并发症。一般建议低盐饮食,但急性期若小便中钠丢失过多,则不必过分限制钠盐。

## 四、慢性心力衰竭的营养治疗

心力衰竭是指在静脉回流正常的情况下,由于心脏损害而引起心排血量减少,不能满足人体组织代谢需要的一种综合征,常是各种病因所致心脏病的终末阶段。心力衰竭期间的营养膳食应注意以下几个方面。

**1. 少量多餐**

每日总热能分 4～5 次摄入,以减少餐后胃肠过度充盈及膈肌抬高,避免心脏工作量增加。晚饭宜清淡,应早些吃,晚饭后不进或少进任何食品和水分。

**2. 限制钠盐**

根据病情选用低盐、无盐或低钠膳食。低盐膳食,即烹调时每日可用食盐不超过 2 g。无盐膳食,全天主、副食中含钠量<700 mg。低钠膳食,全天主、副食中含钠量<500 mg。

**3. 适当限制蛋白质和热能的摄入**

视患者目前的体重、活动受限程度及心衰程度,一般每千克理想体重 25～30 kcal/d。充足的优质蛋白质,占总蛋白的 2/3 以上。对于肥胖患者,低能量平衡膳食 1 000～1 500 kcal/d。

**4. 吃易于消化的食物**

少食多餐,食物以软、烂、细为主。开始可用流质、半流质饮食,然后改用软饭。

**5. 供给充足的维生素和适量的无机盐**

补充 B 族维生素及维生素 C,以保护心肌。供给适量的钙,以维持正常的心肌活动。钾对心脏有保护作用,不足时会引起心律失常。用利尿药时,除补钾外,还应注意镁、锌的供给。

## 五、冠心病的营养护理及食物选择

宣传健康饮食对冠心病防治的重要性,合理膳食。给予低热量、低脂、低胆固醇、高维生素、适量蛋白质、易消化的清淡饮食,少量多餐,避免过饱和刺激性食物,戒烟,限酒。

**1. 宜用食物**

(1) 富含优质蛋白及不饱和脂肪酸的深海鱼类。

(2) 富含优质植物蛋白的豆类及其制品。

(3) 富含膳食纤维的粗粮。

（4）富含维生素、矿物质及膳食纤维的新鲜蔬菜、水果。

（5）富含特殊成分，有降脂、降压作用的海带、洋葱、大蒜、香菇、木耳等。

**2. 忌（少）用食物**

（1）动物油脂、油炸食品及含反式脂肪酸的加工食品，如肥猪肉、含反式脂肪酸的西式点心、炸鸡腿、薯条等。

（2）富含胆固醇的食物（肥肉、鱼子、鸡蛋黄、松花蛋）。

（3）过咸、过甜的食品，如大酱、咸菜、甜食、蜂蜜、含糖饮料等。

（4）辛辣有刺激性的调味品。

（5）浓的咖啡、茶和肉汤等。

# 第3节　营养与高血压

高血压是一种以动脉压升高为特征，可伴有心脏、血管、脑和肾脏等器官功能性或器质性改变的全身性疾病。

## 一、高血压的诊断和分类

在未使用降压药物的情况下，非同日 3 次测量血压，收缩压≥140 mmHg 和/或舒张压≥90 mmHg。收缩压≥140 mmHg 和舒张压<90 mmHg 为单纯性收缩期高血压。根据血压的升高水平，又进一步将高血压分为 1 级，2 级和 3 级（见表 14-2）。

**表 14-2　血压水平分类和定义（mmHg）**

| 分类 | 收缩压 | | 舒张压 |
|---|---|---|---|
| 正常血压 | <120 | 和 | <80 |
| 正常高值 | 120～139 | 和/或 | 80～89 |
| 高血压 | ≥140 | 和/或 | ≥90 |
| 1 级高血压（轻度） | 140～159 | 和/或 | 90～99 |
| 2 级高血压（中度） | 160～179 | 和/或 | 100～109 |
| 3 级高血压（重度） | ≥180 | 和/或 | ≥110 |
| 单纯收缩期高血压 | ≥140 | 和 | <90 |

当收缩压与舒张压分属于不同级别时，以较高的分级为准。引自《中国高血压防治指南》2018 年修订版。

## 二、高血压的病因和影响因素

原发性高血压的病因和影响因素包括以下几个方面：

**1. 遗传因素**

约 60% 的高血压病人有家族史，但遗传的方式未明。不同种族和民族之间血压有一定的群体差异。

**2. 年龄和性别**

发病率随着年龄增长而增高的趋势，40 岁以上者发病率高在男性中表现得更为明显。

女性更年期前患病率低于男性,而更年期后高于男性。

3. 性格

性格差异会导致体内环境变化的差异,促使血管收缩的激素在发怒、急躁时分泌旺盛,而血管收缩会引起血压升高,将会诱发高血压。

4. 超重和肥胖

身体脂肪含量与血压水平呈正相关。人群体质指数(BMI)与血压水平呈正相关,BMI每增加 $3 \text{ kg/m}^2$ ,4 年内发生高血压的风险,男性增加 50％,女性增加 57％。同时,脂肪的分布与高血压的发生也有关,腹部脂肪聚集越多,血压水平就越高。腰围男性≥90 cm 或女性≥85 cm,发生高血压的风险是腰围正常者的 4 倍以上。

5. 饮食营养因素

(1) 高钠、低钾膳食:食盐的摄入量与高血压的发生率密切相关,限制食盐摄入可降低高血压。膳食中的钾具有降低血压作用。在钾摄入量高的社区,其平均血压和高血压的发病率均比钾摄入量低的社区要低。

(2) 脂类:总脂肪摄入量和血压之间的关系尚未被证实,因为脂肪摄入量的变化会导致其他膳食因素的改变。但增加多不饱和脂肪酸和减少饱和脂肪酸的摄入都有利于降低血压。n-3 和 n-6 多不饱和脂肪酸有调节血压的作用,且呈现剂量效应关系,尤其是 n-3 多不饱和脂肪酸的作用受到较多的关注。

(3) 钙和镁:膳食中钙摄入不足可导致血压升高,膳食中补充钙可引起血压降低。高镁膳食与降低血压相关,摄入含镁高的食物可降低血压。

6. 吸烟和过量饮酒

吸烟可促进肾上腺素和去甲肾上腺素的分泌增加,使心跳加快,收缩压和舒张压均升高。长期大量吸烟还会使小动脉持续性收缩、硬化,血压升高。过量饮酒是高血压发病的危险因素,少量饮酒(每天 1~2 个标准杯)者的短时间内血压降低,但随后血压升高。而中度和重度以上饮酒是高血压的致病因素之一,每天饮酒 3~5 杯以上的男子和每天饮酒 2~3 杯的女子患高血压的危险性较高,长期喝酒成瘾者比刚饮酒的人对血压的影响更大。

7. 体力活动不足

缺乏体力活动严重影响心血管健康。适量运动可舒缓交感神经紧张,增加扩血管物质,改善内皮功能,促进糖脂代谢,降低高血压和心血管疾病的风险。

8. 其他

如避孕药的使用和睡眠-呼吸暂停低通气综合征等可影响高血压的发生。

## 三、原发性高血压的营养防治

高血压的治疗包括非药物治疗和药物治疗,非药物治疗主要指生活方式干预,即去除不利于身体和心理健康的行为和习惯,它不仅可以预防或延迟高血压的发生,还可以降低血压,提高降压药物的疗效,从而降低心血管风险。

1. 限制能量的平衡膳食,维持健康体重

适当减轻体重,减少体内脂肪含量,可显著降低血压。控制高热量食物的摄入,适当控制主食用量。对超重的患者,总能量可根据患者的理想体重,每千克给予 20~25 kcal/d,或每日能量摄入比平时减少 500~1 000 kcal。三大营养素供能比例为蛋白质 10％~15％,脂肪 20%~30%,碳水化合物 55%~60%。

**2. 增加身体活动**

运动方面,建议每天进行适当的 30 分钟左右的中等强度有氧运动,每周 5 天。

**3. 严格控制钠盐**

推荐每日食盐摄入量少于 5 g/d。《中国高血压防治指南 2010》提出,减少钠盐摄入的主要措施包括:① 尽可能减少烹调用盐,建议使用可定量的盐勺。② 减少味精、酱油等含钠盐的调味品用量。③ 少食或不食含钠盐量较高的各类加工食品,如咸菜、火腿、香肠以及各类炒货。④ 增加蔬菜和水果的摄入量。⑤ 肾功能良好者,使用含钾的烹调用盐。

**4. 适当增加钾摄入量**

钾摄入量 3.5~4.7 g/d,从自然食物中摄取。钾盐可对抗钠盐升高血压的作用。高血压患者应摄入富含钾的食物,如新鲜绿色叶菜、豆类和根茎类、香蕉等。

**5. 参考 DASH 膳食**

DASH 膳食特点为富含蔬菜、水果,包括全谷类、禽类、鱼类和坚果。其营养素包括钾、镁、钙和蛋白质,而总脂肪、饱和脂肪酸和胆固醇的含量较低,富含膳食纤维。有研究表明,DASH 膳食可使轻度高血压患者的收缩压和舒张压均降低,并且与单独使用降压药的效果相似。

(1) 增加钙、镁的摄入量:提倡多摄入富含钙的食品,如牛奶、奶制品、豆类和豆制品等,以及富含镁的食物如各种干豆、鲜豆、香菇、菠菜、桂圆等。

(2) 减少膳食脂肪摄入量,保持良好的脂肪酸比例:脂肪摄入量控制在总能量的 25% 以下,限制饱和脂肪酸摄入量,多不饱和脂肪酸和饱和脂肪酸的比例控制在 1:1.5。

(3) 增加优质蛋白:蛋白质占总能量的 15% 以上,不同来源的蛋白质对血压的影响不同,动物性蛋白以禽类、鱼类和牛肉等为主,提倡多吃大豆蛋白。

(4) 增加新鲜蔬菜和水果的摄入:新鲜水果和蔬菜含有丰富的钾、膳食纤维以及植物化学物。有研究表明,富含蔬菜、水果的低脂肪饮食可以使食用者的收缩压平均下降 11 mmHg,舒张压平均下降 6 mmHg。

**6. 限制饮酒**

每日酒精摄入量男性应低于 25 g,女性应低于 15 g。不提倡高血压患者饮酒,如饮酒则应少量,白酒、葡萄酒(或米酒)与啤酒的量应分别少于 50 mL、100 mL、300 mL。

## 四、高血压的营养护理及食物选择

宣传有关高血压的知识,给予饮食指导,注意饮食调节,减少钠盐、动物脂肪的摄入,忌烟、酒。合理选择食物,保持大便通畅。

**1. 宜用食物**

(1) 多食用具有降血压、降血脂作用和具有保护心血管功能的食物。有降压功能的食物有芹菜、番茄、胡萝卜、荸荠、海带、黄瓜、木耳、香蕉等。降脂食物主要有山楂、大蒜、香菇、平菇、蘑菇、黑木耳、银耳等食物。

(2) 多摄入新鲜蔬菜和水果,如小白菜、青菜、柑橘、大枣、猕猴桃、苹果等。

(3) 多食用富含钙、镁、钾等元素的食物,如乳类及其制品、豆类及其制品、鱼、虾等。富含镁的食物有各种干豆、鲜豆、香菇、菠菜、桂圆等。富含钾的食物有新鲜绿色叶菜、豆类和根茎类、香蕉、杏、梅等。

2. 忌(少)用食物

(1) 限制能量过高的食物,尤其是动物油脂、油炸食物、甜点和含糖饮料等。

(2) 限制过咸的食物,如腌制品、蛤贝类、虾米、松花蛋、含钠量高的绿叶蔬菜等。

(3) 戒烟,限酒,少饮用浓茶、咖啡,避免辛辣刺激性食品。

# 第4节　营养与脑卒中

脑卒中是危害健康、威胁生命、严重影响劳动力的常见病和多发病。我国每年新发脑卒中病例约 200 万人,每年死于脑血管病约 150 万人,存活的患者数为 600 万～700 万。

## 一、脑卒中概述

脑卒中又称"脑血管意外",是指存在脑血管疾病的病人,因各种诱发因素引起脑内动脉狭窄、闭塞或破裂,而造成急性脑血液循环障碍。临床上表现为一过性或永久性脑功能障碍的症状和体征,分为缺血性脑卒中和出血性脑卒中。

脑卒中的危险因素分为可干预与不可干预两种,年龄、性别、种族和家族遗传病是不可干预的危险因素。可干预的主要危险因素包括:

(1) 高血压:《中国高血压防治指南 2018》指出,收缩压每升高 10 mmHg,脑卒中发病的风险增加 53%。

(2) 糖尿病:糖尿病是缺血性脑卒中的独立危险因素。针对糖尿病患者多种危险因素进行有效的干预治疗后,脑卒中风险降低。

(3) 心脏疾患:国外研究显示调整其他血管危险因素后,单独心房颤动可以使脑卒中的风险增加 3～4 倍。其他类型心脏病如风湿性心脏病、冠心病、高血压性心脏病等心脏病患者,无论血压水平如何,其患脑卒中危险性比无心脏病者高 2 倍以上。在年轻患者中,潜在性心源性栓塞与 40%病因不明的脑卒中有关。

(4) 血脂异常:血脂异常与缺血性脑卒中发生率之间存在着明显的相关性。亚太组织合作研究项目的研究发现,总胆固醇每升高 1 mmol/L,脑卒中发生率就会增加 25%。

(5) 肥胖:是缺血性脑卒中的危险因素,但没有发现与出血性脑卒中的相关性。我国人群研究的结果表明 BMI 每增加 2,总脑卒中和缺血性脑卒中发病的相对危险分别增高6.1%和 18.8%。

(6) 饮食和营养:水果和蔬菜的高摄入组相比低摄入组脑卒中事件的相对危险度(RR值)为 0.69。在每月至少进食鱼类 1 次的人群中,缺血性脑卒中风险降低 31%。钠的高摄入量伴随脑卒中危险性增高,而钾摄入量增多伴随脑卒中危险性降低。每日食盐的摄入量从 9 g 降到 6 g,可使脑卒中的发生率降低 22%。

(7) 缺乏体力活动:体力活动能够降低不同性别、种族和不同年龄人群的脑卒中风险。与缺乏运动的人群相比,体力活动能够降低脑卒中或死亡风险 27%;与不锻炼的人群相比,中等运动程度能够降低脑卒中风险 20%。

(8) 吸烟与过量饮酒:32 项研究结果的荟萃分析表明,吸烟者与不吸烟者相比,缺血性脑卒中的 RR 值是 1.9,蛛网膜下隙出血的 RR 值是 2.9。吸烟可以使出血性脑卒中的风险升高 2～4 倍。轻、中度饮酒有保护作用,而过量饮酒则会使脑卒中风险升高。

(9) 高同型半胱氨酸血症:许多研究支持高同型半胱氨酸与 AS 引起的脑卒中有关。

## 二、脑卒中病人的饮食营养治疗

营养治疗可提供全身营养支持,保护心、脑等重要脏器,促进神经细胞的修复和功能恢复。

1. 脑卒中患者膳食指导原则

(1) 平衡膳食:选择多种食物,达到营养合理,以保证充足的营养和适宜的体重。每日推荐摄入谷薯类,蔬菜、水果类,肉、禽、鱼、乳、蛋类,豆类,油脂类食品。做到主食粗细搭配。

(2) 个体化膳食指导:针对脑卒中的不同人群,进行相应的医学营养治疗,满足其在特定时期的营养需求。

(3) 烹调方法:多用蒸、煮、炖、拌、氽、水溜、煨、烩等少盐少油烹调方式。

(4) 食物质量与性状的改变:针对吞咽障碍的患者将固体食物改成泥状或糊状。注意在结构改变的食物中强化可能丢失了的营养成分,尽量使食物能引起患者食欲。

(5) 重症患者伴意识障碍、消化道出血的病人应禁食 24～48 小时,可从静脉补充营养。生命体征平稳、无颅内压增高及严重上消化道出血的患者,可开始流质饮食,昏迷者可插鼻导管进行鼻饲。保证有足够热量、蛋白质、维生素和膳食纤维。根据病人情况调整饮食中的水和电解质的量。

2. 脑卒中患者能量及营养素推荐摄入量

(1) 能量:脑卒中患者的基础能量消耗约高于正常人的 30%,建议能量摄入为 20 kcal/(kg·d)～35 kcal/(kg·d),再根据患者的身高、体重、性别、年龄、活动度、应激状况进行系数调整。

(2) 蛋白质:脑卒中患者的蛋白质摄入量至少 1 g/(kg·d),存在分解代谢过度的情况下(如有压疮时)应将蛋白质摄入量增至 1.2 g/(kg·d)～1.5 g/(kg·d)。动物蛋白与植物蛋白比例约为 1：1。

(3) 脂肪:总脂肪能量占一天摄入总能量的比例不超过 30%,饱和脂肪酸能量占一天摄入总能量的比例不超过 7%,反式脂肪酸不超过 1%。n-3 多不饱和脂肪酸摄入量可占总能量 0.5%～2%,n-6 多不饱和脂肪酸摄入量可占总能量 2.5%～9%。

(4) 碳水化合物:脑卒中患者膳食中碳水化合物应占每日摄入总能量的 50%～65%。

(5) 维生素、矿物质:均衡补充含多种维生素和矿物质的食品和特殊医学用途配方食品。

(6) 膳食纤维:脑卒中患者膳食纤维每日摄入量可为 25～30 g,卧床或合并便秘患者应酌情增加膳食纤维摄入。

(7) 胆固醇:限制胆固醇摄入,每天不超过 300 mg,血脂异常者不超过 200 mg。

(8) 水:无限制液体摄入状况下,在温和气候条件下,脑卒中患者每日最少饮水 1200 mL,对于昏迷的脑卒中患者可经营养管少量多次补充,保持水电解质平衡。

3. 脑卒中患者食物选择

(1) 谷类和薯类:保证粮谷类和薯类食物的摄入量 200～300 g。优选低糖高膳食纤维的种类。

(2) 动物性食品:建议每日禽肉类食物的摄入量 50～75 g;每日鱼虾类食物的摄入量 75～100 g;每日蛋类的摄入量 25～50 g。

(3) 奶类及奶制品:建议每天饮 300 g 奶或相当量的奶制品。优选低脂肪、脱脂奶及其制品。

(4) 豆类及其制品:建议每天摄入 30～50 g 大豆或相当量的豆制品。

(5) 蔬菜:脑血管疾病患者每日蔬菜摄入量为 500 g 以上,以新鲜绿叶类蔬菜为主。

(6) 水果:不伴有高血糖的脑血管疾病患者每日水果摄入量为 150 g 左右。

(7) 坚果:坚果含丰富的蛋白质、脂肪、维生素、矿物质,建议每周可摄入 50 g 左右。

(8) 油脂:以植物油为主,不宜吃含油脂过高及油炸类食物,如肥肉、动物油等。

(9) 调味品:不宜吃含盐高的菜品或腌制品,食盐应不超过每日 5 g,如果合并高血压,每日应不超过 3 g。不宜吃辛辣调味品及咖啡、浓茶等刺激食物。

(10) 酒:脑卒中患者应限制饮酒。

(11) 无添加糖食品:如阿斯巴甜、食用糖精等以其制作的食物。

【食谱举例】

### 冠心病患者参考食谱

| 餐次 | 食物名称 | 主要原料重量 |
|---|---|---|
| 早餐 | 脱脂牛奶<br>玉米面馒头<br>小米粥<br>凉拌黄瓜 | 脱脂牛奶 250 mL<br>玉米面 50 g<br>小米 30 g<br>黄瓜 50 g |
| 午餐 | 米饭<br>菜椒炒牛肉<br><br>西兰花炒木耳 | 粳米 125 g<br>甜椒 55 g<br>瘦牛肉 55 g<br>西兰花 94 g<br>水发木耳 55 g |
| 晚餐 | 米饭<br>芹菜炒双香<br><br><br>清蒸小黄鱼<br>西红柿仙贝汤 | 粳米 100 g<br>香干 100 g<br>香菇 60 g<br>芹菜茎 60 g<br>小黄鱼 100 g<br>西红柿 50 g<br>木耳 11 g<br>仙贝 30 g |
| 加餐 | 苹果<br>全日烹调油<br>食用盐 | 苹果 100 g<br>玉米油 20 g<br>盐 4 g |

(马东波　宋悦)

# 第15章 营养与消化道疾病

消化系统的基本生理功能是摄取、转运、消化食物及吸收营养、排泄废物,这些生理功能的完成有赖于整个胃肠道协调并规律活动。一旦协调和规律被破坏,就会表现出不同的临床症状,引起消化道的损伤,使食欲降低,影响营养素的吸收,是导致营养不良的直接因素。

## 第1节 营养与胃食管反流

胃食管反流病是消化系统最常见的疾病类型之一,指胃内容物(包括从十二指肠流入胃的胆盐和胰酶等)反流入食管,分生理性和病理性两种。生理性反流是由下食管括约肌自发性松弛引起,有利于胃内气体排出,食管会出现推动性蠕动将胃液推进到胃里,正常情况下不造成食管部黏膜损伤。病理性反流是由于食管下括约肌的功能障碍和(或)与其功能有关的组织结构异常,以致下食管括约肌压力低下而出现的反流,引起一系列临床症状和并发症。根据内镜下表现,胃食管反流病可分为非糜烂性反流病、糜烂性食管炎和 Barrett 食管三种类型。其典型症状为胃灼热、反流、胸骨后疼痛、吞咽疼痛等。本章节主要介绍病理性胃食管反流病的营养治疗原则。

### 一、膳食营养因素和胃食管反流

胃食管反流病是由多种因素造成的消化道动力障碍性疾病,正常情况下食管有防御胃酸及十二指肠内容物侵袭的功能,包括抗反流屏障、食管廓清功能及食管黏膜组织的抵抗力。膳食因素中,蛋白质可以增加下食管括约肌的抗反流功能;在球部消化的一些含脂肪高的食物如巧克力、咖啡、酒精、酸性或辛辣的食物则会降低下食管括约肌的抗反流功能,使胃内容物反流到食管,引起炎症。因为这类食物有高的张力,收敛性大,或是酸性强,可以在有炎症的黏膜刺激感觉神经,引起烧灼感。同时这类食物可以引起胃酸分泌增强,因而推动食管反流,尤以患者具有食管括约肌松弛时更加严重。

### 二、营养治疗

胃食管反流病营养治疗的目的在于减轻胃肠负担,帮助黏膜修复,通过调整饮食结构纠正营养不良。

1. 控制能量摄入

每日能量摄入 25~35 kcal/kg,以维持理想体重或适宜体重为目标,三大产能营养素配比合理。对于超重和肥胖的患者应实施减重饮食。

2. 适量摄入蛋白质

每日的蛋白质摄入量占总能量的 10%~15%。食物蛋白质能刺激胃酸和胃泌素的分泌,胃泌素可使食管下端括约肌张力增加,从而抑制胃食管反流。

**3. 减少脂肪摄入**

脂肪摄入占每日摄入总能量的 20%～25%。脂肪刺激胆囊收缩素分泌,导致胃排空延缓和胆汁反流,因此此反流现象明显时应适当减少其摄入量。食物选择应注意:选择纯瘦肉或鱼虾为主,家禽应尽量去皮,豆类不应油炸,牛奶以低脂或脱脂为主。

**4. 充足的碳水化合物**

碳水化合物产能占总能量的 50%～65%。少选用含单、双糖较高的精制加工食物,如糖果、含糖饮料和高糖点心等。

**5. 充足的维生素和矿物质**

维生素和矿物质需要量可参考我国居民营养素参考摄入量(DIRs)中的 RNIs 或 AIs 来确定。摄入应足量,预防相关缺乏病的发生。维生素 C、维生素 E、硒、β-胡萝卜素和其他类胡萝卜素等充足摄入,有助于预防 Barrett 食管恶变。

**6. 科学饮水**

应保证每日饮水约 1 200 mL。但要减少摄入可以降低下食管括约肌张力的食物(如浓茶、咖啡、含酒精饮料等),同时应禁酒。

**7. 适量膳食纤维**

每日膳食纤维摄入量 20～35 g。应选择富含可溶性膳食纤维的食物,如水果、大豆类制品、蔬菜等,同时适当增加全谷类食物(糙米、燕麦、荞麦、高粱等)的摄入。

## 三、合理的生活方式

改变生活方式是胃食管反流病的基本治疗措施。宜少量多餐,防止饱食容易出现的一过性下食管括约肌松弛;适当少吃高脂肪餐,不吃油煎油炸、烧烤食物;限制巧克力、咖啡、糖果、高糖点心以及含糖、酒精和咖啡因的饮料;严格戒烟;适量饮酒;餐后不宜马上躺下,夜间反流症状明显的胃食管反流病患者在睡前 2～3 小时不要进食,并且可适当在睡眠时抬高头部 10～20 cm。心理因素对消化系统的影响也很大,焦虑、抑郁都会让消化系统出现不良反应,所以在紧张的时候注意缓解释放压力也很重要。

## 四、营养护理

患者急性期可短时间应用清流质。禁食刺激性、坚硬、油煎炸食物。流质宜选用低脂牛奶、稠米汤、鱼羹、蒸蛋羹、豆腐花、稀藕粉等。病情缓解后饮食过渡方法是清流质—浓流质—无渣半流—软食—普食。烹调宜采用清蒸、清炖、凉拌等方法,避免油煎、油炸和烧烤方式。餐次从少量多餐,逐渐过渡到一日三餐。避免餐后即平卧,以及各种引起腹压过高状态,如不宜穿紧身衣或者将腰带束得过紧。

## 五、食物选择

(1)少用或不用能够引起食管下端括约肌张力降低的食物,如浓茶、咖啡、巧克力、鲜柠檬汁、鲜橘汁等酸味饮料,以及含糖、酒精和咖啡因的饮料。

(2)少用刺激性调味品进行烹调,如咖喱、胡椒粉、辣椒、芥末等。

(3)戒烟酒,烟酒可引起食管下端括约肌张力下降,尤其是烈性酒可使食管蠕动收缩波的频率下降,还会引起食管清除酸性能力下降,加重食管炎的病情。

# 第 2 节　营养与胃炎

胃炎是指各种病因引起的胃黏膜的炎症,是一种常见病。临床上根据病程长短分为急性胃炎与慢性胃炎两类。慢性胃炎通常又可分为浅表性胃炎、萎缩性胃炎和肥厚性胃炎。胃炎常见于成人,急性胃炎常表现为上腹痛、恶心、呕吐和食欲减退,胃部出血常见,一般为少量、间歇性出血,可自止,也可有大出血引起呕血和(或)黑粪,持续少量出血还易引起贫血。慢性胃炎常以消化不良症状表现为主,如腹胀、嗳气、反酸、食欲减退、恶心、呕吐、无规律性上腹隐痛、消瘦、贫血等,出现恶性贫血时可有舌萎缩和周围神经病变。慢性胃炎病程较长,大多数患者无明显症状,确诊方法主要靠胃镜及活组织检查。

## 一、营养代谢变化

1. 急性胃炎

(1) 能量代谢:因进食可引起或加重胃部不适,为了减轻胃肠负担,患者每日的进食量会减少,病情重者甚至禁食,使患者能量摄入明显降低,能量代谢呈现负平衡状态,从而使得患者的体力和营养状态受到影响。

(2) 矿物质和水:由于腹痛、恶心、呕吐、腹泻等原因,使机体水和食物排泄增加的同时,摄入量减少,从而导致机体水与电解质代谢紊乱。临床上可表现为低钾、低钠、低氯、甚至脱水,严重的患者还会出现休克。

(3) 维生素:因患者进食量少,尤其蔬菜和水果的摄入不足,同时伴随消化吸收不良,极易发生维生素缺乏,尤其水溶性维生素缺乏更易发生。

2. 慢性胃炎

(1) 能量和蛋白质:由于进食会引起和加重胃部不适,慢性胃炎患者食物摄入量较低,导致蛋白质、脂肪和碳水化合物三大产能营养素的摄入不足,出现能量和蛋白质的负平衡。

(2) 矿物质:电解质代谢紊乱是由于大多数患者的消化能力差,以及长期食物摄入不足导致的。

(3) 维生素:由于食物的摄入不足容易发生多种维生素缺乏,尤以 B 族维生素的缺乏更常见,B 族维生素缺乏又会加重胃黏膜的变性,形成恶性循环。慢性萎缩性胃炎患者的表现是胃酸缺乏,后者会影响维生素 $B_{12}$ 的吸收,可引起巨幼细胞贫血。

## 二、营养治疗

1. 急性胃炎

去除致病因素,对症治疗;严格限制摄入食物,防止禁忌食物产生的机械性、化学性刺激对胃黏膜的作用,以保护胃功能;合理膳食,提供丰富的营养素,增强机体抵抗力。这些都是急性胃炎营养治疗的目的。

(1) 急性期

① 禁食:应卧床休息,禁食生冷和刺激性食物,大量呕吐及腹痛剧烈者应在发病 24～48 小时内禁食。

② 进食流质:急性症状缓解后能进食者先以清流质为主,如过筛米汤、蔬菜汁等,随症

状缓解适当增加脱脂牛奶、稀藕粉、蛋花汤等。如患者有腹泻,则应禁用牛奶、豆浆、蔗糖等易产气食物。

③ 补充水分:适当补充糖盐水以补充因呕吐、腹泻丢失的水分和电解质,加速代谢毒素及废物排出;若失水严重或伴有酸中毒应以静脉注射葡萄糖盐水及碳酸氢钠溶液纠正。

(2)缓解期

① 低脂少渣饮食:病情缓解后给患者易消化的无渣半流质食物为宜,继而过渡到少渣软饭。忌食过硬、过辣、过咸、过热、粗糙和刺激性强的食物,如油炸食品、腌腊食品、辣椒、大蒜等。可选择二米粥(大米和小米各一半)、瘦肉粥、嫩菜碎蛋花烂面条、小馄饨、烤面包片、烤馒头干、苏打饼干等。

② 避免粗纤维高的蔬菜和全谷类、油煎油炸食物、坚果、含酒精食物、含精制糖点心及巧克力等。

③ 细嚼慢咽:刺激唾液中消化酶的分泌,使食物充分与唾液混合,有助于消化。

④ 少量多餐:每日进餐 6~7 次,尽量减轻胃的消化负担,避免暴饮暴食。

⑤ 合理烹调:宜多采用蒸、煮、烩、汆、炖等水熟法烹调,以减少烹调油对胃的刺激。

⑥ 调整情绪:进餐时要保持心情愉悦,避免负面情绪的影响。

2. 慢性胃炎

通过饮食调节胃酸分泌,促进胃黏膜的修复,有利于慢性胃炎的逐渐痊愈是慢性胃炎营养治疗的目的。

(1)能量:每日能量摄入 25~35 kcal/kg,以维持理想体重为目标,三大产能营养素配比合理。

(2)蛋白质:摄入量供能应占全天总能量的 10%~15%,其中优质蛋白质占总蛋白质比例至少 1/3。由于蛋白质具有增加胃酸分泌的作用,要避免摄入过多,尤其是浅表性胃炎的患者要控制高蛋白食物。

(3)脂肪:摄入量供能应占全天总能量的 20%~25%,烹调时用植物油,禁用油煎、油炸的烹调方法。由于脂肪具有刺激胃酸和胆囊收缩素分泌,导致胃排空延缓和胆汁反流的作用,因此不宜过量食用。萎缩性胃炎的患者可适当增加瘦肉汤、鱼汤等刺激胃酸分泌。

(4)碳水化合物:摄入量供能应占全天总能量的 50%~65%。碳水化合物中的单糖和双糖可刺激胃酸分泌,淀粉等多糖对胃酸分泌的影响较小,因此少选用含单、双糖的食物。

(5)矿物质和维生素:宜选用天然食物来补充,若患者食欲不佳、无法进食足够的食物,可适当补充多种维生素和矿物质的膳食补充剂。

(6)水:应保证每日饮水约 1 200 mL,温度在 40 ℃为宜。少喝刺激性饮品,如浓茶、咖啡、含酒精和咖啡因的饮料等。

(7)膳食纤维:每日摄入 20~35 g 为宜,以可溶性膳食纤维为主,少用粗纤维含量高的蔬菜和全谷类,如韭菜、芹菜、糙米、高粱等。

## 三、营养护理

指导患者养成进食平衡膳食习惯。饮食要有规律,养成细嚼慢咽的饮食习惯,忌饥一顿饱一顿或暴饮暴食的饮食方式。

急性大出血伴恶心、呕吐者应禁食,做好口腔护理。少量出血、无呕吐者,可进温凉、清淡、无渣流质。出血停止后逐渐过渡为营养丰富、易消化、无刺激性半流质、软食、普食,少量多餐,细嚼慢咽。

向患者说明摄取足够营养的重要性,鼓励患者进食易消化、适量蛋白质、丰富维生素、适宜热量的饮食。不食用过冷、过热、过酸、过甜、过咸的食物或刺激性调味品,以及烟、酒、浓茶、咖啡等,减少胃黏膜刺激。烹调宜采用蒸、煮、烩、焖、炖、氽等方法,使食物细软易于消化。

## 四、食物选择

1. 宜用食物

急性胃炎宜选择无渣流质或少渣半流质,流质可选用米汤、过滤的新鲜菜汁和鲜榨果汁、稀藕粉、蛋花汤等;半流质可选用小米粥、瘦肉粥、蛋花汤面、小馄饨、面包、苏打饼干等。

胃炎发作间歇期或慢性胃炎患者可选用下列食物:

(1) 根据胃酸分泌情况决定动物性食物的选择和烹调。以肌肉纤维短的为主,如鱼、虾、鸡肉、嫩牛肉、瘦猪肉等。给予胃酸分泌过少的萎缩性胃炎患者富含氮浸出物的鱼汤、鸡汤、瘦肉汤及蘑菇汤等原汁浓汤,可以刺激胃酸分泌,提高胃酸浓度并促进患者食欲。胃酸分泌过多的浅表性胃炎患者,则应避免食用这类富含氮浸出物的原汁浓汤,适合采用煮过的鱼、虾、鸡肉、瘦肉类等烹饪菜肴,以减少胃酸分泌,如可选用蒸鱼块、烩鱼片、溜鸡脯丸子、肉末羹等。

(2) 多用新鲜、不含粗纤维的蔬菜和水果,如嫩黄瓜、西红柿(去皮籽)、嫩茄子(去皮)、冬瓜、嫩白菜、菠菜叶、土豆、胡萝卜等。水果宜用香蕉、苹果、梨等,尽量去皮去籽,充分咀嚼以助消化,增加多种维生素的摄入量,尤其是维生素C的摄入应充足。

(3) 适量食用牛奶或奶制品。鲜牛奶适合于胃酸分泌过多的浅表性胃炎患者饮用,因其富含可在体内氧化代谢生成阳离子的物质,可合成碱性物质,有利于降低胃酸酸度。对于胃酸过少或缺乏的萎缩性胃炎患者不适用,可适当食用发酵的酸奶来提高消化率,也可增加益生菌的摄入促进消化。注意伴有腹泻的患者要避免食用牛奶。

(4) 主食宜选用细挂面、擀面片、蒸馒头、素馅包子、小馄饨、软米饭等易消化的淀粉类主食,切忌摄入油炸食物(如油条、油饼等)和糯米或全谷类制作的难消化的食物。

2. 忌(少)用食物

(1) 急性胃炎发作期病情未稳定时应禁食牛奶、豆浆、蔗糖等易产气食物。

(2) 禁食含粗纤维多的蔬菜和未成熟的水果,如韭菜、芹菜、山芋、生香蕉等。

(3) 禁食油煎、油炸食物与腌熏、烧烤的食物。

(4) 禁食糯米饭、年糕、全谷类等不易消化的食物。

(5) 禁食各种酒及含酒精的饮料、碳酸饮料及刺激性调味品(如辣椒、咖喱、胡椒、葱、蒜、芥末等)。

【食谱举例】

• 急性胃炎流质食谱举例(原料重量均为可食部重量)

表 15 - 1 急性胃炎流质食谱举例

| 餐次 | 食物名称 | 食物重量(g) | 原料名称 | 原料重量(g) |
|---|---|---|---|---|
| 早餐 | 稀米汤(搅拌) | 300 | 大米 | 25 |
| 加餐 | 稀藕粉 | 300 | 无糖藕粉 | 50 |
| 午餐 | 蒸蛋羹 | 100 | 鸡蛋 | 60 |
| 加餐 | 冬瓜茸汤 | 300 | 去皮冬瓜 | 200 |
| 晚餐 | 南豆腐蛋花汤 | 300 | 南豆腐 | 100 |
| | | | 鸡蛋 | 30 |
| 加餐 | 苹果汁 | 300 | 红苹果 | 200 |

表 15 - 2 急性胃炎流质食谱营养分析

| 能量(kcal) | 蛋白质(g) | 脂肪(g) | 碳水化合物(g) |
|---|---|---|---|
| 627 | 22 | 15 | 101 |
| 实际供能比 | 14% | 21.5% | 64.4% |

• 急性胃炎低脂少渣半流质食谱举例(原料重量均为可食部重量)

表 15 - 3 急性胃炎低脂少渣半流质食谱举例

| 餐次 | 食物名称 | 食物重量(g) | 原料名称 | 原料重量(g) |
|---|---|---|---|---|
| 早餐 | 白米粥 | 300 | 大米 | 40 |
| | 蒸蛋羹 | 100 | 鸡蛋 | 60 |
| 加餐 | 低脂牛奶 | 200 | 低脂牛奶 | 200 |
| 午餐 | 番茄鱼圆龙须面 | 300 | 龙须面 | 75 |
| | | | 青鱼圆 | 35 |
| | | | 去皮番茄 | 75 |
| | | | 盐 | 2 |
| | 小馒头 | 50 | 小麦粉 | 25 |
| 加餐 | 稀藕粉 | 300 | 无糖藕粉 | 30 |
| 晚餐 | 瘦肉末胡萝卜粥 | 300 | 大米 | 40 |
| | | | 瘦猪肉 | 25 |
| | | | 胡萝卜 | 30 |
| | | | 盐 | 1 |
| 加餐 | 香蕉奶昔 | 300 | 香蕉 | 50 |
| | | | 低脂牛奶 | 200 |

表 15 - 4　急性胃炎低脂少渣半流质食谱营养分析

| 能量（kcal） | 蛋白质（g） | 脂肪（g） | 碳水化合物（g） |
|---|---|---|---|
| 1 167 | 50 | 15 | 208 |
| 实际供能比 | 17.1% | 11.5% | 71.4% |

• 慢性浅表性胃炎食谱举例（原料重量均为可食部重量）

表 15 - 5　慢性浅表性胃炎食谱举例

| 餐次 | 食物名称 | 食物重量（g） | 原料名称 | 原料重量（g） |
|---|---|---|---|---|
| 早餐 | 蒸蛋糕 | 150 | 小麦粉 | 75 |
| | | | 鸡蛋 | 20 |
| | | | 白糖 | 3 |
| | 煮鸡蛋 | 60 | 鸡蛋 | 50 |
| | 鲜牛奶 | 200 | 鲜牛奶 | 200 |
| 午餐 | 小米南瓜粥 | 200 | 小米 | 25 |
| | | | 去皮南瓜 | 75 |
| | 软面饼 | 50 | 小麦粉 | 30 |
| | | | 鸡蛋 | 10 |
| | | | 盐 | 0.5 |
| | 肉末烩嫩豆腐 | 100 | 南豆腐 | 50 |
| | | | 瘦猪肉 | 25 |
| | | | 色拉油 | 3 |
| | | | 盐 | 1 |
| | 清汤白菜心 | 100 | 大白菜心 | 100 |
| | | | 盐 | 1 |
| 加餐 | 水果羹 | 200 | 苹果 | 100 |
| | 奶酪面包 | 75 | 低筋面粉 | 25 |
| | | | 原味奶酪 | 5 |
| | | | 白糖 | 3 |
| 晚餐 | 大米粥 | 200 | 大米 | 25 |
| | 蒸发糕 | 75 | 小麦粉 | 35 |
| | 鱼丸烩山药 | 120 | 青鱼 | 50 |
| | | | 山药 | 70 |
| | | | 色拉油 | 3 |
| | | | 盐 | 1 |

| 餐次 | 食物名称 | 食物重量(g) | 原料名称 | 原料重量(g) |
|------|---------|-----------|---------|-----------|
| 晚餐 | 炒黄瓜片 | 150 | 黄瓜 | 150 |
|      |         |     | 色拉油 | 2 |
|      |         |     | 盐 | 1 |
| 加餐 | 鲜牛奶 | 150 | 鲜牛奶 | 150 |
|      | 苏打饼干 | 50 | 苏打饼干 | 50 |

表 15-6　慢性浅表性胃炎食谱营养分析

| 能量(kcal) | 蛋白质(g) | 脂肪(g) | 碳水化合物(g) |
|-----------|----------|--------|-------------|
| 1 734 | 70 | 50 | 251 |
| 实际供能比 | 16% | 26% | 58% |

# 第 3 节　营养与消化性溃疡

消化性溃疡是指在各种致病因子的作用下,黏膜发生的炎症与坏死性病变,病变深达黏膜肌层,常发生于与胃酸分泌有关的消化道黏膜,其中以胃溃疡、十二指肠溃疡最常见。胃酸分泌异常、幽门螺杆菌感染和非甾体消炎药广泛应用是引起消化性溃疡的常见病因。另外,饮食习惯在消化性溃疡的发生发展中也起重要作用,包括:

(1) 不合理饮食:粗糙的、过冷、过热、高脂肪的食物以及浓茶、咖啡、酒精和咖喱、辣椒等刺激性调味品均可刺激胃酸分泌过多和胆囊收缩素分泌增加,直接损伤胃黏膜。

(2) 不合理进食方式:进食时情绪不佳会导致胃功能紊乱,狼吞虎咽或暴饮暴食的进食方式,因进食时不细嚼,导致唾液分泌减少影响食物的消化。

(3) 长期酗酒:在体内乙醇转化为乙醛,而乙醛对胃黏膜有直接的损害作用,因而长期酗酒会削弱胃黏膜的屏障作用。

(4) 吸烟:吸烟可刺激胃酸分泌增加,还可抑制胰液和胆汁的分泌而减弱其在十二指肠中和胃酸的能力。另外,吸烟会使幽门括约肌能力减弱,影响其关闭功能而导致胆汁反流,从而破坏胃黏膜屏障。

慢性中上腹痛、返酸是消化性溃疡的典型症状,疼痛的特征为慢性、周期性、节律性,制酸剂常能缓解疼痛。腹痛发生与餐后时间的关系认为是鉴别胃与十二指肠溃疡病的临床依据。胃溃疡的腹痛多发生在餐后半小时左右,而十二指肠溃疡则常发生在空腹时。常见并发症有大出血、穿孔、幽门梗阻和癌变。

## 一、营养代谢变化

### 1. 能量与蛋白质

患者进食量少、消化能力较差,容易发生能量蛋白质营养不良或低蛋白血症,因此需摄入充足的能量与适量的蛋白质以满足机体的营养需求。但是如果摄入过量蛋白质,促进胃酸分泌的作用加强,易加重病情。

2. 碳水化合物

由于患者进食量少,常导致碳水化合物不足,碳水化合物的合理补充不仅能保证能量供给,稳定血糖,增加体重,还可以中和胃酸,改善疾病症状。

膳食纤维具有降低胃酸浓度,加速胃排空的作用。含膳食纤维的食物在口腔中充分咀嚼时可刺激唾液分泌,对黏膜能起一定的保护作用,有利于溃疡的愈合。但如果食物纤维过粗,则可能对胃肠道黏膜、溃疡面产生机械性损伤,因此膳食纤维的摄入既要保证达到日推荐量,又要合理选择。

3. 脂肪

过多脂肪摄入会促进胆囊收缩而抑制胃肠蠕动,延缓胃排空,食物在胃内的潴留时间延长,导致胃酸分泌增加并加剧胆汁反流,加重对胃黏膜的腐蚀作用,不利于黏膜修复。但过度限制脂肪摄入量容易发生必需脂肪酸和脂溶性维生素的缺乏,故脂肪摄入也要适量。

4. 维生素

因摄食减少和对膳食种类以及烹调方法的限制,直接影响了患者对维生素的摄取种类和数量,膳食中维生素的摄入量长时间低于日推荐摄入量,则容易发生单种或多种维生素的缺乏,尤其在合并出血、穿孔、幽门梗阻和癌变等并发症时更易发生。消化性溃疡患者更需重视及时补充维生素,以利于溃疡面的愈合及术后康复。维生素 C 制剂呈酸性,不宜过多摄入,但适当摄入有助于促进溃疡面的愈合。

5. 水

消化性溃疡患者因摄入食物减少,常伴水摄入不足,因此需引起足够重视。水的摄入减少既影响其他营养素的吸收,还可影响体内水平衡,而且对具有刺激胃酸分泌作用的食物如浓茶、咖啡、酒精、辣椒等不能予以稀释,不能起到缓冲胃酸分泌的作用。

6. 饮食习惯

消化性溃疡患者要及时纠正不良饮食习惯,如经常空腹饮酒、经常吃辛辣刺激的食物、暴饮暴食、大量吸烟等,以降低对胃黏膜的物理性和化学性损伤,减少对胃酸分泌节律性的破坏,避免幽门括约肌张力下降而导致的胆汁反流现象。建议进餐要定时定量,以易消化食物为主,合理选择适宜的烹调方式,戒烟、戒酒。

## 二、营养治疗

消化性溃疡的发生发展与营养密切相关,消化性溃疡的营养治疗,是消化性溃疡综合治疗不可缺少的重要措施之一,尤其对预防复发和防治并发症,促进溃疡面愈合均有重要意义。胃或十二指肠溃疡虽部位不同,但营养治疗的原则基本相同。营养治疗的目的是减少和缓冲胃酸分泌,维持胃肠道黏膜自身的防卫能力。

1. 合理的营养结构

合理安排每日进餐的食物种类、数量和烹饪方式,保证摄入的营养素结构科学合理,在满足日常营养需求的同时可以促进受损伤的组织和溃疡面愈合。

(1) 适量优质蛋白质:适量的蛋白质可促进溃疡愈合,蛋白质的供能比以 10%～15% 为宜,要求优质蛋白质占总蛋白质摄入量的 30% 以上。由于蛋白质消化产物具有增加胃酸分泌的作用,应避免摄入过多。可选择易消化的含蛋白质食物,如豆腐、鸡肉、鱼肉、鸡蛋、牛奶等。

（2）限制脂肪摄入：脂肪有抑制胃酸的作用，同时刺激胆囊收缩素分泌增加，导致胃排空延缓和胆汁反流，因此患者脂肪摄入应适量。建议脂肪的供能比以 20%～25% 为宜，避免高脂肪食物摄入。

（3）适量碳水化合物：碳水化合物是消化性溃疡患者能量的主要来源，供能比以 50%～65% 为宜，每天可供给 300～350 g。建议选择易消化的含碳水化合物食物，如粥、面条、软饼、馒头、发糕、馄饨等。由于单糖和双糖可刺激胃酸分泌增加，因此少选用含单、双糖的食物。膳食纤维的摄入应适量，以可溶性纤维为主，如豆类纤维、水果果胶等。

（4）充足的维生素和矿物质：摄入富含维生素 A、B 族维生素和维生素 C 的食物有助于修复受损的胃黏膜和促进溃疡愈合。当患者服用镁、铝制剂抗酸药时，会影响磷的吸收；服用 $H_2$ 受体阻滞剂如西咪替丁、雷尼替丁等时，可减少铁的吸收。因此多选择富含磷和铁的食物，若患者出现贫血症状，可直接服用铁剂。

（5）饮食应低盐低钠：由于过多的钠会增加胃酸的分泌，加重溃疡，患者应采用低盐或低钠饮食，每日食盐摄入应控制在 5 g 以下。

（6）适量饮水：每日饮水量在 1 200 mL 左右。禁用含酒精、咖啡因和碳酸的饮料。

2. 改善饮食习惯

（1）合理安排进食量与进食时间：每日膳食安排应定时定量、少量多餐，这样可以避免胃窦部的过分扩张而刺激胃酸分泌，以 5～7 餐，即 3 顿正餐与 2～3 次适量的加餐为宜。十二指肠溃疡患者宜在睡前加餐，可减少饥饿性疼痛，有利于睡眠。一旦症状得到控制，溃疡面已愈合的患者，可以恢复到平时的一日三餐，因为这样可避免由于一日少量多餐所带来的食物对胃体的刺激而使胃酸分泌增加的弊病。

（2）愉悦的心情有利于消化：进食时要保持心情愉快，有利于促进消化，避免进餐前后生闷气、吵架等不良情绪。

（3）细嚼慢咽不伤胃：进餐时细嚼慢咽，减少因食物未得到充分咀嚼碾磨对消化道造成过强的机械性和化学性刺激。

### 三、营养护理

1. 注意休息

病情轻者生活要有规律，注意劳逸结合，避免过劳或睡眠不足。急性发作、疼痛或伴消化道出血（呕血或便血）者，应卧床休息。病情稳定者可适当活动，同时注意腹部保暖，避免受寒，以免诱发疼痛。

2. 规律饮食

患者饮食要定时定量，均衡营养，选用营养丰富、清淡、易消化食物。急性活动期应少量多餐，以牛奶、稀饭、面条等食物为宜，忌食生冷、粗硬、酸辣、含咖啡因的刺激性食品和饮料。出血量少又无呕吐者，可进食少量流质饮食。溃疡大出血或剧烈呕吐时，应禁食 24～48 小时。

3. 病情监测

观察并详细了解患者疼痛的部位、性质、规律，密切注意是否有并发症的发生，早期发现，及时处理。

### 四、食物选择

溃疡病急性发作期，应采用流质饮食，随着病情好转，逐渐过渡为半流质，然后过渡到恢复期饮食。

宜食用营养价值高、质软、刺激性弱的食物,如牛奶、鸡蛋、面食、藕粉、瘦肉、鱼肉、鸡肉、鸭血、嫩豆腐等。各种食物应切细、煮软。

避免机械性和化学刺激性食物,不宜食用含粗纤维多的食物,如粗粮、干黄豆、茭白、竹笋、雪菜、芹菜、韭菜、金针菜等,以及熏制和烧烤食物如腊肠、咸肉、咸鱼等。不宜食用产气多的食物,如生葱、生蒜、生萝卜、洋葱、蒜苗等。忌用能强烈刺激胃酸分泌的食物和调味品,如浓肉汤、肉汁、味精、芥末、辣椒、咖喱、浓茶、浓缩咖啡和酒等,食物不宜过冷、过热、过硬、过酸、过甜和过咸。烹调方法宜选用蒸、煮、氽、烧、烩、焖等,不宜采用爆炒、干炸、油煎、生拌、烟熏、腌腊等方法。

**【食谱举例】**

• 急性发作期流质食谱举例(原料重量均为可食部重量)

表 15-7　急性发作期流质食谱举例

| 餐次 | 食物名称 | 食物重量(g) | 原料名称 | 原料重量(g) |
|------|----------|------------|----------|------------|
| 早餐 | 蛋花米汤 | 300 | 大米 | 15 |
| | | | 鸡蛋 | 40 |
| 加餐 | 冲营养米粉 | 200 | 营养米粉 | 50 |
| 午餐 | 蒸蛋羹 | 100 | 鸡蛋 | 60 |
| 加餐 | 稀藕粉 | 300 | 无糖藕粉 | 30 |
| 晚餐 | 调味豆腐脑 | 500 | 黄豆 | 25 |
| | | | 酱油 | 5 |
| 加餐 | 牛奶 | 250 | 低脂牛奶 | 250 |

表 15-8　急性发作期流质食谱营养分析

| 能量(kcal) | 蛋白质(g) | 脂肪(g) | 碳水化合物(g) |
|-----------|-----------|---------|---------------|
| 829 | 35 | 21 | 125 |
| 实际供能比 | 16.7% | 22.8% | 60.5% |

• 过渡期少渣半流质食谱举例(原料重量均为可食部重量)

表 15-9　过渡期少渣半流质食谱举例

| 餐次 | 食物名称 | 食物重量(g) | 原料名称 | 原料重量(g) |
|------|----------|------------|----------|------------|
| 早餐 | 白米粥 | 300 | 大米 | 40 |
| | 奶酪面包 | 75 | 吐司面包 | 70 |
| | | | 奶酪 | 5 |
| 加餐 | 牛奶冲米粉 | 250 | 营养米粉 | 40 |
| | | | 鲜牛奶 | 200 |

| 餐次 | 食物名称 | 食物重量(g) | 原料名称 | 原料重量(g) |
|------|---------|-----------|---------|-----------|
| 午餐 | 肉末菜末烂面条 | 200 | 挂面 | 75 |
| | | | 瘦猪肉 | 40 |
| | | | 大白菜叶 | 60 |
| | | | 盐 | 1 |
| | 蒸蛋羹 | 100 | 鸡蛋 | 60 |
| 加餐 | 蜂蜜银耳羹 | 300 | 水发银耳 | 60 |
| | | | 蜂蜜 | 5 |
| 晚餐 | 鲜肉小馄饨 | 100 | 小麦粉 | 50 |
| | | | 瘦猪肉 | 25 |
| 加餐 | 香蕉奶昔 | 300 | 香蕉 | 50 |
| | | | 鲜牛奶 | 200 |
| | 葡萄干面包 | 50 | 低筋面粉 | 20 |
| | | | 葡萄干 | 5 |
| | | | 白糖 | 2 |

表 15-10　过渡期少渣半流质食谱营养分析

| 能量(kcal) | 蛋白质(g) | 脂肪(g) | 碳水化合物(g) |
|-----------|----------|---------|-------------|
| 1 659 | 66 | 37 | 270 |
| 实际供能比 | 16% | 20% | 65% |

# 第 4 节　营养与炎症性肠病

## 一、概念和分类

炎症性肠病(inflammatory bowel disease,IBD)既往是一种多见于西方患者的肠道炎症性疾病,其发病受多种因素影响,自身遗传、免疫因素以及环境因素等。IBD 包括溃疡性结肠炎(Ulcerative colitis,UC)和克罗恩病(Crohn's Disease,CD),肠道黏膜免疫系统异常反应所致的炎症反应在炎症性肠病发病中起重要作用。

UC 最常发生于青壮年期,临床表现为持续或反复发作的腹泻、黏液脓血便伴腹痛、里急后重和不同程度的全身症状。

CD 最常发生于青年期,临床表现呈多样化,消化道主要表现为腹泻、腹痛和血便;全身性主要表现为体重减轻、发热、食欲不振、疲劳和贫血等。

## 二、与营养相关的因素

《2016 年欧洲临床营养与代谢学会(ESPEN)炎症性肠病临床营养指南》中指出 IBD 相

关的营养危险因素包括总脂肪、单不饱和脂肪酸、多不饱和脂肪酸以及 n-6 脂肪酸；水果及纤维的摄入对 CD 发病有保护作用；二十二碳六烯酸对于 UC 的发病具有保护作用。

IBD 患者因肠黏膜受损导致营养物质吸收不良，往往存在能量-蛋白质营养不良、铁及其他微量元素缺乏等表现。患者常因腹泻、出血等肠道不良反应影响进食，食欲减退引起摄入不足与肠道吸收不良等都是患者营养不良的主要原因。

## 三、营养治疗

目前为止尚无可靠证据显示某种特定的饮食可以促进活动期 IBD 患者达到临床缓解，也无强有力的证据证明忌食某种特定食物对维持疾病的缓解有效，除非患者对于特定食物（如辛香料、乳糖及乳制品等）不耐受。由于 IBD 患者中存在较多营养不良的情况，饮食仍需要包括医师、营养师、护士在内的多学科团队共同制定方案。ESPEN 指南强调健康饮食的重要性，如果患者一味食用软食，避免粗纤维可能导致某些微量元素的缺乏。除了存在狭窄的患者以外，缓解期 IBD 患者采用富含蔬果的健康饮食方式，如地中海式饮食是值得推荐的。

### 1. 肠内营养治疗

研究表明，有条件施行腹部手术的患者在入院前因食物摄入量低营养不良是围手术期出现并发症的独立危险因素，同时营养不良会增加患者术后并发症和死亡的风险。因此对于严重营养不良的患者应当及时开始营养治疗。

ESPEN 外科临床营养指南建议"如果口服不能满足需要，无论有无干预（饮食建议和口服营养制剂补充），都应当开始鼻饲"。为此 2016 版 ESPEN 指南做了进一步的推荐：

从正常食物中无法达到能量和（或）蛋白需求的患者应当鼓励在围手术期进行口服营养制剂补充；从正常食物加口服营养制剂补充无法达到能量和（或）蛋白需求的患者应当在围手术期接受鼻饲（经鼻胃管或空肠营养管）肠内营养治疗；如果诊断为营养不良，IBD 手术需要推迟 7～14 天直至可以施行，在此期间需要强化人工营养治疗；CD 患者在术后 24 小时内早期开始肠内营养对减少术后并发症有一定作用。因此术后应当早期进行营养支持，因为这样能有效降低术后并发症发生的风险。

### 2. 膳食营养推荐

膳食营养对于能够经口进食的 IBD 患者来说仍是能量和各营养素的主要来源，具体推荐如下：

（1）充足的能量：缓解期每日能量供应 25～30 kcal/kg，活动期的能量供应较缓解期增加 8%～10%，每日 30～40 kcal/kg，建议碳水化合物的供能比为 50%～65%、蛋白质的供能比为 15%～20%、脂肪的供能比为 20%～25%。如患者发热，体温每升高 1 ℃，静息能量消耗（REE）将增加 10%～15%，如合并脓毒症时 REE 将增加 20%，能量供应也随之增加。儿童和青少年的能量供应是同年龄段推荐值的 110%～120%。

（2）高蛋白膳食：蛋白质可根据每千克体重给与 1.5～2 g 计算，优质蛋白质要占总蛋白的 50%，如鱼虾、畜禽类、大豆及制品、奶类等食物。严重腹泻者应慎用牛奶，禁食含糖高的易产气食物以及咖啡、辣椒、咖喱等刺激性食物。

（3）限制脂肪：患者若伴有腹泻、出血等肠易激惹情况，要适当限制总脂肪摄入量，包括单不饱和脂肪酸和 n-6 多不饱和脂肪酸，因此在烹调时以植物油为主，每日不超过 20 g。推荐选用富含 n-3 多不饱和脂肪酸的亚麻籽油、深海鱼油等。

（4）丰富的维生素和矿物质：膳食中的食物种类要多样化搭配，保证维生素和矿物质的来源丰富、数量充足，尤其是维生素 A、维生素 D、维生素 C 和 B 族维生素，还有钙、铁等。如患者食欲较差，饮食摄入不足，可适当增加缺乏的维生素和矿物质的膳食补充剂。

（5）水分充足：每日饮水量应保证 1 200 mL，包括水、牛奶、鲜榨蔬果汁等，如腹泻要及时补充糖盐水以纠正水及电解质紊乱情况。

（6）限制膳食纤维：活动期如食用较粗的膳食纤维易使患者肠道不良反应加重，应尽可能避免粗纤维多的蔬菜和全谷类食物，可以摄入少量含可溶性膳食纤维的食物，如淡豆浆、香蕉、苹果等。缓解期适量食用新鲜蔬果，保证微量营养素的摄入。

（7）合理餐次制度：宜少量多餐，在急性发病期若胃肠道功能条件允许可先给予流质饮食，待疾病缓解期可逐渐过渡到少渣半流质、少渣软饭、普食。

## 四、营养护理

（1）肠内营养治疗：确认置管位置（鼻胃管/鼻肠管/造瘘口），根据患者实际情况选择推注或泵滴方式，对于长期应用肠内营养管饲的患者应正确指导其家属操作，定期护理胃管/肠管/造瘘口。

（2）高能量、高蛋白、高维生素膳食：纠正患者的能量、蛋白质负平衡状态，提高患者肠道适应性，增强免疫力。

（3）健康的生活方式：食物多样化，定时定量进餐，避免摄入不利于胃肠道消化吸收的食物和饮料，保持轻松愉悦的心情。

（4）科学烹饪：用适宜的烹调方法制作每日膳食，以不加重胃肠道消化吸收负担及肠道黏膜免疫系统异常反应所致的炎症反应为原则。

【食谱举例】（原料重量均为可食部重量）

表 15－11　炎症性肠病食谱举例

| 餐次 | 食物名称 | 食物重量(g) | 原料名称 | 原料重量(g) |
|---|---|---|---|---|
| 早餐 | 鸡蛋三明治 | 200 | 吐司面包 | 135 |
| | | | 鸡蛋 | 50 |
| | | | 奶酪 | 10 |
| | 低脂牛奶 | 250 | 低脂牛奶 | 250 |
| 加餐 | 营养米粉糊 | 200 | 营养米粉 | 50 |
| 午餐 | 软米饭 | 200 | 大米 | 100 |
| | 杏鲍菇牛柳 | 200 | 牛肉 | 50 |
| | | | 杏鲍菇 | 100 |
| | | | 色拉油 | 3 |
| | | | 盐 | 1 |

| 餐次 | 食物名称 | 食物重量(g) | 原料名称 | 原料重量(g) |
|---|---|---|---|---|
| 午餐 | 双色豆腐 | 100 | 鸭血 | 50 |
| | | | 北豆腐 | 50 |
| | | | 色拉油 | 2 |
| | | | 盐 | 1 |
| 加餐 | 香蕉奶昔 | 250 | 香蕉 | 50 |
| | | | 鲜牛奶 | 200 |
| 晚餐 | 猪肉白菜水饺 | 200 | 面粉 | 70 |
| | | | 瘦猪肉 | 35 |
| | | | 大白菜 | 100 |
| | | | 盐 | 2 |
| 加餐 | 酸奶 | 150 | 原味酸奶 | 150 |
| | 蛋清蛋糕 | 100 | 低筋面粉 | 25 |
| | | | 鸡蛋清 | 30 |
| | | | 糖 | 3 |

表 15-12  炎症性肠病食谱营养分析

| 能量(kcal) | 蛋白质(g) | 脂肪(g) | 碳水化合物(g) |
|---|---|---|---|
| 2 109 | 86 | 65 | 295 |
| 实际供能比 | 16% | 27% | 57% |

# 第 5 节  营养与腹泻、便秘

腹泻与便秘都是肠道疾病最常见的临床症状,各自的病因和临床表现不同,在临床上常独立表现,有时也交替出现。

## 一、腹泻

腹泻是一种常见症状,指排便次数和排便水分超过正常情况。正常人排便次数为每周3次至每日3次,排便量每日小于150 g。如果每日排便超过3次,粪质稀薄,每日粪便量超过200 g,水分超过总粪便量的85%时,即为腹泻,常可伴随腹部不适与排便紧迫感等。腹泻病史短于2~3周为急性腹泻,超过4周为慢性腹泻。

根据腹泻产生的原因和表现可分为:渗透性腹泻、分泌性腹泻、渗出性腹泻、胃肠动力失常性腹泻。

1. 营养治疗

营养治疗的目的是供给充足的营养,防止营养不良发生,及时纠正水和电解质失衡,减少肠道刺激,缓解症状,促进康复。

（1）能量：每日摄入在 30～40 kcal/kg 为宜，三大产能营养素配比合理。

（2）蛋白质：急性腹泻患者的蛋白质与健康人基本一致，蛋白质每日的摄入量占总能量的 10％～15％。慢性腹泻患者的蛋白质需求是增加的，可提高至 18％～20％。优质蛋白质比例应占总蛋白的 1/3。

（3）脂肪：急性腹泻患者要控制脂肪的量，采用低脂或无脂饮食。有条件可采用中链脂肪，直接吸收为患者提供能量。慢性腹泻患者的脂肪需求量占总能量的 20％～25％。

（4）碳水化合物：碳水化合物是腹泻患者能量的主要来源。碳水化合物产能占总能量的 50％～65％，以淀粉为主，进食不足时可增加单糖或双糖的摄入量补充能量，不宜过多以免肠道内产气加重腹泻症状。

（5）矿物质和维生素：摄入量与健康人基本一致，需要量可高于我国居民营养素参考摄入量（DIRs）中的 RNIs 或 AIs。适宜的来源应是天然食物，食物种类多样化。

（6）水：水的需要量要考虑腹泻中排出粪便液体增加量，以维持水和电解质平衡。不宜摄入含酒精和咖啡因的食物（如预调酒、咖啡、红牛等饮料）。应禁酒。

（7）膳食纤维：急性期患者要控制膳食纤维的摄入，恢复期应逐步增加可溶性膳食纤维的摄入，如豆腐、豆浆等大豆制品，水果类等。

**2. 营养护理**

（1）及时对症治疗，如给予补充液体、电解质、营养物质，恢复和维持血容量。一般可经口服补液，严重腹泻、伴恶心呕吐、禁食或全身症状显著者需经静脉补充水分和电解质。

（2）急性起病、全身症状明显的患者应卧床休息，注意腹部保暖。可用热水袋等热敷腹部，以减弱肠道运动，减少排便次数，有利于腹痛等症状的减轻。

（3）建议采用低脂少渣、易消化的饮食。根据病情给予禁食、流质、半流质或软食。

（4）以病因治疗为主，不滥用止泻药。必要时遵医嘱应用止泻药时，注意观察患者排便情况，腹泻得到控制时及时停药。应用解痉药如阿托品时，注意药物不良反应，如口干、视力模糊、心动过速等。

（5）注意患者心理状况的评估与护理，通过解释、鼓励来提高患者对配合检查和治疗的认识，稳定患者情绪。

**3. 食物选择**

（1）宜用食物

① 急性期应采用清流质食物，如可选用米汤、去油肉汤、稀藕粉等。选择低脂、细软、少油的清淡食物，如大米粥、烂面条、面包、馒头、无油饼干、鸡蛋汤、藕粉等，可加用鲜榨果汁、蔬菜汤。

② 慢性腹泻患者的主食可选面条、粥类、馄饨、软饭、面包或馒头等来提供碳水化合物，以及瘦肉、鱼、虾、鸡、豆制品及蛋类等来提供优质蛋白质。

③ 病情轻者可选用含纤维少的蔬菜、水果，如嫩白菜、去皮番茄、冬瓜、马铃薯、苹果、柑橘等，病情严重者可将纤维少的蔬菜水果制成菜汁、菜泥和果汁等食用。

④ 维生素的摄取量应充足，如食物种类单一或进食量不足，可口服多种维生素的膳食补充制剂。

（2）忌（少）用食物

① 含粗纤维丰富的食物，如宽杆青菜、老菠菜、韭菜、芹菜、榨菜等不宜食用。

② 产气食物如豆类、萝卜、南瓜、红薯等，以及刺激性食物如辣椒、烈酒、芥末、咖喱、黑胡椒等不宜食用。

③ 乳糖不耐受引起的腹泻,在饮食中要避免含乳糖的食物如牛乳、羊乳等,以免加重症状。过敏性结肠炎引起的腹泻,患者应忌食易致敏或不耐受的食物。

④ 高脂食品如油炸食品、肥肉、黄油、含动物油脂的加工食品、坚果等应忌食。

⑤ 不宜食用冷饭、凉菜、清凉饮料等生冷食物及过生、过硬、过干、过咸、过甜食物。

## 二、便秘

便秘是指排便次数减少、粪便量减少、粪便干结、排便费力等与正常排便习惯不同的临床表现。慢性便秘指病程不少于 6 个月的便秘。

便秘可分为:痉挛性便秘、梗阻性便秘、无力性便秘。

1. 营养治疗

营养治疗的主要目的是减轻患者的症状,供给患者充足的营养,纠正营养不良。

(1) 能量:供应与健康人基本一致,每日 25~35 kcal/kg,以维持理想体重为目标,三大产能营养素配比要合理。

(2) 蛋白质:每日的摄入量占总能量的 10%~15%,优质蛋白质比例应占总蛋白的 1/3。

(3) 脂肪:每日的摄入量占总能量的 20%~25%。可适当增加含油多的食物,如花生、芝麻、核桃、花生油、芝麻油、豆油等,可起到润肠、滑肠的作用促进排便。

(4) 碳水化合物:碳水化合物产能占总能量的 50%~65%。少选用含单、双糖的食物,易吸收肠道内水分不利于排便。

(5) 矿物质和维生素:需要量可参考我国居民 DIRs 中的 RNIs 或 AIs 来确定。

(6) 水:保证每日饮水在 1 500 mL 以上,同时要减少摄入含茶碱和咖啡因的食物(如浓茶、咖啡、功能饮料等),限制饮酒。

(7) 膳食纤维:增加膳食纤维,可提高粪便的含水量、促进肠内有益细菌的增殖,增加粪便的体积,加快肠道的传输,使排便次数增加。

2. 营养护理

(1) 无力性便秘者注意补充膳食纤维,如蔬菜、水果、燕麦、玉米、大豆、果胶等。痉挛性与梗阻性便秘者宜进食低渣食物,限制膳食纤维的摄入。

(2) 多饮水,病情允许每日饮足够水分(2 000~3 000 mL/d)。每日早餐前 30 分钟喝一杯水,可刺激排便。避免过度煎炒、酒类及辛辣刺激食物。

(3) 运动有助于缓解便秘的症状,应鼓励患者适当运动,避免久坐久卧,增强腹肌力量,促进排便。早晚饭后行走 30~60 分钟,上床睡觉前进行下蹲 10 次训练,可有效缓解便秘。

(4) 指导患者养成定时排便的习惯,即使无便意,也要按时如厕。排便时注意力集中,不听音乐或看手机、报纸、杂志等。避免排便时用力,以预防生命体征发生变化、头晕或出血。

(5) 为患者提供安全而隐蔽的环境和充足的空间,避免干扰;指导患者选择适当的排便体位,蹲姿可有助于腹肌收缩,增加腹内压,促进排便。对需绝对卧床或某些术前患者,应有计划地训练其在床旁排便;指导患者沿结肠解剖位置自行由右向左环形按摩,可促使结肠的内容物向下移动,并可增加腹内压,促进排便;必要时可使用通便剂促进排便,如开塞露、甘油栓、肥皂栓,严重者遵医嘱给予灌肠。

3. 食物选择

(1) 宜用食物

① 梗阻性便秘者关键在于去除病因;不全性梗阻者可给予清淡流质。宜进食无粗纤维

的低渣食物,如牛乳、乳制品、细粮和面包。

② 无力性便秘者宜增加饮食中膳食纤维的量,可以粗糙食物代替精细食物,多吃蔬菜及带皮水果、糙米、麦片、茎叶蔬菜、笋、瓜果等。

③ 多吃易产气食物可促进肠道蠕动,如生萝卜、生葱、红薯、豆类等。

④ 每天清晨饮用温开水或者淡盐开水、菜汤、果汁、豆浆等增加肠道内水分以保持大便软润,利于排便。

⑤ 因体虚而便秘的老年患者,可常食用香蕉、蜂蜜等食物,有润燥通便的作用。

(2) 忌(少)用食物:过于精细的食物、辛辣刺激性食物、烈性酒、咖啡、浓茶等。

### 三、腹泻的药膳方推荐

1. 鲜马齿苋粥——《食疗本草》

【组成】鲜马齿苋,粳米各 60 g。

【用法】将鲜马齿苋洗净切段,将粳米放入砂锅内洗净加水适量,放入马齿苋,武火烧开后文火煮至粥烂。每日 2 次,空腹服用,2～3 日为 1 疗程。

【功效】清热、利湿、止泻。

【应用】适用于湿热泄泻。证见腹痛即泻,泻下急迫,势如水柱,粪色黄褐而臭,肛门灼热,心烦口渴,小便短亦,或有身热,舌苔黄腻,脉濡数或滑数。

2. 扁豆山药粥——《本草纲目》

【组成】扁豆、山药各 60 g,大米 50 g。

【用法】将上三味淘洗干净,同煮成粥。经常服食。

【功效】补脾、健胃、止泻。

【应用】适用于脾胃弱型泄泻。证见大便溏薄,泄泻时作时止,完谷不化,食少纳呆,腹胀腹痛,神疲倦怠,面色萎黄,舌淡苔白,脉缓而弱。

### 四、便秘的药膳方推荐

1. 决明子蜂蜜茶——《临床验方集锦》

【组成】决明子(炒)10～15 g,蜂蜜 20～30 g。

【用法】将决明子捣碎,加 300～400 mL 水,煎煮 10 分钟左右,加入蜂蜜搅拌均匀服用。每晚 1 次,或早、晚分服,也可代茶饮用。

【功效】润肠、通便,降压、明目。

【应用】适用于习惯性便秘。

2. 黄芪芝麻糊

【组成】黑芝麻 60 g,蜂蜜 60 g,黄芪 18 g。

【用法】将芝麻捣碎,磨成糊状,煮熟后调蜂蜜,用黄芪煎出后出液冲服。

【功效】补气、润肠、通便。

【应用】适用于气虚便秘。证见粪质并不干硬,虽有便秘,但临厕努挣乏力,汗出短气,便后乏力,面白神疲,肢倦懒言,舌淡苔白,脉弱。

(赵婷)

# 第16章 营养与肝胆胰疾病

肝脏、胆囊和胰腺都是消化系统的重要代谢与合成器官,也是营养素体内代谢的枢纽,在营养素消化、吸收、生物转化、代谢和排泄中发挥重要的作用。肝胆胰脏器的功能健全是发挥营养素功效的必要条件,合理膳食和均衡营养有预防肝胆胰疾病发生和辅助治疗的作用。

## 第1节 营养与肝炎

肝炎不是单独的疾病,是由多种致病因素引起的临床和病理学综合征,如病毒、细菌、寄生虫、化学毒物、药物和酒精等引发炎症而造成肝损害。早期表现主要是食欲减退、恶心、厌油、疲乏无力,常见症状有巩膜或皮肤黄染、发热、右上腹隐痛、腹胀等,体检可见不同程度肝大、肝掌、蜘蛛痣等,实验室检测可表现为转氨酶、血脂和蛋白等指标的代谢异常,肝脏组织学检查可见不同程度的肝细胞坏死及炎症反应,影像学检查可见肝实质改变、血管改变等。

临床上对肝炎的诊断,通常是结合多种方法分类的。根据病因可分为病毒性肝炎、药物性肝炎、酒精性肝炎、中毒性肝炎等;根据病程长短可分为急性肝炎、慢性肝炎等,其中慢性肝炎根据病情轻重程度又可分为轻度、中度、重度等。临床上肝炎以病毒性肝炎最常见。

### 一、营养代谢变化

肝炎患者由于食欲下降或长期嗜酒导致进食量减少,能量、蛋白质和维生素摄入不足,造成营养素代谢紊乱,引发营养不良。

1. 蛋白质

肝炎患者因蛋白质摄入不足、蛋白消化吸收率下降,肝细胞合成蛋白质功能障碍和蛋白质构成的多种凝血因子合成减少等因素,临床上可表现为低蛋白血症、水肿、腹水、消化道出血等症状。部分患者肝细胞内鸟氨酸循环受影响,合成尿素能力下降导致血氨水平增高。

2. 脂肪

肝脏受损后,胆汁分泌减少,使得小肠对脂肪的消化与吸收率下降。当糖类代谢发生障碍或膳食摄入不足时,机体主要靠脂肪氧化提供能量,超过肝脏代偿能力时将导致酮体产生过多,出现酮症酸中毒表现。另一方面,血浆中的磷脂、胆固醇等与脂蛋白的合成过程发生障碍,脂肪不能转运出肝脏导致淤积形成脂肪肝。

3. 碳水化合物

肝炎患者体内肝糖原的合成、释放与储存发生障碍,使血糖不稳定,进食后虽然出现一过性高血糖,但饥饿或进食少时容易发生低血糖。当肝脏受损时乳酸不能及时转变为肝糖原或葡萄糖,导致乳酸在体内堆积,患者可表现为四肢酸痛,重者还可能发生乳酸中毒。

4. 维生素与矿物质

由于肝脏的储备能力下降，脂肪的消化吸收功能障碍，影响脂溶性维生素吸收，引起相对缺乏。另外，B 族维生素在肝脏中以辅酶形式参与代谢，当肝功能受损时 B 族维生素的生理功能下降，受影响较大的还有铁和铜等矿物质的代谢。

## 二、营养治疗

肝炎患者应根据病情与食欲情况调整膳食方案，营养治疗要做到避免加重肝脏的负担和损伤，同时给予充分营养以保护肝脏、促进肝细胞再生和功能恢复。如膳食摄入不足、可通过静脉输入予以补充。

1. 适宜的能量

适宜的能量有利于促进组织蛋白合成，增强机体抵抗力，建议供给量为每日 30～35 kcal/kg。对于体型超重或肥胖者，建议能量供给量为每日 20～25 kcal/kg，以免加重肝脏负担。急性肝炎患者因常有厌食、纳差、脂肪吸收障碍等表现，可选用富有营养、易消化吸收的流质或半流质饮食，少量多餐。

2. 充足的蛋白质

充足的蛋白质尤其是优质蛋白质摄入有助于改善蛋白质合成率，促进肝细胞再生修复。建议供给量为每日 1.0～1.2 g/kg 或总能量的 15%～18%。对于病程长、肝功明显异常、出现肝性脑病倾向者，应增加富含支链氨基酸的豆类蛋白，减少芳香族氨基酸的摄入，不宜过量补充蛋白质，容易使血氨升高，增加肝昏迷的危险性。

3. 适量的脂肪

对于有脂肪消化不良、高脂血症和脂肪肝等情况的患者要适当限制脂肪的摄入，有利于纠正患者的脂代谢紊乱。建议供给量为总能量的 20%～25%，少吃或不吃含反式脂肪酸的食物。对慢性肝炎患者，不宜采用绝对的无脂肪膳食，因脂肪可刺激胆汁分泌，提供必需脂肪酸，促进脂溶性维生素吸收。

4. 适量的碳水化合物

适量的碳水化合物可以增加肝糖原储备，有利于蛋白质的充分利用，增强肝细胞对毒素的分解代谢。建议供给量为总能量的 50%～65%，选择复合碳水化合物为主的淀粉类食物，以减轻血糖负担、改善胰岛素抵抗。碳水化合物有节约蛋白质的作用，并能增加肝糖原储备，对维持肝微粒体酶的活性有十分重要的意义。若患者食欲太差，仅能进食流质或半流质，可适当补充含葡萄糖、麦芽糖、蔗糖或蜂蜜的甜食供能，必要时可静脉注射葡萄糖以纠正低血糖。

5. 充足的维生素和矿物质

具有抗氧化功能的维生素和矿物质有保护肝细胞免受毒素损害的作用，可适当增加摄入，如维生素 C、β 胡萝卜素、维生素 E 和硒等，当患者膳食摄入不足时可补充复合维生素制剂，脂溶性维生素补充要在临床医生或营养师的指导下进行。

6. 适量的膳食纤维

适当补充膳食纤维对于调节血糖、血脂具有良好的作用，可选择粗杂粮、豆类和富含纤维的蔬菜、水果。如患者有腹泻、腹胀或消化道出血应慎用高膳食纤维食物。

## 三、营养护理

根据营养治疗的原则，结合病情，指导患者合理进食。向患者解释导致营养失调的原因,说明肝炎患者合理饮食的重要性,告知科学饮食可以改善营养状况,促进肝细胞再生和修复,有助肝功能恢复,促进病情的好转。建议少食多餐,定时定量,食物宜清淡、易消化,不宜暴饮暴食,禁烟酒。

## 四、食物选择

1. 宜用食物

(1) 多样化的谷薯类,粗细搭配为宜,如稻米、面粉、玉米、燕麦、荞麦、小米和红薯等。

(2) 富含优质蛋白质的食物,如瘦肉类、鱼虾类、豆类、低脂鲜奶、酸奶等。

(3) 新鲜的蔬菜、水果,包括绿叶蔬菜、瓜茄类、花菜、豆荚类,苹果、橙子、葡萄、蓝莓等。

(4) 菌藻类,如香菇、蘑菇、平菇、木耳、银耳、螺旋藻、裙带菜等。

(5) 适宜的烹调方式,多用蒸、煮、炖、煨等水熟法,宜选用植物油,用盐不超过 6 g/d。

2. 忌用或少用食物

(1) 忌用富含饱和脂肪酸的动物油脂,如猪油、奶油、黄油、内脏、皮、肥肉、鱼籽、蟹黄等,不吃含反式脂肪酸的人造奶油,不吃油煎、油炸的高脂肪食品。

(2) 少用或不用辣椒、胡椒、芥末、咖喱粉等刺激性调味品。

(3) 禁用酒和含酒精的饮料。

# 第 2 节 营养与脂肪肝

脂肪肝是一种多病因引起肝细胞内脂质蓄积过多的病理状态。当肝内蓄积脂肪含量超过肝湿重的 5%～10%,或组织学上见肝组织 1/3 以上的肝细胞脂变时即为脂肪肝。临床上常用超声检查诊断脂肪肝,肝活检是诊断脂肪肝的金标准。

脂肪肝多发于体型肥胖者、过量饮酒者、高脂饮食者、慢性肝病患者及中老年内分泌失调患者。其临床表现多样,患者一般无自觉症状,轻度偶见疲乏感,中重度有类似慢性肝炎的表现,如食欲不振、疲倦乏力、腹胀、嗳气、恶心、呕吐、体重减轻、肝区或右上腹胀满隐痛等感觉。

## 一、膳食营养因素和脂肪肝

脂肪肝发病率增高,与人们生活水平提高和饮食结构的改变有着密切关系。

1. 酒精

酒精进入人体后,主要在肝脏进行分解代谢,酒精对肝细胞的毒性使肝细胞对脂肪酸的分解和代谢发生障碍,引起肝内脂肪沉积造成脂肪肝。酒精在引起脂肪肝的同时,还可诱发肝纤维化,引起肝硬化。以 50°白酒为例,男性每天饮用 80 g,女性饮用 50 g,连续 5 年以上,即有发生脂肪肝的危险,每天饮酒 40～80 g 可增加肝纤维化和肝硬化的发病风险。

2. 能量过剩

长期摄入过多的动物脂肪、植物油、蛋白质和碳水化合物,导致能量过剩以脂肪的形式储存,易发生肥胖、高血脂和脂肪肝。30%～50%的肥胖患者合并有脂肪肝,重度肥胖者脂肪肝病变率高达 61%～94%。通过减重或减脂,其脂肪浸润可改善。

3. 营养不良

长期营养不良,尤其是缺少蛋白质和维生素,导致肝脏中的脂类无法转运出去,引起脂肪在肝脏浸润。常见于慢性消耗性疾病患者,长期厌食、节食、偏食、素食,吸收不良综合征及胃肠旁路术后患者。

## 二、营养治疗

按时体检是筛检脂肪肝的主要途径,早期发现,早期干预,可逆转轻中度脂肪肝。脂肪肝的治疗以针对病因治疗为主,通过调整膳食结构、增加体力活动的方式减轻体重,改善脂肪变性和胰岛素敏感性,改善肝生化指标和组织学。

营养治疗的目的是消除或减轻肝脏脂肪沉积,阻止脂肪肝发展和恶化,改善肝功能,保证机体营养需要,防止并发症。

1. 适量控制能量摄入,达到并维持理想体重

对从事轻体力活动、体重正常的患者建议能量以每日 30～35 kcal/kg 计算。体型超重或肥胖者以每日 20～25 kcal/kg 计算,使体重降至正常范围内。为避免出现饥饿感和低血糖反应,能量的摄入应逐步减少。

2. 充足的蛋白质

对伴有消瘦、贫血、低蛋白血症等营养不良性脂肪肝患者应给予高蛋白饮食,蛋白质以每日 1.2～1.5 g/kg 计算。蛋白质营养正常的患者可按每日 1.0～1.2 g/kg 计算,优质蛋白质应占适当比例,多选用豆制品、瘦肉、鱼、虾、脱脂牛奶或低脂酸奶等。增加富含蛋氨酸食物的摄入有利于肝细胞的修复,如小米、莜麦面、芝麻、油菜、菠菜、菜花、甜菜头、海米、干贝、淡菜等。

3. 适当限制脂肪

脂肪肝患者要适当限制脂肪的摄入,摄入量以每日 0.5～0.8 g/kg 计算。宜选用植物油或不饱和脂肪酸多的食物,如鱼类;尽量少吃或不吃油煎、油炸食物;每天植物油的用量不超过 20 g,脂肪不超过 40 g。

4. 适当限制碳水化合物

脂肪肝患者应适当限制碳水化合物的摄入量,尤其是单糖、双糖,如葡萄糖、蔗糖、麦芽糖等,建议以每日 2～4 g/kg 为宜。碳水化合物主要由谷薯类食物供给,如米、面、粗杂粮、红薯等,忌用食糖、含糖果汁和饮料、蜂蜜、蜜饯等各种甜食。

5. 充足的维生素、矿物质和膳食纤维

脂肪肝患者应供给富含 B 族维生素、维生素 C、钾、锌、镁等营养素的食物。饮食应注意粗细搭配,每天食用新鲜蔬菜 500 g,其中绿叶蔬菜占一半以上,新鲜水果 200 g。

6. 清淡饮食,适量饮水

食盐用量<6 g/d 为宜,少吃腌制食品,忌辛辣和刺激性食物,少用肉汤、鸡汤、鱼汤等含嘌呤高的食物,绝对禁酒。适量饮水可促进代谢废物的排泄,每日保证饮水 2 000 mL。

## 三、营养护理

脂肪肝患者晚饭应少吃,睡前忌加餐。建议患者饮食上不宜过分精细,应粗细杂粮搭配,多吃蔬菜、水果和菌藻类。应适量饮水,以促进身体代谢及代谢废物的排泄。饮食宜清

淡、限制盐的摄入,少食刺激性的辛辣食物,禁烟酒。

## 四、食物选择

(1)宜用食物:有利于降脂的食物,如白萝卜、大蒜、洋葱、芹菜、黄瓜、蘑菇、海带、黑木耳、苹果、红枣、山楂、大豆制品、燕麦、麦麸、花生、魔芋、玉米以及茶叶等。

(2)忌用或少用食物:辛辣和刺激性食物如姜、辣椒、胡椒、芥末、咖喱,荤汤如肉汤、鸡汤、鱼汤等,酒或含酒精饮料。

# 第3节　营养与肝硬化、肝功能衰竭

肝硬化是由不同病因引起的慢性、进行性、弥漫性肝细胞病变、坏死与再生,并诱发广泛纤维组织增生,使肝小叶结构破坏的严重肝病。肝功能衰竭是指肝细胞受到广泛、严重损害,机体代谢功能发生严重紊乱而出现的临床综合征。出现肝硬化的患者肝功能都有不同程度的损害,如不能及时控制肝功能损害的进展则会诱发肝衰竭。

## 一、肝硬化

引起肝硬化的原因很多,其中主要是病毒性肝炎后肝硬化,如乙肝、丙肝等,还有酒精肝、脂肪肝、胆汁淤积、药物、营养等方面的因素长期损害所致。

肝功能损害和门脉高压是肝硬化的主要表现,伴有脾功能亢进、胃底静脉曲张、轻度或中度黄疸,75%以上的患者晚期会出现腹水。早期由于肝脏代偿功能较强可症状不明显,以恶心呕吐、消化不良、右上腹痛、大便不成形等症状为主,后期则以肝功能损害和门脉高压为主要表现,累及多个器官,晚期常出现消化道出血、肝性脑病、继发感染、脾功能亢进、腹水、癌变等表现。

1. 营养代谢改变

肝硬化患者因肝功能受损,机体出现一系列代谢紊乱,累及全身各系统,甚至危及生命。

(1)脂肪:肝硬化时,肝脏对脂肪的合成代谢降低,而脂肪分解代谢加强,患者血浆中甘油三酯及游离脂肪酸增加。肝细胞功能受损,卵磷脂胆固醇转酰酶和脂蛋白酯酶活性明显下降,引起脂蛋白代谢异常,患者表现为血浆胆固醇酯及低密度脂蛋白胆固醇下降。

(2)蛋白质:肝硬化时,机体蛋白质代谢主要表现为血浆白蛋白合成减少、氨基酸代谢异常、尿素合成增加。其中氨基酸的代谢异常最为突出。由于有功能的肝细胞总数减少和肝细胞代谢障碍,导致血清白蛋白合成下降,患者常表现为低蛋白血症、血浆胶体渗透压下降、水肿与腹水等。

(3)碳水化合物:正常人肝细胞对胰岛素极为敏感,当肝硬化时肝细胞大量坏死,肝功能异常,患者可出现高胰岛素血症或(和)胰岛素抵抗,如葡萄糖耐量异常,部分患者出现2型糖尿病的症状(肝源性糖尿病)。肝硬化时由于肝糖原的储备能力下降,肝脏的糖异生作用减弱容易引起低血糖症。

(4)矿物质:肝硬化时由于摄入不足、合成减少以及饮酒等因素的影响,使机体内的微量元素降低,如铁、锌、硒等。有腹水患者,由于长期钠摄入不足、利尿剂使用,导致体内钠离子和钾离子的丢失,出现稀释性低钠、低钾血症。

（5）维生素：脂肪肝患者对维生素的吸收与代谢功能减弱，从而影响人体其他组织系统的功能。维生素 A 和胡萝卜素可预防脂肪肝纤维化，肝细胞受损影响维生素 A 的吸收，同时肝硬化时储存在肝细胞的维生素 A 不易释放。维生素 $B_1$、维生素 $B_6$、维生素 $B_{12}$ 及烟酸等 B 族维生素可防止肝脂肪变性加重，维生素 $B_{12}$ 还有助于从肝脏移去脂肪。维生素 C 可增加肝脏解毒能力，改善肝脏代谢功能，因此脂肪肝患者对维生素的需求增加。

2. 营养治疗

肝硬化营养治疗的目的是减轻患者机体代谢负担，降低自由基等有害物质对肝细胞的损害，增强机体抵抗力，改善营养状态，促进肝功能的恢复。由于患者所处的病程阶段不同，在营养治疗时应根据患者肝功能受损的程度制定合理的营养方案。

（1）适宜的能量：体型正常者按每日 30～35 kcal/kg 来计算，消瘦体型按每日 35～40 kcal/kg 计算，超重或肥胖患者可适当减少，按每日 20～30 kcal/kg 计算。以维持理想体重为宜。

（2）充足的优质蛋白质：可按每日 1.2～1.5 g/kg 供给，为避免或纠正低蛋白血症、腹水，促进受损肝细胞修复与再生，每日蛋白质供给量不应低于 60～70g，优质蛋白质占 40% 以上。

（3）适量的脂肪：肝硬化患者脂肪的摄入不宜过多，以 40～50 g/d 为宜，以富含中长链脂肪酸的植物油为主。为了快速提供机体所需能量，同时又不刺激胰液和胆盐的分泌，避免脂肪肝的发生，可用少量中链脂肪酸代替长链脂肪酸，但不宜过多，以免酮体产生增加，加重肝脏负担。如为胆汁淤积性肝硬化，应采用低脂、低胆固醇膳食。

（4）适量的碳水化合物：应占总能量的 50%～65% 为宜，总量以 350～450 g/d 为宜，以淀粉类食物为主。

（5）丰富的维生素：肝硬化患者常有维生素的缺乏，其中以维生素素 $B_1$、维生素 $B_6$、维生素 $B_{12}$、叶酸、维生素 A、维生素 D、维生素 K 等较为明显，在实施营养治疗过程中应多选用富含多种维生素的食物。

（6）适量的矿物质：在肝硬化时往往伴有不同程度的电解质紊乱，应根据患者的具体情况，注意钠、钾、锌、铁、镁等矿物质的补充。有水肿或腹水时要适当限制钠盐和水的摄入，根据水肿的程度分别采用低盐或无盐膳食。

（7）合理烹饪：在烹调加工时注意食物的感官性状，并采用汆、烩、炖等易于消化的烹调方法，少用或不用油煎、油炸、烧烤、烟熏等烹调方法。餐次制度可采用少量多餐原则。

3. 营养护理

饮食原则为热量适当、高蛋白、高维生素、易消化饮食，血氨偏高者限制或禁食蛋白质，待病情转好后逐渐增加蛋白质的摄入量。根据患者的疾病特点，与患者及家属沟通，给予饮食指导。少食多餐，除了一日三餐主食外，可增加两次点心，食物应新鲜，无霉变。要细嚼慢咽，食物以细软、易消化、少纤维、少产气的软食或半流质为主。

4. 食物选择

（1）宜用食物：富含优质蛋白质且易消化的食物，如奶类及其制品、蛋类、豆腐类、鱼虾类、嫩的畜禽肉类。富含不饱和脂肪酸的植物油，如橄榄油、茶树籽油、葵花籽油等，必要时可采用部分中链脂肪酸。富含维生素的食物。富含矿物质的食物，如橘子、香蕉、猕猴桃、鲜蘑、香菇等含钾丰富，动物肝脏、血制品含铁丰富，牡蛎、牛肉等含锌丰富。选用降脂食物，如萝卜、大蒜、洋葱、芹菜、黄瓜、蘑菇、海带、黑木耳、苹果、红枣、山楂、大豆制品、燕麦、麦麸、花生、魔芋、玉米以及茶叶等。

(2)忌用或少用食物：忌用各种酒和含酒精的饮料。忌用肥肉、蟹黄以及油煎、油炸等高脂肪食物。少用肉汤、鸡汤、鱼汤等含氮浸出物高的食物。忌辛辣和刺激性食物，如辣椒、姜、芥末、胡椒、咖喱粉等。发生食管胃底静脉曲张者禁用韭菜、芹菜、豆芽、藕、燕麦以及各种粗粮食等含粗纤维的食物。

## 二、肝衰竭

肝功能衰竭发生于许多严重的肝脏疾病过程中，症候险恶，预后多不良。

1. 营养代谢变化

导致肝衰竭患者营养不良的因素很多，主要有食物摄入减少、营养物质消化吸收不良、营养物质丢失过多等。

(1)能量消耗增加：肝功能异常、肝脏或肝外代谢异常导致的营养缺乏状况的加剧，存在营养不良的肝功能不全患者普遍有能量消耗增加的现象。

(2)糖代谢障碍：表现为糖储存降低、糖氧化降低、高胰岛素血症，可继发糖尿病。

(3)脂肪代谢紊乱：脂肪酸和酮体的产生和利用发生障碍，脂肪代谢因肝脏中甘油三酯合成增加，脂蛋白合成障碍，导致脂肪运出受阻，肝内脂肪含量增加而致脂肪浸润。

(4)蛋白质代谢障碍：表现为蛋白质分解代谢增加，氮量明显丢失，体内组织明显消耗，氨基酸代谢改变，支链氨基酸(亮氨酸、异亮氨酸和缬氨酸)的利用比例升高，支链氨基酸与芳香氨基酸(苯丙氨酸、酪氨酸和色氨酸)比例失调等。

2. 营养治疗

营养治疗的目的是控制总能量和蛋白质，减少体内代谢氨的产生，避免肝性脑病的发生和发展。

(1)能量：在能量消耗增加(如急性并发症、顽固性腹水)或营养不良的情况下，患者应摄入更多的能量，建议每日不低于 35 kcal/kg。不建议超重或肥胖的肝硬化患者增加能量摄入。

(2)蛋白质：合理确定饮食蛋白质供给量极为重要，供给量过低，会加剧自身蛋白质的分解，不利于肝病的恢复，供给量过多可能会导致或加重肝昏迷，因而需要根据病情而定。选择蛋白质时应注意选择产氨少的蛋白质，如豆类制品、奶类。肉类产氨最高。

① 血氨中度增高而无神经系统症状者，第 1 天和第 2 天可用低蛋白饮食，可按每日 0.5 g/kg，总量在 30 g/d 左右。好转后可逐步调整供给量，以每日不超过 0.8 g/kg 为宜。

② 血氨明显增高伴精神神经症状、并有昏迷者，在 48～72 小时或更长时间内，给予完全无动物蛋白饮食。以后从每日 0.2～0.3 g/kg 开始供给，每天约 20 g。病情略有好转时，改为优质蛋白，以乳类最好。

③ 血氨不高但有精神神经症状者，在 24 小时内给予无动物蛋白饮食，继续观察血氨。监测血氨不高，表明肝昏迷与血氨无关，即可给予蛋白质每日 0.2～0.3 g/kg。以后每 2～3 天增加 1 次供给量，每次增加 10 g 左右，这样可维持肝性脑病患者氨平衡，并能促进蛋白质合成，有助于水肿的消退和促进肝细胞修复。

④ 肝昏迷伴有肝肾综合征者，对蛋白质供给量更应严格限制，要结合患者血氨水平和

血中尿素氮及肌酐水平综合考虑。

（3）脂肪：低脂肪饮食可减少肝脏负担，以 30～40 g/d 为宜。为保证提供能量和防止腹泻，可采用脂肪乳剂。

（4）维生素：肝衰竭时各种维生素摄入少，吸收障碍，利用不良，丢失增多，储存耗竭，应适当补充。供给多种维生素丰富的食物，特别是富含维生素 C 的食物，有助于解毒。

3. 营养护理

首选肠内营养支持，必要时采取全静脉营养或两者结合应用。

（1）遵循饮食治疗原则，给予适宜热量、低脂、低盐、清淡、新鲜、易消化的食物，戒烟酒，忌辛辣刺激性食物。

（2）可进流质和半流质饮食，少食多餐，合理调整食谱，保证食物新鲜可口。

（3）避免进食高蛋白饮食，有腹水和肾功能不全者应控制钠盐摄入量。少尿时可用利尿剂；有肝性脑病先兆者，忌食蛋白，防止血氨增高而致昏迷；有消化道出血者应禁食。

# 第 4 节　营养与胆石症、胆囊炎

胆囊炎与胆石症是胆道系统的常见病与多发病，二者常同时存在，且互为因果。临床上将胆囊炎分为急性胆囊炎和慢性胆囊炎。引起胆囊炎的常见病因包括免疫力低下造成的胆道感染、情绪失调引起胆汁排泄受阻、暴饮暴食以及肠道寄生虫病等。急性胆囊炎患者的临床表现主要为右上腹持续性疼痛、阵发性加剧，可向右肩背放射，常伴发热、恶心、呕吐。慢性胆囊炎临床表现可见胆源性消化不良，厌油腻食物、上腹部闷胀、嗳气、胃部灼热等。

## 一、膳食营养因素与胆石症、胆囊炎

膳食营养因素与本病的发生、发展有着密切的关系。

1. 肥胖

肥胖者体内胆固醇的合成和分泌增加，胆汁中的胆固醇出现过饱和，容易发生胆囊炎和胆结石。有资料表明，肥胖者胆石症的发生率比体重正常者高出 6 倍多，高密度脂蛋白偏低和甘油三酯偏高人群易患胆固醇和胆色素结石。

2. 摄入过多脂肪、精制糖和胆固醇

高脂肪饮食会刺激胆囊收缩素的分泌，使胆囊收缩，腹痛加剧，易形成胆固醇结石。缺乏必需脂肪酸可促进肝脏胆固醇的合成，胆汁中胆固醇的分泌量增加 2～3 倍，为形成胆固醇结石提供了物质基础。补充亚油酸可增加胆汁中胆汁酸和卵磷脂的含量，降低胆固醇结石的形成率。精制糖摄入过多可以增加胰岛素的分泌，加速胆固醇的积累，并抑制肝脏分泌胆汁酸，使胆汁酸代谢池缩小，造成胆汁内胆固醇、胆汁酸、卵磷脂三者之间比例的失调。

3. 膳食纤维缺乏

膳食纤维可与胆酸结合，使胆汁中胆固醇溶解度增加，不易形成结石。另外，膳食纤维也可以降低血清中胆固醇含量。

4. 膳食维生素 C 缺乏

维生素 C 可以促使胆固醇转化为胆汁酸，当维生素 C 缺乏时，容易发生结石症。

**5. 不良的饮食习惯**

一般情况下，饥饿时胆囊收缩素不分泌，胆汁排空减少，胆汁滞留于胆囊而浓缩，可诱发炎症，使已处于临界饱和的胆固醇呈过饱和状态，形成结石。经常不吃早餐或全天只吃 1～2 餐者，空腹时间过长以及不恰当的无脂减肥饮食会使胆汁分泌减少，胆汁在胆囊内过分浓缩，储留时间过长，胆汁成分发生变化，其中胆酸含量减少，致使胆固醇在胆囊中沉积。

**6. 其他**

草酸和肉类蛋白是导致胆结石形成的膳食因素。另外，不清洁的饮食引起肠道蛔虫病，而蛔虫钻入胆道后可引起感染和梗阻，促进胆石的形成，这是过去农村地区居民发生肝内外胆管结石的主要原因。

## 二、营养治疗

通过合理限制膳食中脂肪和胆固醇的摄入，达到降低体内脂肪和胆固醇，改善临床症状的目的。

**1. 急性发作期**

急性发作期应禁食，以缓解疼痛，使胆囊得到充分休息，可选择静脉补充营养。宜多饮水及饮料，并可在饮料中适当添加钠盐和钾盐，以确保体内水与电解质平衡。病情缓解，疼痛减轻后，根据病情逐渐给予肠内营养，可给予清流食或低脂流食。如果进行了手术治疗，术后 24 小时应禁食，由静脉注射葡萄糖、电解质和维生素以维持营养。当肠蠕动恢复，无腹胀，并有食欲后，开始进食少量低脂的清流食，以后逐步过渡到低脂肪半流质和少渣软饭。

**2. 慢性期**

慢性胆囊炎多伴有胆石症，宜经常采用低脂肪、低胆固醇饮食。

(1) 适量的能量：体型正常者以每日 30 kcal/kg 为宜，肥胖者以每日 20～25 kcal/kg 为宜，以维持理想体重。研究表明，随着体重的增加，肝脏合成的内源性胆固醇也增加，这也可能是肥胖者易形成胆固醇结石的主要原因之一。

(2) 适量的蛋白质：供能量以每日 1～1.2 g/kg 为宜。过多的蛋白质摄入增加胆汁分泌，影响病变组织的修复；但蛋白质摄入过少会影响患者的营养状态，同样不利于受损胆管组织的修复。宜多选用含脂肪低的高生物价优质蛋白食物，其中优选大豆制品和鱼虾类。

(3) 限制脂肪：建议脂肪的供给量以 20～50 g/d 为宜。植物油可作为脂肪的主要来源，但应计入脂肪总量，均匀分散到各餐中。

(4) 限制胆固醇的摄入：对于胆石症患者，需采用低胆固醇膳食，每日胆固醇摄入量应少于 300 mg，若合并严重高胆固醇血症，则应控制在 200 mg 以内。少食高胆固醇食物，如蛋黄、蟹黄、鱼籽、鱼头、鸡头、鸭头以及动物内脏等。

(5) 适量碳水化合物：供给量应占总能量的 50%～65% 为宜。以复合碳水化合物为主的淀粉类食物为宜，减少精制糖的摄入，尤其是合并高脂血症、冠心病、肥胖者更应加以限制。

(6) 适量膳食纤维和水：增加膳食纤维和水的摄入可增加胆盐排泄，降低血脂，使胆固醇代谢正常，减少胆石形成。适当增加膳食纤维的摄入，每日 20～25 g，多选用含膳食纤维丰富的食品，同时又能刺激肠蠕动，减少便秘，减少胆汁酸吸收，加速肠道内产生的吲哚、粪臭素等有害物质的排泄，防止胆囊炎发作。每日至少饮水 2 000 mL 以上，以稀释胆汁浓度。

（7）充足的微量营养素：维生素 A 有预防胆结石的作用，有助于胆管上皮生长和病变胆道的修复。维生素 K 对内脏平滑肌有解痉镇痛作用。B 族维生素、维生素 C、维生素 E 均与胆道疾病的恢复密切相关。建议选择富含维生素、钙、铁、钾等丰富的食物。

### 三、营养护理

（1）合理进餐和烹饪，烹调时宜采用蒸、煮、汆、烩、炖等，禁用油煎、油炸、爆炒、滑溜等烹调方式。

（2）饮食节制、少食多餐、定时定量。暴饮暴食特别是脂肪含量高的饮食是胆囊炎或胆结石发作的诱因，少量进食可减少消化系统的负担，多餐可刺激胆汁的分泌，使胆道保持畅通，促进胆道内炎性物质的排出，以利于病情的缓解。根据病情每日可进餐 5～7 次。

（3）宜采用清淡、易消化、适量蛋白质、富含维生素、低脂、低胆固醇的食物。食物的温度以温热为宜，不可过热或过冷。否则影响胆汁的分泌与排出。膳食中食物宜采用蒸、煮、炖的方法为主，忌食过多的油炸、生冷、刺激性大的食品。进食以 5～7 餐为宜。

### 四、食物选择

1. 宜用食物

胆石症和胆囊炎急性发作期应禁食 1～2 天，根据情况给予胃肠外营养支持，给予高碳水化合物流质饮食，如豆浆、米汤、果汁等。病情缓解后给予低脂、少渣、半流质食物如稀饭、面条、馄饨等，再逐渐过渡到低脂、少渣软饭。提供鱼、虾、瘦肉、少油的豆制品等高蛋白和低脂肪的食物，少食多餐，坚持低脂饮食，多吃水果与蔬菜，如胡萝卜、菠菜、苹果、番茄等。

2. 忌用食物

禁用酒类和具有强烈刺激性调味品，如辣椒、咖喱、芥末、咖啡等。忌用油腻、煎、炸等食物。限制高脂肪和高胆固醇食品的摄入，如动物脑、肝、肾等内脏组织及鱼卵、蟹黄等。

# 第 5 节　营养与胰腺疾病

胰腺是人体内仅次于肝脏的第二大腺体，可以分泌胰液、胰岛素和酶。胰液含有多种消化酶，在食物的消化过程中起着重要的作用。胰腺分泌的胰岛素是人体内调节血糖浓度的重要激素。脂肪酶、淀粉酶和蛋白酶是胰液中主要的酶，一旦胰腺病变，首先受到影响的是脂肪的消化。

## 一、急性胰腺炎

急性胰腺炎主要是胰酶在胰腺内被激活而发生自身消化的化学性炎症，胰腺发生炎症后，可干扰胰腺本身的外分泌功能，从而影响消化道的消化和吸收功能，产生代谢性异常，妨碍人体的营养维持。

1. 营养代谢变化

当胰腺发生炎症时，干扰了胰腺的外分泌和内分泌，影响肠道对营养素的消化吸收，再加上上腹痛、恶心、呕吐等影响进食，引起一系列代谢障碍，导致营养不良的发生。

（1）能量：初期机体处于分解代谢大于合成代谢的状态，能量代谢呈现负平衡状态。

（2）脂肪：急性胰腺炎时，由于胰腺组织的破坏，胰岛素分泌量不足，而促使脂肪分解的肾上腺素、去甲肾上腺素等激素分泌增加，致使脂肪动员与分解增加、血清酮体和游离脂肪酸增加，脂肪成为体内的主要能量来源。

（3）蛋白质：急性重症胰腺炎患者表现为分解代谢亢进，蛋白质分解增加，尿中尿素氮、肌酐等蛋白质分解产物增多，最终发展为明显的负氮平衡。胰腺炎最重要的生化指标之一为血中白蛋白缺乏，导致循环中与蛋白结合的钙减少，加重低钙血症，有时血镁的浓度也降低。

（4）碳水化合物：由于胰腺组织的炎症、坏死，胰岛素分泌相对不足，胰高血糖素、儿茶酚胺等促进肝糖原分解和葡萄糖异生的激素分泌增加，导致胰高血糖素/胰岛素的比值升高，糖利用障碍，为了脑等组织细胞的代谢，糖异生增加，出现葡萄糖不耐受或胰岛素抵抗，患者多呈现高血糖症。

（5）矿物质：由于患者频繁呕吐，患者可出现低钾、低钙、低镁、低锌等。

（6）维生素：急性期机体对水溶性维生素的消耗和需求增加，如维生素 $B_1$、叶酸和维生素 C，长期禁食可导致维生素缺乏而影响机体代谢。

2. 营养治疗

急性胰腺炎的营养治疗目的是通过合理的营养支持，抑制胰液分泌，减轻胰腺负担，缓解临床症状，纠正代谢紊乱和水、电解质紊乱，促进受损胰腺组织的修复。

维护肠黏膜屏障功能是治疗急性胰腺炎患者的一项不可忽视的措施，早期进行肠内营养支持可以减少肠道菌群移位，改善急性胰腺炎预后。通过鼻胃管或鼻空肠管进行肠内营养可以改善患者的营养状况，预防感染等并发症，降低病死率，并使需要手术的病人在手术前保持较好的营养状态、减少手术风险。

（1）发作期：应禁食 1～2 天，营养支持的途径以肠外营养为主。

（2）缓解期：胃肠道功能开始恢复时，尽早使用肠内营养，可选用要素营养，采用个体化原则，根据不同患者的病情做适当调整。由于急性胰腺炎患者大多有高血糖，蛋白质分解严重，体内储存的谷氨酰胺严重消耗，建议肠内营养液中减少碳水化合物的含量，增加脂肪、蛋白质、谷氨酰胺的含量，并适量补充短链脂肪酸、支链氨基酸和锌等。

（3）恢复期：症状缓解后，鉴于胃肠道对肠内营养的适应情况，可给予正常饮食，能量按每日 25～30 kcal/kg 供给，蛋白质按每日 0.2～0.5 g/kg 给予，脂肪不超过 20 g/d，禁用高脂肪食物。

（4）及时补液：禁食后患者常出现钾、钠、钙、镁等电解质紊乱，应适时予以补充。要遵循少量多餐、清淡易消化的原则，切忌暴饮暴食。

（5）合理饮食：宜采用蒸、煮、汆、烩、炖、卤等；禁用油煎、油炸、爆炒、滑溜等方法。

3. 营养护理

急性期禁食并给予胃肠减压，使胃液、胆汁分泌减少，同时减少胃液对胰腺的刺激。腹痛和呕吐基本消失后，可进食少量碳水化合物类流质饮食，以后逐步恢复饮食，可采用烧、煮、烩、卤等烹调方法，不用或尽量少用植物油，以便使胰腺分泌减少。稳定期可进食丰富的蛋白质及高碳水化合物饮食。

4. 食物选择

（1）宜用食物：缓解期可选用果汁、葡萄糖水、藕粉、米汤、菜汁、豆浆、绿豆汤等食物，也可根据患者条件选择合适的特殊医学用途配方食品,少量多餐。

（2）忌用食物:应严格限制脂肪的摄入,忌用刺激胃液和胰液分泌、富含脂肪或油腻的食物,禁食浓鸡汤、浓鱼汤、大骨头汤、牛奶、豆浆、蛋黄等食物。

## 二、慢性胰腺炎

慢性胰腺炎是由于各种不同原因,其中以胆道疾病和嗜酒为主要原因引起的慢性进行性炎症反应,是胰腺分泌的多种消化酶对胰腺及其周围组织"自身消化"的过程。

1. 营养代谢变化

（1）消化不良和吸收障碍:胰腺的慢性炎症会引起胰腺钙化、功能不全、消化酶合成和转运受阻,出现明显的消化不良症状,尤其是对脂肪的消化不良和吸收障碍,出现脂肪泻。

（2）能量:经口摄入的食物可刺激胰腺分泌,引起腹痛,导致摄入食物减少或消化吸收不良,能量呈负平衡。75%的慢性胰腺炎患者有不同程度的体重减轻。

（3）脂肪:主要表现是对脂肪的消化不良和吸收障碍,临床上常表现为脂肪泻。

（4）蛋白质:由于胰腺分泌的蛋白酶缺乏,导致蛋白质消化与吸收不良,表现为低蛋白血症、消瘦、水肿。

（5）碳水化合物:慢性胰腺炎后期,因胰岛细胞受损,患者因胰岛素分泌不足而并发糖尿病或糖耐量异常,由于同时存在胰高血糖素缺乏,即使应用小剂量胰岛素也可诱发低血糖。

（6）矿物质与维生素:主要是脂肪吸收不良造成的脂溶性维生素缺乏,还可能存在矿物质缺乏。

2. 营养治疗

营养治疗目的是通过合理的营养支持,降低对胰腺的刺激,缓解疼痛,防止或纠正并发症,改善预后。

（1）充足的能量:推荐的能量摄取量为每日 30～35 kcal/kg,以纠正能量负平衡。

（2）限制脂肪:发作期要禁用脂肪,缓解期供给量应控制在 20 g/d,病情好转后可逐渐增至 30～50 g/d。必要时可采用中链脂肪酸取代普通食用油作烹调,以减轻脂肪吸收不良。如有胆道疾病或胰腺动脉硬化,应限制胆固醇摄入量<300 mg/d,避免食用高胆固醇食品。

（3）适量的蛋白质:蛋白质供给量每日 1.0～1.5 g/kg。应选用脂肪含量低的优质蛋白质食物,如鱼虾类、蛋清、豆制品等。

（4）充足的碳水化合物:供给量应占总能量 50%～65%,以满足机体对能量的需求。糖尿病或葡萄糖耐量明显异常者,应按糖尿病营养治疗原则控制总能量和碳水化合物摄入,并减少精制糖。膳食纤维可吸收胰酶,延缓营养物质的吸收,慢性胰腺炎患者应采用低纤维膳食。

（5）充足的维生素和微量营养素:患者因脂肪泻、疾病应激、治疗用药等影响,微量营养素有不同程度的缺乏,尤其是脂溶性维生素和维生素 $B_{12}$、维生素 C 及叶酸、钙、铁等需及时补充,尤其需注意维生素 C 的补给,每日应补给 300 mg 以上,必要时口服维生素 C 片剂。

3. 营养护理

慢性胰腺炎患者的病情容易反复发作,饮食常常是重要的影响因素。因此对患者和家属应进行健康教育。食物应清淡、细软、易消化、少刺激,少量多餐,避免暴饮暴食和大量摄取高脂肪膳食,忌酒和含酒精的饮料,在烹调时宜选择蒸、煮、氽、烩、炖、拌,不用油煎、油炸等烹调方法。

4. 食物选择

(1) 宜用食物:可选择鱼类、虾类、禽肉、瘦牛肉、豆制品及蛋清等优质蛋白饮食。低纤维食物,如黄瓜、番茄、冬瓜、南瓜、胡萝卜、山药、生菜、精制米面等。烹调用油以植物油为主。

(2) 忌用或少用食物:忌用肥肉、动物油脂、各种油炸食品、奶油、油酥点心等高脂肪食物。少用韭菜、芹菜、山芋、粗杂粮等高纤维的食物。忌用辣椒、芥末、胡椒、咖喱粉等辛辣刺激性的食品。忌用酒精及含酒精的饮料。

(李群　赵婷)

# 第 17 章　营养与肾脏疾病

## 第 1 节　概论

肾脏有排泄机体代谢产物,调节血容量,维持电解质、酸碱平衡,内分泌调节等多种功能,是维持机体内环境稳定的重要器官。当肾脏功能出现障碍影响其正常功能时,患者的营养素供给应随功能减退的程度进行调整,保证摄入的营养素种类和数量既能减轻肾脏负担,又发挥健存肾单位的正常功能,以维持患者的营养需要,提高机体免疫力,改善生活质量,延缓病情的发展或恶化。

### 一、肾脏病的营养代谢特点

肾脏病主要表现单个肾单位滤过率下降和(或)有功能的肾单位数目减少,使肾小球滤过率下降。患者机体内的蛋白质、糖、脂肪、维生素和某些微量元素以及水、电解质等物质出现代谢紊乱是其突出的病理生理变化特点。

1. 蛋白质、糖、脂肪和其他营养素代谢失调

肾脏疾病的临床表现常见蛋白质代谢紊乱,尤其是肾病综合征、急/慢性肾衰竭的患者。蛋白质代谢紊乱以蛋白质代谢产物蓄积(氮质血症)为主要表现,并出现机体必需氨基酸水平下降。多种病因引起的肾小球基底膜漏出蛋白质而形成蛋白尿,血浆白蛋白水平及有效循环血容量降低,使肾小球有效滤过率降低,原尿生成减少,患者临床可表现为少尿。肾脏疾病时,部分肽($\beta_2$ 微球蛋白,轻链)、肽类激素(包括胰岛素、胰高血糖素、生长激素和甲状旁腺激素)在肾脏降解能力下降,红细胞生成素、1,25-$(OH)_2$-$D_3$ 在肾脏的合成能力减弱,都是肾功能不全时的异常表现。肾脏参与糖异生和脂肪代谢,一旦功能出现障碍可导致糖和脂肪的代谢异常,同时对某些营养素的吸收造成显著影响。随着肾衰竭的进展,患者可能发生食欲不佳、恶心、呕吐等症状,会进一步减少能量和营养素的摄入。

2. 水、电解质代谢失调

在正常膳食情况下,糖、脂类、蛋白质氧化分解产生的硫酸、磷酸、乳酸、丙酮酸等酸性物质(称为固定酸)可以通过肾脏排出体外。代谢产生的酸性物质或碱性物质进入血液不会引起血液 pH 值的显著变化,主要是体液中的缓冲系统——呼吸系统及肾脏发挥了重要调节作用。肾脏通过对肾小球滤过的碳酸氢盐的重吸收和生成新的碳酸氢盐,使细胞外液中的碳酸氢盐的浓度保持稳定,以维持体液的酸碱平衡。随着肾功能的减弱,当肌酐清除率(creatinine clearance rate,Ccr)明显下降(低于 25 mL/min)以及人体对钠、钾和水的摄入改变时,肾脏迅速反应的能力降低,出现各种水、电解质和酸碱平衡的失调。随着肾脏疾病的进展,人体对钠、其他溶质和水摄入量变化的应变能力显著降低,当肾功能不全时,有功能的肾

单位减少得越多,肾脏能够排泄溶质或水的总幅度越窄,细胞外液的容量和成分也会发生变化,可引起原发性代谢酸中毒或碱中毒的形成。

## 二、肾脏疾病的营养治疗

肾脏疾病的营养治疗目的应包含:去除病因,积极治疗原发病;改善食欲,去除影响食欲的不良因素;根据病情需要调整营养素的摄入量以纠正代谢紊乱,减轻肾脏负担,如急/慢性肾衰竭需限制蛋白质的摄入量,水钠潴留需限制食盐的摄入量,高钾血症需限制钾的摄入量,低钾血症需增加钾的摄入量等;补充一种或数种特殊营养素或其前体;改善营养素的体内合成。

1. 保证充足的膳食总能量,适当调节总蛋白质

根据病情和患者营养状况,设计膳食时首先应制订总能量和总蛋白质的摄入量。能量与蛋白质在体内代谢过程中关系密切。若能量供给不足,摄入的蛋白质可通过糖原异生途径转变生成能量以补充其不足。同时人体组织中的氨基酸也可被消耗,造成非蛋白氮代谢废物量增加,加重氮质血症。蛋白质的合成只有在能量充足供给时才能顺利进行。

蛋白质的代谢产物如尿素、尿酸、肌酐等含氮废物均从尿液中排出。有时蛋白质代谢不完全,则可能发生蛋白尿。肾脏患者应选择低蛋白饮食,减少蛋白质代谢产物带给肾脏的负荷以及可能产生的蛋白尿。

此外,肾脏患者尤其是慢性肾衰竭患者必需氨基酸(EAA)水平下降,在膳食中应设法提高 EAA 摄入量,多采用高生物价蛋白质,达到维持氮平衡、改善营养状况的目的。

2. 适当调节膳食中无机盐和微量元素含量

(1)钠:肾脏患者出现水肿、高血压或心力衰竭时,监测血钠水平,出现高钠血症时应限制膳食中的含钠量,防止水潴留和血容量增加。当肾小管钠重吸收功能降低或患者有严重腹泻、呕吐时,为防止低钠血症应及时补充含钠盐。

(2)钾:患者尿量较多或应用利尿剂时,膳食中增加含钾丰富的食物,以防出现低钾血症。当出现少尿或无尿,患者血钾水平升高,则应限制膳食钾含量,以防高钾血症。

(3)磷:慢性肾衰竭患者常出现高磷血症,膳食中应限制含磷量,当采用低蛋白饮食或食物烹制前过水烫煮弃汤均可使膳食中的磷得到限制。

(4)铁:肾衰竭晚期患者常有出血倾向和贫血,膳食中应增加含铁丰富的食物,必要时临床应用红细胞生成素或进行输血治疗。

3. 合理的液体水分控制

当患者肾脏浓缩能力减退,尿量出现成倍增加时,应及时增加液体水分摄入,以防脱水。当患者有水肿、少尿或无尿表现时,应尽量限制液体水分摄入。

## 三、肾脏病的营养护理

各类肾脏疾病的代谢异常,以氮质血症、水和电解质紊乱突出,护理人员应掌握肾脏疾病的营养治疗原则,密切关注患者的各项肾功能指标、出入量记录等,尤其是尿量、血钠、血钾、白蛋白、血尿素氮、血肌酐、血尿酸等指标,根据患者病情变化给予合理的营养建议。

(1)禁食期间应给予合理的肠外营养支持。

(2)恢复进食后观察患者是否出现食欲减退或不合理饮食,鼓励患者采用科学饮食,保

持乐观心态,积极治疗。

(3) 对于需要个性化给予营养支持或干预的患者,及时联系营养医师或营养师,并做好营养师与患者之间的良好沟通。

(4) 出院回家的慢性肾脏病患者,应指导其家庭营养护理,定期复查相关指标,记录出入量和不良反应,便于复诊时有针对性地指导。

# 第 2 节　营养与肾小球肾炎

## 一、营养与急性肾小球肾炎

急性肾小球肾炎常因 β-溶血链球菌感染所致,常见于上呼吸道感染、猩红热、皮肤感染等链球菌感染后,主要是由感染所诱发的免疫反应引起,链球菌的致病抗原为胞浆成分或分泌蛋白,导致免疫反应后可通过循环免疫复合物沉积于肾小球致病,或种植于肾小球的抗原与循环中的特异抗体相结合形成原位免疫复合物而致病。临床上可有血尿、蛋白尿、水肿、高血压、肾功能异常等表现。

营养治疗主要是设法减轻肾脏负担,维持病人营养状况直至恢复健康。膳食控制根据病情轻重而有所不同。

1. 低蛋白饮食

原则上应根据患者蛋白尿的程度及肾功能状况来确定,也要兼顾患者的水肿、高血压等情况综合考虑。应选用鸡蛋、牛奶、鱼及瘦肉等含必需氨基酸丰富、生物利用度高的优质蛋白质食物。轻症患者膳食中蛋白质供给只需要适当限制,按 0.8 g/(kg·d)计算。出现明显水肿,血压升高,尿素氮超过 21.42 mmol/L 的中、重症病例,蛋白质供给按 0.5 g/(kg·d)计算,以减轻肾脏负担。当氮质血症好转,尿量增多时,无论有无蛋白尿,蛋白质的供给量应逐步增加至 0.8 g/(kg·d),以利肾功能的恢复。病情稳定 2～3 个月后,可按正常量摄入。

2. 三大产热营养素占热能比例合理

按每日 25～35 kcal/kg 计,全天总热能应在 1 500～2 000 kcal 之间。其中碳水化合物的摄入要充足,可供给 300～400 g/d,占总热能的 65% 左右,以保证蛋白质在有限数量内充分用于组织修复,可选择甜点心以及富含淀粉的粉皮、凉粉及含淀粉高的蔬菜等。脂肪占总热能的 25% 左右,但要以植物油为主,少吃含动物油脂多及油炸的食品。

3. 供给充足的维生素和微量元素

维生素 A、B 族维生素、维生素 C、叶酸、铁等,均有利于肾功能恢复及预防贫血的发生,选择适合患者的新鲜蔬菜与水果,保证维生素 C 摄入量在 300 mg/d 以上,必要时服用营养素补充剂。恢复期可适当增加红枣、桂圆、山药、银耳、莲子等食物。

4. 采用低盐、无盐或低钠膳食

根据患者的水肿症状轻重程度限制钠盐和水分的摄入,可分阶段采取低盐、无盐或低钠饮食。低盐饮食:每天烹调用食盐 2～3 g(1 g 盐约含 400 mg 钠)或用酱油 10～15 mL(5 mL酱油约含 400 mg 钠),摄入的总钠量<1 200 mg,避免食用含钠高的食品,如苏打饼干、苏打水和味精等;无盐膳食:每日烹调时不添加食盐及酱油,摄入的总钠量<700 mg;低钠膳食:每日烹调时不添加食盐及酱油,摄入的总钠量<500 mg。

5. 限制膳食中钾的摄入

患者少尿或无尿时,水分摄入量限制在 500 mL/d 以下,膳食中钾的摄入量应严格控制,避免食用含钾高的食物,如贝类、海带、紫菜、香菇、鲜蘑菇、黑枣、豆类、马铃薯(土豆)、香蕉等。

6. 清淡饮食、限制刺激性食物

饮食应以清淡为好,限制刺激性食物及香料。

表 17-1　急性肾小球肾炎食谱举例

| | | |
|---|---|---|
| 早餐 | 低蛋白米粥 | 低蛋白大米 25 g、大米 25 g、紫薯/山药/胡萝卜/土豆 200 g |
| | 水煮鸡蛋 | 半个 |
| 加餐 | 蒸山药 100 g | |
| 中餐 | 二米饭 | 低蛋白大米 25 g、大米 25 g、紫薯/山药/胡萝卜/土豆 200 g |
| | 蛋皮卷肉 | 鸡蛋 60 g、猪肉 50 g、盐 1 g |
| | 炒胡萝卜 | 胡萝卜 150 g、盐 0.5 g |
| | 油 15 g | |
| 加餐 | 水果 200 g | |
| 晚餐 | 二米饭 | 低蛋白大米 25 g、大米 25 g、紫薯/山药/胡萝卜/土豆 200 g |
| | 肉末茄子 | 茄子 150 g、瘦猪肉末 25 g、盐 1 g |
| | 生菜羹 | 生菜 200 g、盐 0.5 g |
| | 油 15 g | |

## 二、营养与慢性肾小球肾炎

慢性肾小球肾炎简称慢性肾炎,以蛋白尿、血尿、高血压、水肿为基本表现,起病方式各有不同,病情迁延,缓慢进展,可以有不同程度的肾功能减退,最终发展为慢性肾衰竭的一组肾小球疾病。由于本组疾病的病理类型及病期不同,临床表现呈多样化,可自无明显症状到有明显血尿、蛋白尿、水肿、高血压等。

营养治疗的目的是根据疾病不同程度提供合理营养方案,增强机体抵抗力,预防感染,减少发作诱因,防止病情恶化。

1. 根据肾功能损害情况决定蛋白质摄入量

有氮质血症的患者,高蛋白饮食会促进肾小球硬化、加速肾功能损害,因此控制蛋白质的摄入是治疗上颇为重要的一环。注意以下几方面:不能过度限制蛋白质摄入,以防造成营养不良。在有限的蛋白质摄入范围内,要优先选择含优质蛋白质的食物。肾功能正常的患者按正常量摄入蛋白质。当肾功能不全出现少尿、水肿、高血压等症状时,蛋白质摄入量不超过 50 g/d,同时配合采用麦淀粉饮食。

2. 碳水化合物和脂肪可作为热能的主要来源

在低蛋白饮食加必需氨基酸治疗的同时,应保证每日摄入充足的热量。适当增加饮食中淀粉(如麦淀粉、藕粉及薯类等)、坚果和植物油的比例,以保证摄入的蛋白质被机体充分利用合成自身蛋白质,纠正机体负氮平衡。正常体型患者的热能 2 000～2 200 kcal/d 为宜,消瘦体型或超重/肥胖体型酌情增减。

3. 适时调整液体水分入量

排尿量正常情况下,不限制水分摄入。患者出现水肿和高血压时,应严格限制水分摄入,根据前一天的尿量(mL)加 500 mL,每天总量不超过 1 000 mL。

4. 采用低盐或低钠、无钠饮食

根据患者的水肿、尿量、血压以及心肺功能情况,调节膳食中钠的摄入量,鼓励患者以低盐饮食为主,如水肿、少尿或严重高血压合并心肺循环衰竭则采用低钠或无钠饮食(含钠量标准参照急性肾小球肾炎营养治疗原则)。因无盐调味导致患者食欲不佳,可考虑用无钠盐或无盐酱油(以含钾盐为主要成分)等代用品烹调,需监测血钾水平。

5. 以尿量和血钾水平调节钾盐的摄入

患者尿量在 1 000 mL/d 以上时,不必限制钾盐的摄入。尿量在 1 000 mL/d 以下或有高血钾,应选用低钾饮食,将蔬菜切成小块,浸泡后用大量水同煮,水煮弃汤后食用可降低其中的钾含量。

6. 供给充足的微量元素和维生素

慢性肾炎因低白蛋白血症、促红细胞生成素减少,常出现难治性贫血,应增加含铁丰富的食物,如动物血、动物肝脏等。慢性肾炎除了缺铁同时伴有缺锌,增加含锌丰富的食物,如牡蛎、瘦牛肉、蛋黄、动物内脏等,必要时可以口服锌制剂。每日保证有足量的新鲜蔬菜和水果,以补充水溶性维生素,如膳食补充不足可口服维生素补充剂。

7. 少吃或不吃辛辣刺激性食物

为避免引起患者胃肠道不良反应,应限制辛辣刺激的食物摄入,如咖喱、芥末、干辣椒、野山椒、胡椒等。

【食谱举例】

表 17-2　慢性肾小球肾炎食谱举例

| 早餐 | 低蛋白米粥 | 低蛋白大米 25 g、大米 25 g、紫薯/山药/胡萝卜/土豆 200 g |
| --- | --- | --- |
| | 水煮鸡蛋 | 半个 |
| 加餐 | 蒸山药 100 g | |
| 中餐 | 二米饭 | 低蛋白大米 25 g、大米 25 g、紫薯/山药/胡萝卜/土豆 200 g |
| | 冬瓜烧肉 | 冬瓜 150 g、猪肉 50 g、盐 1 g |
| | 炒三丁 | 土豆 50 g、胡萝卜 50 g、鸡肉 30 个、盐 0.5 g |
| | 油 15 g | |
| 加餐 | 水果 200 g | |
| 晚餐 | 二米饭 | 低蛋白大米 25 g、大米 25 g、紫薯/山药/胡萝卜/土豆 200 g |
| | 肉末茄子 | 茄子 150 g、瘦猪肉末 25 g、盐 1 g |
| | 高汤娃娃菜 | 娃娃菜 200 g、盐 0.5 g |
| | 油 15 g | |

# 第3节 营养与肾病综合征

肾病综合征(nephrotic syndrome,NS)是指一组临床症状,包括大量蛋白尿、低蛋白血症、高脂血症和水肿。肾病综合征主要临床表现包括:大量蛋白尿、水肿、血浆蛋白变化,大量白蛋白从尿中丢失,促进白蛋白在肝的代偿性合成。当肝白蛋白合成增加不足以克服丢失时,则出现低白蛋白血症。高胆固醇和(或)高甘油三酯血症、血清中 LDL、VLDL 和脂蛋白(a)浓度增加,常与低白蛋白血症并存。尿量常常小于 400 mL/d,甚至无尿。常有疲倦,厌食,苍白,精神萎靡等症状。血压多数正常,少数有高血压。

NS 营养治疗目的是纠正低蛋白血症、水肿和营养不良。

1. 摄入适量蛋白质

发病初期因肾功能损害尚不严重,可供给较高蛋白膳食,以弥补尿中丢失的蛋白质量,一般供给 0.8~1.0 g/(kg·d)并加上尿蛋白丢失量,其中高生物价者应占 60% 以上。当患者出现肾功能损害和氮质血症时,应适当限制蛋白质摄入量,以能维持最低限度氮平衡为标准[约 0.6~0.8/(kg·d)],并再加上尿中排出的蛋白质量,每日蛋白质摄入量均不低于 50 g,还要注意提高高生物价成分的比例。

2. 能量供给应充足

按照患者的标准体重能量推荐供应量为 30~35 kcal/(kg·d),其中碳水化合物供能不低于 55%。

3. 限制钠的摄入

水肿明显的患者尽量采用无盐饮食,即烹调不放盐等调味品,每日食物中的含钠总量不超过 700 mg,若水肿严重时,则按照低钠饮食要求,每日钠的摄入量不超过 500 mg。

4. 限制脂肪摄入

对严重高脂血症患者不仅要适当限制食物脂肪量,更要注意脂肪类别的选择,以植物油为主,避免肥肉、荤汤、奶油、黄油等含饱和脂肪高的食物,注意饱和、单不饱和与多不饱和脂肪酸比例适当,保持在 1:1:1。

5. 充足维生素和适量微量元素

患者伴有大量蛋白尿时,也可伴有尿中钙、磷、铁、维生素等丢失增多,引起维生素和微量元素的缺乏,膳食中应注意补充多样化食物种类,不足可考虑口服维生素或微量元素补充剂。

【食谱举例】

表 17-3 肾病综合征食谱举例

| 早餐 | 花卷、卤鸡蛋1个、米粥、低脂牛奶 220 mL、(蔬菜:番茄、黄瓜自备) | 标准粉 50 g、鸡蛋 60 g、大米 25 g、低脂牛奶 220 mL |
|---|---|---|
| 午餐 | 米饭、烩鱼圆、烩冬瓜、炒生菜、(水果:苹果、梨 200 g 自备) | 大米 100 g、鱼肉 75 g、冬瓜 150 g、生菜 150 g、烹调油 15 g |
| 晚餐 | 米饭、番茄烩蛋清、冬瓜烩木耳、炒绿豆芽、低脂牛奶 220 mL | 大米 100 g、蛋清 50 g、番茄 100 g、冬瓜 75 g、水发木耳 5 g、绿豆芽 150 g、烹调油 15 g、低脂牛奶 220 mL |

# 第 4 节　营养与肾衰竭

## 一、急性肾衰竭

急性肾衰竭是肾脏本身或肾外原因引起肾脏泌尿功能急剧降低,以致机体内环境出现严重紊乱的临床综合征。可分为少尿期、多尿期和恢复期。少尿期每日尿量 50~400 mL 或无尿,一般持续 2~4 周。少尿期后尿量逐渐增加,当每日尿量超过 500 mL 时,即进入多尿期。此后尿量逐日成倍增加,最高尿量每日 3 000~6 000 mL,甚至可达到 10 000 mL 以上。此期持续 1~3 周。随后尿量逐渐恢复正常,3~12 个月肾功能逐渐复原,大部分患者肾功能可恢复到正常水平,只有少数患者转为慢性肾衰竭。

(1) 少尿或无尿期:部分患者初期临床常采用胃肠外营养(PN)以增加能量、蛋白质及必需脂肪酸的摄入。PN 可以促进组织修复,增强免疫功能,降低感染率,维持机体氮平衡。当可进食时,膳食供给应严格限制液体和蛋白质摄入。如患者无法进食,可每日随静脉滴入葡萄糖 100 g,以减少酮症的发生,减少组织蛋白的消耗,防止体重丢失过多。如患者不存在显性失水,全日入液量限制在前日尿量加 500~800 mL。

(2) 少尿缓解期:当患者病情有所好转、少量排尿、可以进食时,每日限制蛋白质摄入约 0.5~0.6 g/kg(约 36~40 g),以高生物价蛋白为主。能量来源仍以糖类为主。根据患者的血钠、血钾水平,建议采用无盐饮食,每日钠摄入量不超过 1 000 mg,严重者可采用低钠饮食。如血钾高,尽量减少钾盐入量,每日不超过 1 200 mg。

(3) 多尿期:患者尿量逐渐增多,肾小管重吸收功能可逐渐恢复,体内钾、钠及氮代谢物等可随尿液排出体外。水分和电解质摄入量可相应放宽。进入多尿期 5~7 天后,氮质血症可逐渐减轻。每日蛋白质摄入量可增至 0.6~0.8 g/kg。如蛋白质摄入量难以达到,则宜适当补充必需氨基酸或 α-酮酸制剂。液体摄入量应取决于前一日的尿量。多尿期应多吃富含钾盐的新鲜水果、蔬菜等,不需限钠。以后根据病情逐渐恢复到正常膳食。

(4) 恢复期:应逐渐增加高生物价的蛋白质食品。每日自 0.6~0.8 g/kg 逐渐增加到 1.0~1.2 g/kg。肾功能正常以后,膳食中的蛋白质基本维持在 1.0~1.2 g/(kg·d)为宜。能量供给应充足,多吃富含维生素的新鲜食品。应慎重防止病情转变成肾功能不全。

【食谱举例】

(1) 少尿期食谱举例(适用短期)

蔗糖 50 g,葡萄糖 50 g 溶于 800 mL 开水中,加少量酸梅精或鲜柠檬汁调味。全日分 8 次进食,自早 8 点~晚 10 点,每 2 小时进食 100 mL。可供能量 400 kcal。

(2) 少尿缓解期低蛋白、低钠、低钾膳食食谱举例

如患者每日排尿量达 400~500 mL,在少尿期食谱基础上再加三顿主餐:

早餐　　牛奶 150 mL、甜面包 25 g

午餐　　西红柿 50 g、面片 50 g、鸡蛋 1 个

晚餐　　牛奶 150 mL、麦片粥 25 g

可供能量 800 kcal,蛋白质 28 g 左右,入液量 1 200 mL。有条件可再口服或静脉输入必需氨基酸 10~13 g,使蛋白总摄入量达 40 g/d。

（3）多尿期普通半流质膳食食谱举例

早餐　　牛奶加糖、白米粥

加餐　　鲜橘汁

午餐　　西红柿挂面加蛋花

加餐　　苹果

晚餐　　小馄饨

## 二、慢性肾衰竭

各种慢性肾脏疾病，随着病情恶化，肾单位进行性破坏，以至残存有功能肾单位不足以充分排出代谢废物和维持内环境恒定，进而发生泌尿功能障碍和内环境紊乱，包括代谢废物和毒物的潴留，水、电解质和酸碱平衡紊乱，并伴有一系列临床症状的病理过程，被称为慢性肾衰竭（chronic renal failure，CRF）。慢性肾衰竭的常见病因包括原发性和继发性肾小球肾炎、间质小管疾病、肾血管性疾病、遗传性肾病、梗阻性肾病等。慢性肾衰竭严重时称尿毒症。慢性肾衰竭临床表现常累及各个系统，可有纳差、恶心、呕吐、腹泻及胃肠道出血、心力衰竭等表现。

慢性肾衰竭患者的营养治疗应达以下目的：减少氮代谢产物生成，缓解临床症状。保持或改善营养状况。对透析前慢性肾衰竭患者来说，应具有延缓慢性肾衰竭进展之作用。

（1）蛋白质和氨基酸摄入的控制：蛋白质摄入的控制，要按患者肾功能水平决定，参考水平建议见表17-4。

表17-4　不同疾病时期蛋白质需要量

| | 肌酐清除率（Ccr）（mL/min） | 血清肌酐（Scr）（mg/dL） | 蛋白质（g/d） | 蛋白质［g/（kg·d）］ |
|---|---|---|---|---|
| 肾功能不全代偿期 | 80～50 | 1.6～2.0 | 50～70 | 0.8～1.0 |
| 肾功能不全失代偿 | 50～20 | 2.1～5.0 | 40～60 | 0.7～0.9 |
| 尿毒症前期 | 20～10 | 5.1～8.0 | 30～50 | 0.6～0.8 |
| 尿毒症期 | <10 | >8.0 | 30～40 | 0.6～0.8 |

慢性肾衰竭患者体内氨基酸水平失调，必需氨基酸（EAA）水平低于正常人，非必需氨基酸（NEAA）水平高于正常人。在限制蛋白质范围内，以麦淀粉代替部分主食可提高 EAA 供给量，降低 NEAA 摄入，且能量供给又易于满足。EAA 含量丰富的食品有鸡蛋、牛奶、瘦肉类及鸡、鱼、虾等。鸡蛋为首选，因其 EAA 的组成最易被人体吸收。由于豆类所含 NEAA 量较高，故严重肾衰竭时可适当限制豆类，但不必禁用；如能及时补充 EAA 制剂，则豆类食品一般不必严格限制。低蛋白饮食单用或同时加用必需氨基酸制剂不仅改善临床症状和营养状况，而且有利于延缓慢性肾衰竭病程的发展，其作用已得到很多实验和临床研究的证实。

（2）能量供给：慢性肾衰竭患者能量摄入必须充足，否则不利于优质蛋白充分利用。能量摄入量最好每日达 2 000～3 000 kcal。能量与氮之比约为（250～300）∶1[正常膳食为（100～150）∶1]。

（3）水、无机盐和维生素：患者无水肿、高血压、心力衰竭等症状，尿量近于正常，可不必限制液体摄入。不但要随时观察临床指标变化来调整液体入量,也要根据病情调整膳食中钠、钾、钙、镁、磷、铁等的含量。钠盐与水肿、高血压、心力衰竭有关,钾盐与排尿量关系密切。患者常合并低血钙、高血磷,针对发生的症状,可从饮食中补充含钙丰富的食品。低蛋白膳食已无形中限制了磷的摄入。对高磷血症明显且$[Ca] \times [P] > 65$ 者,临床可给予氢氧化铝或 renalgel 乳胶制剂。但服用氢氧化铝时间不宜过长($< 2$ 周),以免发生铝中毒。当$[Ca] \times [P] < 65$ 时,应口服钙剂纠正高磷血症。贫血是肾衰竭晚期患者常出现的并发症,除多吃含铁丰富的食物外,还可服铁剂。如欲纠正贫血,一般需用促红细胞生成素,必要时也可输血。肾衰竭患者体内多种维生素均缺乏,在膳食中应尽量注意补充。

【低蛋白膳食举例】

根据患者进食能力,可选用下述饮食,并同时加用必需氨基酸或 α 酮酸,使蛋白质摄入量达到 0.6~0.8 g/(kg·d)(表 17-5、表 17-6)。对早、中期慢性肾衰竭患者,则一般不必选择麦淀粉食物。

表 17-5　慢性肾衰竭患者用的麦淀粉膳食 I、II、III 号膳食

| 膳食编号 | 蛋白总量(g) | 优质蛋白(g)(%) | 牛奶(mL) | 鸡蛋(g) | 瘦肉(g) | 淀粉(g) | 其他主食(g) | 能量(kcal) |
|---|---|---|---|---|---|---|---|---|
| I | 20 | 15(70) | 100 | 40 | 25 | 250~350 | — | 1 800~2 350 |
| II | 30 | 19(60) | 200 | 40 | 25 | 200~250 | 100~150 | 2 000~2 600 |
| III | 40 | 29(>70) | 200 | 80 | 50 | 200~250 | 100~150 | 2 000~3 000 |

表 17-6　一日麦淀粉食谱举例

| 编号 | 早餐 | 午餐 | 晚餐 | 蛋白质总量(g) | 优质蛋白质(g) | 能量(kcal) |
|---|---|---|---|---|---|---|
| I | 牛奶 100 mL、麦淀粉蒸糕 100 g | 麦淀粉焖面 100 g(鸡蛋 40 g)黄瓜西红柿粉丝汤 | 麦淀粉馅饼 100 g(瘦肉 25 g、西葫芦)黄瓜粉丝汤 | 19.73 | 14.46 | 1803 |
| II | 牛奶 200 mL、麦淀粉饼干 100 g | 麦淀粉蒸饺 100 g(瘦肉 25 g、白菜)西红柿汤 | 大米饭 100 g鸡蛋黄瓜(鸡蛋 40 g)圆白菜粉丝汤 | 21.10 | 19.10 | 2197 |
| III | 牛奶 200 mL、麦淀粉南瓜饼 100 g | 麦淀粉饼 100 g(鸡蛋 80 g)炒柿椒丝萝卜粉丝汤 | 大米饭 100 g余丸子菠菜粉丝(瘦肉 50 g) | 40.137 | 28.37 | 2136 |

注:食用麦淀粉膳食同时,随餐配合口服酮酸制剂可助维持氮平衡。

# 第5节 营养与泌尿系结石

泌尿系结石的形成，一般与尿液中某些物质的浓度超过其溶解度有关。尿量及尿的酸、碱度也为影响因素。结石多由尿液中盐类混合生成，往往是以一种盐类为核心，附着面逐渐增大而成。生成的部位多在肾盂、肾盏和膀胱内。泌尿系结石的形成原因包括胶体与晶体平衡失调、代谢紊乱、气候影响、营养因素（如不适当的大量服用维生素 C 可促使体内甘氨酸转变成草酸而增加尿中草酸含量，促使结石形成）、泌尿系疾病等。临床表现因结石所在部位不同而有异。肾与输尿管结石的典型表现为肾绞痛与血尿，膀胱结石主要表现是排尿困难和排尿疼痛。

泌尿系结石的营养治疗原则应根据结石种类调整饮食成分及尿液的酸碱度使尿中盐类得以溶解（表 17-7）。

1. 大量饮水，多运动

各类型结石均需要大量饮水 3 000～4 000 mL/d，以便加快尿中的盐类代谢，特别对于结石较小的患者可以增加尿量而促进结石排出。如果结石直径大于 1 cm，并且已经造成泌尿系统的机械性梗阻或者发生肾积水，则不宜多饮水，避免加重梗阻而损害肾功能。多运动可减少骨钙流失，进而减少结石的产生。

2. 草酸钙和磷酸钙结石的营养调整

由于尿液多呈碱性，在饮食中宜食用各种肉类、蛋类、脂肪等食物，使尿液酸化以促进结石的溶解；采用低草酸、低钙的饮食以降低草酸钙的排泄。摄入钙量应小于 500 mg/d，减少食用草酸含量较高的菠菜、苋菜、青蒜、洋葱头、茭白、荸荠、笋类、笋干、茶叶等以及含钙丰富的食品，供给富含维生素 A 及 B 族维生素的食物。镁能与钙竞争草酸而形成溶解度较大的草酸镁以阻止结石的生成。

3. 尿酸结石的营养调整

尿液多呈酸性，膳食中应多吃蔬菜、水果、乳类等食物使尿酸盐较易溶解。采用低嘌呤饮食可减少尿酸的生成。并限制钠盐，因其与钙具有协同作用。

4. 胱氨酸结石的营养调整

多食用碱性食物包括蔬菜、水果、乳类等；采用低蛋氨酸食物，限制肉类、蛋类等。另外少服维生素 C，因其代谢后产生草酸；少食精糖类，因其促进结石形成。

表 17-7　泌尿系结石的饮食治疗原则

| 结石种类 | 饮食治疗原则 | 饮食的酸碱性 |
|---|---|---|
| 草酸钙、磷酸钙 | 低钙饮食 400 mg | 酸性饮食 |
| 钙 | 低钙试验饮食 200 mg | 酸性饮食 |
| 磷 | 低磷饮食 1 000～1 200 mg | 酸性饮食 |
| 草酸 | 低草酸饮食＜50 mg | 酸性饮食 |
| 尿酸结石 | 低嘌呤饮食 400 mg | 碱性饮食 |
| 胱氨酸结石 | 低蛋氨酸饮食（限制牛奶、鸡蛋） | （低含硫氨基酸的蛋白质） |
| 胱氨酸结石 | 控制肉类 | （低含硫氨基酸的蛋白质） |

5. 泌尿系结石的饮食指导

含钙结石者宜食用含纤维丰富的食物,限制含钙、草酸多的食物(如牛奶、奶制品、豆制品、巧克力、坚果、浓茶、菠菜、番茄、土豆、芦笋等)。尿酸结石者不宜食用含嘌呤高的食物(如动物内脏、豆制品、啤酒),应多进食含纤维素丰富的食物,多食黑木耳,因其含矿物质和微量元素,能对各种结石产生强烈的化学反应,使结石剥脱、分化、溶解、排出体外。另多食维生素 A 含量多的食物,维持尿道内膜健康,防止结石复发,如胡萝卜、香瓜、牛肝等。

# 第 6 节　营养与肾脏透析、肾移植

血液透析是终末期肾脏疾病的最主要的治疗方法,也是终末期肾病患者延长存活时间的最主要的方式。我国每年终末期肾脏疾病的发病率高且以每年 18% 的速度增长。随着血液透析技术的不断进步,血液透析患者的存活时间不断延长,但每年终末期肾病的病死率还是高达 20%。导致血液透析患者高病死率和高并发症发生率的一个主要原因就是普遍存在的蛋白质-热能营养不良(PEM)。

## 一、血液透析患者营养不良发生的原因

血液透析患者营养不良发生的原因很多,但主要表现在营养素摄入过少、尿毒症引起的作用和血液透析本身的影响等几个大的方面。

1. 营养素摄入过少

(1) 食欲改变、厌食:食欲差、厌食的患者血液透析人群中很多见,透析时间越长表现得越明显。主要原因有胃肠道的影响,胃排空延迟,另外还有肾病和透析的影响,口腔分泌唾液的减少和异常,使患者的口味差,还有体内毒素的影响使患者厌食,从而导致进食过少,热能－蛋白质营养不良。

(2) 水摄取限制影响进食:血液透析患者要限制水分的摄入,两次透析间隔体重增长要控制在 3%～5%。食物的大部分为水分,限制饮水必然会影响到患者进食,导致营养素的缺乏。

(3) 钾、磷摄取限制的影响:钾、磷是血液透析患者主要限制摄入的常量元素。钾主要存在于水果、蔬菜、菌类、豆类、干果、水产品中,磷主要存在于肉类、海产品、干果中,这些食物的限制摄入,使得摄入的营养素受到了很大的限制,造成营养不良。

(4) 心理问题:厌世的情绪必然会影响到日常生活包括日常进食。

2. 尿毒症引起的作用

(1) 内分泌失调:终末期肾病患者肾脏失去调节激素分泌功能,毒素的堆积和尿液不能排出造成电解质失衡都会导致内分泌失调。蛋白质、脂肪和碳水化合物不能很好地分解转化造成机体供能不足。

(2) 胃肠道功能紊乱:胃肠道反应是尿毒症主要症状之一,表现在食欲差、消化不良、胃排空延迟、呕吐、胃酸过度、腹泻、便秘、肠功能紊乱、肠吸收能力差等方面,消化系统的功能降低势必会造成进食少、营养素吸收能力差而引起营养素缺乏的营养不良。

(3) 酸中毒:酸中毒在血液透析患者中普遍存在,酸中毒可以增加蛋白质的分解代谢,即便是暂时的酸中毒也可以增加蛋白质分解和氨基酸清除,白蛋白的合成减少,出现负氮平衡。酸中毒导致骨骼肌蛋白分解增加的主要原因是由于 ATP 依赖的辅酶活性增加。

（4）感染：感染会消耗大量的营养。血液透析患者免疫力低下，经常进行血管穿刺会引起经常性的感染导致自身营养素的损耗。

（5）药物影响：药物和营养的相互作用，一方面进食可以增强或减弱药物的作用，另一方面药物会消耗营养素造成营养缺乏。在透析患者中药物还会引起患者的恶心、呕吐等胃肠道反应影响进食，尤其那些本身营养就较差的患者。

3. 血液透析本身的影响

（1）透析不充分：透析不充分可以降低蛋白质摄入引起营养不良，营养不良反过来又可以进一步影响透析充分性，二者形成恶性循环是增加患者发病率和死亡率的重要因素。

（2）透析的不良反应：血透患者在透析期间常常因为高血压、低血压、水分失衡和透析机机械故障产生不良反应。透析过程中因大量脱水发生肌肉痉挛、血压降低甚至休克，还有心血管系统不稳定而发生恶心、呕吐等症状，继而引起患者的进食减少。

（3）透析中营养物质的丢失：血液透析在清除毒素的同时也把相对分子质量相同的营养素排出体外，其中包括氨基酸、葡萄糖、水溶性维生素等。

（4）血液透析患者机体代谢的增加：血液和透析膜之间的接触使炎性介质增加，补体旁路激活产生过敏毒素释放细胞因子，细胞因子的释放是引起营养不良的主要原因。通过引起肌肉细胞内的支链乳酸脱氢酶活性增加，增加支链氨基酸的氧化使蛋白质分解增加。每日蛋白质摄取量在 1.0 g/(kg·d) 的情况下，透析治疗的当日营养代谢为负平衡。

## 二、血液透析患者的营养治疗

1. 总能量的摄入

血液透析患者由于自身的特殊性和治疗的需要，总能量的摄入要高出普通正常人，一般要大于 35 kcal/(kg·d)，如果患者体重超过标准体重 20%，减少热量，如果体重低于标准体重 20%，则要增加热量。蛋白质、脂肪、碳水化合物占总热量的比例应该为 12%～15%、30%～35%、50%～60%。饱和脂肪酸和不饱和脂肪酸的比例为 1:2。

2. 蛋白质的摄入

血液透析患者蛋白质的摄入一般不低于 1.0 g/(kg·d)，更好为 1.2～1.3 g/(kg·d)，且 50% 以上为优质蛋白，瘦肉、鱼、鸡蛋和豆腐都是很好的选择。蛋白质的充足摄入可以保持身体氮平衡，提高免疫力和对疾病的抵抗力。

3. 水溶性维生素的补充

一般透析结束后要补充维生素 C 200 mg，B 族维生素一片，补充丢失。日常也要注意维生素 C 和 B 族维生素的补充，补充量以推荐摄入量为适宜。

4. 钙、铁、锌的补充

血液透析患者由于活性维生素 D 缺乏以及骨与肠道对钙的抵抗使钙的需要量增加，但由于含钙的食物常常磷也较高，所以患者一般不宜摄入过多，临床上一般使用口服碳酸钙和醋酸钙，一是用作磷结合剂，一是用来补充钙质。铁是血液透析患者必须补充的元素，静脉给入比口服效果要好，锌的补充以推荐摄入量为宜。

5. 膳食纤维的摄入

膳食纤维可以改善肠功能，是血液透析患者必需的营养素之一。血液透析患者普遍都存在不同的肠功能紊乱，便秘、腹泻是其主要症状，便秘会造成毒素堆积。膳食纤维的量应该在 25～30 g/d,必要时可服用纤维素片来补充。

**6. 合理的膳食制度**

一日三餐的供能比为 20%～30%、30%～35%、30%～35%,早餐量要少但营养要丰富,蛋白质要充足;中午是一天最主要的一餐,食物品种要多,营养丰富;晚餐要清淡易消化。透析前要吃饱吃好,蛋白质能量充足,透析中间一般不要进食,可以吃些果糖、巧克力补充糖和能量,透析中间进食会增加蛋白质的透析丢失,还会影响血压稳定,有时吃得不好会呕吐影响透析效果。

**7. 功能性食品改善机体功能**

(1) 多不饱和脂肪酸:主要为深海鱼油类产品。血液透析患者脂代谢紊乱,甘油三酯异常增高,会造成心血管疾病。服用鱼油会使甘油三酯降低,同时要注意脂肪中饱和脂肪酸的比例。

(2) α-酮酸:可以平衡患者体内的氨基酸谱,减少氮的产生,明显提高蛋白质的平衡,保持氮平衡,改善营养状况。

(3) L-肉毒碱:L-肉毒碱是体内存在的能量代谢的一种必需物质,具有广泛的生理活性,血液透析患者因为摄入减少、透析丢失而使肉毒碱代谢异常。补充肉毒碱可以起到纠正血脂异常、降低透析中并发症、改善贫血、改善营养状况等作用。

## 三、腹膜透析患者的营养治疗

营养不良是导致腹膜透析患者预后不良的常见并发症,营养不良可引起患者免疫功能下降,易出现各种感染,如呼吸道、肠道和腹膜等部位感染,加重贫血,加重水钠潴留,影响心肺功能等,最终导致死亡率增加,因此预防和治疗腹膜透析患者的营养不良至关重要。

**1. 加强腹膜透析患者透析前、透析过程中的宣传教育**

腹膜透析是居家进行透析治疗的方式。定期了解、指导、再培训患者,不断提高患者整体综合治疗水平是不断提高患者透析充分性、改善患者营养状态、降低透析并发症的核心环节。应定期每月对患者进行 1 次包括电话在内的指导与随访。

**2. 提高蛋白质和热量摄入**

采用饮食记录法连续记录腹膜透析患者 3 天的饮食,由营养师用"个体膳食营养评价"软件计算出每天摄入的热量和蛋白质量,其中总热量包括摄入的热量和从含葡萄糖腹透液中吸收的热量,从而进行饮食调整和改善。根据美国 K/DOQI 营养指南推荐标准,腹膜透析患者每日热量摄入(DEI)为 35 kcal/(kg·d)。如果患者年龄超过 60 岁,则 DEI 为 30～35 kcal/(kg·d);蛋白质摄入(DPI)为 1.0～1.2 g/(kg·d)。热量小于推荐量 80% 或蛋白质小于推荐量 90% 为摄入不足。

腹膜透析患者饮食要求应达到:选择高生物价蛋白质,占 60% 以上,主要是动物蛋白如瘦肉、牛奶、鸡蛋等;摄入足够的碳水化合物;鼓励患者摄入含不饱和脂肪酸多的植物油,对有水肿、高血压和少尿者要限制食盐;适当补充水溶性维生素、锌,限制含磷高的食物。

**3. 复方 α-酮酸制剂的应用**

在透析治疗期间加用 α-酮酸,可补偿透析时通过腹膜丢失的氨基酸,以减少蛋白质分解代谢,维持氮平衡,防止蛋白质营养不良。此外,复方 α-酮酸制剂含有钙离子,具有结合磷的作用,可以在透析患者并不限制蛋白质饮食及磷酸盐的情况下降低血磷及甲状旁腺素水平。

#### 4. 充分透析

充分透析一方面可以有效清除腹膜透析患者体内的尿毒症毒素,减轻胃肠道症状,改善食欲,纠正酸中毒及代谢紊乱,明显改善患者的营养状况;另一方面可以有效地达到容量平衡状态。因为容量负荷过多是引起腹膜透析患者营养不良发生的重要原因之一。

#### 5. 改善微炎症状态

因腹膜透析患者营养不良的发生与机体的微炎症状态有关,故控制炎症状态对营养不良的改善有一定帮助。目前临床上证实有很多药物具有抗炎症作用,可能对改善患者的营养状态有一定益处,如血管紧张素转换酶抑制剂、血管紧张素Ⅱ受体拮抗剂、他汀类药物、维生素C及抗生素等。此外,使用生物相容性较好的新型腹膜透析液也被证实可以显著降低患者的炎症指标,并改善患者的营养状况。

#### 6. 纠正酸中毒

纠正代谢性酸中毒有助于腹膜透析患者改善蛋白质、氨基酸和骨骼代谢,改善营养状况。因此,维持体内碳酸氢根离子浓度在 22 mmol/L 以上对于患者营养状况的改善是有益的。

总之,对于腹膜透析患者出现营养不良问题,应从多方面因素进行综合分析及评估,以制定合理的治疗方案,减少各种并发症的发生,从而达到提高患者生活质量和生存率的目的。

【食谱举例】

表 17－8　腹膜透析食谱举例

| 早餐 | 红绿丝花卷、大米粥、煮鸡蛋1个、茶干 | 面粉 50 g、米 25 g、鸡蛋 60 g、香干 50 g |
|---|---|---|
| 加餐 | 乳清蛋白粉 20 g | |
| 午餐 | 米饭、糖醋鱼块、香干炒绿豆芽、炒青菜香菇 | 大米 75 g、鱼 120 g、豆芽 100 g、香干 25 g、青菜 150 g、干香菇 1 g、油 10 g、盐 1.5 g |
| 加餐 | 乳清蛋白粉 20 g | |
| 晚餐 | 米饭、冬瓜木耳、烩肉片、韭菜炒香干 | 大米 75 g、肉片 50 g、冬瓜 150 g、水发木耳 5 g、韭菜 100 g、香干 25 g、盐 1.5 g、烹调油 10 g |

## 四、肾移植患者的营养治疗

肾移植术后肾功能的恢复和抗排异治疗极为重要,合理的营养治疗可以保持内脏蛋白质贮存,促进伤口愈合,预防感染和术后肾功能急骤变化导致的电解质平衡紊乱,减少免疫抑制剂引起的并发症。

#### 1. 营养治疗方法

术后第 1 天,肠蠕动尚未恢复,需禁食,随后随着时间推移,能量供给量不断根据情况进行调整。

(1) 蛋白质:供给量需适应移植肾功能恢复情况,根据血尿素氮、血肌酐水平予以调整,可达 1.5～2.0 g/(kg・d),供给高生物价优质蛋白质,使肾移植患者达到正氮平衡。

(2) 碳水化合物:需适当限制,占总热能的 50%～60%,因肾移植患者术后应用大量免疫抑制剂使糖耐量下降、血糖升高甚至继发糖尿病,膳食中应限制单糖、双糖及其制品。

(3) 脂肪:肾移植术后应用大剂量糖皮质激素及环孢菌素 A 等药物防止免疫反应,常致高脂血症和高胆固醇,故需控制脂肪摄入量,胆固醇小于 300 mg/d,忌用动物内脏、软体鱼等高胆固醇食物。

(4)矿物质:肾移植术后 1 周内严格限钾,以后一般为 1.56 g/d,多尿期无须限制,恢复期若无高血压、水肿,尿量正常,则供给食盐 3 ～4 g/d,免疫抑制剂可降低钙吸收并促进其排泄,导致患者骨质疏松和软化,需注意补钙。

(5)维生素:多选用新鲜蔬菜和水果作为补充。

(6)入液量:根据尿量予以调整,维持出入平衡。

2. **肾移植术后营养补给途径的选择**

由于肾移植患者消化道功能存在,故营养支持以经口肠内营养补充为主要途径,患者术后第 2～3 天如已排尿,即可经口进食。肾移植出现排异反应则需肠外营养治疗,需根据病情、尿素氮、肌酐、电解质监测情况来补充适当的能量和各种营养素。移植肾功能受损也应给予肠外营养治疗,氮与能量比为 1∶300,为了限制输液量以 20％脂肪乳作为能源补充,但肝和肾同时受损时,肠外营养应慎用脂肪乳剂。

3. **膳食注意事项**

肾移植术后宜用消毒餐,术后初期忌食牛奶、豆浆、过甜及产气食物。36 个月内严格忌食豆类及豆制品,以后可酌情给予。术后需防止肥胖,体重最好能维持在低于标准体重 5％的范围内,进食量以八分饱为宜。多不饱和脂肪酸可降低排异反应,提高移植肾成活率,可多选用富含多不饱和脂肪酸的深海鱼。

(卢姗 马向华)

# 第18章 营养与代谢性疾病

随着社会经济的发展,居民膳食结构发生重大的变化,运动量减少加上老龄化问题严重,肥胖症、糖尿病、痛风、血脂异常等代谢性疾病的发生率增加。

## 第1节 营养与肥胖

肥胖目前在全世界呈流行趋势。世界卫生组织指出,肥胖已成为世界性的首要公共卫生问题,正在取代传染病和营养不良而成为全球性的流行病,并特别提醒大家关注迅速上升的儿童肥胖率。肥胖既是一个独立的疾病,又是2型糖尿病、心血管病、高血压、中风和多种癌症的危险因素,被世界卫生组织列为导致疾病负担的十大危险因素之一。近20年来,我国超重/肥胖的患病率逐年增长,呈流行态势。根据2010—2012年调查数据显示,全国18岁及以上成人超重率、肥胖率分别为30.1%和11.9%,比2002年上升7.3%和4.8%。

### 一、肥胖症的定义、病因与诊断

肥胖症是一种由多因素引起的慢性代谢性疾病,是指由于食物摄入过多或机体代谢的改变而导致体内脂肪过量储存,体重过度增长的一种病理状态。表现为体内脂肪细胞数量增多和(或)体积增大,因体脂增加使体重超过标准体重20%或体质指数≥28。

肥胖可分为单纯性和继发性两类,单纯性肥胖症占95%以上,除了和遗传和某些内分泌因素有关外,经济转型引起的膳食结构改变和体力活动减少是发展中国家肥胖症发病率迅速升高的主要原因。肥胖的发生常常是由遗传、少动以及摄入过多能量共同导致的结果。从代谢研究角度看则是基于代谢紊乱,肥胖者多存在脂类代谢紊乱,脂肪合成过多,而脂肪水解和脂肪分解氧化无明显异常。血浆甘油三酯、游离脂肪酸和胆固醇一般高于正常水平。基因组学研究发现基因多态性上的差异,使得在各年龄层次的人群都有对肥胖更易感者,加之膳食结构变化后肠道菌群结构发生的适应性变化,使得这类具有遗传易感性者对三大宏量营养素的应答出现显著差异,进而造成肥胖的发生。

根据肥胖的定义,目前已建立了许多诊断或判定肥胖的方法,常用的包括以下几种。

1. 体质指数

目前常用的体质指数(body mass index,BMI),具体计算方法是以体重(公斤,kg)除以身高(米,m)的平方。在判断肥胖程度时,使用这个指标的目的在于消除不同身高对体重指数的影响,以便于人群或个体间比较。研究表明,大多数个体的体重指数与身体脂肪的百分含量有明显的相关性,能较好地反映机体的肥胖程度。但在具体应用时还应考虑到其局限性,如对肌肉很发达的运动员或有水肿的病人,体质指数值可能过高估计其肥胖程度。老年人的肌肉组织与其脂肪组织相比,肌肉组织减少较多,计算的体重指数值可能过低估计其肥胖程度。

BMI 是衡量是否肥胖和标准体重的重要指标。不同地区、国家，不同种族，BMI 的判断标准有差异，BMI 与相关疾病发病的危险性也有不同。详见表 18 - 1。

表 18 - 1　不同地区 BMI 标准及相关疾病发病危险性

| BMI 分类 | WHO 标准 | 亚太地区标准 | 中国参考标准 | 相关疾病发病的危险性 |
|---|---|---|---|---|
| 体重过低 | <18.5 | <18.5 | <18.5 | 低(但其他疾病危险性增加) |
| 正常范围 | 18.5～24.9 | 18.5～22.9 | 18.5～23.9 | 平均水平 |
| 超重 | ≥25 | ≥23 | ≥24 | |
| 肥胖前期 | 25.0～29.9 | 23～24.9 | 24～27.9 | 增加 |
| Ⅰ 度肥胖 | 30.0～34.9 | 25～29.9 | 28～29.9 | 中度增加 |
| Ⅱ 度肥胖 | 35.0～39.9 | ≥30 | ≥30 | 严重增加 |
| Ⅲ 度肥胖 | ≥40.0 | | | 非常严重增加 |

此表适用范围：18～65 岁的人士。儿童、发育中的青少年、孕妇、乳母及运动员除外。

2. 腰围（waist circumference，WC）

腰围是指腰部周径的长度。目前公认腰围是衡量脂肪在腹部蓄积（即中心性肥胖）程度的最简单、实用的指标。脂肪在身体内的分布，尤其是腹部脂肪堆积的程度，与肥胖相关性疾病有更强的关联。在 BMI 并不很高者，腹部脂肪增加（腰围大于界限值）可能是独立的危险性预测因素。同时使用腰围和体重指数可以更好地估计与多种相关慢性疾病的关系，见表 18 - 2。

3. 腰臀比

测量腰围的同时测量臀围，腰围大于臀围即预示着脂肪主要沉积在腹部的皮下及腹腔内，为腹型肥胖，又称为向心性肥胖或苹果型肥胖。而臀围大于腰围，臀部脂肪堆积者为臀型肥胖又称为外周性肥胖或梨形肥胖。腹型肥胖是多种慢性病的最重要危险因素之一。WHO 建议采用腰围和腰臀比来评价腹部脂肪的分布，腰臀比男性≥0.9、女性≥0.8 为腹型肥胖的标准。我国针对腰围提出的标准为男性≥85 cm、女性≥80 cm 为腹型肥胖，腰臀比男性≥0.85、女性≥0.8 为腹型肥胖。

表 18 - 2　中国成人超重和肥胖的体重指数和腰围界限值与相关疾病[*]发病危险的关系

| 分类 | 体质指数（kg/m²） | 腰围（cm） | | |
|---|---|---|---|---|
| | | 男<85<br>女<80 | 男 85～95<br>女 80～90 | 男≥95<br>女≥90 |
| 体重过低[**] | <18.5 | … | … | … |
| 体重正常 | 18.5～23.9 | … | 增加 | 高 |
| 超重 | 24.0～27.9 | 增加 | 高 | 极高 |
| 肥胖 | ≥28 | 高 | 极高 | 极高 |

[*] 相关疾病指高血压，糖尿病，血脂异常和危险因素聚集；

[**] 体重过低可能预示有其他健康问题。

4. 简便计算法

身高标准体重法是世界卫生组织（WHO）推荐，文献中常用的一种方法，对处于生长发育阶段的儿童及青少年，此方法为较好的方法。按下列公式计算肥胖度：

$$肥胖度（\%）=\frac{实测体重（kg）-身高标准体重（kg）}{身高标准体重（kg）}\times100\%$$

式中的身高标准体重可根据当地人群近期的健康资料获得，成人也可由以下公式估算。

身高标准体重（kg）=身高（cm）-105

或　身高标准体重（kg）=［身高（cm）-100］×0.90　　（男）

　　身高标准体重（kg）=［身高（cm）-100］×0.85　　（女）

判定标准为：肥胖度 10%～19.9% 为超重，20%～29.9% 为轻度肥胖，30%～49.9% 为中度肥胖，≥50% 为重度肥胖。

5. 皮褶厚度测量

用专用测量工具皮褶厚度计测量皮下脂肪厚度，以此推算体脂含量。常用的测量部位有肩胛下、上臂肱三头肌、腹部脐旁等处。皮褶厚度一般不单独作为肥胖的判定标准，而是与身高标准体重结合起来判定。判定方法：凡肥胖度≥20%，肩胛下与上臂肱三头肌两处皮褶厚度之和≥80百分位数，或其中一处皮褶厚度≥90百分位数者为肥胖；凡肥胖度<10%，无论两处皮褶厚度如何，均为正常。

6. 物理测量法

指根据物理学原理测量人体成分，从而推算出体脂含量的方法。如水下称重法、全身电传导、生物电阻抗分析、双能 X 线吸收、计算机断层扫描和磁共振扫描，现在临床常用于体重管理的是生物电阻抗分析的方法。

超重和肥胖症会引发一系列健康、社会和心理问题。有一些国家的肥胖症患者，因在工作中受到歧视和对自身体型不满意而产生自卑感，导致自杀率高、结婚率低等社会问题。

## 二、肥胖症的营养治疗

首先应当树立正确观念，肥胖是可以预防和控制的，某些遗传因素也可以通过改变生活方式来抗衡。科学的减肥方法应是合理的饮食结构、良好的生活习惯加适量的运动，必须符合世界卫生组织规定的不饥饿、不乏力、不腹泻的健康减肥原则。通过饮食（低热能又营养均衡）、运动、行为调节，建立良好的生活方式，不但能减重，去脂肪，还能促进健康，使减肥不反弹。必要时辅以安全的药物，重度肥胖者还可以通过手术减肥达到改善代谢，控制并发症的目的。

《中国超重/肥胖医学营养治疗专家共识（2016 年版）》给出的超重/肥胖者医学减重的流程见图 18-1。

在减重过程中加强随访和管理，随访的流程见图 18-2，如遇到减重、减脂效果不佳可以参考图 18-3 的医学营养治疗的阶梯疗法，循序渐进，综合治疗。

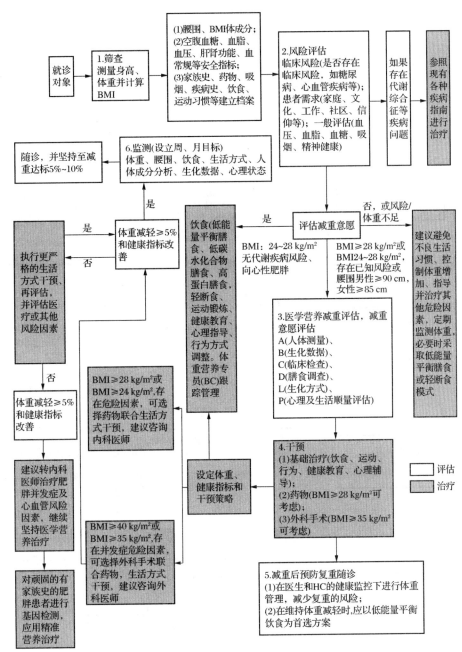

**图 18-1　超重、肥胖者警医学减重流程**

院内外随诊流程

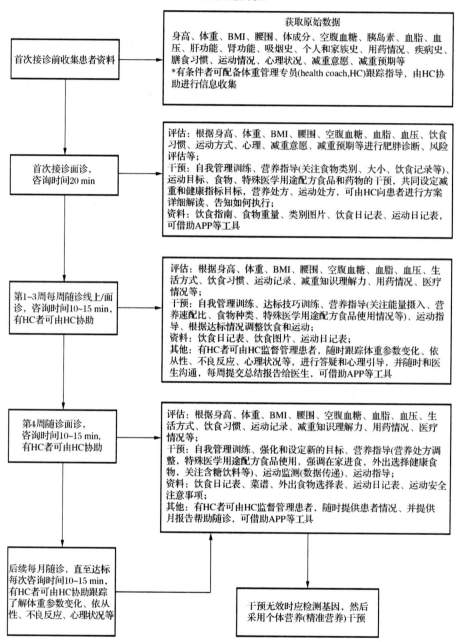

**图 18-2 减重过程中的随访和管理流程**

| BMI≥35 kg/m²,<br>存在危险因素,<br>或严重肥胖相关<br>并发症 | 手术+生活方式 | | | |
| --- | --- | --- | --- | --- |
| 由HC协助进行信息收集<br>BMI=28~35 kg/m² | 以下基础治疗无效时<br>再采用药物+生活方式 | | | |
| BMI=24~28 kg/m²,<br>腰围超标 | 饮食 | 运动 | 心理<br>治疗 | 行为<br>干预 | 健康<br>教育 |

**图 18-3　肥胖/超重者医学营养治疗的阶梯疗法**

目前医学减重的常用方法有如下几种,不同方法各有优缺点,可以几种方法同时应用。

1. 限制能量平衡膳食(calorie restrict diet,CRD)

CRD 是在限制能量摄入的同时保证基本营养需求的膳食模式,其宏量营养素的供能比例应符合平衡膳食的要求。目前主要有三种类型:① 在目标摄入量基础上按一定比例递减(减少 30%~50%);② 在目标摄入量基础上每日减少 500 kcal 左右;③ 每日供能 1 000~1 500 kcal。CRD 除能量摄入限制之外,也对营养均衡提出推荐。

(1) 脂肪:脂肪供能比例应与正常膳食(20%~30%)一致,过低或过高都会导致膳食模式的不平衡。在 CRD 中补充海鱼或鱼油制剂的研究均报道 n-3PUFA 对肥胖者动脉弹性、收缩压、心率、血甘油三酯及炎症指标等均有明显改善,可增强 CRD 的减重效果。

(2) 蛋白质:应适当提高蛋白质供给量比例(1.2~1.5 g/kg,或 15%~20%),这样就能在减重过程中维持氮平衡,同时具有降低心血管疾病风险、增加骨矿物质含量等作用。不同来源蛋白质的减重效果可能不同,有研究发现大豆蛋白的减脂作用优于酪蛋白。宜选用低脂肪高生物价蛋白,如低脂牛奶、鱼虾类、鸡鸭及蛋清、猪牛瘦肉等。

(3) 碳水化合物:根据蛋白质、脂肪的摄入量来确定碳水化合物的供给量 40%~55%。过高或过低都将导致膳食模式不平衡。碳水化合物的来源应以淀粉类复杂碳水化合物为主,保证膳食纤维的摄入量 25~30 g/d。严格限制简单糖(单糖、双糖)食物或饮料的摄入。可多选用膳食纤维丰富、血糖指数低的全谷类食物、杂粮、薯类、蔬菜、水果及杂豆类等。

(4) 微量营养素:肥胖与某些微量营养素的代谢异常相关,尤其是钙、铁、锌、维生素 A、维生素 D 及叶酸的缺乏。肥胖和膳食减重也可引起骨量丢失 24%。在减重干预的同时补充维生素 D 和钙可以增强减重效果。蔬菜、水果中含有丰富维生素,且含膳食纤维丰富,可增加饱腹感。食物应多样化,切忌偏食。在食物的选择上还应充分考虑患者的饮食习惯,以利于长期坚持。食盐能引起口渴和刺激食欲,食盐 3~6 g/d 为宜。嘌呤可增进食欲和加重肝肾代谢负担,故含高嘌呤的动物内脏如肝、心、肾等应加以限制。

(5) 近年研究认为采用营养代餐方法能兼顾体重减轻和营养均衡。

(6) 烹调方法及餐次:宜采用蒸、煮、烧、氽、烤等烹调方法,忌用煎、炸的方法,少用刺激性食物。进食餐次通常在总量控制的前提下每天 3~5 次。

2. 高蛋白膳食模式

高蛋白质膳食是一类每日蛋白质摄入量超过每日总能量的 20% 或 1.5 g/(kg·d),但一般不超过每日总能量的 30% 或 2.0 g/(kg·d)的膳食模式。研究表明,接受高蛋白质膳食 6 个月的肥胖者比接受正常蛋白质饮食者体重下降更明显,1 年随诊后高蛋白质膳食仍较对照组多降低了 10% 的腹部脂肪。对于单纯性肥胖以及合并高甘油三酯血症者、高胆固醇症者采用高蛋白膳食较正常蛋白膳食更有利于减轻体重以及改善血脂情况,并有利于控制减重后体重的反弹。合并慢性肾病患者应慎重选择高蛋白饮食。

3. 轻断食膳食模式

轻断食模式也称间歇式断食5:2模式,即1周内5天正常进食,其他2天(非连续)则摄取半常的1/4能量(女性约500 kcal/d,男性600 kcal/d)的饮食模式。轻断食模式有益于体重控制和代谢改善。

4. 运动疗法

通过体力活动增加能量消耗是减轻和控制体重的一个重要方面。长期坚持体力活动对维持减重的效果,防止体重反弹尤其重要。采用增加体力活动与限制饮食相结合的减重措施,其总体效益优于单独限制饮食(表18-3)。

表18-3 不同减体重措施对健康指标的影响比较

| 指标 | 单独控制饮食(极低热量饮食) | 适量控制饮食结合运动(适当限制总能量) |
|---|---|---|
| 最大氧吸取量(VO₂max) | 降低 | 改善 |
| 瘦体重(FFM) | 损失 | 增加或保持 |
| 体脂肪% | 丢失少 | 丢失多 |
| 营养缺乏 | 容易发生 | 一般不会发生 |
| 胰岛素敏感度 | ? | 改善 |
| 肌肉和韧带力量 | 降低 | 肌肉张力和韧带力量改善 |
| 体力 | 下降 | 改善,耐久力提高 |
| 静息代谢率(RMR) | 下降 | 保持或增加 |
| 精神状态 | 压力大 | 改善,对减体重有自信心 |
| 血清 HDL-C 水平 | 下降 | 提高 |
| 减体重计划 | 不易坚持 | 容易执行和坚持 |
| 减体重后反弹 | 容易发生 | 一般不会发生 |

肥胖病人往往不爱运动,增加体力活动应循序渐进,从慢走或慢跑开始,逐渐增加强度和活动时间,运动中注意防止关节损伤。应指导患者结合自身的兴趣、日常生活和工作规律选择适宜的运动项目,制定相应的运动时间、强度和频率。运动强度以本人最大估计心率的60%～85%为宜,每周5～7次,每次40～60分钟(表18-4)。根据运动项目的不同在教练指导下完成或在家完成。

表18-4 各种运动和体力活动30分钟的体力消耗

| 运动项目 | 活动30分钟的能量消耗(kcal) |
|---|---|
| 静坐、看电视、看书、聊天、写字、玩伴 | 30～40 |
| 轻家务活动:编织、缝纫、清洗餐桌、清扫房间、跟孩子玩 | 40～70 |
| 散步(速度1 609 m/h)、跳舞(慢速)、体操、骑车(速度8.5 km/h)、跟孩子玩(站立位) | 100 |
| 步行上学或上班,乒乓球、游泳(速度20 m/min),骑车(速度10 km/h) | 120 |

| 运动项目 | 活动 30 分钟的能量消耗(kcal) |
| --- | --- |
| 快步,速度 1 000～1 200 m/10 min | 175 |
| 羽毛球,排球(中等),太极拳,与孩子玩(走、跑) | 150 |
| 擦地板,快速跳舞,网球(中等强度),骑车(15 km/h) | 180 |
| 网球,爬山(5°坡度),一般慢跑,羽毛球比赛,滑冰(中等) | 200 |
| 一般跑步,跳绳(中速),仰卧起坐,游泳,骑车(速度 19～22 km/h),山地骑车 | 200～250 |
| 上楼,游泳(速度 50 m/min),骑车(速度 22～26 km/h),跑步(速度 160 m/min) | |

**5. 行为疗法**

行为疗法是根据现代行为理论,通过正性强化等方法,在心理医生的指导、家属的帮助和监督之下,使患者逐步自觉地改掉易于引起肥胖的心理状态和生活习惯,建立正确饮食和体力活动行为。

### 三、肥胖的其他治疗

肥胖治疗还可以有药物、手术、针灸等其他方法。药物治疗仅适用于因肥胖而致疾病危险性增加的患者,而不应该用于美容的目的,对于低危的肥胖者应首选膳食和运动疗法。但需要牢记的是,药物只是全面治疗计划中的一个部分,只起辅助作用。只有在前述改善饮食结构和增加体力活动的基础上用药物辅助减重才能收到较好效果。药物能辅助肥胖症患者更好地依从其膳食治疗和运动疗法的方案。

手术治疗仅适合于那些极度肥胖或有严重肥胖并发症的病人。对 BMI>40 kg/m² 的极度肥胖病患者,或者因肥胖症引起心肺功能不全等而使用其他减肥治疗方法长期无效的患者,经过慎重选择的病例才可以考虑以外科手术作为辅助治疗的方法,包括胃肠道手术和局部去脂术。通过切除部分小肠以减少内源性物质的分泌,减少对摄入食物中的营养物质的吸收;或者通过缝合和充填胃空腔以减少胃容量、增加饱腹感,以预防一次性食物摄入量过多。术后的长期并发症包括消化不良、脂肪泻、肝脏疾病、胆石症、水与电解质紊乱、低血钾、低血钙、维生素(维生素 A、维生素 B、维生素 D 和叶酸等)缺乏、微量元素(铁、锌)缺乏和泌尿系结石症等。

### 四、肥胖的营养护理

应该认识到,体重控制是一项长期的任务,需要长期健康的生活态度和方式,不是三两天的减肥食谱或快速减肥的秘方可以奏效的。所以指导肥胖患者建立良好的生活方式和学会科学饮食非常重要。可从以下几方面入手:

**1. 做好饮食指导**

可指导患者采用膳食日记法,记录一天的饮食和活动情况,尽可能详细记录食物的名称和数量,包括零食,以计算摄取的能量和营养素的量;并详细记录每天的日常生活活动情况,包括活动的项目、强度、频率等。同时还要记录进食或活动时的感受和心情,找出情绪及情感与饮食和活动之间的关系,以发现产生不良饮食习惯的内外因素,对患者的饮食习惯及体力活动情况做出分析和评价。

**2. 做好心理疏导**

心理问题可能是部分肥胖者超食的原因,在治疗时要找到真正原因并加以解决。对习惯于情绪性进食的肥胖患者实施心理治疗,帮助他们学会用进食以外的方法放松,如找人倾诉、运动、听音乐等方式来舒缓压力。压力可能会导致紧张、焦虑和沮丧等情绪,一些人会以吃东西,或者暴饮暴食的方式来试图解脱,久而久之,这些人便容易患肥胖症。

**3. 做好行为指导**

与患者共同制定行为矫正方案和目标,采用多种方法矫正不良的饮食行为。

(1)提倡细嚼慢咽,用规定的时间吃完规定的量。

(2)控制进食量,可用低热能大体积的食品获得满足感。如叶菜类、海带、海藻、蘑菇、豆类、魔芋、麸皮等高纤维素低热能的食物。

(3)尽量少喝或不喝含糖饮料,提倡用茶水、矿泉水和/或白开水当饮料。

(4)计划饮食外尽量避免再吃东西,不吃零食,以免摄入过多能量。

(5)用其他行为来代替进食,当产生额外进食的欲望时,可做些你喜欢的而与进食无关的事情比如织毛衣、画画、弹钢琴、健身、聊天等,来减轻饥饿感,转移对食物的注意力。

(6)应尽量避免单独进食,和家人或朋友一起共同进食低能量的健康饮食和参加体力活动,请他们监督和控制,有利于更好的坚持。

(7)做好相关指标检测,如体重、运动心率、血压、血脂、血糖等,既有利于巩固减肥成果,又可及时发现问题给予纠正。

(马向华　李群)

# 第 2 节　营养与糖尿病

糖尿病(diabetes mellitus,DM)是有遗传倾向、常见的内分泌疾病,中医称为消渴症。是因胰岛素绝对或相对分泌不足,导致糖类、脂肪及蛋白质等代谢紊乱。近年来,全球糖尿病患者数迅速增长,预计到 2030 年,糖尿病患者将达到 3.8 亿,且大部分将集中于发展中国家。2013 年报告显示中国成人糖尿病患病率已达 11.6%,肥胖人群糖尿病患病率升高,未诊断糖尿病比例达 63%。糖尿病已成为严重影响我国居民身心健康的主要公共卫生问题。

## 一、糖尿病分型及病因

美国糖尿病协会(ADA)在 1997 年时,建议按病因将糖尿病分为 4 型,即 1 型糖尿病、2 型糖尿病、妊娠期糖尿病、其他特殊类型糖尿病。

**1. 1 型糖尿病有关的病因**

1 型糖尿病的病因包括自身免疫系统缺陷、遗传因素和病毒感染。患者发病年龄较轻,遗传缺陷可能是 1 型糖尿病的发病基础。

**2. 2 型糖尿病有关的病因**

(1)遗传因素:2 型糖尿病有家族发病的特点。这种遗传特性 2 型糖尿病比 1 型糖尿病更为明显。属于多基因常染色体隐性遗传。例如:双胞胎中的一个患了 1 型糖尿病,另一个有 40%的机会患上此病;但如果是 2 型糖尿病,则另一个就有 70%的机会患上 2 型糖尿病。

(2)胰岛素抵抗:2 型糖尿病患者常有肥胖症,体内胰岛素受体减少、胰岛素受体与胰岛素亲合力下降、胰岛素受体抗体产生、胰岛素及其受体的基因突变等胰岛素抵抗现象,胰岛功能逐渐衰竭而引起糖尿病。中心型肥胖的人更易发生 2 型糖尿病。据临床分析,超重 10% 者,糖尿病发病率为正常体重者的 1.5 倍;超重 20% 者为 3.2 倍,超重 25% 者为 8.3 倍。肥胖者周围组织的胰岛素受体减少,致使胰岛素的敏感性减弱,必须分泌多量胰岛素才能满足需要,导致胰岛 β 细胞陷于应激状态,久而久之胰岛功能衰竭,分泌相对减少,引起糖尿病。

(3) 双激素学说:糖尿病患者体内在胰岛素分泌不足或相对不足时,通常同时存在胰高血糖素的分泌相对或绝对增多,因此引起血糖水平紊乱的激素不是单一的。

(4) 其他

① 年龄:也是 2 型糖尿病的发病因素。有一半的 2 型糖尿病患者多在 55 岁以后发病。高龄患者容易出现糖尿病也与年纪大的人容易超重有关。

② 现代生活方式:吃高热量的食物和运动量的减少也能引起糖尿病,有人认为这也是由于肥胖引起的。

3. 妊娠型糖尿病有关的病因

(1) 激素异常:妊娠时胎盘会产生多种供胎儿发育生长的激素,这些激素对胎儿的健康成长非常重要,但却可以阻断母亲体内的胰岛素作用,因此引发糖尿病。妊娠第 24 周到 28 周是这些激素的高峰期,也是妊娠型糖尿病的常发时间。

(2) 遗传基础:发生妊娠糖尿病的患者将来出现 2 型糖尿病的危险很大(但与 1 型糖尿病无关)。因此有人认为引起妊娠糖尿病的基因与引起 2 型糖尿病的基因可能彼此相关。

(3) 肥胖症:肥胖症不仅容易引起 2 型糖尿病,同样也可引起妊娠型糖尿病。

(4) 多次妊娠可显著增加糖尿病的发病机会。

4. 其他型糖尿病有关的病因

其他型糖尿病都有其特殊的病因,如常染色体显性遗传糖尿病、胰岛素基因异常糖尿病、胰腺外分泌疾病型糖尿病、内分泌疾病伴随的糖尿病、非常见型免疫调节糖尿病、其他遗传性疾病伴随的糖尿病等,另外有些药物或化学物质也会引起糖尿病。

## 二、糖尿病营养代谢变化、临床表现及并发症

1. 营养代谢变化

(1) 糖代谢紊乱:糖尿病患者体内胰岛素分泌绝对或相对不足是造成代谢紊乱的根本原因,高血糖是糖代谢紊乱的结果,其发生机制一是葡萄糖的利用减少,二是肝糖原输出增多。

① 葡萄糖的利用减少:糖尿病时胰岛素分泌不足,葡萄糖载体运输减慢,所以葡萄糖进入细胞受阻,造成葡萄糖的利用减少。胰岛素缺少时糖原合成减少,肝糖原、肌糖原储量减少,因而血糖升高。在糖酵解过程中,需磷酸果糖激酶、丙酮酸激酶催化,胰岛素促进或诱导这两种酶的合成,胰岛素不足时糖酵解减弱。糖尿病时由于胰岛素的缺乏,使丙酮酸脱氢酶和柠檬酸合成酶这两种酶的活性下降,三羧酸循环减慢,使糖的完全"燃烧"明显减少。当胰岛素不足时,6-磷酸葡萄糖脱氢酶的活性减弱,使磷酸戊糖代谢减弱,使糖的利用减弱。

② 肝糖输出增多:正常血糖浓度的维持有赖于胰岛素和升糖激素的平衡。糖尿病患者由于胰岛素减少,升糖激素(如胰高血糖素、儿茶酚胺等)相对升高,血糖偏高。胰高血糖素及肾上腺素可促进糖原分解,使血糖升高。胰高血糖素、儿茶酚胺及肾上腺皮质激素促进糖原异生,使肝糖输出增多,升高血糖。

（2）脂肪代谢紊乱

① 脂肪合成减少：胰岛素能促进脂肪的合成，当胰岛素分泌不足时这种作用减弱，脂肪合成明显减少。

② 脂肪分解增速，酮体生成增加：胰岛素能抑制脂肪的分解，当胰岛素缺乏不足以抑制脂肪的分解并伴有胰高血糖素增多时，脂肪分解加速，产生大量的脂肪酸，脂肪酸经肝 β 氧化产生乙酰 CoA，乙酰 CoA 进入二羧酸循环受阻故转化成酮体，当超过机体对酮体的利用能力时就可产生酮症酸中毒，尤其是在应激状态下更易产生。

③ 高脂血症：糖尿病时，胰岛素缺乏，使脂肪合成减少，分解增加，造成血中脂肪酸明显增多，脂肪酸与磷酸甘油结合转化为甘油三酯。所以糖尿病患者血中甘油三酯水平显著增高，脂肪酸经肝的氧化分解大量的乙酰 CoA，该物质不能进入三羧酸循环，所以酮体生成增加，胆固醇合成增加。

（3）蛋白质代谢紊乱：胰岛素极其重要的作用是促进蛋白质合成，抑制蛋白质分解。糖尿病时，尤其是 1 型糖尿病患者，胰岛素分泌不足，不能满足机体需要，导致蛋白质的合成减少而分解增加，造成负氮平衡，患者出现肌肉萎缩，消瘦乏力，抵抗力降低，易发生各种感染，手术刀口不易愈合。小儿则生长发育受阻，糖尿病肾病后期可发生低蛋白血症。

（4）酸碱平衡失调：糖尿病患者病情控制不佳时，可发生酮症酸中毒昏迷、乳酸性酸中毒并昏迷。糖尿病肾病晚期可引起尿毒症。糖尿病由于大量脱水可引起代谢性酸中毒。

2. 糖尿病临床表现及并发症

糖尿病病变损害的主要是胰岛，由于体内胰岛素绝对或相对不足，引起全身代谢及酸碱平衡失调，尤以碳水化合物、脂肪及蛋白质的代谢异常显著，严重时可发生酸中毒，随着时间的累积及血糖的控制不良，慢性并发症也会陆续出现。如眼睛病变、肾脏病变、神经病变及心血管病变等，且往往是造成糖尿病死亡的主要原因。糖尿病临床上主要表现为"三多一少"（多尿、多饮、多食、消瘦乏力）、餐前低血糖、皮肤瘙痒及感染、儿童生长发育迟缓等。

糖尿病控制不良时可发生急慢性并发症，而产生相应系统的损伤症状。急性并发症包括糖尿病酮症酸中毒、高渗性非酮症糖尿病昏迷和乳酸酸中毒；慢性并发症可有严重的心脑血管病变、下肢坏疽、眼底病变和肾脏功能不全，产生相应的症状，糖尿病患者常常死于并发症。

### 三、糖尿病的诊断

目前国际通用的诊断标准和分类是 WHO（1999 年）标准，糖尿病诊断、糖代谢状态分类标准和糖尿病的分型体系见表 18 - 5 和表 18 - 6。

表 18 - 5　糖代谢状态分类（WHO 1999）

| 糖代谢分类 | 静脉血浆葡萄糖（mmol/L） | |
| --- | --- | --- |
| | 空腹血糖 | 糖负荷后 2 h 血糖 |
| 正常血糖 | <6.1 | <7.8 |
| 空腹血糖受损（IFG） | ≥6.1,<7.0 | <7.8 |
| 糖耐量异常（IGT） | <7.0 | ≥7.8,<11.1 |
| 糖尿病 | ≥7.0 | ≥11.1 |

注：IFG 和 IGT 统称为糖调节受损，也称糖尿病前期。

引自：中国 2 型糖尿病防治指南（2017 年版）. 中华糖尿病杂志，2018,10(1).

表 18-6 糖尿病的诊断标准

| 诊断标准 | 静脉血浆葡萄糖(mmol/L) |
|---|---|
| (1) 典型糖尿病症状(烦渴多饮、多尿、多食、不明原因的体重下降)加上随机血糖(或加上) | ≥11.1 |
| (2) 空腹血糖(或加上) | ≥7.0 |
| (3) 葡萄糖负荷后 2 小时血糖(无典型糖尿病症状者,需改日复查确认) | ≥11.1 |

注:空腹状态指至少 8 小时没有进食热量;随机血糖指不考虑上次用餐时间,一天中任意时间的血糖,不能用来诊断空腹血糖异常或糖耐量异常。

## 四、糖尿病营养治疗

医学营养治疗(medical nutrition therapy,MNT)是糖尿病治疗的基础,是糖尿病自然病程中任何阶段预防和控制必不可少的措施。1971 年美国糖尿病学会(ADA)首次颁布《糖尿病患者营养与饮食推荐原则》,率先提出 MNT 的概念,并首次提出"基于循证的糖尿病营养供给量标准",此后每 2 年更新 1 次。在 2013 年,ADA 开始强调在循证基础上制定个体化营养治疗方案。我国 2010 年制定了首个糖尿病 MNT 指南,后来不断进行修订和补充。

2019 年美国《成年人糖尿病或糖尿病前期营养治疗共识报告》指出,MNT 的合法定义是指注册营养师运用循证实行的营养诊疗流程,核心诊疗内容包括营养评估、营养诊断、营养干预、营养监测以及持续营养随访。MNT 指南建议在提供 MNT 的综合治疗小组中,应由一位熟悉 MNT 且具备丰富营养治疗知识和经验的营养(医)师发挥主导作用,同时小组成员(包括内分泌科医生和护士)都应该熟知 MNT 内容并支持 MNT 的贯彻实施。

1. MNT 目标

在保证患者正常生活和儿童青少年患者正常生长发育的前提下,纠正已发生的代谢紊乱,减轻胰岛 β 细胞负荷,从而延缓并减轻糖尿病并发症的发生和发展,进一步提高其生活质量。具体目标为:

(1) 通过平衡饮食与合理营养,以控制血糖、血脂、补充优质蛋白质和预防其他必需营养素缺乏。

(2) 糖尿病患者存在不同程度的胰岛功能障碍,合理的饮食可减少胰岛 β 细胞负担并恢复部分功能。

(3) 个体化的医学营养治疗,可提供适当、充足的营养素,有利于防治糖尿病并发症的发生与发展。

(4) 提高生活质量,改善整体健康水平。

(5) 对于患有 1 型或 2 型糖尿病的儿童青少年患者、妊娠期或哺乳期妇女及老年糖尿病患者,应满足其在特定时期的营养需求。

(6) 对于无法经口进食或进食不足超过 7 天的高血糖患者(包含应激性高血糖),为满足疾病代谢需求,必要时通过合理的肠外营养或肠内营养治疗,改善临床结局。

2 型糖尿病临床综合控制目标见表 18-7。

表 18-7　中国 2 型糖尿病临床综合控制目标

| 指标 | | 目标值 |
|---|---|---|
| 血糖（mmol/L）[a] | 空腹 | 4.4～7.0 |
| | 非空腹 | <10.0 |
| 糖化血红蛋白（%） | | <7.0 |
| 血压（mmHg） | | <130/80 |
| 总胆固醇（mmol/L） | | <4.5 |
| 高密度脂蛋白胆固醇（mmol/L） | 男性 | >1.0 |
| | 女性 | >1.3 |
| 甘油三酯（mmol/L） | | <1.7 |
| 低密度脂蛋白胆固醇（mmol/L） | 未合并动脉粥样硬化性心血管疾病 | <2.6 |
| | 合并动脉粥样硬化性心血管疾病 | <1.822 |
| 体质指数（kg/m²） | | <24.0 |

注：a. 毛细血管血糖。

引自：中国 2 型糖尿病防治指南（2017 年版）. 中华糖尿病杂志，2018，10（1）.

**2. 糖尿病 MNT 营养素推荐**

（1）能量：能量控制对于糖尿病乃至预防糖尿病相关风险均至关重要。能量既要符合中国居民膳食推荐摄入量，满足营养需求，防止营养不良的发生，又要适当控制，以期达到良好的体重。能量摄入的标准，在成人以能够达到或维持理想体重为标准；儿童青少年则保持正常生长发育为标准；妊娠期糖尿病则需要同时保证胎儿与母体的营养需求。最理想的基础能量需要量测定为间接能量测定法，并结合患者的活动强度、疾病应激状况确定每日能量需要量；也可以采用多元回归的经验公式进行估计，或者采用通用系数方法，每人按照理想体重 25～30 kcal/（kg·d）计算基本能量摄入推荐，再根据患者的身高、体重、性别、年龄、活动度、应激状况调整为个体化能量标准（参见表 18-8）。

体型的判断按体质指数和理想体重计算，比较常用的有：

① BMI 是 WHO 推荐的国际统一使用的肥胖分型标准，其缺点是不能反映局部体脂的分布。不同地区由于人种不同，BMI 的标准也不同。

② 理想体重（kg）数为：身高（cm）－105。在理想体重正负 10% 以内为正常；超过 10% 为超重；超过 20% 为肥胖；低于 10% 为偏瘦；低于 20% 为消瘦。

表 18-8　成人糖尿病能量需求与体重关系

| 体重 | 不同劳动强度时能量需求［kcal/（kg·d）］ | | | |
|---|---|---|---|---|
| | 卧床 | 轻体力 | 中体力 | 重体力 |
| 消瘦 | 20～25 | 35 | 40 | 45～50 |
| 正常 | 15～20 | 30 | 35 | 40 |
| 肥胖 | 15 | 20～25 | 30 | 35 |

MNT 指南推荐意见表 18-9。

表 18 - 9　MNT 指南关于能量和体重的推荐意见

| 推荐意见 | 推荐级别 | 证据 |
|---|---|---|
| 1. 对于所有患糖尿病或有罹患糖尿病风险的超重个体,应建议减轻体重 | A | RTC 研究、指南推荐 |
| 2. 在超重或肥胖的胰岛素抵抗的个体中,适当地减轻体重可以改善胰岛素抵抗 | A | RTC 研究、Meta 分析 |
| 3. 低碳水化合物或低脂肪限制能量的饮食在短期内(1 年内)可有效减轻体重 | B | RTC 研究 |
| 4. 就减重效果而言,限制能量摄入较单纯调节营养素比例更关键 | B | RTC 研究、Meta 分析 |
| 5. 坚持低碳水化合物饮食患者,应当监测血糖、血脂、肾功能、蛋白质摄入情况(对于伴有肾病的个体),必要时调整降糖措施 | D | 专家意见 |
| 6. 个体化的饮食计划应该包括食物选择的优化,符合中国居民膳食推荐摄入量(DRIs),以获得各种营养素合理摄入 | D | 专家意见 |
| 7. 不推荐 2 型糖尿病患者长期接受低能量(<800kcal/d)的营养治疗 | D | 指南推荐、专家意见 |

（2）蛋白质:糖尿病患者的蛋白质摄入量通常不超过能量摄入量的 20%。在健康人和 2 型糖尿病患者中开展的研究表明,食物蛋白质经糖异生生成葡萄糖并不会影响血糖水平,但有可能会导致血清胰岛素反应性升高。蛋白质的不同来源对血糖的影响不大,但植物来源蛋白质,尤其是大豆蛋白质对于血脂的控制较动物蛋白质更有优势。另外,乳清蛋白具有降低超重者餐后糖负荷的作用,可有效减少肥胖相关性疾病发生的风险。优质蛋白来源包括畜肉瘦肉类、禽类、鱼类,蛋类、奶类及奶制品还有大豆类。

MNT 指南推荐意见见表 18 - 10。

表 18 - 10　MNT 指南关于蛋白质的推荐意见

| 推荐意见 | 推荐级别 | 证据 |
|---|---|---|
| 1. 对于患有糖尿病且肾功能正常的个体,推荐蛋白质的摄入量占供能比的 10%～15% | D | 专家意见 |
| 2. 2 型糖尿病患者中,摄入蛋白质不易引起血糖升高但可增加胰岛素反应。纯蛋白质食品不能用于治疗急性低血糖或预防夜间低血糖 | B | 指南推荐 |
| 3. 目前不建议采用高蛋白饮食作为减肥方法。蛋白质摄入>20%能量对糖尿病管理及其并发症的长期影响目前尚不清楚 | D | 专家意见 |
| 4. 在控制血脂相关指标方面,植物蛋白质较动物蛋白质更有优势 | B | 小样本 RCT 研究 |
| 5. 乳清蛋白有助于降低超重者的体重和餐后糖负荷,降低肥胖相关性疾病发生的风险 | B | RCT 研究 |

（3）脂肪:糖尿病条件下对脂肪的关注主要在于摄入不同种类/剂量脂肪后对糖脂代谢和胰岛素抵抗的影响以及对各系统器官的影响。自 20 世纪认识到过量脂肪摄入对患者长期心血管健康有不良影响后,减少脂肪摄入总量就成为糖尿病营养治疗中重要的环节,脂肪占总能量摄入不宜超过 30%。对糖尿病患者,国内部分地区有专项调查研究发现,其脂肪摄入量往往比一般未患者更高。将脂肪总量占供能比控制在 30% 以下,具有显著的风险控制意义。

对于糖尿病患者中 n-3 脂肪酸与 n-6 脂肪酸的最佳摄入比例,目前尚无明确证据可供做出特定推荐,仍参照正常健康人群中的推荐比例为宜。虽然流行病学研究中,提高不饱和脂肪酸摄入量有助于降低心血管并发症,然而过高的不饱和脂肪酸摄入量可能对组织器官造成脂质过氧化损害。所以从安全性考虑,应将多不饱和脂肪酸摄入量限制在总能量的 10% 以内。

在健康人中进行的随机对照研究还发现,在不增加总脂肪摄入量的前提下,提高膳食 MUFA 的比例,有助于改善糖耐量。MUFA 可作为较好的膳食脂肪来源,在总脂肪摄入中的占比宜达到 10%～20%,同时应强调脂肪占总能量摄入不应超过 30%。

临床前瞻性队列研究发现,糖尿病患者大量摄入胆固醇将显著增高其心血管病患病风险。研究证据均支持限制膳食胆固醇摄入有助于控制血胆固醇水平。因此,建议将膳食胆固醇摄入限制在 300 mg/d 以内。

MNT 指南关于脂肪的推荐意见表 18-11。

表 18-11　MNT 指南关于脂肪的推荐意见

| 推荐意见 | 推荐级别 | 证据 |
| --- | --- | --- |
| 1. 每日摄入的脂肪总量占总能量比不超过 30%,对于超重或肥胖的患者,脂肪摄入占总能量比还可进一步降低 | A | Meta 分析 |
| 2. 应限制饱和脂肪酸、反式脂肪酸的摄入量 | A | Meta 分析 |
| 3. 饱和脂肪酸和反式脂肪酸占每日总能量比不超过 10% | A | Meta 分析 |
| 4. 进一步降低饱和脂肪酸及反式脂肪酸(<7%),更有利于控制血胆固醇及 LDL-C 水平 | A | Meta 分析 |
| 5. 可适当提高多不饱和脂肪酸摄入量,但占比不宜超过总能量摄入的 10% | D | 专家意见 |
| 6. 每周可吃 2～3 次鱼(最好有 1 次是 ω-3 脂肪酸含量丰富的海鱼)或富含 ω-3 的植物油类(如葡萄籽油、坚果及某些绿叶蔬菜) | B | Meta 分析,研究间有异质性 |
| 7. 单不饱和脂肪酸是较好的膳食脂肪来源,在总脂肪摄入中占比宜达到 10%～20% | C | Meta 分析,纳入研究有异质性 |
| 8. 限制胆固醇摄入每天不超过 300 mg | C | 非糖尿病患者群中的 Meta 分析,队列研究 |

(4) 碳水化合物:对血糖水平与胰岛素分泌具有重要影响。合理摄取碳水化合物成为影响糖尿病患者病程进展的重要内容之一。糖尿病患者的碳水化合物推荐摄入量比普通人群略低,可以占到总能量的 45%～60%,近年来研究资料证明,适当增加碳水化合物的比例不仅不会增高血糖水平,而且还可以提高胰岛素的敏感性和改善葡萄糖耐量。由于大脑唯一能量来源是葡萄糖,因此推荐糖尿病患者每天碳水化合物摄入量不应低于 130 g。

除碳水化合物的摄入量外,食物种类、淀粉类型(直链淀粉和支链淀粉)、烹调方式和时间以及加工程度等对餐后血糖均有影响。由于不同食物进入胃肠道后消化吸收程度不一致,因此即使含等量碳水化合物的食物,对人体血糖水平的影响也不同。

利用食物血糖生成指数(概念见第 1 章第 2 节),合理安排膳食,对于调节和控制人体血糖大有好处。一般来说,只要一半的食物从高血糖生成指数替换成低血糖生成指数,就能获得显著改善血糖的效果。WHO 和 FAO 建议:参照食物 GI 值表,合理选择食物,控制饮食,并建议在食物标签上注明其总碳水化合物含量及 GI 值。2007 年颁布的《IDF 餐后血糖管理指南》也指出,使用 GI 值来评价饮食的餐后血糖负荷。高 GI 食物与 2 型糖尿病、妊娠糖尿病和心血管疾病发病率增高独立相关。低 GI 饮食在人体内消化和吸收更为缓慢,有益于控制餐后血糖和减少心血管危险因素。总之,GI 更适合于指导人们选择碳水化合物类食物,同时需要通过血糖负荷(GL)对食物进行评价,发挥 GI/GL 预防 2 型糖尿病发生及调控血糖的作用。

MNT 指南关于碳水化合物的推荐意见见表 18-12。

表 18-12　MNT 指南关于碳水化合物的推荐意见

| 推荐意见 | 推荐级别 | 证据 |
|---|---|---|
| 1. 糖尿病患者每日碳水化合物所提供的热量应占总摄入热量的 50%～60% | B | 膳食指南 |
| 2. 低碳水化合物饮食有助于降低血糖,但可能对血脂代谢有不利影响 | A | Meta 分析 |
| 3. 低血糖指数食物有助于血糖控制 | B | Meta 分析,RCT 间有一定异质性 |
| 4. 蔗糖引起的血糖升高幅度并不比相同能量的淀粉引起的升幅更高; | B | 膳食指南 |
| 过量果糖可能不利于血脂代谢,不推荐在糖尿病饮食中常规添加大量果糖作为甜味剂 | D | 专家意见 |
| 5. 不鼓励饮酒。如果糖尿病患者想要饮酒,最好咨询医生或营养师后进行,并严格控制每日饮酒量(女性每日不超过 1 个酒精单位,男性每日不超过 2 个酒精单位),每周不超过 2 次 | D | 专家意见 |
| 6. 不推荐糖尿病患者饮酒,或者在饮酒时把饮酒量计算入总能量范围内 | D | 专家意见 |

(5) 膳食纤维:高膳食纤维食物具有能量密度低、脂肪含量低、而体积较大的特点。进食膳食纤维含量丰富的食物,有助于预防和治疗肥胖、心血管疾病和 2 型糖尿病。多项随机对照研究显示,添加膳食纤维可延长糖尿病患者的胃排空时间,延缓葡萄糖的消化与吸收,可改善餐后即刻血糖代谢和长期糖尿病控制。豆类、富含纤维的谷物类(每份食物≥5g 纤维)、水果、蔬菜和全麦食物均为膳食纤维的良好来源。推荐糖尿病患者的膳食纤维摄入量应达到并超过健康人群的推荐摄入量,具体推荐量为 25～30 g/d 或 10～14 g/1 000 kcal。

MNT 指南关于膳食纤维的推荐意见见表 18-13。

表 18-13　MNT 指南关于膳食纤维的推荐意见

| 推荐意见 | 推荐级别 | 证据 |
|---|---|---|
| 1. 鼓励糖尿病患者多摄入各种富含膳食纤维的食物,但目前没有证据支持糖尿病患者膳食纤维推荐摄入量应当高于普通人群 | B | 指南推荐 |
| 2. 膳食纤维有助于糖尿病患者长期血糖控制 | A | Meta 分析 |
| 3. 抗性淀粉的长期有效性和安全性尚待考证 | D | 专家意见 |

(6) 无机盐及微量元素:糖尿病患者由于代谢障碍,加之饮食控制,常会引起无机盐和微量元素的代谢紊乱,而这些无机盐和微量元素本身对胰岛素的合成、分泌、储存、活性以及能量代谢起着重要的作用。如锌与胰岛素的合成、分泌、储存、降解、生物活性及抗原性有关,缺锌时胰腺和 β 细胞内锌浓度下降,胰岛素合成减少。三价铬的复合物在人体中被称作

"葡萄糖耐量因子",有利于改善糖耐量。硒是人体的必需微量元素,参与谷胱甘肽过氧化酶的构成,后者可降低机体脂质过氧化反应,有保护心肌细胞、肾小球及眼视网膜免受氧自由基损伤的作用。镁是多种糖代谢酶的辅助因子。糖尿病患者钙、磷代谢异常可诱发骨代谢病理生理改变,如骨量减少和骨质疏松。

为预防或纠正无机盐与微量元素的代谢紊乱,医生、营养师和护士应将工作重点放在预防方面,一方面告知糖尿病患者均衡饮食是预防微量元素缺乏的基本办法,另一方面在日常生活中可适当补充含多种微量元素的营养制剂,而非大量补充某一种元素,以免造成代谢失衡,反而对人体有害。

MNT 指南关于无机盐的推荐意见见表 18-14。

表 18-14　MNT 指南关于无机盐的推荐意见

| 推荐意见 | 推荐级别 | 证据 |
| --- | --- | --- |
| 1. 对于本身无矿物质缺乏的糖尿病患者,没有明确证据表明补充矿物质是有益的 | A | RCT 研究、指南推荐 |
| 2. 症状性心力衰竭的糖尿病患者,膳食钠摄入量应少于每天 2 000 mg,可减轻心力衰竭症状 | C | 指南推荐 |
| 3. 糖尿病患者缺乏钙及维生素 D 可能对血糖产生负面影响,联合补充可有助于改善糖代谢 | C | Meta 分析 |
| 4. 不建议常规大剂量补充硒制剂,目前缺乏足够证据支持该措施的有效性和安全性 | C | 队列研究 |
| 5. 常规补充铬是否有益于糖尿病患者目前尚有争议。基于现有 RCT 证据,对于存在铬缺乏的糖尿病或肥胖症患者,补充铬元素是有益的 | C | RCT 研究 |
| 6. 应注意铁摄入过量有可能引发或加剧糖尿病及其并发症的发生;<br>一些促氧化的微量元素如铜的过多摄入可能是糖尿病并发症发生的危险因素 | B<br><br>D | 队列研究<br><br>专家意见 |
| 7. 未得到控制的糖尿病常常容易引起微量元素的缺乏,在某些人群中,如幼儿、老年人、孕妇、严格的素食者和严格限制饮食的肥胖者,可能需要补充部分微量元素 | D | 专家意见 |

(7) 维生素:作为机体物质代谢的辅酶和/或抗氧化剂,其缺乏及失衡在糖尿病及其并发症的发生发展中有重要作用。流行病学研究显示:接受饮食治疗的糖尿病患者常存在多种维生素的缺乏。1 型糖尿病患者常存在维生素 A、维生素 $B_1$、维生素 $B_2$、维生素 $B_6$、维生素 C、维生素 D、维生素 E 等缺乏,2 型糖尿病患者则以 B 族维生素、β-胡萝卜素及维生素 C 缺乏最为常见。糖尿病患者应认识到从天然来源和均衡饮食中获得维生素以达到每日需求量的重要性。在某些群体中,如老年人、孕妇或哺乳期妇女,严格的素食者,或采用限制能量饮食的个体,可能需要补充复合维生素。

MNT 指南关于维生素的推荐意见见表 18-15。

表 18 - 15　MNT 指南关于维生素的推荐意见

| 推荐意见 | 推荐级别 | 证据 |
|---|---|---|
| 1. 尚无明确的证据表明,本身无维生素缺乏的糖尿病患者大量补充维生素会产生代谢的益处 | B | 指南推荐 |
| 2. 糖尿病患者口服补充维生素 $D_3$ 有助于改善胰岛素抵抗 | B | RCT 研究 |
| 3. 不建议常规大量补充抗氧化维生素,例如维生素 E、维生素 C 和胡萝卜素,因为缺乏证据证明这种措施的有效性,而且还需顾虑其长期安全性;但孕期补充叶酸及钙除外 | A<br>C | 指南推荐<br>指南推荐 |
| 4. 烟酰胺的摄入与糖尿病发生的风险降低相关,还可降低 1 型糖尿病的胰岛素需求量 | C | 队列研究 |
| 5. 维生素 $B_1$ 及维生素 $B_2$ 常用于糖尿病神经病变,尤其是痛性神经病变的治疗 | B | RCT 研究 |
| 6. 联合补充维生素 C 和维生素 E、Mg 和 Zn 有助于糖尿病患者的血糖控制,并改善肾小球功能,降低血压 | B | RCT 研究 |
| 7. 补充复合维生素和微量元素制剂,有利于减少糖尿病患者发生感染的风险 | B | RCT 研究 |

（8）植物化学物:研究表明,众多植物化学物对糖尿病的发生和发展有重要作用,MNT 指南关于植物化学物的推荐意见见表 18 - 16。

表 18 - 16　MNT 指南关于植物化学物的推荐意见

| 推荐意见 | 推荐级别 | 证据 |
|---|---|---|
| 1. 糖尿病合并高脂血症患者膳食中每日补充 2 g 植物甾醇酯或甾烷醇酯,可降低血浆中 LDL-C 的水平,并由此降低冠心病的发病风险 | B | RCT 研究,有异质性 |
| 2. 糖尿病患者合并心脏疾病、超重时可能存在肉碱缺乏,补充左旋肉碱有益于脂代谢,但最佳剂量、补充方式均无强有力证据支持 | C | 小样本 RCT 研究 |
| 3. 海洋胶原肽在糖尿病患者中可见到有改善代谢相关指标的作用,但研究缺乏临床结局评估 | D | 小样本 RCT 研究 |
| 4. 叶黄素以及玉米肽等特殊营养素目前尚缺乏以临床结局为目标的干预性研究 | D | 专家意见 |

（9）甜味剂:对患有糖尿病和无糖尿病受试者的研究显示,与蔗糖或葡萄糖相比,糖醇引起的餐后血糖反应更低,同时可利用的能量也更低。糖醇的平均能量约为 2 kcal/g（为蔗糖能量的一半）。目前没有发现糖醇存在安全性问题,但大量食入有可能导致腹泻或者影响血胆固醇的浓度。

MNT 指南关于甜味剂推荐意见认为糖尿病患者适量摄入糖醇和非营养性甜味剂是安全的,证据来自 RCT 研究和指南推荐,推荐级别为 A 级。

（10）膳食结构:虽然已经有很多研究试图确定糖尿病最佳的膳食结构,集中体现在宏量营养素的最佳比例。但现实情况似乎不太可能存在这样的最佳组合,而是取决于每个人的个体情况。研究表明,2 型糖尿病患者短期采用低碳水化合物饮食,比低脂饮食降低 HbA1c 的作用更明显。一项 Meta 分析表明,坚持低碳水化合物饮食 6 个月,比低脂饮食更能改善甘油三酯及 HDL-C 水平,但低碳水化合物饮食患者,LDL-C 水平明显高于低脂饮食患者,因此需要进一步的研究,以确定低碳水化合物饮食的功效及安全性。低碳水化合物的推荐膳食摄入量为 130 g/d,此时中枢神经系统依靠碳水化合物功能,而无须蛋白质或脂肪转化的能量。虽然低碳水化合物饮食也可满足大脑所需能量供给,但是极低碳水化合物饮食对代谢的长期影响还不清楚,这种饮食剔除了很多食物,而这些食物是能量、纤维素、维生素、矿物质的重要来源,对于饮食口感也有重要影响。在控制体重的诸多饮食结构中,低碳水化合物膳食、低脂肪限制能量膳食以及地中海膳食模式均能够有效地控制体重。其中,地中海膳食在改善代谢状况、保护心脏功能方面具有更多优势。

MNT 指南关于膳食结构的推荐意见见表 18-17。

表 18-17　MNT 指南关于膳食结构的推荐意见

| 推荐意见 | 推荐级别 | 证据 |
| --- | --- | --- |
| 1. 低碳水化合物或低脂肪限制能量的饮食在短期内(1 年内)可有效减轻体重 | B | RCT 研究,指南推荐 |
| 2. 低碳水化合物饮食患者,应当监测血脂、肾功能、蛋白质摄入情况(对于伴有肾病的个体),必要时调整降糖措施 | D | 专家意见 |
| 3. 坚持地中海膳食模式能够获得代谢益处,保护心脏功能 | A | RCT 研究 |

## 五、医学营养治疗的执行与贯彻

营养教育应贯穿于糖尿病患者整体治疗的全过程,在糖尿病三级预防中都具有重要作用。一级预防的目的是延缓或停止糖尿病的进展,这主要是通过采取公共卫生(人群层面)和综合行为干预措施(患者个体层面)降低肥胖的发生率,包括对糖尿病前期患者所应用的营养疗法。二级和三级预防干预措施包括针对糖尿病患者的医学营养干预,以期预防(二级)或控制(三级)糖尿病并发症。

1. 营养教育

MNT 关于营养教育的推荐意见如下:

(1)营养教育有助于改善糖耐量,降低糖尿病发病风险,有助于降低糖尿病慢性并发症的发生(A)。

(2)营养教育目标:控制体重,建议所有超重或肥胖的糖尿病患者或有糖尿病风险的个体减重(A)。对于超重或肥胖的糖尿病患者,需限制总能量摄入,宏量营养素组合应个体化(A)。体力活动和行为干预是体重控制方案的重要组成部分,同时有助于保持已减轻的体重(B)。

(3)营养教育实施应包括:个体化营养咨询、营养处方(B),运动处方(A),适度的咨询-随访频率(B)。

2. 糖尿病膳食指南

中国营养学会 2017 年发布了《中国 2 型糖尿病膳食指南》,指南通俗易懂,在糖尿病饮食管理中便于推广。

核心推荐:

(1)合理饮食,吃动平衡,控制血糖。

(2)主食定量,粗细搭配,提倡低血糖指数主食。

(3)多吃蔬菜,水果适量,种类、颜色要多样。

（4）常吃鱼、禽，蛋类和畜肉类适量，限制加工肉类摄入。

（5）奶类、豆类天天有，零食加餐合理选择。

（6）清淡饮食，足量饮水，限制饮酒。

（7）定时定量，细嚼慢咽，注意进餐顺序。

（8）注重自我管理，定期接受个体化饮食指导。

（李群　马向华）

# 第 3 节　营养与高尿酸血症、痛风

随着社会经济发展，人们生活方式及饮食结构改变，我国高尿酸血症（hypemricemia，HUA）的患病率逐年增高，并呈年轻化趋势，已成为仅次于糖尿病的第二大代谢性疾病。血尿酸升高除可引起痛风之外，还与肾脏、内分泌代谢、心脑血管等系统疾病的发生和发展有关。高尿酸血症是嘌呤代谢障碍引起的一种代谢性疾病，与痛风密切相关，并且是糖尿病、代谢综合征、血脂异常、慢性肾脏病和脑卒中等疾病发生的独立危险因素。其诊断标准为：通常饮食状态下，2 次采集非同日的空腹血，以尿酸酶法测定血尿酸值，男性高于420 $\mu$mol/L或女性高于360 $\mu$mol/L。

痛风是一种由单钠尿酸盐沉积所致的晶体相关性关节病，与嘌呤代谢紊乱和/或尿酸排泄减少所致的高尿酸血症直接相关，属代谢性疾病范畴。常表现为急性发作性关节炎、痛风石形成、痛风石性慢性关节炎、尿酸盐肾病和尿酸性尿路结石等，重者可出现关节残疾和肾功能不全。

## 一、概述及分类

痛风见于世界各地区、各民族。在欧美地区高尿酸血症患病率为 2%～18%，痛风患病率为 0.13%～0.37%。血尿酸水平受年龄、性别、种族、遗传、饮食习惯、药物、环境等多种因素影响。来自不同时间、地区的资料显示，近年来高尿酸血症患病率总体呈现增长趋势，我国不同地区高尿酸血症患病率存在较大的差别，为 5.46%～19.30%，其中男性为 9.2%～26.2%，女性为 0.7%～10.5%。痛风的患病率各地报道 0.86%～2.20% 不等，其中男性为1.42%～3.58%，女性为 0.28%～0.90%。高尿酸血症及痛风的患病率随年龄增长而增高，男性高于女性，城市高于农村，沿海高于内陆。发病对象呈多样化，如肥胖、糖尿病、高血压、脑力劳动者、嗜酒、饮食过度、过敏体质等。

痛风的生化标志是高尿酸血症。血液中的尿酸是嘌呤代谢的终产物。核酸由细胞代谢分解和其他嘌呤类化合物以及食物中的嘌呤经酶的作用分解形成尿酸。在人体内尿酸的主要来源为内源性，约占总尿酸的 80%，从食物而来的约占 20%。因此影响嘌呤摄入的因素很重要，这些因素包括种族、饮食习惯、年龄、性别、体质等。

血中的尿酸水平取决于尿酸产生量和排泄量之间的平衡。高尿酸血症与痛风并不是同义词，高尿酸血症患者只有出现尿酸盐结晶沉积、关节炎和/或肾病、肾结石等时，才能称之为痛风。

## 二、痛风的临床表现和诊断要点

### 1. 痛风的临床表现

按照痛风的自然病程可分为无症状期、急性期、间歇期、慢性期。无症状期仅有尿酸的持续性或波动性增高,但无关节炎、痛风石、肾结石等临床表现,大多数病人可终生不出现症状,也有在高尿酸血症后 20~40 年才有第一次痛风发作。急性期主要是在夜间发作的急性单关节炎,首次发作的关节炎多于数天或数周内自行缓解。多数患者在初次发作后出现 1~2 年的间歇期,但间歇期长短差异很大,随着病情的进展间歇期逐渐缩短。如果不进行防治,每年发作次数增多,症状持续时间延长逐步进入慢性期,主要临床表现为痛风石、慢性关节炎、尿路结石和尿酸盐肾病等。

2. 痛风的诊断要点

诊断主要依靠临床表现、血尿酸水平、查找尿酸盐结晶和影像学检查。症状主要表现为突发关节红肿、疼痛剧烈、累及肢体远端单关节、特别是第一跖趾关节多见,症状可反复发作,随病程迁延,受累关节可持续肿痛,活动受限,可有肾绞痛、血尿、尿排结石史或腰痛、夜尿增多等症状。

3. 辅助检查

(1) 血尿酸的测定:以尿酸酶法应用最广。男性为 210~416 $\mu mol/L$(3.5~7.0 mg/dL);女性为 150~357 $\mu mol/L$(2.5~6.0 mg/dL),绝经期后接近男性。

(2) 尿尿酸的测定:低嘌呤饮食 5 天后,留取 24 小时尿,采用尿酸酶法检测,正常水平为 1.2~2.4 mmol(200~400 mg)。大于 3.6 mmol(600 mg)为尿酸生成过多型,仅占少数;多数小于 3.6 mmol(600 mg)为尿酸排泄减少型。

(3) 滑液及痛风石检查:穿刺或活检痛风石内容物,亦可发现同样形态的尿酸盐结晶。此项检查具有确诊意义,应视为痛风诊断的"金标准"。

另外,痛风的诊断也可以结合 X 线检查和超声检查。

### 三、高尿酸、痛风的诱因及营养干预

由于高尿酸、痛风目前尚无很好的治疗手段及完全根治的药物,且影响病理进程和发作的因素较多,因此治疗应该是综合的,包括驱除诱发因素、缓解疼痛、减少发作、延缓并发症发生等,从营养学的角度来进行临床治疗会产生更好的效果和经济效益。营养治疗的目标为:通过医学营养治疗,减少外源性嘌呤摄入,减轻血尿酸负荷,降低痛风发生的风险或减少痛风急性发作的次数;延缓相关并发症的发生与发展;促进并维持机体适宜的营养状态,预防及配合治疗相关疾病,改善临床结局。因此控制饮食、合理营养是预防和治疗的重要而有效的手段。

1. 影响尿酸、诱发痛风的因素

(1) 饮食因素:随着人们生活水平的提高,膳食结构的改变,饮食中蛋白质及高嘌呤食物的摄入过度,也可因尿酸形成增多和尿酸排泄减少两方面导致高尿酸血症或诱发痛风。

① 高蛋白、高嘌呤饮食:饮食中蛋白摄入过量,如海产品、动物内脏、大豆及制品等,使嘌呤摄入增加,核酸分解过多,导致尿酸增高。

② 高碳水化合物饮食:如甜食点心、粗杂粮过多,使 5-磷酸核糖增加,焦磷酸核糖增加,嘌呤合成的底物增加,导致尿酸增高。

③ 高脂肪饮食:饮食中含脂肪高的食物如油煎炸食物、动物荤汤等摄入过量,使血液中脂肪增加、血酮浓度升高,抑制尿酸排泄。

④ 饮酒过量:酒精可抑制尿酸排泄,诱发高尿酸血症。

⑤ 饮水过少：饮水过少导致排尿减少，尿酸排出减少，血尿酸增高。

（2）其他非饮食因素：血液循环差、局部低温、过度劳累、减肥过快、药物等，也会使血液中尿酸含量增高，诱发痛风。

2. 痛风及高尿酸血症的营养干预

痛风及高尿酸血症的治疗应基于个体化原则，即改善生活方式，控制血压、血脂和血糖等，避免应用易使血尿酸升高的药物以及降尿酸药物治疗。营养治疗原则为"四低一高"，即低嘌呤或无嘌呤膳食，可使血尿酸生成减少；低能量摄入，以消除超重或肥胖；低脂、低盐膳食；水摄入量高，促进尿酸排泄。并定期监测随诊，必要时配合规律降尿酸药物治疗。

（1）痛风急性期营养治疗

① 限制嘌呤：正常嘌呤摄取量为 600～1 000 mg/d。患者应长期控制含嘌呤高的食物摄入。急性期应选用低嘌呤膳食，每天摄入的嘌呤量应限制在 150 mg/d 之内，故需选含嘌呤低的食品，禁用含嘌呤高食品，如动物内脏、沙丁鱼、凤尾鱼、鲭鱼、小虾、扁豆、黄豆、浓肉汤及菌藻类等。

② 限制能量：痛风与肥胖、糖尿病、高血压及高脂血症等关系密切。故应降低体重、限制能量，体重最好能低于理想体重15%。能量摄入通常为 1 500～1 800 kcal/d。切忌减重过快，应循序渐进。减重过快促进脂肪分解，易诱发痛风急性发作。

③ 适量蛋白质：标准体重时蛋白质可按 0.8～1.0 g/(kg·d) 供给，全天在 40～65 g。动物蛋白可选用牛奶、鸡蛋。因牛奶、鸡蛋无细胞结构，不含核蛋白，可在蛋白质供给量允许范围内选用。尽量不用肉类、禽类、鱼类等，如一定用，可将瘦肉、禽肉等少量，经煮沸弃汤后食用。每天肉类应限制在 100 g 以内。

④ 脂肪可减少尿酸正常排泄，应适当限制：脂肪提供的能量占全天总能量的 20%～30%。合并肥胖或代谢综合征者应严格限制每日脂肪摄入总量占全天总能量不超过 25%，且饱和脂肪酸占全天总能量不超过 10%。如合并血浆低密度脂蛋白胆固醇升高（≥2.59 mmol/L）者，饱和脂肪酸摄入量应小于总能量的 7%。反式脂肪酸应小于全天总能量的 1%。亚油酸与 α-亚麻酸的每日摄入量应分别占全天总能量的 5%～8% 和 1%～2%。单不饱和脂肪酸每日摄入量应占总能量的 10%～15%。

⑤ 足量维生素和矿物质：供给充足 B 族维生素和维生素 C。多供给蔬菜、水果等碱性食品。蔬菜 500～1 000 g/d，水果 1～3 个/d，碱性食物能提高尿酸盐溶解度，有利于尿酸排出。再则蔬菜和水果富含维生素 C 能促进组织内尿酸盐溶解。痛风易合并高血压和高脂血症等疾病，应限制钠盐，通常每天 2～5 g。

⑥ 供给大量水分：多喝水。多选用含水分多的水果和食物，液体摄入量维持在 2 000 mL/d以上，最好能达到 3 000 mL，以保证尿量，促进尿酸的排出。肾功能不全时水分宜适量。

⑦ 禁用刺激性食品：禁用强烈香料及调味品，如酒和辛辣调味品。过去曾禁用咖啡、茶叶和可可，因其分别含有咖啡碱、茶叶碱和可可碱。但咖啡碱、茶叶碱和可可碱在体内代谢中并不产生尿酸盐，也不在痛风石里沉积，故可适量选用。

（2）痛风慢性期营养治疗：给予平衡膳食，适当放宽嘌呤摄入的限制。但仍禁食含嘌呤较高的食物，限量选用含嘌呤在 75 mg/100 g 以内的食物，自由选食含嘌呤量少的食物，见表 18－18。坚持减肥，维持理想体重。瘦肉煮沸去汤后与鸡蛋、牛奶交换使用。限制脂肪摄入，防止过度饥饿。平时养成多饮水的习惯，少用食盐和酱油。

表 18 - 18　食物中嘌呤含量分类

| ① 嘌呤含量很少或不含嘌呤食物 |
|---|
| 谷类食品有精白米、富强粉、玉米、精白面包、馒头、面条、通心粉、苏打饼干；<br>蔬菜类有卷心菜、胡萝卜、芹菜、黄瓜、茄子、甘蓝、莴苣、刀豆、南瓜、倭瓜、西葫芦、番茄、萝卜、厚皮菜、芜青甘蓝、山芋、土豆、泡菜、咸菜、甘蓝菜；<br>各种蛋类；<br>乳类有各种鲜奶、炼乳、奶酪、酸奶、麦乳精；<br>各种水果及干果类，糖及糖果；<br>各种饮料包括汽水、茶、巧克力、咖啡、可可等；<br>各类油脂\*；<br>其他如花生酱\*、洋菜冻、果酱等 |
| ② 嘌呤含量较少的食品(每 100 g 嘌呤含量＜75 mg)<br>芦笋、菜花、四季豆、青豆、豌豆、菜豆、菠菜、蘑菇；<br>青鱼、鲱鱼、鲑鱼、鲥鱼、金枪鱼、白鱼、龙虾、蟹、牡蛎、鸡；<br>麦片、麦麸、面包等 |
| ③ 嘌呤含量较高(每 100 g 嘌呤含量为 75～150 mg)<br>扁豆；<br>鲤鱼、鳕鱼、大比目鱼、鲈鱼、梭鱼、鲭鱼、贝壳类水产、鳗及鳝鱼；<br>熏火腿、猪肉、牛肉、牛舌、小牛肉；<br>鸡汤、鸭、鹅、鸽子、鹌鹑、野鸡、兔肉、羊肉、鹿肉、肉汤、肝、火鸡 |
| ④ 嘌呤含量特高(每 100 g 嘌呤含量为 150～1 000 mg)<br>胰脏 825 mg、凤尾鱼 363 mg、沙丁鱼 295 mg、牛肝 233 mg、牛肾 200 mg、脑髓 195 mg、肉汁 160～400 mg、肉卤(不同程度) |

注：\* 脂肪含量高的食品应控制食用。

（3）痛风无症状期和间歇期营养治疗：饮食中嘌呤含量适当放宽，增加食物种类及各种营养素摄入，但仍然禁食含嘌呤特高的食品，如沙丁鱼、肉汁、内脏等，并采用每周 1～2 天按急性发作期低嘌呤饮食，以保持血尿酸维持较低的水平。

## 四、痛风的营养护理

痛风有病程长、难根治、反复发作等特点，受饮食因素影响较大，故在痛风预防、治疗和康复的整个过程中，合理的营养既有它的重要性，又有它的长期性。在痛风病人的营养治疗中，营养干预等科学知识的宣教及心理调适既非常必要也非常重要。

（1）做好健康教育，使高尿酸血症及痛风患者认识饮食与疾病发生发展的关系，提高患者自觉性和依从性。

（2）做好营养教育，让患者明了什么是可以吃的，什么是不可以吃的，如何在慢性缓解期适当放宽饮食，既满足患者心理需求、扩大饮食范围，又满足健康需求、提高饮食的正确性和科学性。

（3）做好行为指导宣教，急性痛风关节炎发作时应卧床休息，减少活动，避免受累关节负重。缓解后帮助患者选择适合的运动种类和制定运动计划，提高运动可行性和持久性，在减轻体重的同时，防止运动过度造成运动损伤，诱发痛风。

（李　群）

# 第 4 节　营养与骨质疏松症

骨质疏松症(osteoporosis,OP)是以骨量减少、骨微结构损坏,导致骨脆性增加、易发生骨折为特征的全身性骨病。据报道,绝经期妇女骨质疏松症发病率为 25％～50％,绝经 20 年后发病率高达 57.9％。随着经济的发展和人民生活水平的提高,人们的寿命普遍延长,骨质疏松症的患病率随人口老龄化的趋势逐年递增。世界卫生组织把每年的 10 月 20 日定为"国际骨质疏松日",旨在引起人们对骨质疏松防治的重视。

骨质疏松症临床上可分为原发性、继发性和特发性三大类。原发性骨质疏松症是随着年龄的增长必然发生的一种生理性退行性病变,又分为Ⅰ型和Ⅱ型。Ⅰ型为绝经后骨质疏松,多为高转换型,即骨吸收和骨形成均较活跃,但以骨吸收为主,主要发生于妇女绝经后5～10 年内。Ⅱ型为老年性骨质疏松,大多为低转换型,即骨吸收和骨形成均不活跃,但仍然以骨吸收为主,多发生在 60 岁以上的女性和 70 岁以上的男性。继发性骨质疏松症是由其他疾病或药物等一些因素所诱发的骨质疏松症。发生了脆性骨折和/或骨密度测定 T 值≤－2.5 即可诊断为骨质疏松。

## 一、骨质疏松症的病因

骨质疏松症是一种多因素所致的慢性疾病。女性骨质疏松症比男性出现得早,骨量减少的速度更快,尤其是骨松质的减少更为迅速,其原因不仅与女性在更年期前后雌激素的缺乏导致骨量减少有关,也与骨峰值水平密切有关。骨峰值就是指骨成熟时获得的骨质峰值,是人的一生中骨量的最高值,即最大骨质量。骨峰值是决定以后骨密度的重要因素,骨峰值低者以后患骨质疏松症的危险性增高。人的骨峰值高低不仅取决于遗传因素、环境因素和营养因素,同时也与性别有关。女性骨峰值常低于男性,这是与女性的特殊生理过程密不可分的。据研究,青春期前,女性骨密度高于男性,青春期后男性骨密度较女性高 10％～15％。

骨密度和骨代谢的调节明显受遗传因素的影响。有报道指出,骨密度与维生素 D 受体基因型的多态性密切相关。受到人们关注的与骨密度相关的基因还有胶原基因、雌激素受体基因等。

另外通过运动和负荷可以预防骨质疏松症的发生。老年人患有脑卒中等疾病后长期卧床不活动或骨折后局部石膏固定,因废用因素导致骨量丢失,容易出现骨质疏松症。

吸烟能增加肝脏对雌激素的代谢以及对骨的直接作用,另外还能造成体重下降并致提前绝经。长期的过量运动可使女运动员闭经,对骨密度造成负面影响。酗酒对骨有直接毒性作用,可导致骨质疏松症。

## 二、骨质疏松症与营养的关系

1. 钙

钙大约占骨中矿物质含量的 40％、占骨骼净量的 20％。人群研究表明,居住在高钙地区的居民较低钙地区者骨密度高,骨折率低,进一步证明了钙与骨质疏松症的关系。1984 年美国国立卫生研究院在钙与骨质疏松症研讨会上,将绝经妇女每日膳食钙推荐量从 800 mg/d提高到 1 500 mg/d。从此以后,钙剂作为绝经妇女预防骨质疏松症的良药,被广泛推荐和应用,其销售量也迅速增长。

钙缺乏导致骨质疏松症的机制主要是由于膳食钙的缺乏,血钙水平降低,从而刺激甲状旁腺激素的分泌增加,血甲状旁腺激素水平升高,骨吸收增强,导致骨钙溶出进入血液以保持血钙平衡。若长期膳食钙摄入不足,则骨钙不断流失,导致骨量减少,造成骨质疏松症。

钙摄入量与青年时期骨峰值及年老时骨丢失速度有关。钙摄入量与骨的生长发育密切相关,横断面调查表明儿童期饮奶量与峰值骨密度呈正相关,而骨峰值低是发生骨质疏松的危险因素。儿童和青春期少年补充钙剂、奶制品、牛奶或富钙奶粉 $1\sim3$ 年,其骨量较未补钙的对照组更多。有人观察到习惯于低钙摄入(280 mg/d)的 $8\sim9$ 岁中国儿童每日额外接受 300 mg 钙 18 个月后,桡骨远端 1/3 处的骨密度增加值比安慰剂组高 50%。虽然绝经期妇女骨质疏松症与雌激素水平降低有关,但除雌激素外,适宜的钙补充能在很大程度上延缓绝经期妇女的骨量丢失,对于预防绝经后妇女骨质疏松症有一定的作用。近年来营养素补充剂钙的应用增加骨密度作用的人群流行病学及干预研究结果较一致,但补充钙与骨折的关系结果并不一致,有的资料表明补充钙并不能降低骨折的发生率。

2. 维生素 D

维生素 D 对骨骼的有益作用是众所周知的,维生素 D 活性形式 $1,25-(OH)_2D_3$ 与甲状旁腺激素、降钙素都是调节钙、磷代谢的重要激素,直接或间接参与骨代谢。$1,25-(OH)_2D_3$ 的数量和效能的降低,可能是导致老年人骨质疏松发生的重要原因之一。补充活性维生素 $D_3$ 使肠钙吸收增加,成骨功能好转。因此,维生素 D 对于防治骨质疏松症有重要作用。

3. 维生素 K

维生素 K 对骨质疏松症的作用主要是维生素 $K_2$ 的作用,维生素 $K_2$ 是谷氨酸 $\gamma$ 羧化的复合因子,对骨钙素的产生有重要意义。骨钙素是一种骨骼主要的非胶原蛋白,其分子中的 3 个谷氨酸残基在维生素 $K_2$ 依赖羧化酶的作用下,可羟化为 $\gamma$-羟化谷氨酸。骨钙素存在于骨基质中,主要在成骨细胞中合成,它的生理功能与骨矿化作用有密切关系。维生素 $K_2$ 作为维生素 $K_2$ 依赖羧化酶的辅酶,参与蛋白质中谷氨酸羧基化,反应产物 $\gamma$-羟化谷氨酸有高特异性的钙结合活性,可与骨的无机成分羟基磷灰石中的钙离子结合。补充足够的维生素 $K_2$,不仅可以提高骨密度,亦可提高骨强度。调查结果显示,老年妇女的骨密度与血维生素 K 总水平呈正相关,骨折发生率与之呈负相关。人群干预实验结果显示,补充维生素 $K_2$ 能减少骨质疏松症患者和绝经妇女血中未羧化骨钙素的含量,显著减少尿钙排出量,降低骨丢失和骨折的发生率。维生素 $K_2$ 与维生素 D 同时补充,两者对减少骨丢失具有协同作用。

4. 蛋白质

蛋白质对骨健康有矛盾的两个方面,一方面蛋白质是合成骨基质胶原蛋白的原料,同时也对非胶原蛋白骨钙素、基质 Gla 蛋白等的合成至关重要。摄入蛋白质不足会引起蛋白质代谢障碍,导致骨微结构的不利变化,从而降低骨强度。另一方面,蛋白质吸收后释放的酸性氨基酸,如半胱氨酸和蛋氨酸,能刺激破骨细胞骨吸收,从而降低骨密度。另外高蛋白饮食使体内含硫氨基酸增多,体内酸负荷增加,促进尿钙的排出。从世界范围看,肉类和奶类蛋白质摄入量高的西方国家骨折发生率也高,说明膳食中的蛋白质与钙代谢有一定关系。每日摄入 95 g 蛋白质时,摄入 500 mg 钙即可达到钙平衡,而当每日摄入 142 g 蛋白质时,多数受试者需要摄入钙 1 400 mg 才能达到钙平衡,高蛋白摄入量导致尿钙排出量增加,从而提高机体对钙的需要,也有相反的研究结果。目前没有确凿的证据提出预防骨质疏松症的适宜蛋白质摄入水平。

5. 磷

磷是骨质形成的必需元素,和钙一样,一生中适当地补充骨骼磷是必需的。机体内磷总量的 $80\%\sim85\%$ 以磷酸钙和羟磷灰石的形式存在于骨骼和牙齿,与钙同为骨和牙的重要无机成分,并参与调节许多酶的异构和肾脏合成 $1,25\text{-}(OH)_2D_3$ 的速度。体内钙、磷代谢相互制约,并维持一定的数量关系,骨内的钙/磷比几乎是恒定的。有报道认为,长期摄入过多的磷可损害钙磷的平衡机制,尤其是对于敏感人群。高磷低钙膳食模式对处于骨质增长期的儿童和青少年可能会妨碍骨质正常生长发育。老年人钙吸收和转运功能低下,摄入高磷膳食可能引起低钙血症和继发性甲状旁腺功能亢进而促进骨吸收,加速骨丢失,使骨量减少,导致骨质疏松。因此,膳食中应有适量的磷摄入,磷的加倍摄入对骨更新无效,钙磷比值也应以不超过 1∶2 为宜。

6. 镁

镁是促进骨生长、维护骨细胞结构与功能的重要矿物质元素,其还作用于维生素 D-甲状旁腺激素轴。在对怀孕的大鼠进行低镁喂养时,鼠幼仔的矿化骨减少,发生多种骨骼畸形。体外试验也证实,镁是影响骨矿物质密度的重要因子。镁能明显的延迟羟磷灰石和氟磷灰石的沉积速率,抑制维生素 K 依赖性骨蛋白与羟磷灰石结合,导致骨质疏松的发生。妇女绝经后骨质疏松被认为与镁的缺乏有关,它影响钙代谢的调节,维生素 D 的合成及骨完整性的维持。补充镁可增加骨矿物质密度。由于镁是通过多种机制提升骨骼健康,对于单独评估镁的作用造成了困难。

7. 钠和钾

据观察,人体每排出 300 mg 钠,同时要排出 $20\sim30$ mg 钙。其原因在于钠与钙在肾小管有共同的转运通道,尿钠排出量增加会使尿钙排出量增加。钠的摄入比钙的摄入更能决定尿钙的排泄,高钠摄入被认为是对骨骼健康有害的。高盐饮食是我国居民普遍存在的一个健康问题,对于绝经后妇女和老年人给予限钠饮食可减少骨吸收,使骨盐含量增加,有利于骨质疏松症的防治。研究表明膳食中增加钾的摄入,可促进钙的吸收,缓解较高的骨溶解,使骨丢失量降低,达到骨密度增高的目的。

8. 微量元素

铜、锌、氟等微量元素与骨代谢关系较密切。铜缺乏会使赖氨酸氧化酶、细胞色素 C 氧化酶和脯氨酸氧化酶的活性降低,弹性蛋白及胶原纤维的共价交联发生障碍,改变骨胶原的合成与稳定性,造成骨骼的矿化作用不良。锌对婴儿期骨骼生长很重要,与中年绝经前期女性的骨密度有关。锌在骨胶原合成的酶反应中是辅助因子,并在钙调蛋白的调节中起作用。锌可通过生长激素或胰岛素生长因子的诱导作用调节骨的代谢过程。锌缺乏会导致成骨细胞活性降低,骨骼发育受抑制,影响骨细胞的生长、成熟与骨的钙化。氟是维持骨、牙生长和代谢的必需微量元素之一,适量的氟具有抗骨吸收作用。氟中毒导致关节僵化、肢体变形和牙齿着色,还能导致长骨骨质疏松及儿童期维生素 D 缺乏症。所以,体内含氟过少或过多均会影响骨代谢,对骨质疏松的防治不利。

9. 维生素 A

维生素 A 参与骨有机质胶原和黏多糖的合成,对骨骼钙化有利。骨细胞基质中黏多糖是骨骼生长、发育和代谢过程中所必需的物质。此外,维生素 A 还参与雌激素和雄激素等类固醇激素的代谢,维生素 A 缺乏会使类固醇激素合成降低,影响骨骼的正常生长发育,尤其是当雌激素合成不足时,破骨细胞过于活跃,这也是绝经后妇女发生骨质疏松的重要致病因素。

10. 维生素 C

维生素 C 对骨中的胶原纤维交联化很重要。骨胶原是骨骼中的基本成分,维生素 C 缺乏,一方面减慢胶原的合成和分泌速度,另一方面减少氨基多糖含量,影响胶原纤维的形成,导致骨基质的多聚化解体,进而影响到骨基质的质与量,造成骨质脆弱易折。另外,维生素 C 还可促进骨细胞分泌磷酸酶,对骨折的修复有重要作用。

11. 其他膳食因素

膳食中影响钙吸收的因素如草酸、植酸、高膳食纤维等可以增加骨质疏松的危险性。大豆异黄酮作为一类植物雌激素,可以促进骨形成,抑制骨吸收,预防骨质疏松症的发生,流行病学研究也提示大豆异黄酮可能对骨质疏松症的发生有一定预防作用。

### 三、骨质疏松症的营养治疗

对骨质疏松症的预防比治疗更为现实和重要。减少骨量丢失是预防骨质疏松症和防治骨折最重要的途径。峰值骨量越高,发生骨质疏松症的可能性越小,发生的时间越晚。因此,预防骨质疏松症应从幼年时期开始。从儿童时期开始足量钙摄入,获取充足维生素 D,注意平衡膳食和积极运动,纠正不良的饮食生活习惯,戒烟,避免酗酒,减少咖啡因的摄入,少用类固醇激素,尽量避免和矫正诱发骨质疏松症的不利因素,以获得最佳骨峰值,从而延缓并降低老年时期的骨量丢失。

营养治疗的目的是通过膳食补充钙、维生素 D 等营养素,在合理能量和蛋白质供给的基础上,与雌激素替代疗法等相配合,预防和治疗骨质疏松症。

1. 充足的钙和充足平衡的无机盐

有骨质疏松风险的人群,钙摄入量低于 $400\sim500$ mg/d,将增加骨质疏松性骨折的风险。中国营养学会推荐的成年人钙的适宜摄入量为 800 mg/d,绝经后妇女和老年人为 1 000 mg/d,妇女妊娠和哺乳期,由于特殊的生理状态,骨骼更新更快,钙的适宜摄入量增加到 1 200 mg/d。目前尚无充分证据表明单纯补钙可以代替其他抗骨质疏松药物治疗。补钙食物首选奶及奶制品。中年人每天一杯牛奶并补充 600 mg 钙剂,可明显推迟骨质疏松期的到来,延缓并停止骨质疏松症的发展。也可采用钙强化食品和钙剂来补钙,但要严格掌握服用量,总钙摄入量不超过 2 000 mg/d,以避免过量而引起其他元素的不平衡。其他矿物质的供应应按《中国居民膳食营养素参考摄入量》的推荐,遵循《中国居民膳食指南》。

2. 丰富的维生素

维生素 D 既可以在食物中获得,又可以在阳光作用下由皮肤合成,老年人由于多种原因导致维生素 D 内生合成减少,户外活动也较少,更加依赖食物来源以维持适当的维生素 D 水平,故老年人维生素 D 推荐剂量为 $10\sim20$ $\mu g$/d。临床应用维生素 D 制剂时应注意个体差异和安全性,定期检测血钙和尿钙,酌情调整剂量。维生素 A 能促进骨骼发育,推荐摄入量为男 800 $\mu g$RAE/d,女 700 $\mu g$RAE/d。维生素 C 能促进骨基质中胶原蛋白的合成,绝经期妇女补充维生素 C 150 mg/d。

3. 适量的蛋白质和能量

蛋白质和能量的摄取应适量。能量摄入以做到保持适宜体重为宜。

4. 科学的膳食调配和烹调

应尽量选择消除和避免干扰钙吸收的烹调加工方式。如对菠菜、苋菜等草酸含量高的蔬菜,可以选择余的方式,去除部分草酸后再烹调。食物的选择应新鲜、清淡、少油腻,避免太咸或过多的植物纤维。在面粉、豆粉、玉米粉中加入发酵剂并延长发酵时间,均可使部分植酸水解,使游离钙增加。烹调可适当加醋,酸性环境有利于钙溶解和吸收。

## 四、骨质疏松症的食物选择

宜用食物包括:奶及奶制品、虾皮、芝麻酱、海带、紫菜、黑木耳、干酪、大豆及豆制品、绿叶蔬菜、核桃、海水鱼(如沙丁鱼)、肝、蛋黄、鱼肝油、鱼卵、全奶、奶油、奶酪等富含钙和维生素 A、维生素 D 的食物,柑橘、鲜枣、猕猴桃等富含维生素 C 和胡萝卜素的水果,富含镁的食物如荞麦、燕麦、小米、瓜子、花生、绿叶菜等,含锌丰富的食物如牡蛎、海蜇、蛤蚌、海米、鲫鱼、动物肝脏、牛肉等。

忌用含高磷酸盐添加剂的食品,适当摄入动物肝脏,因其磷含量为钙的 20～50 倍。食用含草酸高的蔬菜包括菠菜、空心菜、苋菜、茭白、冬笋等时,应先用沸水余后再烹调。咖啡中含有的咖啡因能够减少钙吸收,因此应防止咖啡的过量摄入。

【食谱举例】

表 18-19 骨质疏松患者食谱举例

| 餐次 | 食物 | 食物原料 |
|---|---|---|
| 早餐 | 牛奶 | 牛奶 250 mL |
| | 馒头 | 富强粉 75 g |
| | 凉拌海带丝 | 海带 30 g |
| 午餐 | 米饭 | 粳米 150 g |
| | 虾仁汤 | 虾仁 50 g,黄瓜 55 g |
| | 芹菜炒香干 | 芹菜 110 g,香干 75 g |
| 晚餐 | 米饭 | 粳米 100 g |
| | 清蒸鲫鱼 | 鲫鱼 150 g |
| | 素炒茼蒿 | 茼蒿 100 g |
| 加餐 | 橙子 | 橙子 200 g |
| | 全日烹调油花生油 25 g | |

表 18-20 骨质疏松患者食谱营养素分析

| 指标 | 能量(kcal) | 蛋白质(g) | 碳水化合物(g) | 脂肪(g) | 钙(mg) |
|---|---|---|---|---|---|
| 摄入量 | 1 885 | 85.6 | 290.4 | 44.9 | 1 022 |
| 供能比 | — | 18% | 61% | 21% | — |

(马东波 宋悦)

# 第19章　营养与癌症

世界癌症研究基金会(World Cancer Research Fund,WCRF)和美国癌症研究所(American institute of cancer research,AICR)对癌症的定义为:癌症是由于细胞遗传信息改变导致难以控制的细胞增殖为特点的100多种疾病的总称。癌症是全球人类的一个主要死亡原因,根据WHO的资料,2015年造成880万人死亡(约占所有死亡人数的1/6),且大约70%的癌症死亡发生在低收入和中等收入国家。全世界癌症死亡人数持续上升,2018年该数据已达到960万,预计到2030年将超过1 310万。

根据国家癌症中心2013年肿瘤登记数据显示,中国居民癌症新发病例309万,发病率为235/10万;其中男性新发病例180.8万,发病率为268.7/10万,发病前五位依次为肺癌、胃癌、肝癌、食管癌和结直肠癌;女性新发病例128.5万,发病率为200.6/10万,发病前五位依次为乳腺癌、肺癌、结直肠癌、胃癌和肝癌。2013年肿瘤登记数据统计中国居民前十位癌症发病构成分布见图19-1。

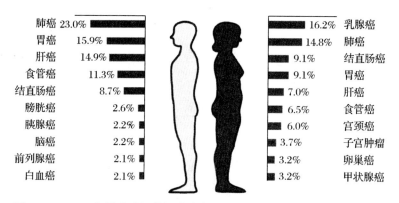

| 肺癌 | 23.0% | | | 16.2% | 乳腺癌 |
| 胃癌 | 15.9% | | | 14.8% | 肺癌 |
| 肝癌 | 14.9% | | | 9.1% | 结直肠癌 |
| 食管癌 | 11.3% | | | 9.1% | 胃癌 |
| 结直肠癌 | 8.7% | | | 7.0% | 肝癌 |
| 膀胱癌 | 2.6% | | | 6.5% | 食管癌 |
| 胰腺癌 | 2.2% | | | 6.0% | 宫颈癌 |
| 脑癌 | 2.2% | | | 3.7% | 子宫肿瘤 |
| 前列腺癌 | 2.1% | | | 3.2% | 卵巢癌 |
| 白血癌 | 2.1% | | | 3.2% | 甲状腺癌 |

**图19-1　2013年肿瘤登记数据统计中国居民前十位癌症发病构成分布**

引自:国家卫生计生委疾病预防控制局.中国居民营养与慢性病状况报告(2015).

2004—2010年《中国癌症预防与控制规划纲要》将肺癌、肝癌、胃癌、食管癌、结直肠癌、宫颈癌、乳腺癌和鼻咽癌列为重点防治的癌症,这8种癌症的死亡人数约占中国癌症总死亡人数的80%以上。

癌症是环境(外因)和遗传(内因)等多因素共同作用的结果。在各影响因素中,环境因素最为重要,而且是可以改变的。据估计在癌症的病因中,烟草使用是全世界癌症的单一最大可预防病因,造成22%的癌症死亡,以及全球71%的肺癌死亡。其他因素包括传染因子、辐射、工业化学污染、医疗和用药,以及食物、营养、身体活动和体成分等。食物是人体联系外环境最直接、最经常、最大量的物质,也是机体内环境及代谢的物质基础。

就护理营养学而言,营养与癌症的关系包括人体营养在癌症发病因素中的地位、癌症对营养代谢的影响以及癌症治疗过程中营养补给的重要性和饮食护理三个方面。

# 第 1 节　膳食营养在癌症发生发展中的作用

大约有 30％的癌症死亡源自五种主要行为和饮食危险因素:高体重指数、水果和蔬菜摄入量低、缺乏运动、使用烟草及饮酒。膳食营养可以影响恶性肿瘤生成的启动、促进、进展的任一阶段。

## 一、癌症的发病过程

癌症源自一个单细胞。从一个正常细胞转变为一个肿瘤细胞,要经过一个多阶段过程,通常从癌前病变发展为恶性肿瘤。凡是来源于上皮组织(大多数是被覆于机体体腔表面的组织,也有构成器官的主要部分的,如肝脏等)的恶性肿瘤称为癌,约占恶性肿瘤的 90％以上,如肺癌、胃癌、食管癌、肝癌、乳腺癌等;而来源于原始间叶细胞的恶性肿瘤,称为肉瘤,如骨肉瘤、淋巴肉瘤等。此外,还有其他一些恶性肿瘤由于约定俗成的原因不依从这些命名法则,比如血液系统的恶性肿瘤被称为白血病。癌症的发生可以分为启动阶段、促进阶段和进展阶段。

(1)癌症启动阶段:启动是癌变的第一阶段,是机体接受照射或致癌物进入机体后,与细胞 DNA 间发生相互作用,引起 DNA 损伤,细胞从正常细胞变为非正常细胞,是不可逆的遗传学损伤的结果。

(2)癌症促进阶段:在肿瘤促进阶段,启动细胞在促进剂的作用下更快地生长和分裂,并选择性地克隆扩增,形成细胞群体。由于突变的速率与细胞分裂的速率成正比例,因此随着启动细胞的扩增,这一细胞群就处于进一步遗传学改变和恶性变的风险之中。

(3)癌症进展阶段:由癌前细胞转变为表达恶性表型的细胞,这些恶性特征主要有:① 细胞不受正常调控,自主生长、增殖;② 成功逃避细胞凋亡和衰老,细胞永生;③ 失去了细胞的区域性限制、具有了侵袭和转移能力;④ 自主的血管生成能力等。

在恶性肿瘤形成的三个阶段中,均受体内外许多因素的影响,临床上见到临床表现的时间与不同部位、机体内外条件等有关。

## 二、膳食营养因素与癌症的关系

食物中既存在致癌因素,也存在抗癌因素,从而产生促癌效应或抗癌效应。在癌症的发生发展过程中,膳食营养因素可影响癌症发生的任一阶段,由于食物成分非常复杂,而这些复杂的成分对正常细胞和癌细胞的作用更是复杂,要阐明膳食与癌症的关系是困难的事情。膳食营养因素与体力活动影响身体的肥胖度,而肥胖本身对癌症的发生发展有重要影响。食物、营养、肥胖及体力活动可以通过影响细胞增殖分化、激素水平、炎症与免疫、细胞凋亡、细胞周期、致癌物代谢和 DNA 修复等多个方面,从而影响癌症的发生发展。营养基因组学是研究营养对不同基因多态性个体基因型的影响,旨在研究营养素在维持基因稳定性方面的作用以及阐明基因型在机体对膳食反应中的作用等。

1. 膳食模式

膳食模式也称膳食结构,是指人们在一定社会经济条件下所消费的食物种类及其数量的相对构成。膳食模式可影响癌症的发生和种类。由于膳食结构不同,不同的国家癌症谱也不同,同一个国家随着经济的发展和膳食模式的改变,癌症谱也会发生改变。

如非洲、拉丁美洲、亚洲一些发展中国家地区,膳食中的谷类食物较多,动物性食品相对较少,居民以上呼吸道和消化道癌症(口腔癌、咽癌、喉癌、鼻咽癌及食管癌)、胃癌、原发性肝癌、子宫颈癌为主。相反,在高收入国家以及城市化和工业化较高的中低收入地区和国家,居民以结肠癌、与激素有关的癌症(乳腺癌、卵巢癌、子宫内膜癌以及前列腺癌)的发生率较高,这些国家居民膳食中植物性食品较少,动物性食品较多。肺癌仍然是世界范围内最常见的癌症。随着经济的发展,我国的膳食模式发生了改变,谷类食物消费有所减少,而动物性食物和油类消费增加,肉类增加了2~3倍,蔬菜水果减少,酒的消费量也增加,使乳腺癌、结肠癌和前列腺癌明显增加。

以地中海地区国家如希腊、法国、葡萄牙、西班牙、南斯拉夫等为代表的地中海膳食模式,其特点为蔬菜、水果、根茎类、鱼和海产品均多,小麦是能量的主要来源,并食用橄榄油。大量流行病学资料表明,这些国家癌症的死亡率较西欧和北美国家低。

移民流行病学表明,移居到新国家地区的居民,经一定的时间后,癌症发生谱也与当地的居民相似,说明外界因素包括膳食因素在癌症的发生中起一定的作用。

由来自于10个国家22名专家组成的国际癌症研究机构(IARC)专题工作组,在对既往科学文献进行了全面回顾之后,根据食用红肉对人类致癌的有限证据和较强的支持致癌性的直接证据,将食用红肉定为较可能对人类致癌(2A级),这一关联主要存在于食用红肉与结肠直肠癌之间,但食用红肉也与胰腺癌和前列腺癌存在关联。专家组基于食用加工肉制品导致人类结肠直肠癌的足够证据,将加工肉制品列为对人类致癌(1级),结论是每天食用50 g加工肉制品可使罹患结肠直肠癌的风险增加18%。

在 WCRF 与 AICR 专家小组 2018 年的报告中指出,非淀粉蔬菜的摄入可能对口腔癌、咽癌、喉癌、鼻咽癌、食管鳞癌、食管腺癌、肺癌、结直肠癌、乳腺癌和膀胱癌具有预防作用,水果的摄入则可能对食管鳞癌、胃癌、肺癌、结直肠癌和膀胱癌的发生具有预防作用。虽然针对以上的研究证据较为有限,但是由于所得的研究结果和作用趋势均具有较高的一致性,所以专家认为有足够的证据表明摄入非淀粉蔬菜和水果可以预防癌症。此外,柑橘类水果可能对贲门癌具有预防作用;摄入全麦食品和含有膳食纤维的食品很可能对结直肠癌有预防作用。

中国营养学会 2016 年编著出版的《食物与健康——科学证据共识》,采用国际权威机构推荐的评价方法,对食物与健康进行了科学循证,其中包括了膳食模式、食物与常见癌症的关系。膳食模式评价结果显示,合理膳食模式为结直肠癌的保护因素,可降低乳腺癌的发病风险;素食可降低全癌症的发病风险。

各种食物评价结果显示,全谷物可降低结直肠癌发病风险;十字花科蔬菜和绿色蔬菜摄入量增加可显著降低肺癌的发病风险;增加蔬菜摄入量对预防食管鳞癌和食管腺癌均具有保护作用;葱属和十字花科蔬菜对预防胃癌具有保护作用;十字花科蔬菜摄入量增加可降低乳腺癌的发病风险;水果摄入与食管癌、结直肠癌、胃癌呈负相关;水果和蔬菜消费可降低肺癌、乳腺癌的发病风险;过多摄入畜肉可增加结直肠癌的发病风险;大豆可降低乳腺癌的发病风险;低脂奶可降低乳腺癌的发病风险;适量摄入坚果可降低女性结肠癌的发病风险;增加饮茶(分别为>12g、>20g)可降低乳腺癌、胃癌的发病风险;橄榄油的摄入可降低乳腺癌的发生风险;高盐(钠)摄入可增加胃癌的发病风险;大量饮酒可增加结直肠癌危险性,饮酒(即使酒精摄入很低,10～15g/d)可增加乳腺癌的发病风险;过多腌制、烟熏食品的摄入均可增加食管癌、胃癌的发病风险,过多腌制食品的摄入可增加乳腺癌的发病风险。

2. 能量

动物试验结果表明,限制20%进食的大鼠,可减少动物某些部位癌症的发生,发生肿瘤的潜伏期延长。限制饲料能量还可降低多种致癌物诱发的多种癌症的发生率。WCRF/AICR专家小组经总结后指出,体脂含量增加是食管腺癌、胰腺癌、肝癌、结直肠癌、绝经后乳腺癌、子宫内膜癌和肾癌发生的病因之一的证据是令人信服的,并很可能是口腔癌、咽癌、喉癌、贲门癌、胆囊癌、卵巢癌和晚期前列腺癌的病因。中国营养学会2016年的《食物与健康——科学证据共识》同样提示,超重和肥胖可增加乳腺癌的发病风险。另外,资料表明体脂含量增加可能是绝经前乳腺癌发生的保护因素。体力活动预防结肠癌发生的证据是令人信服的,并很可能预防子宫内膜癌和绝经后妇女乳腺癌的发生。流行病学资料显示,能量摄入过多,超重、肥胖者罹患乳腺癌、结肠癌、胰腺癌、子宫内膜癌和前列腺癌的机会高于体重正常者。

3. 蛋白质、脂肪、碳水化合物

(1) 蛋白质:研究表明,蛋白质摄入过低或过高均会促进肿瘤的生长。膳食蛋白质摄入量不足时,食管癌和胃癌发生的危险性增加;而富含蛋白质的食品尤其动物蛋白质摄入过高,可诱发结肠癌、乳腺癌和胰腺癌。常食用大豆制品者胃癌的相对危险度低于不常食用者,可能与大豆富含大豆异黄酮等有关。但总体而言蛋白质与癌症关系的研究相对较少,仍需进一步研究证明。

(2) 脂肪:有的人群资料表明,结肠直肠癌及乳腺癌的发病率及死亡率在摄食高脂肪地区、国家人群中较高,尤其与动物脂肪的摄入量呈正相关;脂肪摄入量过多能促进雌激素和催乳素的增生,增加子宫内膜癌的危险性;在摄食高脂饮食地区,前列腺癌的病死率也高;高脂肪摄入量与卵巢癌及睾丸癌也有关系。其机理可能是高脂肪膳食在体内产生大量脂质过氧化物和氧自由基,攻击生物大分子如DNA和蛋白质,引起DNA损伤,促进癌症的发生。高脂肪可使肝脏分泌胆汁增多,胆汁中的初级胆汁酸在肠道厌氧菌的作用下转变成脱氧胆酸及胆石酸,后两者都是促癌物质,同时产生的雌激素也增多,而雌激素中的雌酮和雌二醇有致癌作用,这可能是高脂肪膳食增加大肠癌发生的机制。

(3) 碳水化合物:膳食纤维在防癌方面起很重要作用,有16个队列研究和91项病例对照研究了膳食纤维与结直肠癌的关系,结果表明富含膳食纤维的食物如蔬菜、水果、谷物等,具有预防结直肠癌的作用,并提示对食管癌有预防作用。其机制可能是因为膳食纤维可吸附致癌物质,增加肠道内容物的体积,稀释致癌物质,减少致癌物质与结肠黏膜的接触,降低癌肿发病的危险,同时富含膳食纤维的食物又是低能量食物,可降低超重和肥胖的发生,而超重和肥胖是结直肠癌和食管癌的危险因素。食用菌类食物及海洋生物中的多糖有防癌作用,如蘑菇多糖、灵芝多糖、云芝多糖等有提高人体免疫力作用,海参多糖有抑制肿瘤细胞生长的作用。另有资料表明,高淀粉摄入人群的胃癌和食管癌发病率较高,而这些个体的高淀粉摄入多伴随有低蛋白质的摄入。

4. 微量营养素

(1) 维生素A和β-胡萝卜素:维甲酸类包括维生素A的天然形式和人工合成的类似物,

是典型的分化诱导剂,在正常细胞功能中起重要作用,与上皮细胞生长有关,在多种肿瘤细胞中诱导分化、抑制增殖和促进凋亡,可以作为癌症化学预防的首要参选剂。类胡萝卜素包括β-胡萝卜素、叶黄素、番茄红素、玉米黄素等,其中β-胡萝卜素是食物中含量最高的类胡萝卜素。流行病学资料表明,癌症患者血清中维生素 A 和β-胡萝卜素的水平低于正常人,高维生素 A 和β-胡萝卜素摄入量者患肺癌等上皮癌症的危险性减少。队列研究和病例对照研究发现增加β-胡萝卜素摄入量对肺癌、食管癌、宫颈癌、乳腺癌、喉癌、卵巢癌、膀胱癌等患者有保护作用。动物实验表明维生素 A 或β-胡萝卜素可抑制肺癌、口腔癌、胃癌、结肠直肠癌、乳腺癌、膀胱癌的发生,并对化学致癌物质诱导的肿瘤有抑制作用。我国林县进行的干预研究中发现,每日补充 15 mg β-胡萝卜素、30 mg 维生素 E 和 50 μg 硒,总癌死亡率降低 13%,胃癌死亡率降低 20%。但在美国进行的β-胡萝卜素与维生素 A 有效性试验和在芬兰进行的α-生育酚与β-胡萝卜素肿瘤预防试验结果表明,吸烟者和石棉工人患肺癌的危险性反而升高,可能是吸烟和石棉暴露产生的大量活性氧可导致β-胡萝卜素氧化,从而加剧细胞 DNA 氧化损伤,促进诱导 I 相代谢酶,增强烟雾中多环芳烃对细胞转化的活性所致。WCRF/AICR 专家小组 2018 年的报告也指出虽然摄入含有类胡萝卜素的食物可能对肺癌和乳腺癌具有保护作用,但是吸烟者(包括当前和既往吸烟者)服用高剂量β-胡萝卜素补充剂会提高肺癌的发病风险。维生素 A 类化合物可能通过抗氧化作用、诱导细胞的正常分化、提高机体免疫功能、调控基因表达而起到预防癌症的作用。

(2)维生素 D:人群干预结果显示,维生素 D 和钙的摄入量与大肠癌的发病率呈负相关。结肠癌死亡率与接收日光照射量呈负相关。维生素 D 的抑癌作用机理可能为 $1,25(OH)_2D_3$ 可启动细胞周期依赖激酶抑制因子 $P^{21WAF1}$ 和 $P^{27KIP1}$,使细胞阻滞在 $G_1$ 期,抑制生长迅速的肿瘤细胞、角质细胞的生长。另外,也可通过钙的作用,抑制肠道胆汁酸及其衍生物的促癌作用。

(3)维生素 C:流行病学资料显示维生素 C 摄入量与多种癌症的死亡率呈负相关,高维生素 C 摄入量可降低胃癌、食管癌、肺癌、宫颈癌、胰腺癌等的危险。在 19 项病例对照研究中有 18 项研究表明维生素 C 摄入量高可降低食管癌的危险性。在大量的人群调查中发现,癌的发病率与人群新鲜蔬菜和维生素 C 的摄入量呈反比。还有调查认为,维生素 C 的摄入量增加,喉癌、胰腺癌及宫颈癌发生的危险性降低。动物试验发现,维生素 C 可抑制分别由二乙基亚硝胺和二甲基肼诱导的大鼠肝癌和肠癌的诱癌率。WCRF/AICR 专家小组 2018 年的报告也指出摄入富含维生素 C 的食物可能可以降低肺癌(针对当前吸烟者)和结肠癌的风险。维生素 C 具有抗肿瘤作用可能主要是其具有抗氧化作用,消除自由基和活性氧,保护 DNA 不受损伤,防止脂质过氧化,减少亚硝胺化合物的形成,并提高机体免疫功能。

(4)维生素 E:维生素 E 与超氧化物歧化酶(SOD)、谷胱甘肽过氧化物酶(GSH-Px)一起构成体内的抗氧化系统,保护生物膜上的多不饱和脂肪酸、细胞骨架及其他蛋白质的巯基免受自由基攻击,从而具有防癌抗癌作用。多数人群研究表明,随着维生素 E 摄入量的增加,癌症的危险性降低。研究证据提示摄入维生素 E 量多者,患食管癌的危险性较低。维生素 E 有可能降低肺癌、宫颈癌、肠癌、乳腺癌等的危险性。维生素 E 预防癌症的可能机制有:① 清除自由基致癌因子,保护正常细胞;② 抑制癌细胞增殖;③ 诱导癌细胞向正常细胞分化;④ 提高机体的免疫功能。

(5)叶酸:哺乳动物 DNA CpG 岛甲基化参与了其发育过程中某些基因的长期沉寂。基因调控区的高甲基化状态往往可以抑制甚至关闭基因的表达,而低甲基化或去甲基化则往往是基因表达的必要条件。很多肿瘤的发生都涉及抑癌基因的高甲基化和原癌基因的低甲基化。叶酸和维生素 $B_{12}$ 参与体内 DNA 甲基化,极度缺乏叶酸可导致 DNA 低甲基化,对癌症的影响需要进一步研究。有资料提示富含叶酸食物的摄入可以降低胰腺癌、食管癌和结直肠癌的危险性。

(6) 矿物质

① 钙:有许多研究表明增加膳食钙摄入量也降低结直肠癌的危险性,有一项包括了434 536名研究对象(其中有4 992个结直肠癌病例)的 Meta 分析资料表明,与膳食钙最低摄入量组比较,最高摄入量组可显著降低结直肠癌的危险性(RR 0.86;95%CI 0.78~0.95)。维生素 D 对钙的化学预防功能起协同作用,可能与维生素 D 增加肠钙吸收有关。钙与维生素 D 可使 1,2-二甲基肼(DMH)诱导的大鼠结肠癌减轻。WCRF/AICR 专家小组 2018 年报告也指出,摄入钙的膳食补充剂很可能可以降低结直肠癌的风险。

② 硒:硒为抗氧化剂,其防癌作用比较肯定。流行病学资料显示,土壤和植物中的硒含量、人群中硒的摄入量、血清硒水平与人类各种癌症(肺癌、食管癌、胃癌、肝癌、肠癌、乳腺癌等)的死亡率呈负相关。亚硒酸钠有抑制食管癌、胃癌、肝癌细胞生长作用。硒的防癌机制为硒是谷胱甘肽过氧化物酶的必需组分,具有分解过氧化物、抗脂质氧化的作用,能消除自由基,修复膜损伤,从而阻止 DNA 癌变。另外,硒能提高机体免疫功能,提高白细胞和巨噬细胞对癌细胞的杀伤能力。

③ 锌:食管癌患者血、头发中锌含量低于正常人,癌组织内锌含量低于非癌组织部分,但锌过多会影响硒的吸收。

④ 其他:研究表明,碘过多和碘缺乏都会增加甲状腺癌的危险性。中国医科院肿瘤防治研究所报道食管癌高发县林县居民血钼、尿钼量、发钼低于低发县禹县、信阳及永清县居民。另外,由于铁可以催化活性氧的形成,有资料提示,铁摄入量过高可增加结直肠癌的危险性,但研究结果并不一致。

# 第 2 节　植物化学物与癌症

动物实验及流行病学研究均提示某些食物或其提取物对某些恶性肿瘤有一定预防作用,但这种抗肿瘤作用却不能用已知营养素的功能来解释。目前普遍认为蔬菜、水果对人体健康的益处除营养素外主要来自植物化学物,我国市场上很多保健食品的标志性成分也为植物化学物,在植物化学物的生物学功能研究中,抗癌作用是研究热点之一。

## 一、黄酮类化合物

黄酮类化合物是一类多酚化合物,存在于水果、蔬菜、干果、种子、花卉、树皮中,多以苷类形式存在,有许多类型。

黄酮类化合物有许多生物效用,具有良好的抗氧化性能和清除自由基的能力,具有防癌抗癌作用。槲皮素可以抑制细胞色素 CYP1A1 表达,减少 DNA 加合物的形成,降低烟草的致癌性,有队列研究表明,若不考虑吸烟的因素,槲皮素摄入量高的人群与摄入量低的人群比较可以降低肺癌的危险性。槲皮素在洋葱中含量较高(28.4~48.6 mg/100 g),其次为甘蓝、西兰花、菜豆、莴苣、蚕豆等。有病例对照研究证明洋葱和其他葱蒜类蔬菜摄入量与癌症危险性呈负相关,特别是胃癌、结肠癌和直肠癌。

茶叶中的儿茶素(黄烷醇)占茶多酚活性成分的 80%,是茶叶抗癌作用的主要有效成分。有关于饮茶与食管癌的 Meta 分析报告表明,饮绿茶(OR 0.778,95%CI 0.668~0.905)和饮乌龙茶(OR 0.645,95%CI 0.531~0.784)是食管癌发病的保护性因素。动物实验发现茶水或茶叶提取物能抑制多种化学致癌物对大鼠、小鼠食管、胃、肠、肺、脾、肝等内脏器官和皮肤的致癌作用。茶叶的抗癌作用机制主要为阻断亚硝胺类致癌物的合成、抑制致癌物在体内的活化、清除自由基、抗突变、对肿瘤细胞的直接抑制和杀伤作用及增加免疫力等。

大豆异黄酮为存在于大豆及其制品中的一类黄酮类化合物,种类较多,在体内呈现雌激素样活性,能与雌二醇竞争结合雌激素受体,拮抗雌激素的作用,从而对激素相关的癌症有保护作用如乳腺癌、子宫癌、卵巢癌,另外还可抑制酪氨酸蛋白激酶,干扰信号传导途径,阻遏细胞生长。体外试验证实,大豆异黄酮具有抑制乳腺癌、前列腺癌、白血病及一些肝癌和胃癌细胞株的增生作用。

蔬菜和水果越来越被证明是人体对多种癌症的保护因素,在膳食、营养与癌症的关系中恐怕只有蔬菜和水果的保护作用是最具有说服力和经得起时间考验的。在一些水果蔬菜中尚存在其他黄酮类化合物,如主要见于柑橘类水果中的黄烷酮和黄烷酮醇,植物花色素类等,可能在防癌抗癌中起到一定的作用。但要了解蔬菜水果中的哪种成分起作用很难,象抗氧化剂等食物中特殊的成分是可以被测定的,而可能还有其他一些成分因不能被测定而不被引起重视。

## 二、烯丙基硫化物

烯丙基硫化物主要存在于葱蒜类蔬菜包括大蒜、洋葱、韭菜、大葱、小葱等,葱蒜的保健功能包括防癌抗癌作用早被认识。多项流行病学研究表明,食蒜能降低消化道癌的危险性。我国山东省胃癌病例对照分析证明,食蒜、大葱、韭菜多者胃癌发生较少。WCRF/AICR 专家小组 2018 年的报告认为烯丙基硫化物可以通过影响宿主酶系统从而激活或灭活环境致癌物。

## 三、异硫氰酸盐

异硫氰酸盐(ITCs)以前体芥子油甙形式存在于十字花科蔬菜中,有 120 多种。如卷心菜含烯丙异硫氰酸盐特别多。ITCs 改变致癌原的代谢,吲哚和 ITCs 是芥子油苷分解的两种主要产物,两者可以通过诱导谷胱甘肽转硫酶(GSTs)和抑制细胞色素 P450 的活性而降低多环芳烃化合物和亚硝胺化合物的致癌作用。人群研究证实 ITCs 能降低一些癌症如肺癌、结肠癌、乳腺癌等的发病危险,同时发现这种预防作用与 GSTs 基因多态性有关。

## 四、萜类化合物

萜是以异戊二烯为基本单元,以不同方式首尾相接构成的聚合体。胆固醇、胡萝卜素、维生素 A、维生素 E、维生素 K 都是萜类化合物。

苎烯是单环单萜,在柑橘类特别在其果皮精油中含量最多。在二甲基苯丙蒽(DMBA)诱发大鼠乳腺癌的实验中表明,苎烯可在癌的启动、促进和进展阶段显示抑制作用,且呈剂量-效应关系。摄食 10%芑烯的饲料还可促进 DMBA 诱发的大鼠乳腺癌消退,表明芑烯还具有潜在的治疗作用。芑烯摄入可诱导肝中细胞色素 P450 的水平与功能,同时诱导Ⅱ相代谢酶活性,增加肝中 GSTs 与尿苷二磷酸葡糖醛酸转移酶活性,加速致癌物质的灭活,起到抗癌作用。

## 五、皂苷类化合物

皂苷类化合物中研究较多的为大豆皂苷。大豆皂苷可通过减少自由基的产生或加速自由基的消除而使 DNA 免受损害,抑制人类多种肿瘤细胞(如胃癌、乳腺癌、前列腺癌等)的生长。也有人认为大豆皂苷可经简单扩散或主动转运方式进入肿瘤细胞,直接破坏肿瘤细胞膜结构而达到抗癌作用。

## 六、类胡萝卜素

各种蔬菜中存在含量不等的类胡萝卜素,在红色或橘黄色蔬菜中含量较高,类胡萝卜素是由 700 多种脂溶性的红色及黄色色素所组成的大家族,包括叶黄素类(如叶黄素)和胡萝卜素类(如 α-胡萝卜素、β-胡萝卜素和番茄红素)。就总类胡萝卜素而言,富含类胡萝卜素的食物很可能预防口腔癌、咽癌、喉癌及肺癌的发生。β-胡萝卜素除作为维生素 A 的前体外,与癌症的关系已经在上一节讨论。

1. 番茄红素

番茄红素在番茄、西瓜和葡萄、柚等食物中含量较高,尤以番茄中含量最高。经烹调后或制成浓酱后其番茄红素的生物学活性最强。

番茄红素与癌症的关系多集中在与前列腺癌的研究。有多项关于番茄食用与前列腺癌关系的人群流行病学研究报道,有 3 项队列研究和 7 项病例对照研究均表明番茄摄入量高可以降低前列腺癌的危险性,其中一项研究表明每天多吃 1 份西红柿酱,前列腺癌发生的相对危险度为 0.11(95%CI 0.02～0.70)。另外也有病例对照研究表明,膳食中番茄红素摄入量高可以预防前列腺癌的发生。WCRF/AICR 专家小组 2018 年的报告也指出番茄红素在癌症的预防中可能通过影响代谢过程从而起一定的生理作用。

番茄红素预防前列腺癌发病的可能机理包括:① 其抗氧化作用可以保护前列腺上皮细胞免受氧自由基的损伤,从而降低了癌变的危险性;② 调节前列腺癌细胞中的激素和生长因子的信号传导,如改变 IGF1 的活性,而 IGF1 可以促进细胞的增殖和抑制细胞发生程序性死亡;③ 通过调节细胞周期来影响前列腺癌的发病,有报道在正常的前列腺上皮细胞中,番茄红素可以降低 cyclin D1,而 cyclin D1 是调节细胞从 $G_1$ 期到 S 期的蛋白;④ 增加细胞之间缝隙连接的信息传递。

还有研究提示,膳食中富含番茄红素可降低口腔癌、咽癌和喉癌危险性,但因资料较少不足以给出结论。

2. β 隐黄质

β 隐黄质是一种橙黄色的色素,在南瓜、玉米、木瓜、橘子、甜椒、橙子和水蜜桃等中含量较高。有 7 项队列研究均显示增加 β-隐黄质的摄入量可以降低肺癌的危险性,对该 7 项队列研究的荟萃分析表明,β-隐黄质高摄入量与低摄入量组比较可以显著降低肺癌的危险性(RR 0.76,95%CI 0.67～0.89)。

## 第3节 癌症病人营养代谢的变化和癌症恶病质

WCRF/AICR 专家小组 2018 年的报告中保存了其在 2007 年报告中所增加的"癌症生存者"的相关内容。癌症生存者是指已经诊断患有癌症,以及曾患癌症已经康复的所有人群。从这个定义讲,一个人从被诊断为患有癌症那刻起就是 一名癌症生存者。癌症生存者包括下列几组人群:① 已经诊断为癌症患者,但尚未接受治疗者;② 正在接受各种治疗者;③ 已经接受过治疗的患者;④ 已经有癌转移的病人;⑤ 已经恢复的人。临床上通常统称为癌症病人或患者。

### 一、癌症病人营养代谢的变化

因肿瘤增长本身会分泌一些细胞因子如肿瘤坏死因子的作用,肿瘤治疗引起的影响、蛋白质丢失、脂肪消耗、食欲下降等原因,癌症病人的营养代谢会发生很大变化。

1. 糖代谢的变化

癌症病人体内糖合成代谢增加、胰岛素抵抗、糖耐量的改变、内生糖的增加和 Cori 循环活性升高已得到证实。癌症患者的糖代谢特点之一是糖耐量降低,一般发生在癌症恶病质出现之前。有的患者对胰岛素的敏感性降低,进食后胰岛素释放减少,而补充胰岛素可增加癌症患者全身及局部肌肉的蛋白质合成及降低蛋白质分解速度。有人认为癌症患者糖耐量降低与体内甲状腺素浓度降低,胰岛素的分泌减少有关。已经证实,即使在有氧条件下,肿瘤组织仍以糖酵解为主,从而消耗大量的葡萄糖,肌肉组织特别在缺氧收缩时放出大量乳酸,经血液运至肝,经糖异生作用再生成葡萄糖而进入血液,回到肌肉,构成乳酸循环,亦称 Cori 循环。正常情况下 Cori 循环只占糖转变的 20%,而在癌症恶病质患者可增加到 50%。Cori 循环时,1 mol/L 葡萄糖酵解仅产生 2 mol ATP,而自乳糖再生成葡萄糖需消耗 6 mol ATP,因此此过程为一耗能过程。

2. 蛋白质代谢的变化

在非肿瘤性厌食症病人中,因长期饥饿,脂肪被利用做燃料,3/4 的体重丢失是由于脂肪减少,而仅有一小部分来自肌肉组织。而在癌症恶病质病人的体重降低则不同,脂肪和肌肉组织的减少是相等的,所以癌症患者常伴有骨骼肌蛋白丢失和营养不良,整体蛋白质更新率增加。有人测定癌组织中蛋白质的转换率为每天 50%~90%。长期的负氮平衡,导致蛋白质热能营养不良、免疫力低下及对手术等抗肿瘤治疗的耐受力下降。

谷氨酰胺为机体氨基酸、嘌呤、嘧啶及尿素等的合成提供前体物质,同时为肠黏膜上皮细胞、淋巴细胞、肿瘤细胞、成纤维细胞等快速生长分化的细胞提供能量。恶性肿瘤细胞可与宿主竞争血液中的谷氨酰胺,血液中谷氨酰胺逐渐下降,同时因癌症恶病质前期患者产生谷氨酰胺的能力下降,是癌症患者在外伤、感染、手术时失去免疫功能的原因之一,癌细胞内的谷氨酰胺浓度与癌的生长速度呈负相关。

3. 脂肪代谢的变化

体脂丢失是癌性恶病质的特征,表现为三头肌皮褶厚度测量值下降及释放至血中的甘油和游离脂肪酸增加。肿瘤可能通过刺激巨噬细胞产生肿瘤坏死因子而增强内源性脂肪分解,抑制脂蛋白脂酶活性,使脂肪细胞摄取的脂肪酸减少,临床表现为高脂血症,而在饥饿状态下必将消耗宿主的脂肪储备。

**4. 维生素缺乏**

许多癌症病人可发生维生素缺乏,癌症病人血清中叶酸、维生素 A、维生素 C、维生素 $B_{12}$、维生素 E 等的水平明显低于正常人。另有报道对死于癌症或癌症继发感染者的尸检结果表明,18%～35%的人表现为肝脏维生素 A 严重缺乏。我国也有研究报道,患有恶性肿瘤老人血清中维生素 A、维生素 E 和维生素 C 水平低于健康老年人。造成癌症患者维生素缺乏的原因包括体内消耗增加、肿瘤治疗的影响及病人摄入量下降等。

**5. 水与无机盐的代谢变化**

在浸润性癌肿患者体内最常见到水和电解质失衡,如低血钠、低蛋白血症及低钙血症等。由于癌组织释放细胞因子的作用使得体内锌在组织中重新分布,癌症患者血清中锌含量常常降低,膳食补充锌可以恢复正常,说明癌症患者对锌的需要量增加,锌的补充可以帮助癌症病人维持正常的免疫功能。而癌症患者血清铜水平可以维持正常或升高,其升高的作用和机理尚不清楚。癌症患者血清铁水平也多下降,但这种下降某种程度上是有益的,因为许多微生物是以铁作为营养物质的,这样可减少癌症患者感染的机会。

晚期癌症患者约 10% 可有高钙血症,是癌症最常见的内分泌方面的并发症,过度骨吸收是高钙血症的重要原因。肺癌、乳腺癌、多发性骨髓瘤并发高钙血症者较多,病情轻者症状不明显,仅在血液生化测定时发现,血钙增高,血中碱性磷酸酶亦升高,尿钙增加。

## 二、癌症治疗对患者营养状况的影响

临床上对癌症的治疗手段有手术、化疗、放疗或免疫等多种综合性方法,无论哪种疗法,都将对病人的营养状况产生一定的影响。

**1. 手术治疗的影响**

手术治疗作为一种创伤性治疗手段,仍然是目前绝大多数癌肿病人综合治疗的首选方法。由于癌肿被切除,器官的修复和重建会给病人在生理、生化、营养代谢方面带来一些新的变化和障碍。如果术前未纠正病人的营养不良,病人术后易发生切口裂开、切口愈合不良、感染率增加、胃肠道排空延缓、恢复缓慢等并发症。

手术对患者营养状况的影响因手术部位和手术方式不同而不同,头、面、颈部的癌肿被切除后会干扰咀嚼及吞咽,进行鼻饲会引起病人的不适。消化系统的癌肿被切除后,将导致病人不能正常进食。如胃大部切除病人会影响正常进食,癌症根治需要切除大部小肠时,则可造成消化不良,严重影响营养素的消化和吸收,造成三大热能营养素的消化吸收障碍,形成热能蛋白质营养不良、维生素和微量元素缺乏,所以病人应注意其营养补充。肝脏部分切除术会引起出血、胆汁瘘、肝衰竭等并发症发生,术后出现肝衰竭与肝切除量以及肝硬化程度有密切关联。肝硬化愈严重,肝切除量愈大,发生肝衰竭的机会愈多。

**2. 化疗的影响**

化疗药物可影响癌组织及其他正常组织的核酸代谢,直接破坏 DNA 的结构功能与复制,造成组织细胞 mRNA 的转录和翻译、纺锤丝聚合或解聚功能的障碍,破坏生物膜,阻断细胞信号传导和增殖调控等。化疗药物的种类、性质、剂量及应用方法不同,化疗过程引起的营养障碍也不同,一般来说,快增殖细胞对化疗的敏感性较高,如骨髓造血功能的抑制作用和消化道黏膜上皮受累在初次化疗时就可表现出来。化疗药物可以阻止胃肠道黏膜上皮细胞 DNA 的合成,导致胃肠道黏膜上皮细胞的代谢障碍,形成溃疡,加重肝细胞破坏,胆汁淤积,病人可有转氨酶、碱性磷酸酶升高,部分病人可以发生肝硬化和肝纤维化。化疗造成病人口炎、咽喉炎、胃肠道黏膜炎症和肝功能障碍,病人往往出现恶心、呕吐、厌食和腹泻,有时甚至出现便血,严重影响病人的摄食和吸收,加重营养不良发生。

化疗药物可引起贫血、尿中丢失蛋白质、钙及钾、B 族维生素缺乏及神经系统失调。化疗药物破坏瘤细胞而使代谢产物增多,增加肾脏负担。有些用联合化疗者反应更为加重。身体长期得不到食物营养,再加上某些药物对造血系统方面的损害,使病人发生骨髓抑制、贫血、白细胞和血小板减少,致病人身体抵抗力明显下降。

### 3. 放疗的影响

放疗导致蛋白质分解代谢增强而合成代谢减弱,尿中氨基酸排出增多,出现负氮平衡;脂肪动员增加出现高脂血症,甘油三酯增加尤为明显。同时由于胃肠道和骨髓对放疗的影响最为敏感,造成贫血、白细胞和血小板减少,维生素和无机盐缺乏,水和电解质紊乱,导致病人免疫功能损害和对感染的易感性增加。放疗常伴有体重下降,在照射 8～10 周治疗结束时,病人的体重下降 10% 以上。还有资料表明,癌症患者在放疗后,血清 β-胡萝卜素和维生素 E 的水平明显低于放疗前。

### 4. 免疫治疗的影响

肿瘤免疫治疗利用现代生物技术及其产品,通过调节机体抗癌各环节(免疫系统、神经内分泌系统、癌基因与抑癌基因、血管生成、精神因素等)的平衡,达到控制肿瘤或减轻治疗相关副作用的目的。免疫治疗的副作用包括寒战、发热、恶心、呕吐、腹泻、食欲不振、乏力、头痛、失眠、焦虑、记忆力减退、皮肤瘙痒、扩散性红斑疹、血小板计数降低、出血征象、咳嗽、哮喘、呼吸困难、低血压、心律失常、体液潴留等,这些均可影响到患者的营养状况。

## 三、癌症恶病质及其常见症状

### 1. 恶病质的概念

中国抗癌协会在《中国肿瘤营养治疗指南(2015 版)》中指出,恶病质"是以骨骼肌量持续下降为特征的多因素综合征,伴随或不伴随脂肪组织减少,不能被常规的营养治疗逆转,最终导致进行性功能障碍"。恶病质是营养不良的特殊形式,经常发生于进展期肿瘤患者。

### 2. 恶病质的产生

在各类癌症病人中,有 1/3～2/3 可发生癌症恶病质。在经过化疗、放疗以及各类癌转移者中发生率更高。

就癌症引起的恶病质的过程而言。首先,癌症的产生和癌肿的生长可以引起患者厌食进而引起营养不良状态;而且肿瘤的产生促进了代谢分布,产生代谢异常,包括大量氮从骨骼肌转移至肝脏。氨基酸在肝脏被用于合成急性期蛋白和进行糖异生。体内骨骼肌组织和脂肪储存的减少都与肿瘤因子及细胞因子密切相关。免疫细胞释放的细胞因子作用于骨髓细胞,并产生复杂的级联反应,最终导致恶病质的出现。

### 3. 恶病质的临床表现

恶病质常表现为厌食、进行性体重下降、贫血、低蛋白血症等。这种状态将直接影响整个治疗过程,不利于原发病的治疗,降低病人的生活质量,最终可导致病人发生营养衰竭而死亡。

(1)食欲减退:在肿瘤发生早期或肿瘤发生扩散转移时均可出现食欲缺乏或降低,发生食欲下降的原因可能与大脑进食调节中枢功能障碍有关。肿瘤生长,血浆色氨酸浓度增加,大脑中色氨酸浓度增加可导致下丘脑 5-羟色胺合成增加,而大脑中 5-羟色胺浓度增加与厌食明显相关。消化道肿瘤如口腔、咽、食道肿瘤病人由于吞咽困难、进食障碍,使得病人害怕进食,食欲也会下降,食物摄入减少。肝转移病人常伴有肝功能不全,导致厌食和恶心。此外,肿瘤病人的心理因素、压抑、焦虑等也可影响食欲及进食习惯。味觉、嗅觉改变也是食欲缺乏的另一个原因。而癌症化疗和放疗的应用又可加重食欲的下降。

(2)体重下降:由于厌食使得能量和营养物质长期负平衡造成营养不良,进而体重下降是恶性肿瘤病人最常见的现象,仅用厌食不能解释所有病人的体重下降,因有些食欲很好的病人也会发生体重下降,可能与肿瘤组织产生的细胞因子有关,已发现的此类因子有肿瘤坏死因子-a、白介素-6、白介素-1、白细胞抑制因子、脂质动员因子与蛋白动员因子,尚待继续研究。原因不明的体重下降可能是癌症发生的先兆,应提高警惕。有资料表明,癌症恶病质病人体重下降越严重,其预后就越差,存活时间越短。

(3)低白蛋白血症:由于血容量相对增加,皮肤、尿及粪便丢失增加,以及白蛋白合成减少等几方面原因造成癌症恶病质病人血清中白蛋白水平降低。血清白蛋白水平是预示病人恢复或死亡的非常有价值的指标,有调查表明血清白蛋白水平与 30 天内死亡率密切相关。

癌症恶病质病人除上述三项常见表现外,还可表现皮肤萎缩变薄,压迫部位出现红斑、大瘢甚至溃疡,下肢和阴囊水肿。生化检查可发现贫血、低血糖、高血脂、血乳酸过多、葡萄糖不耐性、电解质紊乱,往往可看到安静时热能消耗增高等。

# 第 4 节　癌症病人的营养治疗

肿瘤营养疗法是对营养干预进行计划、实施和评价,其目的是治疗肿瘤及其并发症或改善身体状况,以改善肿瘤患者的预后情况,包括营养诊断(营养风险筛查/营养评估)、营养干预(包括营养教育和营养支持)、营养评价三个不同阶段。肿瘤营养疗法贯穿于肿瘤治疗的全过程,是有别于手术、放疗、化疗、免疫治疗、靶向治疗等肿瘤基本治疗方法的同等重要的一种治疗方法,它融于上述治疗方法之中,不仅仅是补充营养不良,更重要的是治疗营养不良、调节代谢、调节免疫。肿瘤患者营养治疗临床路径见图 19-2。

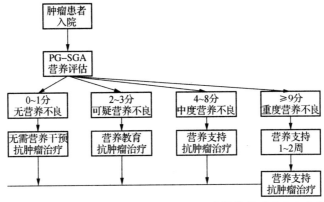

**图 19-2　中国抗癌协会肿瘤营养与支持治疗专业委员会推荐的肿瘤患者营养治疗临床路径**

说明:抗肿瘤治疗泛指手术、化疗、放疗、免疫治疗等,营养教育包括饮食指导、饮食调整与饮食咨询。

## 一、营养风险筛查和评估

目前临床上常用的临床筛查与评估工具:欧洲营养不良风险筛查方法(NRS2002)、主观整体评估(SGA)、患者主观整体评估(PG-SGA)、微型营养评估(MNA)、营养不良通用筛查工具(MUST)。所有肿瘤病人入院后均需进行营养风险筛查/评估,了解患者的基本营养情况,确定营养诊断。本章着重介绍专门为肿瘤患者设计的营养评估方法,其他方法详见第7章。

患者主观整体评估(PG-SGA)是专门为肿瘤患者设计的营养状况评估方法,是在 SGA 基础上发展而成的,它由患者自我评估部分及医务人员评估部分两部分组成,具体内容包括体重、摄食情况、症状、活动和身体功能、疾病与营养需求关系、代谢方面的需要、体格检查等7个方面,前4个方面由患者自己评估,后3个方面由医务人员评估,总体评估结果分为定量评估和定性评估两种。定量评估为将7个方面的计分相加,得出一个最后积分,根据积分将患者分为0~1分(无营养不良)、2~3分(可以营养不良)、4~8分(中度营养不良)、≥9分(重度营养不良)。定性评估将肿瘤患者的营养状况分为 A(营养良好)、B(可疑或中度营养不良)、C(重度营养不良)三个等级。具体评价标准见下表。

### 患者主观整体营养评估表
#### Scored Patient-Generated Subjective Global Assessment(PG-SGA)
#### PG-SGA 病史问卷表

PG-SGA 设计中的 Box 1-4 由病人来完成,其中 Box1 和 Box3 的积分为每项得分的累加,Box2 和 Box4 的积分基于病人核查所得的最高分。

1. 体重(见工作表1)

我现在的体重是_____千克

我的身高是_____米

1 个月前我的体重是_____千克

6 个月前我的体重是_____千克

最近 2 周内我的体重:

□下降(1)　　　　□无改变(0)　　　　□增加(0)

Box 1 评分:_____

2. 膳食摄入(饭量)

与我的正常饮食相比,上个月的饭量:

□无改变(0)　　　　□大于平常(0)　　　　□小于平常(1)

我现在进食:

□普食但少于正常饭量(1)

□固体食物很少(2)

□流食(3)

□仅为营养添加剂(4)

□各种食物都很少(5)

□仅依赖管饲或静脉营养(6)

Box 2 评分:_____

3．症状

最近 2 周我存在以下问题影响我的饭量：

☐没有饮食问题(0)

☐无食欲，不想吃饭(3)

☐恶心(1)　　　　　　☐呕吐(3)

☐便秘(1)　　　　　　☐腹泻(3)

☐口腔疼痛(2)　　　　☐口腔干燥(1)

☐味觉异常或无(1)　　☐食物气味干扰(1)

☐吞咽障碍(2)　　　　☐早饱(1)

☐疼痛；部位？(3)　　☐其他＊＊(1)

＊＊例如:情绪低落,金钱或牙齿问题

Box 3 评分：_____

4．活动和功能

上个月我的总体活动情况是：

☐正常,无限制(0)

☐与平常相比稍差,但尚能正常活动(1)

☐多数事情不能胜任,但卧床或坐着的时间不超过 12 小时(2)

☐活动很少,一天多数时间卧床或坐着(3)

☐卧床不起,很少下床(3)

Box 4 评分：_____

Box 1－4 的合计评分(A)：

5．疾病及其与营养需求的关系(见工作表 2)

所有相关诊断(详细说明)：

原发疾病分期：Ⅰ Ⅱ Ⅲ Ⅳ其他

年龄

评分(B)：

6．代谢需要量(见工作表 3)

评分(C)：

7．体格检查(见工作表 4)

评分(D)：

PG-SGA 总评分

评分 A＋B＋C＋D

总体评量(见工作表 5)

A 级营养良好

B 级中度或可疑营养不良

C 级严重营养不良

## PG-SGA 评分工作表

**工作表 1　体重丢失的评分**

评分使用 1 个月体重数据,若无此数据则使用 6 个月体重数据。使用以下分数积分,若过去2周内有体重丢失则额外增加1分。

| 1月内体重丢失 | 分数 | 6月内体重丢失 |
|---|---|---|
| 10%或更大 | 4 | 20%或更大 |
| 5%～9.9% | 3 | 10%～19.9% |
| 3%～4.9% | 2 | 6%～9.9% |
| 2%～2.9% | 1 | 2%～5.9% |
| 0～1.9% | 0 | 0～1.9% |

评分(Box 1)

**工作表2　疾病和年龄的评分标准**

| 分类 | 分数 |
|---|---|
| cancer | 1 |
| AIDS | 1 |
| 肺性或心脏恶病质 | 1 |
| 压疮、开放性伤口或瘘 | 1 |
| 创伤 | 1 |
| 年龄≥65岁 | 1 |

评分(Box 5)

**工作表3　代谢应激状态的评分**

| 应激状态 | 无(0) | 轻度(1) | 中度(2) | 高度(3) |
|---|---|---|---|---|
| 发热 | 无 | 37.2～38.3 ℃ | 38.3～38.8 ℃ | ≥38.8 ℃ |
| 发热持续时间 | 无 | <72 h | 72 h | >72 h |
| 糖皮质激素用量(强的松) | 无 | <10 mg/d | 10～30 mg/d | ≥30 mg/d |

评分(Box 6)

**工作表4　体格检查**

| | 无消耗:0 | 轻度消耗:1+ | 中度消耗:2+ | 重度消耗:3+ |
|---|---|---|---|---|
| 脂肪<br>眼窝脂肪垫<br>三头肌皮褶厚度<br>肋下脂肪 | 0<br>0<br>0 | 1+<br>1+<br>1+ | 2+<br>2+<br>2+ | 3+<br>3+<br>3+ |
| 肌肉<br>颞肌<br>肩背部<br>胸腹部<br>四肢 | 0<br>0<br>0<br>0 | 1+<br>1+<br>1+<br>1+ | 2+<br>2+<br>2+<br>2+ | 3+<br>3+<br>3+<br>3+ |
| 体液<br>踝部水肿<br>骶部水肿<br>腹水 | 0<br>0<br>0 | 1+<br>1+<br>1+ | 2+<br>2+<br>2+ | 3+<br>3+<br>3+ |
| 总体消耗的主观评估 | 0 | 1 | 2 | 3 |

评分(Box 7)

**工作表 5　PG-SGA 整体评估分级**

|  | A 级<br>营养良好 | B 级<br>中度或可疑营养不良 | C 级<br>严重营养不良 |
| --- | --- | --- | --- |
| 体重 | 无丢失或近期增加 | 1 个月内丢失 5%（或 6 个月 10%）或不稳定或不增加 | 1 个月内>5%（或 6 个月>10%)或不稳定或不增加 |
| 营养摄入 | 无不足或近期明显改善 | 确切的摄入减少 | 严重摄入不足 |
| 营养相关的症状 | 无或近期明显改善,摄入充分 | 存在营养相关的症状 Box 3 | 存在营养相关的症状 Box 3 |
| 功能 | 无不足或近期明显改善 | 中度功能减退或近期加重 Box 4 | 严重功能减退或近期明显加重 Box 4 |
| 体格检查 | 无消耗或慢性消耗,但近期有临床改善 | 轻至中度皮下脂肪和肌肉消耗 | 明显营养不良体征如严重的皮下组织消耗、水肿 |

PG-SGA 是一种有效的肿瘤患者特异性营养状况评估工具,是美国营养师协会（ADA）推荐用于肿瘤患者营养评估的首选方法,中国抗癌协会肿瘤营养与支持治疗专业委员会推荐使用。

## 二、营养干预

营养不良在肿瘤人群中非常普遍,营养不良的后果严重影响肿瘤患者的预后,因此,营养干预是肿瘤治疗的常规手段和基本措施。营养干预是癌症病人治疗方案中不可缺少的一部分,可提高病人对手术治疗的耐受性,减少术后感染,加速伤口愈合,也可提高病人耐受化疗和放疗的能力,减少治疗的毒性和副作用,预防癌症恶病质的发生,对提高癌症综合治疗的疗效,改善病人生活质量均有显著作用。营养干预的方法包括营养教育、饮食指导和营养支持等内容。

2017 年 8 月 1 日中华人民共和国国家卫生和计划生育委员会发布了恶性肿瘤患者膳食指导(WS/T 559—2017),规定了成人肿瘤患者膳食指导原则、能量和营养素推荐摄入量、食物选择。适用于对抗肿瘤治疗期和康复期的肿瘤患者(尤指携瘤患者)进行膳食指导。

1. 肿瘤患者膳食指导原则
(1) 合理膳食,适当运动。
(2) 保持适宜的、相对稳定的体重。
(3) 食物的选择应多样化。
(4) 适当多摄入富含蛋白质的食物。
(5) 多吃蔬菜、水果和其他植物性食物。
(6) 多吃富含矿物质和维生素的食物。
(7) 限制精制糖摄入。
(8) 肿瘤患者抗肿瘤治疗期和康复期膳食摄入不足,在经膳食指导仍不能满足目标需要量时,建议给予肠内、肠外营养支持治疗。

2. 肿瘤患者能量和营养素推荐摄入量
(1) 能量:一般按照 20～25 kcal/(kg·d)(非肥胖患者的实际体重)来估算卧床患者的能量,按照 30～35 kcal/(kg·d)(非肥胖患者的实际体重)来估算能下床活动患者的能量,再根据患者的年龄、应激状况等调整为个体化能量值。

（2）蛋白质：一般可按 1～1.2 g/(kg·d)（非肥胖患者的实际体重）给予，严重营养消耗者可按 1.2～2 g/(kg·d)（非肥胖患者的实际体重）给予。

（3）脂肪：供能占总能量的 35%～50%。推荐适当增加富含 n-3 及 n-9 脂肪酸食物。

（4）碳水化合物：供能占总能量的 35%～50%。

（5）水：包括饮水和食物中所含水，一般按 30～40 mL/(kg·d) 给予，使每日尿量维持在 1 000～2 000 mL。有心、肺、肾等脏器功能障碍的病人特别注意防止液体过多。

（6）矿物质及维生素：参考同龄、同性别正常人的矿物质及维生素每日推荐摄入量给予。在没有缺乏的情况下，不建议额外补充。

3. 肿瘤患者的食物选择

（1）谷类和薯类：保持每天适量的谷类食物摄入，成年人每天摄入 200～400 g 为宜。在胃肠道功能正常的情况下，注意粗细搭配。

（2）动物性食物：适当多吃鱼、禽肉、蛋类，减少红肉摄入。对于放、化疗导致胃肠道损伤的患者，推荐制作软烂细碎的动物性食品。

（3）豆类及豆制品：每日适量食用大豆及豆制品。推荐每日摄入约 50 g 等量大豆，其他豆制品按水分含量折算。

（4）蔬菜和水果：推荐蔬菜摄入量 300～500 g，建议各种颜色蔬菜、叶类蔬菜。水果摄入量 200～300 g。

（5）油脂：使用多种植物油作为烹调油，每天在 25～40 g。

（6）其他：避免酒精摄入；限制烧烤（火烧、炭烧）、腌制和煎炸的动物性食物；肿瘤患者出现明确的矿物质及维生素等营养素缺乏时，在寻求医学治疗的同时，可考虑膳食强化补充部分营养素。

4. 肿瘤患者营养支持的步骤

肿瘤患者的营养支持参照 ESPEN 指南建议，遵循五阶梯治疗原则进行治疗，当下一阶梯不能满足 60% 目标能量需求 3～5 天时，应该选择上一阶梯（营养支持五阶梯模式图见第 12 章图 12-1）。

第一阶梯：饮食+营养教育，对所有肿瘤患者进行定期营养教育。营养教育包括讲解营养支持的重要性及膳食营养摄入原则；讲解营养筛查与评估目的与项目意义及方法（明确营养不良的类型—能量缺乏型或蛋白质缺乏型或能量-蛋白质缺乏型）；传授营养知识、提出营养建议；制定及讲解个体化营养治疗目标；回答患者及其亲属的问题等教育。这一阶段营养供给以食物制作成菜肴熟品供给，可参照恶性肿瘤患者膳食指导原则进行。

若 3～5 天以上日常食物摄入量达不到营养目标摄入量的 60%，营养支持方案应向上进入第二阶梯：饮食+ONS，即除了食用正常饮食外，补充经口肠内营养液或特殊医学配方的食品（food for special medical purposes，FSMP），由此，补充日常饮食摄入不足。研究表明，每日经过 ONS 提供热能 400～600 kcal，能较好地发挥营养补充作用。

若饮食+ONS 不能满足营养目标摄入量的 60% 或一些不能经口饮食的情况下，营养支持方案应向上进入第三阶梯：TEN，这类患者包括吞咽障碍、食管癌完全梗阻、严重胃瘫、幽门梗阻患者，这类患者多需要经管饲途径进行营养支持治疗，常用的喂养途径有鼻胃管、鼻肠管、胃造瘘、空肠造瘘。在食道完全梗阻情况下，优先选择胃造瘘或肠造瘘，TEN 的输入方法有连续输注或间歇输注两种。在输入过程中应根据每个患者的实际情况如胃耐受性（胃动力情况）、肠耐受性选择适宜的营养制剂及数量、输入途径、方法，即个体化原则提供营养方案。重视误吸、反流、腹胀、腹泻的防治，做到五个"度"，即耐受度（总量）数量由少到多（500→1 500 mL/d），保持温度 37～40 ℃，速度从缓慢逐渐增快（20→100 mL/h），浓度由低到高，坡度（患者体位为 30°～45°）。

若 TEN 不能满足目标值需要量，营养支持方案应向上进入第四阶梯：PEN＋PPN，即肠内营养补充的基础上增加肠外营养补充。临床肿瘤患者往往出现厌食、早饱、肿瘤相关胃肠病、治疗不良反应，使得患者吃的少、消化不了，采用 PEN＋PPN 显得更重要，PEN＋PPN 提供的能量比例没有固定值，能用肠内营养尽可能用肠内营养，主要根据患者肠内营养的耐受性，肠内营养耐受性越好，需要 PPN 提供的能量就越少。

若 PEN＋PPN 不能满足目标值需要量，营养支持方案应向上进入第五阶梯：TPN（即完全肠外营养）。在肠道完全不能使用时，这类患者包括完全型梗阻、顽固性呕吐、严重腹泻、严重吸收不良、高流量肠瘘、短肠综合征等，TPN 是维持患者生存的唯一营养来源。选择用 TPN 时，除了考虑上述的适应证外，还应考虑患者的实际营养状况，研究表明：TPN 治疗前患者的 SGA 及血浆白蛋白（<25 g/L）与 TPN 治疗后死亡率的关系最为密切，由此 SGA 重度营养不良或白蛋白<25 g/L 是实施 TPN 的有力证据。

若预计肠外营养持续 4 周或更长，间断性需要肠外营养支持，则推荐使用永久性中心静脉导管，即输液港，无论使用何种中心静脉导管，肠外营养都应通过专用管腔输入。

肠外营养要预防技术性、代谢性、感染性和肠道并发症。另外，若营养不良状况下予肠外营养支持时，必须特别重视再喂养综合征及脂肪超载综合征防治，定期（每周 1～2 次）化验观察血生化及电解质指标，以便早期发现并采取措施。TPN 能量供给从低水平［（15～20 kcal/(kg·d)］开始，并逐渐加量，同时注意补充 B 族维生素、磷、镁等元素是防治再喂养综合征的关键。

### 三、疗效评价和随访

营养干预的实施时机是越早越好，因为营养干预的临床效果出现较慢，建议营养治疗 4 周为一个疗程。营养干预的疗效评价有快速变化、中速变化和慢速变化三类指标，每类指标的检查评估频率不同。

快速变化指标为实验室参数，每周检测 1～2 次，如血常规、电解质、肝肾功能、炎症因子（C 反应蛋白、肿瘤坏死因子、白介素-1、白介素-6）、营养套餐（白蛋白、前白蛋白、转铁蛋白、视黄醇结合蛋白、游离脂肪酸）、血乳酸等；中速变化指标每 4～12 周检测评估一次，包括人体测量指标、人体成分分析、生活质量评估、体能评估、肿瘤灶评估（双径法）、PET-CT 代谢活性；慢速变化指标为生存时间，每年评估 1 次。

所有肿瘤患者出院后均应至少每 3 个月到医院营养门诊或接受电话营养随访 1 次。

## 第 5 节　膳食营养与癌症预防

随着分子生物学理论与技术在营养学研究中的应用，近年来广泛开展了人体所需各种营养素与非营养素成分在恶性肿瘤发生发展中的作用的研究，受试样品从各种食物提取物或浓缩物到分离纯化的食物成分。

## 一、癌症预防理念

尽管医学界不断地努力探索有效治疗癌症的方法与手段,但是治愈率仍然很低,癌症仍被称为"不治之症",因此有效的预防措施是降低癌症患病率和死亡率的重要途径。极少数的癌症是源于遗传因素,而绝大多数是环境因素所致,世界卫生组织指出,至少1/3的癌症是可以预防的,而预防癌症是控制癌症发病最经济、最长远的策略。癌症的预防应包括免于罹患和延迟癌症的发生。大部分针对其他慢性病的预防策略也适用于癌症的预防。降低癌症危险性的主要方法包括避免使用烟草、摄入适宜的膳食、避免接触致癌物。健康的饮食习惯是防治癌症的重要手段。坚持体育运动和保持健康体重配合平衡膳食可以明显降低癌症的风险。有关部门应制定相关政策法规,为公众提供相关信息,使公众提高对癌症预防的知晓率,减少癌症危险因素的暴露,改变不健康行为方式,接受并采纳健康的生活方式。

## 二、癌症的一级预防

一级预防亦称为病因预防,是针对致病因素的预防措施,是面向健康或亚健康人群的消除疾病危险因素的积极主动性预防。预防的目的是减少或改变未患癌症人群的癌症危险因素,以降低发病率,如病原体的感染、精神过度紧张、营养不良或不平衡、平素缺乏锻炼、家庭发生变故等,这些因素都会造成癌症发生的危险性提高,而有些危险因素是可以改变的,如抗感染、心理调整、加强营养等。

在膳食、营养与肿瘤预防所采取的措施方面,对于公众来说,以食物与癌症的关系最易被接受,同时对于食物与癌症的关系来讲,普遍认为以食物为总体更为合理。例如目前人们一致认为蔬菜、水果具有预防肿瘤的作用,但要讲清楚到底哪种营养素或成分在起作用却很难。

WCRF/AICR 1997年撰写了《食物、营养与癌症预防》专题报告。2018年撰写出版了其第3份专家报告《饮食、营养、体能活动和癌症:全球角度》,报告给出了10条癌症预防建议和相应的目标,具体内容如下:

1. 维持健康的体重

将体重维持在健康的范围内,成年后应避免体重增加。

目标:确保童年时期和青春期的体重保持在成年人正常BMI值的低段;尽量在健康范围内保持一个较低的体重;在成人时期避免体重增加(以体重或腰围为标准)。

2. 多做体能活动

将多做体能活动作为日常生活的一部分——多走路和减少坐着的时间。

目标:至少具有中等程度的身体活动能力,并遵循或超过国家指南;限制久坐习惯。

建议成年人每天积极活动,每周至少参加150分钟的中等强度有氧运动或至少75分钟的剧烈有氧运动,这代表心脏健康代谢所需的最低的体力活动量。建议5~17岁的儿童和青年每天至少累计60分钟中等强度到剧烈的身体活动,60分钟以上的体力活动还能带来更多的健康益处。

中等强度的活动包括步行、骑自行车、家务、园艺和某些职业,还有游泳、跳舞等娱乐活动。剧烈的活动包括跑步、快速游泳、快速骑自行车、有氧运动和一些团体运动。

3. 食用富含全谷物、蔬菜、水果和豆类的膳食

使全谷物、蔬菜、水果和豆类成为你日常饮食的主要部分。

目标：每天从食物中摄入至少 30 g 富含膳食纤维的饮食；富含膳食纤维的食物大多数包括全谷物、非淀粉类蔬菜、水果和豆类；每天吃富含各种植物性食物的膳食，包括至少 5 份（至少 400 g）的非淀粉类食物和水果；如果吃含淀粉的根和块茎作为主食，那么也要经常吃非淀粉类蔬菜、水果和豆类。

4. 限制食用"快餐"和其他高脂肪、高淀粉或高糖的加工食物

限制这些食物有助于控制卡路里的摄入量并保持健康的体重。

目标：限制食用高脂肪、高淀粉或高糖类的加工食物，包括"快餐"和许多预处理的菜肴、小吃、烘焙食品和甜点、糖果等。

5. 限制食用红肉和加工肉类

不要进食过量的红肉（如牛肉、猪肉和羊肉），尽量少吃甚至不吃加工肉类。

目标：如果吃红肉，每周不超过 3 份，3 份约等于 350～500 g 熟肉的重量。吃很少的甚至不吃加工肉类。

"红肉"是指所有哺乳动物的肌肉，如牛肉、小牛肉、猪肉、羔羊肉、羊肉、马和山羊肉。"加工肉类"是指通过腌制、发酵、烟熏或其他方法转变的肉类，以增加风味或改进保存。350 g 熟红肉大约相当于 700～750 g 生肉，但具体的转换取决于肉的切割、瘦肉和脂肪的比例以及烹饪的方法和程度。

6. 限制饮用加糖调味饮料

主要喝水和不加糖的饮料。

目标：不喝加糖调味饮料。

糖饮料在这里是指液体中添加了自由糖（如蔗糖、高果糖、玉米糖浆）和天然存在于蜂蜜、糖浆、果汁和浓缩果汁中的糖类。包括汽水、运动饮料、能量饮料、加糖水、甜饮料、大麦水以及加糖或糖浆的咖啡和茶饮料。

7. 限制饮酒

目标：为了预防癌症，尽量避免饮酒。

饮酒是导致许多癌症的原因之一。饮酒没有这样一个阈值，低于它就不会增加至少某些癌症的风险。如果你确实饮酒，不要超过国家的指南。儿童不应该喝含酒精的饮料。怀孕期间也不要饮酒。

8. 不要使用补充剂来预防癌症

目标：大剂量膳食补充剂不建议用于防癌，应以单靠通过饮食来满足营养需求作为目标。对大多数人来说，食用正确的食物和饮料比食用膳食补充剂更有可能预防癌症。

这一建议适用于所有剂量和配方的补充剂，除非该补充剂已由合格的卫生专业人员推荐，他们能够评估个人要求以及潜在的风险和益处。在某些情况下，例如为怀孕或饮食不足做准备，补充剂可能是预防营养或能量缺乏的。一般对健康的人来说，保证得到各种食物、饮料的定期供应和营养密集的饮食摄入是可以获得足够的营养素摄入的。

9. 母乳喂养：如果可以，给婴儿哺喂母乳

哺喂母乳对母亲和婴儿都有好处。

目标：本建议与世界卫生组织的建议一致，即建议婴儿完全用母乳喂养 6 个月，然后直

到 2 岁或以上,同时给予适当的辅食添加。

10. 确诊患癌后:如果可以,遵循上述建议

向健康专家咨询什么是适合自己的。

目标:所有癌症康复者应接受营养护理及身体活动指导;除非另有建议,如有可能,建议所有癌症幸存者在治疗急性期后尽量遵循癌症预防建议。

癌症幸存者的情况差别很大。人们越来越认识到饮食、营养、体能活动和体脂在癌症生存中的潜在重要性。被诊断为癌症的人应该尽快咨询受过适当训练的卫生专业人员,他能够考虑到每个人的情况。

【食谱举例】

夏某,60 岁,男,身高 173 cm,体重 60.5 kg,4 月前出现咳嗽,咳痰,胸痛,医院就诊,胸部增强 CT 结果显示,左上肺门旁软组织影伴气管狭窄,闭塞,左上肺叶不张,实变,右肺上叶肺气肿,左侧胸膜增厚。病理切片显示,左上肺黏膜鳞状上皮重度异型增生、癌变。患者既往无高血压、糖尿病病史。

早餐:馒头 1 个,纯牛奶 250 mL,水煮蛋 1 只,木耳黄瓜:木耳 10 g,黄瓜 50 g。

午餐:米饭一碗(白米 70 g,绿豆 30 g),百叶结烧肉(百叶 30 g,猪肉 50 g),西兰花胡萝卜(西兰花 100 g,胡萝卜 20 g)清炒毛毛菜(100g)。

晚餐:米饭一碗(白米 70 g,红豆 30 g),红烧鸡翅 3 只(约 75 g),番茄冬瓜(番茄 50 g,冬瓜 100 g),蒜泥菠菜(菠菜 150 g)。

下午点心:苹果一只约 150 g。

(王少康　孙桂菊)

# 第20章 营养与血液系统疾病

与营养关系密切的血液与造血系统疾病主要是营养性贫血。铁、叶酸、维生素 $B_{12}$ 与造血关系密切，缺乏这些营养素会导致贫血发生。在我国海平面地区，成年男性 Hb＜120 g/L，成年女性（非妊娠）Hb＜110 g/L，孕妇 Hb＜100 g/L 就可以诊断为贫血。

基于临床特点不同，贫血有不同分类。按贫血的进展速度分为急性贫血和慢性贫血；按红细胞形态大小分为大细胞贫血、正常细胞性贫血和小细胞低色素性贫血；按血红蛋白浓度高低分为轻度贫血、中度贫血、重度和极重度贫血；按骨髓红系增生情况分为增生性贫血（如缺铁性贫血、巨幼红细胞贫血等）和增生低下性贫血（如再生障碍性贫血）。

## 第1节 营养与缺铁性贫血

铁缺乏症包括开始时体内的贮存铁耗尽（ID），继之缺铁性红细胞生成（IDE），最终导致缺铁性贫血（IDA）。缺铁性贫血是由于铁缺乏导致的小细胞低色素性贫血及相关的缺铁异常，也是最常见的贫血。铁缺乏是全球发展中国家以及发达国家最常见的营养缺乏性疾病之一，以儿童和妊娠妇女人群发病率最高。2012 年中国孕妇缺铁性贫血患病率约为17.2%，6 岁以下儿童为 11.6%。缺铁性贫血病因主要有：需要增加而摄入不足、吸收不良、丢失过多。

### 一、营养治疗

根据患者的病理和生理状况，选择适当补给途径补充相关营养素，加强营养教育，强调合理膳食，努力达到纠正贫血的目的。首先，应重视病因治疗，尽可能发现原发病，消除导致缺铁性贫血的发病原因；其次，通过药物或膳食途径补充足量的铁以满足合成血红蛋白恢复正常的需要，同时保证补足体内正常的储备铁量。

1. 摄入富含铁的食物

多摄入富含血红素铁的瘦肉、鱼禽、血及内脏等。植物性食物含非血红素铁，但离子铁吸收率较低。蛋类中铁离子吸收率较低，但含铁量较高，仍不失为补铁的良好食物来源。在容易发生铁缺乏的人群，可以考虑供给铁强化食品，如孕妇、乳母、儿童、老年人等。

2. 给予高蛋白饮食

蛋白质是合成血红蛋白的原料，而且胱氨酸、赖氨酸、组氨酸等氨基酸和多肽可以与非血红素铁相结合，形成可溶性、易吸收的复合物，可以促进非血红素铁的吸收。

3. 增加膳食中维生素 C 的摄入

维生素 C 可将运铁蛋白中的三价铁还原为二价铁释放出，二价铁再与肝脏铁蛋白结合，提高了非血红素铁的利用率，有助于治疗缺铁性贫血。即使以铁制剂补铁，也应和维生素 C

同服。维生素 C 含量较高的蔬菜有西红柿、柿椒、苦瓜、油菜等。

**4. 减少影响铁吸收食物的摄入**

谷类和蔬菜中的草酸盐、植酸盐、磷酸盐、碳酸盐以及茶叶中的鞣酸、咖啡、可可中的多酚类物质均有抑制非血红素铁吸收的作用。浓茶中含有鞣酸,菠菜、茭白中含草酸较多,已经出现贫血的患者应暂时减少食用这些食物。

**5. 食物多样化,做到平衡膳食**

红细胞的生成需要多种必需的营养素,应保证食物种类多样化,做到每餐荤素搭配,平衡膳食。

## 二、营养护理

偏食是造成缺铁性贫血的主要原因,故应纠正不良饮食习惯,鼓励进食铁含量丰富、高蛋白、高维生素的食物,同时可以考虑适量搭配富含维生素 C 的蔬菜和水果,有助于增加铁吸收。茶、咖啡、麦麸、植酸盐等抑制铁吸收,应减少摄入。

指导婴幼儿按时添加含铁丰富的辅食,或补充铁强化食品,如铁强化牛奶、铁强化米粉。

对于口腔炎、胃炎等消化不良者,应鼓励少食多餐,避免进食刺激性食物。

开展贫血的营养宣教与咨询,向患者介绍缺铁性贫血的基本知识,说明治疗本病的重要意义。指导患者查明病因,建议患者多摄入富含铁、高维生素、高蛋白食物,指导患者按医生的要求服用铁剂。努力促使患者提高自我保健意识,同时,帮助病人养成良好饮食习惯也是防止复发的关键。

## 三、食物选择

**1. 多摄入富含铁的食物**

如肝脏、肾、全血、鸭肫、瘦肉、鱼类、虾米、蛋黄等动物性食品,以及芝麻酱、海带、黑木耳、紫菜、桂圆、香菇、黄豆、黑豆、腐竹、红腐乳、芹菜、荠菜、大枣、葵花子、核桃仁等植物性食品。也可选择强化铁食品,如铁强化酱油等。

**2. 多摄入富含维生素 C 的食物**

如新鲜的大枣、柑橘类、橙子、草莓、猕猴桃、芒果、酸枣、青椒、番茄、菠菜、花椰菜等水果和蔬菜。

**3. 多摄入富含优质蛋白的食物**

如瘦肉、鱼、蛋、乳类、大豆及豆制品等。

**4. 减少摄入抑制铁吸收食物**

少饮浓茶、咖啡;不要过多摄入带壳谷物和茎叶类蔬菜;避免与铁制剂、锌制剂及抑酸剂等同时服用。

# 第 2 节  营养与巨幼红细胞性贫血

巨幼红细胞性贫血(MA)是由于叶酸、维生素 $B_{12}$ 缺乏或某些药物影响核苷酸代谢导致细胞 DNA 合成障碍所致的贫血。这种贫血的特点是骨髓里的幼稚红细胞量多,红细胞核发育不良,成为特殊的巨幼红细胞,多见于婴幼儿与孕妇。

在我国,叶酸缺乏多见于陕西、山西、河南等农村,主要见于进食新鲜蔬菜、肉类较少人群,近年已明显减少。叶酸和维生素 $B_{12}$ 缺乏的原因有摄入不足、需要量增加、吸收障碍、药物影响、排出增加。一般起病缓慢,巨幼细胞性贫血和消化道症状是叶酸缺乏与维生素 $B_{12}$ 缺乏共同的表现。而维生素 $B_{12}$ 缺乏尤其是恶性贫血患者可出现神经系统症状。

## 一、营养治疗

根据患者的病理和生理状况,重视病因治疗,可以通过改善孕妇与乳母营养、及时为婴幼儿添加辅食、纠正偏食以及针对性补充叶酸和维生素 $B_{12}$ 等方式,努力达到纠正贫血目的。

1. 婴幼儿及时添加辅食

母乳、牛乳、羊乳中维生素 $B_{12}$ 含量都不高,羊乳叶酸含量低,牛乳制品经加热等处理后叶酸大量破坏,故婴幼儿喂养要及时添加辅食。

2. 增加膳食中叶酸的摄入量

绿叶蔬菜和水果中叶酸含量丰富,动物肝、肾、鸡蛋、豆类、酵母及坚果类含量也较多,应适当增加上述食物摄入。为防止叶酸在烹调过程中流失,应尽量避免使用铜质炊具,铜炊具会加速叶酸的破坏,每天可以适量进食生水果或蔬菜。膳食中丰富的维生素 C、蛋白质、铜、铁也可以促进叶酸吸收。必要时可口服叶酸制剂。

3. 补充维生素 $B_{12}$

膳食中维生素 $B_{12}$ 主要来源于肉类、动物内脏、鱼、禽、贝壳类与蛋类,乳汁与乳制品含量较少。植物性食物基本上不含有维生素 $B_{12}$,膳食缺乏常见于素食者,因不吃肉食而发生维生素 $B_{12}$ 缺乏,应鼓励患者多摄入动物性食物,特别是动物肝脏,应多摄入。老年人和胃大部切除手术后的患者,体内缺乏内因子,影响维生素 $B_{12}$ 吸收。小肠下部是维生素 $B_{12}$ 吸收部位,小肠切除术后影响维生素 $B_{12}$ 吸收。对于由于维生素 $B_{12}$ 吸收缺陷所致的患者,需长期给予肌肉注射维生素 $B_{12}$ 治疗,每月 1 mg。

## 二、营养护理

指导叶酸缺乏者多食绿色新鲜蔬菜、水果、酵母,注意烹调不宜过度,以免破坏营养成分,可以适当生食一些蔬菜水果。维生素 $B_{12}$ 缺乏者,宜多吃动物肝、肾、肉、禽蛋类及海产品。改善哺乳母亲的营养,及时给婴儿添加辅食,并注意合理搭配。素食者可以多摄入发酵豆制品,因为豆类在发酵过程中可产生一定量的维生素 $B_{12}$。指导食欲下降、消化不良等有消化道症状患者或胃肠吸收不好患者,注意少食多餐,适量运动如散步等,增强胃肠蠕动,促进消化吸收。

对于舌炎、口腔溃疡者,应指导患者多饮水,进食温凉软食,避免吃太硬食物,以防口腔及消化道出血。注意预防感染,饭前饭后漱口,可用 0.9% 氯化钠溶液加庆大霉素漱口。

向易患人群(婴幼儿、妊娠、哺乳妇女)及偏食者本人及家属进行卫生宣教,认真讲解巨幼细胞性贫血与营养素的关系,与患者共同制定合理的饮食计划和正确烹调方法。对易发病个体,应提高预防意识。

### 三、食物选择

1. 多摄入富含叶酸的食物

多摄入新鲜蔬菜与水果,如菠菜、西红柿、小白菜、红苋菜、苹果、橘子、草莓等。黄豆与猪肝叶酸含量很高,鸡蛋含量也比较多。

2. 多摄入富含维生素 $B_{12}$ 的食物

动物食品含维生素 $B_{12}$ 较多,如猪、牛、羊的肝脏及鸡肝含量都比较多,鸭蛋、鸡蛋、部分鱼类、瘦肉及发酵豆制品含量也很丰富。

3. 多摄入富含维生素 C 的新鲜蔬菜、水果

如橘子、红枣、猕猴桃、芒果、青椒、西红柿、豆芽等。

4. 减少刺激性食物摄入

忌用过咸、过甜、高纤维、不易消化及辛辣食物。

# 第3节　营养与再生障碍性贫血

再生障碍性贫血(AA),简称再障,是一种原发性骨髓造血功能衰竭综合征,病因不明,主要表现为骨髓造血功能低下、全血细胞减少和贫血、出血及感染症候群。免疫抑制对于再生障碍性贫血的治疗有效。典型临床表现为贫血、出血与感染,轻重与血细胞减少的程度及发展的速度有关。一般没有淋巴结及肝、脾肿大,反复感染或长期多次输血也可使脾脏轻度肿大。

## 一、营养治疗

营养治疗是再障综合治疗的基础。不采用营养治疗或营养治疗不当的患者,可能出现临床转归不佳。营养治疗目的是积极进行营养辅助治疗,努力纠正贫血,提高机体抗感染能力。

1. 供给高蛋白饮食

蛋白质是各种血细胞增殖、分化和再生的基础,再障患者全血细胞减少,需要补充充足的优质蛋白,如瘦肉、蛋类、乳类、鸡肉、豆制品、动物肝肾、鱼类等以及动物骨或骨髓。

2. 多摄入含造血成分的食物

再障虽然不是由于造血物质缺乏所致,但由于反复出血,常导致慢性失血性贫血,加重再障的贫血程度。因此应该多进食含铁、叶酸、维生素 $B_{12}$、维生素 $B_6$、维生素 K、维生素 C 丰富的食物。叶酸广泛存在于绿色新鲜蔬菜、水果、酵母、动物的肝肾中,尤其是新鲜叶菜类蔬菜含量最为丰富,烹调时间不宜过长。对于重症患者或重度贫血者,可给予输血支持治疗。

3. 补充维生素

维生素不仅是改善贫血的需要,对预防出血也有作用,如维生素 $B_1$、维生素 $B_6$、维生素 K 和维生素 C 等。蔬菜、水果类食物中的维生素含量较高,蔬菜中维生素的含量叶部比根部高,嫩叶比枯叶高,深色叶比浅色叶高。水果所含的维生素大多是水溶性的,容易被人体吸收。鲜枣的维生素 C 的含量比柑橘高 7～10 倍。

4. 注意烹调方法及饮食卫生

再障病人特别是在急性期,粒细胞显著缺乏,免疫功能异常低下,极易并发感染。因此,食物和餐具要清洗干净,最好能严格消毒,不吃生冷、辛辣和过硬的食物。菜肴的烹调时间不宜过长,应做到细软清淡、富含营养、易于消化吸收。可采用软食或半流质膳食。

## 二、营养护理

鼓励患者多进食高蛋白、富含维生素及铁含量丰富的食物,尽量多吃新鲜水果和蔬菜。膳食制作注意清淡、细软、易消化,可采用软饭或半流质膳食。避免使用粗硬、刺激、生冷及隔夜食物,尤其要禁食一些带刺、带骨的海鲜食品。食物和餐具都必须严格消毒。鼓励患者多饮水。高热患者每日饮水应大于 3 000 mL。

## 三、食物选择

1. 多摄入富含优质蛋白质的食物

如瘦肉、禽蛋、乳类、鱼虾类、动物全血、动物内脏及大豆与豆制品等。

2. 多摄入富含维生素的食物

如西红柿、小白菜、荠菜、鲜枣、猕猴桃、苹果、胡萝卜、菠菜、紫菜、蘑菇等。

3. 忌用辛辣、油炸及刺激性食物

忌用辣椒、生葱、大蒜、胡椒、羊肉、狗肉等;忌用咖啡、浓茶、酒等兴奋性饮料;忌肥腻及腌制食物;慎食海鲜。

【食谱举例】

某患者,女性,32 岁,身高 160 cm,体重 56 kg,轻体力劳动,平时月经量多,近 3 个月来感乏力、头晕、心悸,可见皮肤黏膜苍白,以口唇和甲床最明显。生化检查示血红蛋白 100 mg/L,临床诊断为缺铁性贫血。

早餐:燕麦粥(燕麦 50 g),鸡蛋饼(淀粉 50 g,鸡蛋 40 g),全脂牛奶 200 mL。

中餐:米饭(大米 150 g),洋葱炒猪肝(洋葱 150 g,猪肝 50 g),黑木耳炒肉片(黑木耳 100 g,猪肉 50 g)。

晚餐:青菜鲜虾面(面条 100 g,河虾 160 g,青菜 200 g)。

加餐:苹果 200 g。

全日烹调用油 22 g,食盐 6 g。

（乜金茹）

# 参考文献

[1] 孙长颢. 营养与食品卫生学[M]. 8 版. 北京:人民卫生出版社,2017.

[2] 孙秀发. 临床营养学[M]. 3 版. 北京:科学出版社,2016.

[3] 葛可佑. 中国营养科学全书 [M]. 北京:人民卫生出版社,2004.

[4] 厉曙光. 营养与食品卫生学 [M]. 上海:复旦大学出版社,2012.

[5] 吴国豪. 实用临床营养学[M]. 上海:复旦大学出版社,2006.

[6] 吕全军,田玉慧,刘春峰. 临床营养学[M]. 郑州:郑州大学出版社,2008.

[7] 中国营养学会. 中国居民膳食指南(2016) [M]. 北京:人民卫生出版社,2016.

[8] 中国营养学会. 中国居民膳食营养素参考摄入量[M]. 北京:科学出版社,2014.

[9] 杨月欣,王光亚,潘兴昌. 中国食物成分表[M]. 2 版. 北京:北京大学医学出版社,2009.

[10] 中国营养学会. 中国居民膳食营养素参考摄入量速查手册[M]. 北京:中国标准出版社,2014.

[11] 国家食品安全风险评估中心,中国食品工业协会. GB 7718 - 2011《食品安全国家标准 预包装食品标签通则》实施指南 [M]. 北京:中国质检出版社,中国标准出版社,2014.

[12] 杨月欣,韩军花. GB 28050 - 2011《食品安全国家标准 预包装食品营养标签通则》实施指南及示例解析 [M]. 北京:中国标准出版社,2016.

[13] 刘粤梅. 生物化学[M]. 北京:人民卫生出版社,2004.

[14] 蒋朱明. 肠内营养[M]. 2 版. 北京:人民卫生出版社,2004.

[15] 中华医学会. 临床技术操作规范:肠外肠内营养学分册[M]. 北京:人民军医出版社,2008.

[16] 国家心血管病中心. 中国心血管病报告 2016 [M]. 北京:中国大百科全书出版社,2017.

[17] 《中国高血压防治指南》修订委员会. 中国高血压防治指南:2018 年[M]. 北京:中国医药科技出版社,2018.

[18] 《中国成人血脂异常防治指南》修订联合委员会. 中国成人血脂异常防治指南[M]. 北京:人民卫生出版社,2017.

[19] VOS W M, VOS E A. Role of the intestinal microbiome in health and disease: from correlation to causation[J]. Nutrition Reviews, 2012, 70suppl - 1: S45 - S56.

[20] 黄秀艳. 肠道微生物群的病理生理学进展[J]. 中国病理生理杂志,2014,30(6):1127 - 1135.